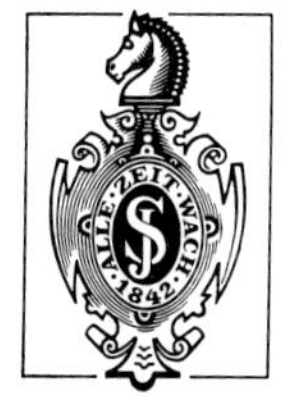

ALLE·ZEIT·WACH
1842

W. VON BRUNN

KURZE GESCHICHTE DER CHIRURGIE

Reprint

Springer-Verlag Berlin Heidelberg New York 1973

ISBN 3-540-05953-9 Springer-Verlag Berlin Heidelberg New York
ISBN 0-387-05953-9 Springer-Verlag New York Heidelberg Berlin

Library of Congress Catalog Card Number 73-79976

Herstellung: fotokop wilhelm weihert kg, Darmstadt
Einband: Konrad Triltsch, Grafischer Betrieb, Würzburg

KURZE GESCHICHTE DER CHIRURGIE

VON

W. VON BRUNN
PROFESSOR FÜR GESCHICHTE DER MEDIZIN
AN DER UNIVERSITÄT ROSTOCK

MIT 317 ABBILDUNGEN

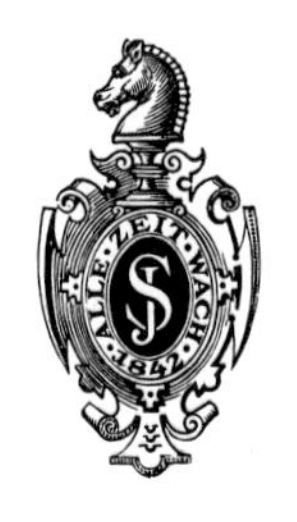

BERLIN
VERLAG VON JULIUS SPRINGER
1928

Vorwort.

Medizingeschichtliche Bücher für den Fachgelehrten sind in reichem Maße vorhanden; gerade unsere Chirurgie besitzt in GURLTS 3bändigem monumentalem Quellenwerk, das allerdings leider nur bis zur Entdeckung des Blutkreislaufes durchgeführt und fast vergriffen ist, eine Geschichte ihrer Entwicklung, wie sie außerdem nur noch der Augenheilkunde in HIRSCHBERGS unübertrefflicher Darstellung auf der ganzen Welt beschieden gewesen ist. So ist auch der wertvolle Abschnitt, den der soeben verschiedene Altmeister HELFREICH im 3. Bande des PUSCHMANNschen Handbuches 1905 der Chirurgiegeschichte gewidmet hat, eine Problemgeschichte, wesentlich für den Forscher. Umfang und Preis dieser Werke verhindern an sich schon, daß die große Zahl der im Chirurgenberuf Stehenden aus ihnen tatsächlichen Nutzen zu ziehen vermag.

Und doch erleben wir es tagtäglich, wie das Streben des Praktikers, sich mit der geschichtlichen Entwicklung seines Standes und Berufes vertraut zu machen, im Wachsen begriffen ist. Ihm sind die vorhin genannten Werke in der Regel kaum erreichbar, ebensowenig HAESERS zuletzt vor 45 Jahren erschienenes, seit Jahren vergriffenes Handbuch mit seiner besonderen Berücksichtigung der Chirurgie.

Hinzukommt, daß eine isolierte Darstellung der Chirurgiegeschichte denjenigen nicht befriedigen kann, der ohne gründliche Kenntnis der Gesamtgeschichte der Medizin ein solches Spezialwerk zu studieren unternimmt.

Es ist sowohl für den im praktischen Beruf Stehenden wie auch für die Geschichte der Chirurgie unentbehrlich, daß die Chirurgen weit mehr als bisher mit der Geschichte ihres Faches vertraut werden. Gerade heute bei der oft mit vollem Recht gerügten weitgehenden „Mechanisierung" der Heilkunde und Heilkunst ist es doppelt notwendig, daß der gehetzte Praktiker in der Beschäftigung mit der Historie ein Gegengewicht findet, daß er sich hineinversenkt in die Kämpfe um die Fortschritte des Faches, daß er den Stolz mitempfindet über alle die schwer errungenen Siege, deren Frucht er jetzt, meist ohne sich dessen bewußt zu werden, als selbstverständlich genießt. Aber auch die Geschichte selbst kann seiner eigenen Mitarbeit nicht entraten: nur wer selbst in der Chirurgie darinsteht oder daringestanden hat, ist imstande, ihre Geschichte wirklich voll zu verstehen und zu würdigen. Niemand vermag wie er den Gedanken derer, die vor uns waren, in ihren Feinheiten nachzugehen und den Fortschritten der Technik bis in ihre Einzelheiten gerecht zu werden. Nur der fachlich Durchgebildete und in der Praxis Gereifte vermag die Geschichte seines Faches ganz zu begreifen, ihren Zusammenhang mit dem Heute in seiner ganzen Lebendigkeit zu schauen und daraus für die geschichtliche Forschung einerseits und für die zukünftige Gestaltung seines Berufes und seiner Aufgaben andererseits die rechten Folgerungen zu ziehen. Kopfschüttelnd, lächelnd, staunend sieht man angeblich Allerneuestes vor Jahrhunderten anerkannt, weithin praktisch geübt und dann wieder vergessen, sieht vor Jahrhunderten die alten Kollegen sich mühen, stets ihrer Meinung nach nahe dem Ziel, um Probleme, die heute noch der Lösung harren. Man sieht den mühsamen, Jahrtausende währenden Entwicklungsgang manchen Eingriffs, manchen Instruments, und wiederum andres, dem Haupt des Genius auf einmal als Fertiges entsprungen.

Das alteingefressene Dogma muß unbedingt überwunden werden, daß eine geschichtliche Betrachtung der Medizin etwas ungemein Langweiliges sei! Gewiß ist für es den Fernerstehenden oft ganz unmöglich, den Erörterungen der Fachhistoriker über den Weg zu ihren Forschungszielen zu folgen: das soll und darf aber auch gar nicht erst vom Chirurgen, der im Strudel der täglichen Praxis steht, verlangt werden!

Soll der Praktiker zukünftig weit mehr als bisher tätigen Anteil an der Historie nehmen, so darf er verlangen, daß dazu die Brücke geschlagen wird, die es ihm ohne besondere Mühe ermöglicht, in dies Gebiet einzudringen. Es gibt Bücher zum „Nachschlagen“ und Bücher zum „Lesen“; solche der ersteren Gattung besitzt die Medizingeschichte genügend; mein Bestreben ist es gewesen, den Chirurgen ein Buch der zweiten Kategorie vorzulegen.

Es soll hier im Rahmen der Gesamtentwicklung eine Darstellung der Geschichte der Chirurgie angestrebt werden, welche auch der tagsüber angestrengt Tätige am Abend oder in Ferientagen einmal zur Hand nimmt und die ihm auch Lust dazu macht, dies und das in Spezialwerken nachzuschlagen, was ihn besonders angeht. Aus der ungeheuren Fülle des vorhandenen Bildmaterials sollen ausgewählte Proben dazu beitragen, eine bessere Anschauung des Dargelegten zu gestatten und im Text erheblich an Raum zu sparen. Das 1920 zuerst erschienene Buch von MEYER-STEINEG und SUDHOFF hat hier vorbildlich gewirkt.

Vollständigkeit konnte und durfte nicht erstrebt werden — es hätte sonst ein mehrbändiges Werk entstehen müssen, das seinen Zweck verfehlt haben würde. Hier tritt das große Werk GURLTs überall ein, dessen Fortführung eine ernste Sorge der Zukunft sein muß.

Allen den Herren Kollegen im Vaterland und außerhalb seiner Grenzen, die mir mit Auskünften freundlichst zu Hilfe gekommen sind, sage ich herzlichsten Dank, auch dem Verlag, der sein möglichstes zum Gelingen des Ganzen beigetragen hat.

Dem früheren und jetzigen Direktor des Leipziger Instituts für Medizingeschichte, Herrn Geheimrat SUDHOFF, meinem hochverehrten Lehrer, und Herrn Professor SIGERIST, habe ich zu danken, daß sie mir das von SUDHOFF gesammelte Bildmaterial ihres Instituts zur Verfügung stellten, ebenso den Fachgenossen und Verlegern, welche mir die Verwertung von Abbildungen freundlichst gestatteten.

Auch sage ich Dank der Mecklenburgischen Landes-Universitäts-Gesellschaft, deren Unterstützung ich mich erfreuen durfte.

Rostock, im November 1927. W. VON BRUNN.

Inhaltsverzeichnis.

I. Die Chirurgie in der Vor- und Frühgeschichte.

1. Vorgeschichtliche Chirurgie.

Die älteste der Heilmethoden ist die Chirurgie! — Dieser Satz mag, vom heutigen Standpunkt aus gesehen, manchem befremdlich klingen; aber schon der bedeutende Medizinhistoriker KURT SPRENGEL hat ihn in seinem „Versuch einer pragmatischen Geschichte der Arzneykunde, 1792—1803" ausgesprochen (S. 25—36), und die Forschungen neuerer Zeit haben ihn bestätigt. Hier sind es in erster Linie FRHR. V. OEFELE und R. HOFSCHLAEGER gewesen, die es sich in Anlehnung an BOUCHINET und besonders auch an die von W. WUNDT geäußerten Gedanken zum Ziel gesetzt hatten, „die primitiven Heilbräuche unter steter Berücksichtigung ihres praktischen Nutzens in die tierische Vorzeit zurückzuverfolgen und den Gang der organischen Weiterentwicklung aufzudecken".

Der *Fremd*körper ist es, der in verschiedener Form lästig wird und das Tier zu seiner Entfernung veranlaßt; so können wir es täglich an unsern Haustieren beobachten, so wird es uns durch PECHUEL-LOESCHE von den Affen anschaulich geschildert: nach rasender Flucht durch Bäume und Busch macht sich die Herde an die Arbeit sorgfältigster Säuberung; nicht nur reinigt sich jedes Tier selbst von Kletten, Dornen usw., sondern ein Tier ist dem andern dabei behilflich, diese Fremdkörper aus Fell und Haut zu entfernen, wobei gelegentlich lebendige Bewohner gern mitgenommen und verspeist werden. Und wenn der Madenhacker auch nicht gerade mit dem Bewußtsein seines heilsamen Tuns dem Dickhäuter die lästigen Schmarotzer wegpickt, so leistet er ihm doch dadurch tatsächlich einen erheblichen gesundheitlichen Dienst. — So zieht auch der Gorilla, wie LIVINGSTONE berichtet, den Speer, der ihn traf, heraus und stopft Blätter in die Wunde, um der Blutung Herr zu werden.

Gerade so ist es dem Menschen in der Frühzeit ergangen: das Steinchen, der Dorn, die in seine Haut eingedrungen waren, die ihn hinderten an der Verfolgung des gejagten Wildes, in der Flucht vor wilden Tieren, auf dem Wanderzug der Stammesgenossen, mußte er schnell und gründlich zu entfernen versuchen, ebenso den Parasiten, die Zecke und den Wurm (v. OEFELE) — so wie wir dies heute täglich im Orient beobachten können, wenn in äußerst mühsamer Arbeit der Medinawurm gesucht und Zoll für Zoll herausgedreht wird, oder wenn der afrikanische Eingeborene die schmerzhafte, aber unbedingt notwendige Operation der Ausschneidung des Sandflohs vornimmt, dessen längeres Verweilen schwere Krankheit, ja Verlust eines Gliedes bedeuten kann.

„. . . und in der Tat geht fast durch die ganze Menschheit die Vorstellung, daß die Krankheit gleichbedeutend ist mit einem in den Körper eingedrungenen Fremdgegenstand, einem Steinchen, Dorn, Holzsplitter, einem Gift, einem Wurm oder sonst einem kleinen Tier" (HOFSCHLAEGER).

Wie nahe lag es wohl dem Urmenschen, in Fällen, wo er, ohne den schadenbringenden Fremdkörper zu kennen, Schmerz und Unbehagen empfand, zu einem Stammeskameraden zu gehen, der als geschickter Helfer bekannt war, um Rat und Hilfe bei ihm zu suchen? Und wie verständlich ist es, daß dieser unter seinesgleichen als Helfer geachtete Stammesgenosse, um seinen Ruf nicht zu gefährden, in solchen Fällen einen Fremdkörper suchte und wohl auch „fand" und stolz vorzeigte, wo gar keiner vorhanden gewesen war! Und wenn dann der Schmerz des Leidenden verschwand — wie groß war die Versuchung, zukünftig wiederum den vermuteten Fremdkörper zu suchen und zu finden! — So wurde aus dem Empiriker der frühesten Zeit des Menschengeschlechts, dem Chirurgen, der „Medizinmann", der Vertreter der nächsten Epoche, des animistischen Zeitalters, der nunmehr außer der Anwendung heilender Kräuter und Wurzeln auch der Suggestion seine Erfolge verdankte, der Suggestion, die aus der Idee des Fremdkörpers als Krankheitsursache erwachsen war.

Diese Anschauung haben sich denn auch die maßgebenden Medizinhistoriker mehr oder weniger zu eigen gemacht, wie SUDHOFF, NEUBURGER, DIEPGEN u. a.

Fragen wir uns nun, nach welcher Richtung hin beim Menschen sich die Heilbestrebungen entwickelt haben, so sind es etwa folgende Wege: aus dem Kratzen wurde die Scarification mit scharfem Stein, Muschelschalen, Gräten, Holzsplittern; aus dem Reiben, Drücken und Kneten die Massage; aus dem Lecken und Saugen mit dem Munde die Saugbehandlung mit dem Schröpfkopf; aus dem Liegen in Wasser und Schlamm zum Schutz gegen Insekten oder atmosphärische Einflüsse das Baden, auch das Heilbad im Schlamm; das Beschmieren der Haut mit Erde und andern Stoffen zum Schutz gegen Insekten oder schädliche Einwirkungen anderer Art wurde zur Körperbemalung und medikamentösen Einreibung; Scarification mit Bemalung schufen die Tätowierung; endlich die manuelle Fremdkörperentfernung wurde zur Chirurgie.

Es sei ausdrücklich hier verwiesen auf das leider nur in erster Auflage 1893 erschienene Werk von MAX BARTELS, das in Wort und Bild ungemein viel des für diese Entwicklung Wichtigen bringt, was wir heute und in frühvergangener Zeit an Völkern beobachten können und konnten, die teilweise noch ganz in der Kultur der Steinzeit lebten; wir dürfen es, mit der erforderlichen Reserve, mit heranziehen, um uns ein ungefähres Bild davon zu machen, wie sich in früheren Jahrtausenden die Kunst des Heilens entwickelt haben wird.

Sichere Kunde von *krankhaften Zuständen beim Menschen* aus frühester Zeit besitzen wir in Knochenfunden; und hier sind es wiederum Krankheiten von *chirurgischem* Interesse, die uns begegnen: schon in der älteren Steinzeit, ungefähr 20000—25000 Jahre vor unserer Zeitrechnung, ist die *Osteoarthritis deformans* beim Menschen allgemein verbreitet; Tierskelette, die nach unserer Schätzung 6 und mehr Millionen Jahre im Boden gelegen haben müssen, beweisen uns, daß schon damals ähnliche Leiden die Tierwelt quälten, daß Zahncaries und Alveolarpyorrhöe etwas Alltägliches bedeuteten. Ebenso ist uns die Tuberkulose der Knochen beispielsweise vom Befund an der Wirbelsäule einer Mumie aus der 21. Dynastie (um 1000 v. Chr.) bekannt.

Es ist begreiflich, wenn man die Frage aufwirft, ob man denn den Menschen des Paläo- und Neolithicums vor annähernd 25000 Jahren wirklich mit einem Schein von Recht ärztliche, zumal chirurgische Fähigkeiten zuschreiben darf.

Da sind wir nun seit etwa 4 Jahrzehnten in der glücklichen Lage, über zahlreiche Höhlenfunde besonders aus der Zeit des Magdalénien zu verfügen, von denen die Malereien an den Wänden der von den Steinzeitmenschen bewohnten Höhlen einen hohen Reiz besitzen; sie erbringen den einwandfreien Beweis von der wundervoll entwickelten Beobachtungsgabe jener unsrer Vorväter im südwestlichen Europa in Südfrankreich und im nördlichen Spanien, der Zeitgenossen des Mammut, des Rhinozeros, des Wisent und Renntiers, des Höhlenlöwen und andrer Tiere jener bis vor kurzem so ganz rätselhaften Frühzeit! An einigen Stellen haben sie sogar sich selbst zu verewigen versucht, wenn auch vermutlich in etwas späterer Zeit. Diese Malereien sind künstlerisch durchaus auf gleicher Stufe wie die um Jahrtausende jüngeren aus dem Tale des Nil und dem Zweistromland erhaltenen Abbildungen!

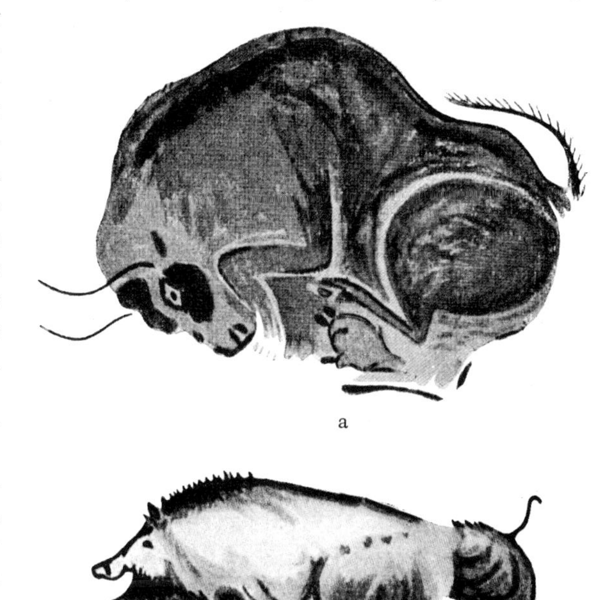

Abb. 1 a, b. Einzelne Tierfiguren von den Höhlenzeichnungen von Altamira (schwarz und rot gezeichnet). (Nach STIEGELMANN.)

Daß man Menschen von so hoch entwickelter Beobachtungsgabe und Kunstfertigkeit auch gewisse Kenntnisse in der Behandlung eigener Leiden zutrauen darf, ist selbstverständlich.

So sehen wir an den zahlreich uns überkommenen Knochen der älteren und jüngeren Steinzeit eine Reihe tadelloser *Frakturheilungen*, die keinesfalls ohne besondere technische Hilfsmaßnahmen zu erklären sind; K. JÄGER fand, daß 53,8 % der gebrochenen Knochen als gut geheilt bezeichnet werden konnten. Wie man das fertig brachte, zeigen die etwa 5000 Jahre alten Funde von ELLIOT SMITH in Oberägypten: mehrere gepolsterte Schienen umgaben den gebrochenen Oberschenkel, Rindenrinnenschienen und Schienen aus Binsenbündeln fixierten in vorzüglicher Weise die Unterschenkelfraktur. Daß sogar die blutige Frakturheilung bei Völkern niederer Kulturstufe erfolgreich geübt wird, sah R. PARKINSON noch vor wenigen Jahren selbst auf der Gazelle-Halbinsel der Insel Neupommern im Bismarck-Archipel, wo man mittelst zurechtgeschnittenen Bambussplitters die reponierten Bruchenden fixierte, den Splitter nach 14 Tagen entfernte und gute Heilung erzielte.

Ganz besondere Aufmerksamkeit hat die Tatsache erregt, daß man schon in der neueren Steinzeit *Trepanationen* ausgeführt hat, und zwar anscheinend recht häufig. Allein in den Dolmen und Grabhöhlen Frankreichs hat man mehr als 200 trepanierte Schädel gefunden, zahlreiche andre in Norddeutschland, Schweden, Dänemark, in Großbritannien, Rußland, Algier, Nord- und Südamerika usw.; oft genug beweist der Befund, daß der Operierte monate-, ja

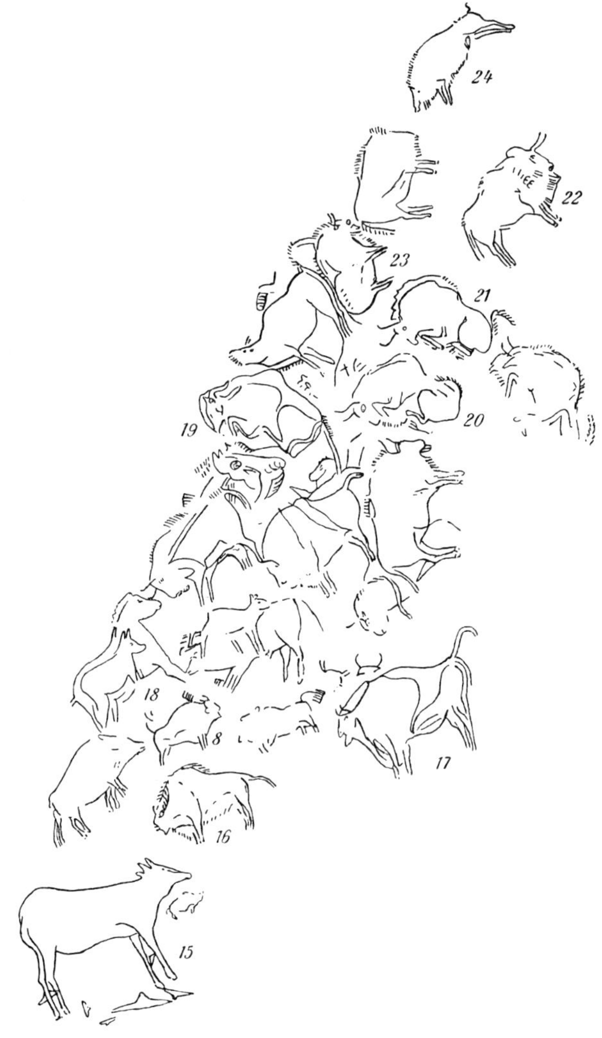

Abb. 2. Zeichnungen an den Wänden der Höhle von Altamira (Nordspanien). Etwa 25000 Jahre v. Chr. (Nach STIEGELMANN.)

jahrelang den Eingriff überlebt haben muß! PRUNIÈRES und P. BROCA sind 1873 Entdecker der prähistorischen Trepanation gewesen; LUCAS-CHAMPIONNIÈRE hat daraufhin diesen Eingriff bei intrakraniellen Leiden (Kopfschmerz, motorischen Störungen, Hirntumoren, Epilepsie, Syphilis) seit 1874 empfohlen und 1894 über 64 mit günstigem Erfolg operierte Fälle berichtet. Aus der großen Zahl der Publikationen hierüber seien nur diejenigen von K. JÄGER, H. TILLMANNS,

Gustaf Retzius, C. M. Fürst, R. Lehmann-Nitsche, Le Double, Marcel Baudouin, L. Wilser, Rob. Fletcher, G. G. MacCurdy angeführt. Fragt man nach der Ursache für dies auffällig häufige operative Vorgehen der Steinzeit-

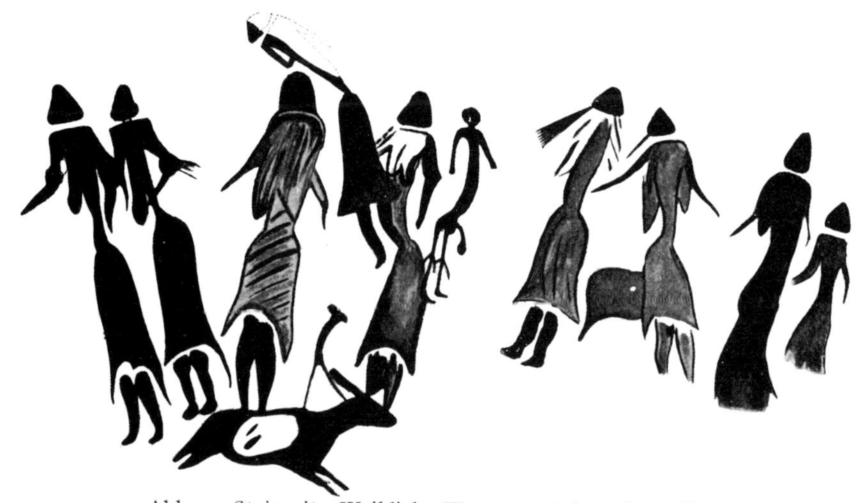

Abb. 3. Steinzeit. Weibliche Wesen umstehen einen Mann. (Die erste bekannte Darstellung des Menschen. Zeichnung an der Wand der Höhle von Cogul in Spanien. Etwa 7000 v. Chr.) (Nach Breuil und Cabré-Aguila.)

menschen gerade am Schädel, so ist man gezwungen, Beobachtungen an Naturvölkern zur Erklärung heranzuziehen: Zdekauer berichtet 1900 von den Bewohnern des Bismarck-Archipels, daß sie mit ihren Steinschleudern überaus gefährliche, oft tödliche Schädelverletzungen herbeiführen; sie verstehen es aber meisterhaft, nach sorgfältigem Rasieren mittelst Steinmeißels, von dem Zdekauer ein Exemplar erwerben konnte, die eingedrungenen Knochensplitter zu entfernen, niedergedrückte Knochenränder zu heben und oft genug den Verletzten unter einem Verband von Blättern zu heilen. Parkinson bemerkte, daß diese Eingeborenen nun auch weitergingen und bei Epilepsie und bei Kranken mit anhaltendem schwerem Kopfschmerz die Operation wagten, ja daß Mütter prophylaktisch mittelst scharfrandigen Muschelbruchstücks ihre kleinen Kinder operierten, um bösen Geistern einen Ausweg zu verschaffen. Auf der Insel Uvea in Ozeanien hat Nicolas noch 1910 selbst 2 Operierte untersucht,

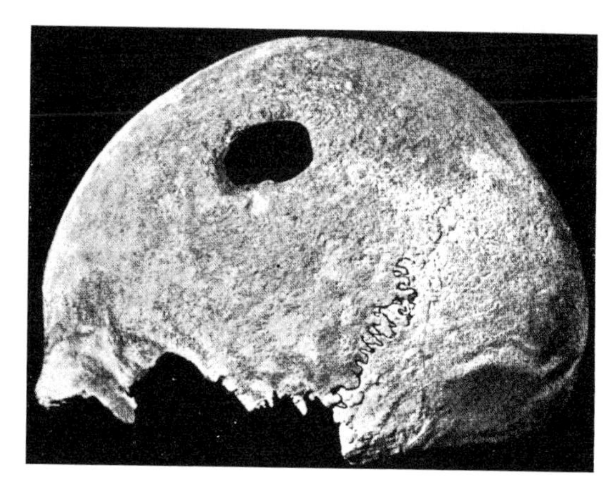

Abb. 4. Prähistorischer Schädel mit verheilter Trepanationswunde. (¾ Größe). (Nach Meyer-Steineg und Sudhoff.)

die wegen hartnäckiger Kopfschmerzen sich dem Eingriff unterzogen hatten; durch Schaben mit einem Muschelbruchstück oder ähnlichem Werkzeug wird dort die Schädelhöhle eröffnet; ein rundes Muschelstück wird nachher als Obturator zwischen Knochen und Kopfschwarte einzuheilen versucht — in einem der Fälle mit vollem Erfolg. Unter mehreren hundert Leichen, die vor 50 bis 60 Jahren dort in einer Höhle bestattet waren, konnten etwa 10mal die Folgen früherer Trepanation erwiesen werden. Wenn auch STIEDA mit Recht davor warnt, derartige Gebräuche heutiger unkultivierter Völker ohne weiteres auf die Steinzeit und ihre Menschen zu übertragen, so geben sie doch mindestens sehr zu denken[1]. Die Technik der neolithischen Trepanation, die übrigens weiter in der Bronze- und Eisenzeit geübt worden ist, kennen wir nicht; jedenfalls hat man nicht den Eindruck, als ob etwa Stücke aus dem Schädeldach des Lebenden herausgesägt worden seien. BARTELS hat allerdings aus präcolumbischer Zeit Amerikas nachgewiesen, daß man dort mittelst lineärer Trepanation mit einem den Küchenwiegemessern ähnlichen Instrument Stücke aus dem Schädel entfernt hat.

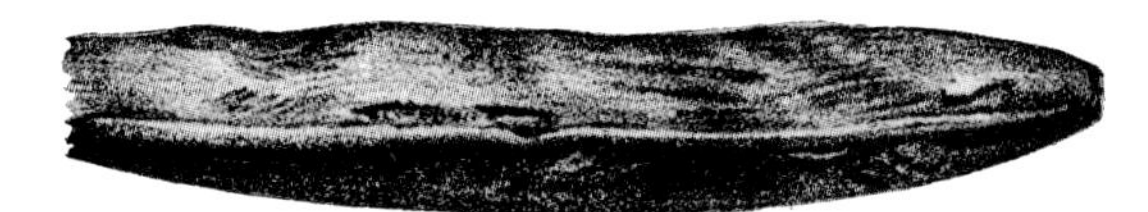

Abb. 5. Steinmeißel zum Trepanieren; von Neu-Britannien. (Nach ZDEKAUER.)

Bei Abusir in Ägypten hat man bei prähistorischen Grabungen zahlreiche zu zwei Spitzen ausgezogene Meißelsägen aus Feuerstein und Obsidian gefunden, mittelst deren man leicht Stücke aus dem Schädel aussägen kann — doch fehlt uns bisher aus dem alten Ägypten jegliche Kunde, jeglicher Fund, der über die Trepanation berichtete.

HOLLÄNDER hat Sägen aus der Steinzeit abgebildet, mit deren Hilfe es beim Versuch gelungen ist, in wenigen Minuten Löcher aus der Schädeldecke auszusägen.

Vor etwa 12 Jahren sind nun noch einige Instrumente, aus der La-Tene-Zeit stammend, gefunden worden, und zwar in einem Brandbestattungsgrabe bei Obermenzing, und ferner angeblich aus einem Feuergrabe aus Ungarn. HOLLÄNDER glaubt diese Instrumente sämtlich als Trepanationsgeräte ansprechen zu dürfen; jedenfalls gelang es ihm, mit der Nachbildung der einen Säge, Schädelstücke auszusägen. Eine gleichaltrige Säge stammt aus dem Neuenburger See.

Andrerseits liegen allerdings dafür die Beweise vor, daß kleine runde oder elliptische Stücke, die man teilweise noch neben dem Schädel fand, dem sie entstammten, *nach* dem Tode ausgesägt worden sind, mehrfach gerade aus dem Rande alter Trepanationslöcher, deren Träger den Eingriff bestimmt längere Zeit überlebt hatten: es dürfte sich bei diesen „*Rondelles*" um Amulette handeln; man erkennt, daß sie vermittelst doppelter Durchbohrung oder in andrer Weise zum Umhängen hergerichtet waren; also damals schon ein Heilaberglaube neben der Empirie! Die Plättchen hatten einen Durchmesser von 6 mm bis zu 2 cm und darüber.

[1] Man berücksichtige auch dies Kapitel bei HOVORKA-KRONFELD

Hier muß auch recht eigenartiger, bisher wenig geklärter Befunde an Schädeln, und zwar ausschließlich an solchen von Frauen der neueren Steinzeit, gedacht werden: man findet da tiefgehende streifige Abschilferungen des Schädeldaches in T-Form („T-sincipital" von MANOUVRIER); SUDHOFF ist der Ansicht, daß man diese Veränderungen als Folgen von Brandwirkung anzusehen habe, die wiederum als Straf- oder Heilmaßnahme zu erklären sei bei Hirn- oder Augenleiden.

Weiter geben diese alten Knochen uns Kunde von erbitterten Kämpfen unter den Menschen jener Zeit: *Schußverletzungen* waren bereits damals nicht unbekannt! So berichtet der Altmeister GURLT im ersten Bande seiner berühmten Geschichte der Chirurgie, daß PRUNIÈRES 1882 auf einem Kongreß in La Rochelle eine Reihe menschlicher Knochen vorgewiesen habe mit teilweise sehr schweren Verletzungen durch Feuerstein - Pfeilspitzen, mehrfach mit Ausgang in Heilung; MAX BARTELS hat 1895 einen aus Krain stammenden Oberschenkel beschrieben mit einer in der Markhöhle steckenden Bronzepfeilspitze; und der Jenaer Medikohistoriker MEYER-STEINEG besitzt einen menschlichen Wirbel aus prähistorischer Zeit, in dessen Körper von rechts vorn her eine Bronzepfeilspitze eindrang; sie muß lange Zeit dem Betroffenen Beschwerden bereitet haben, starke Wucherungen des Knochens umgeben sie bereits.

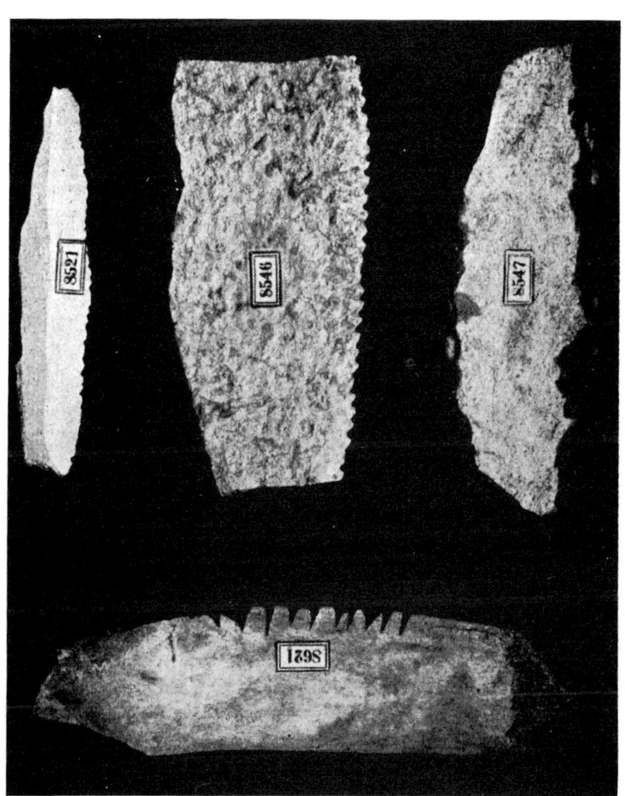

Abb. 6. Verschiedene neolithische Steinsägen (zu unterst aus einer Rippe). (Nach HOLLÄNDER.)

Ein fast gleiches Präparat, nur mit dem Unterschiede, daß die Pfeilspitze in dem Wirbel aus Feuerstein besteht, bildet BOULE 1923 aus der Sammlung PRUNIÈRES ab. Ein Fries aus Minetada in Spanien, und zwar aus der Renntierzeit herrührend, zeigt uns eine sehr lebhafte Kampfszene zwischen Menschengruppen, die mit Pfeil und Speer einander bekriegen.

Von Interesse ist die Feststellung v. OEFELES, daß man noch tief in die Bronzezeit hinein in der Chirurgie steinerner Instrumente sich bedient hat und ebenso noch fast 1000 Jahre nach Beginn der Eisenzeit die wundärztlichen Instrumente aus Bronze fertigte: Letzteres ist erklärlich aus der Idee heraus, Eisen sei der Wundheilung schädlich — darum wählte man es schon frühzeitig für die Waffen, scheute sich aber um so mehr, es mit Wunden am eigenen Körper oder dem der Stammesgenossen in Berührung zu bringen!

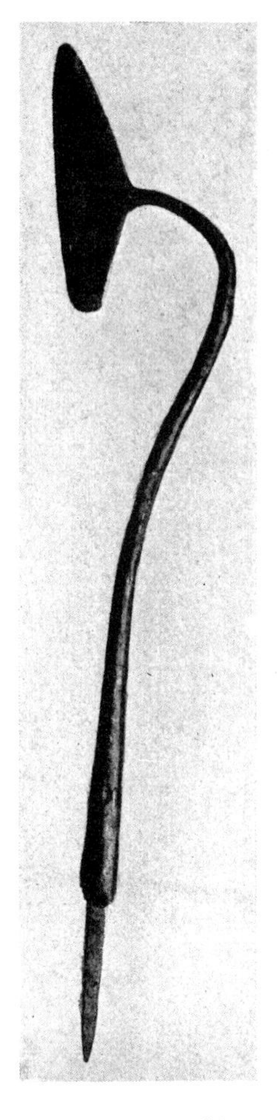

Abb. 7. Eiserne Säge. (Berliner Völkerkundemuseum.) (Nach HOLLÄNDER.)

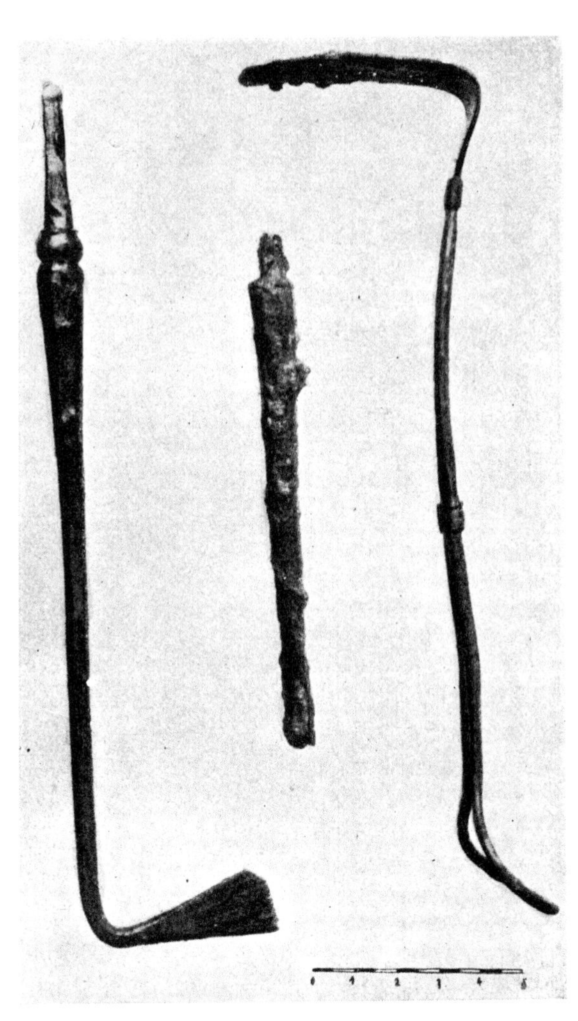

Abb. 8. Feine Säge aus einem Brandbestattungsgrabe in Obermenzing (Kollektivfund). (Nach HOLLÄNDER.)

2. Chirurgie im Zweistromlande.

Am Euphrat und Tigris hat vor der Herrschaft des babylonischen Volkes dasjenige der Sumerer gerade kulturell eine hervorragende Rolle gespielt; es ist vermutlich, im Gegensatz zu den späteren Herrschern, nicht semitischen Ursprungs gewesen. Die sumerische Kultur reicht wahrscheinlich bis ins 5. Jahrtausend zurück und dürfte älter sein als die älteste erschlossene Hieroglyphenkultur Ägyptens. Die sumerische Schrift, ursprünglich Bilderschrift mit zahlreichen medizinisch bedeutsamen Bildbuchstaben, wurde zur Keilschrift; die sumerische Sprache erhielt sich als Gelehrtensprache, ganz analog dem Lateinischen der letztvergangenen Zeit, über Jahrhunderte hin, die vom sumerischen Volke kaum noch etwas wußten. Den Kulturkreis Alt-Babels dürfen wir nicht zu eng ziehen: die Indo-Arier werden wir dahinein beziehen müssen und bis China und Japan die Auswirkungen uns vorzustellen haben; nach Westen sehen wir Beziehungen zur hellenischen Kultur und finden sehr merkwürdige Verwandtschaft zur Astronomie Alt-Mexikos!

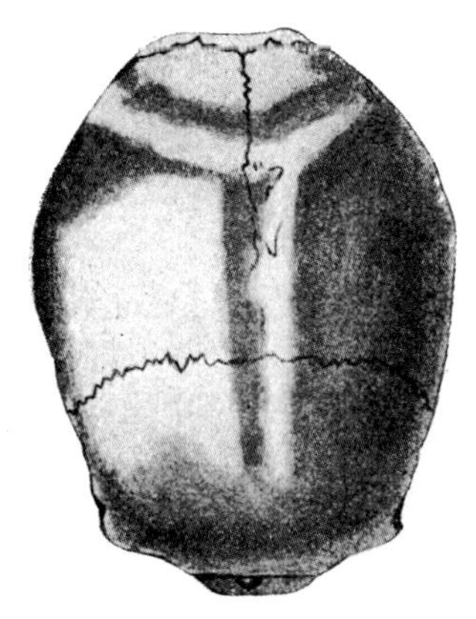

Abb. 9. Weiblicher Schädel mit T-sincipital aus dem Dolmen-Conflans-Sainte Honorine. (Nach HOVORKA-KRONFELD.)

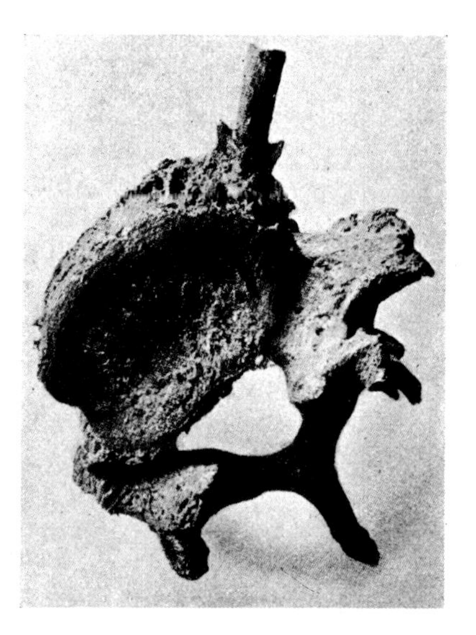

Abb. 10. Prähist. Wirbel mit eingekeilter und von Knochenwucherungen umgebener Bronze-Pfeilspitze. (Nach MEYER-STEINEG und SUDHOFF.)

In sumerischer Schrift sind die Dokumente abgefaßt, die uns gerade in den letzten 2 Jahrzehnten einen tiefen Einblick in die Kultur und die Medizin des Zweistromlandes gestattet haben; zum kleinen Teil sind sie in Stein erhalten, zum weitaus größten Teil aber in Lehmtäfelchen, wie man sie in babylonischer Zeit nur in der Sonne trocknen ließ, in Assur aber im Ofen brannte.

Äskulaps Schlangenstab mit der Schale finden wir bereits um 2350 v. Chr. auf einer Vase und einem Siegel des chaldäisch-babylonischen Königs GUDEA als Abzeichen für den babylonischen Heilgott NINGISCHIDZA!

Trotz des hohen Alters unsrer Quellen haben wir keinerlei Dokumente aus diesem Lande, die uns von der empirischen Frühzeit berichten: schon im 3. Jahrtausend ist hier eine vollentwickelte Priestermedizin vorhanden; eine ganze Reihe verschiedener Priesterärzte tritt uns entgegen, die als Wahrsager, Beschwörungspriester, Gießopferdeuter usw. bezeichnet werden. Gewisse anatomische Kenntnisse müssen wir ihnen, jedenfalls bei Tieren, zumessen, da sie durch die Eingeweideschau gezwungen waren, sich besonders mit der Leber und ihrer Gestalt sehr genau zu befassen. Ein Lebermodell in gebranntem Ton, vermutlich ein Hilfsmittel zum Unterricht jüngerer Priester, befindet sich im Britischen Museum. Neben ihnen aber finden wir von vornherein den eigentlichen Praktiker, den „asu", den Laienarzt, wie er auch bei uns im Mittelalter und später im Gegensatz zum gelehrten „medicus", der sich nicht gern die Finger beschmutzte und ernste Risiken mit Vorliebe auf andre abschob, der Vertrauensmann des Volkes war und als „Chirurg" oder „Bader" sehr oft eine wesentlich wichtigere Rolle gespielt hat, als man dies lange Zeit hat wahr haben wollen; hat doch der soeben verstorbene Altmeister JULIUS HIRSCHBERG mit vollem Recht betont, daß diesen Leuten die Erhaltung und bis zu gewissem Grade die Fortentwicklung der chirurgischen Technik zu verdanken ist. Doch wurde dies dem „asu" im alten Babel sauer genug gemacht durch eine furchtbar harte, ja, muß man sagen, sinnlos grausame Gesetzgebung.

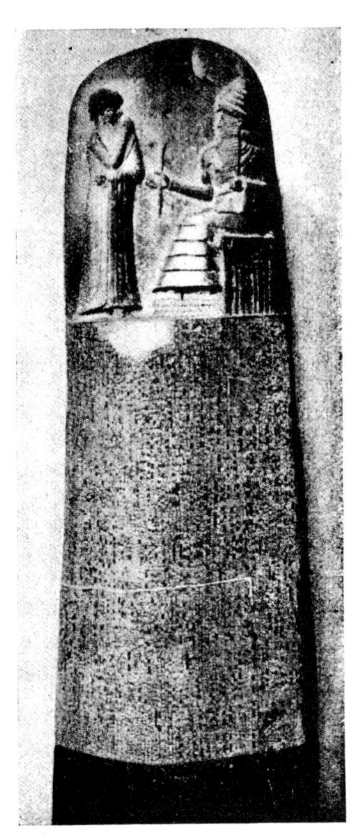

Abb. 11. Stele mit dem Gesetzeskodex des CHAMMURAPI. (Nach MEYER-STEINEG und SUDHOFF.)

Als ältestes Dokument haben wir bisher die Stele des Königs CHAMMURAPI eines Zeitgenossen ABRAHAMS, anzusehen aus der Frühzeit des kanaanäischen neuen Herrschervolkes von Babylon; eine getreue Nachbildung steht in der assyriologischen Sammlung der Leipziger Universität. Sie ist etwa um das Jahr 2000 v. Chr. anzusetzen. Die hier aufgezeichneten 282 Gesetzesparagraphen dürften als das Ergebnis der Entwicklung früherer Jahrhunderte zu betrachten sein; der König CHAMMURAPI hat sie nur kodifiziert. § 206 bestimmt, daß derjenige, der einem andern bei einer Schlägerei eine Wunde beibringt, den Arzt bezahlen muß. Die §§ 215—223 befassen sich dann näher mit der Chirurgie: wenn man mit dem bronzenen Operationsmesser eine größere Operation erfolgreich vornimmt oder ein Augenleiden mit Glück operiert, erhält man vom Freien 10 Sekel Silbers, vom Freigelassenen 5 Sekel Silbers, vom Eigentümer eines Sklaven nur deren 2. Für die Heilung eines Knochenbruchs oder eines Geschwürs muß der Freie 5, der Freigelassene 3, der Eigentümer eines Sklaven 2 Sekel Silbers dem Arzt entrichten. 1 Sekel ist etwa 16,37 Gramm; das erscheint zunächst ein geringes Honorar; doch wird das anders, wenn man die damaligen Werte einsetzt; danach waren 5 Sekel Silbers der jährliche Mietpreis für ein besseres Haus, $^{1}/_{30}$ Sekel der Tagelohn eines Handwerksmeisters, wie § 274 uns lehrt. Diesen relativ hohen Honoraren stand aber ein furchtbares Risiko gegenüber: bei mangelndem operativem Erfolg ging man nicht nur jedes Anspruchs auf Honorar verlustig; man mußte sogar einen an den Folgen der

Operation gestorbenen Sklaven ersetzen; ging bei einem solchen ein Auge nach der Operation verloren, mußte der Arzt dem Eigentümer den halben Wert des Sklaven vergüten. Hatte der Arzt aber das Unglück, einen Freien nach einer Operation zu verlieren, oder verlor ein solcher nach einer Augenoperation das Sehvermögen auf diesem Auge, so wurden dem Arzt beide Hände vom Henker abgehauen! Irgendwelche Rücksicht darauf, ob etwa ein Kunstfehler oder Mißgriff vorlag oder nicht, wurde nicht genommen! (Es ist klar, daß man derartige Strafen einem Angehörigen der mächtigen Priesterkaste nicht auferlegt hätte — also konnte der asu kein Priester sein!) Es ist sehr begreiflich, daß unter diesen Umständen die bescheidene Blüte der operativen Chirurgie, die hier zur Entwicklung gelangt sein mochte, zum Verkümmern verurteilt war. Noch um etwa 1100 v. Chr. lassen die damaligen assyrischen Gesetze keine Milderung jener barbarischen Gesetzesbestimmungen bemerken, obwohl ein Gesetzesbuch aus dem indogermanischen Chatti-Reich etwa aus dem Jahre 1300 v. Chr. bereits mit allen diesen unsinnigen Härten aufgeräumt hat. Abgesehen von der Prügelstrafe hat man in Babel vor 4000 Jahren noch Nase, Ohren, Finger zur Strafe abgeschnitten, ebenso die männlichen Genitalien, man schnitt ungetreuen Nährammen bei Kindesunterschiebung die Brüste ab, pfählte und übergoß Übeltäter mit heißem Pech; man zerstörte durch den Henker die Augen, schnitt die Zunge ab, schlug Zähne aus, kastrierte und zerbrach die Knochen (wie im kulturell „hochstehenden“ Westeuropa bis vor gar nicht langer Zeit!). Andrerseits war es für den Täter strafmildernd, wenn der Verletzte es nicht für nötig erachtet hatte, einen Arzt heranzuziehen. Die Beschneidung wurde bereits damals geübt, ebenso der Aderlaß bzw. das Schröpfen, wie v. Oefele, der verdiente medizingeschichtliche Forscher auf diesem Gebiete, annimmt nach dem uns überlieferten Siegel des Arztes Urlugaledinu aus der Zeit um König Gudea (etwa 3300 v. Chr.). v. Oefele hat die darauf sichtbaren Instrumente als 3 Schröpfköpfe, davon einer in der Hand des Gottes, nebst einer „Schröpfpeitsche“ gedeutet; an einem Griff hängen 2 Schnüre, an deren Enden mittelst Öhrs je ein leicht gebogener Pfriemen befestigt ist; dieser ist als angeschärft gedacht, um damit beim Schlagen möglichst schnell und schmerzlos je eine Scarification zu bewirken. Im Text der Aufschrift ist außer dem Arzte noch Edinmugi als dessen Sklave und zugleich als Scarificator, Schröpfkopfsetzer und Pflasterleger erwähnt: also schon in damaliger Zeit der Chirurg getrennt von dem als Priester anzusehenden innern Arzt und als sein Sklave!

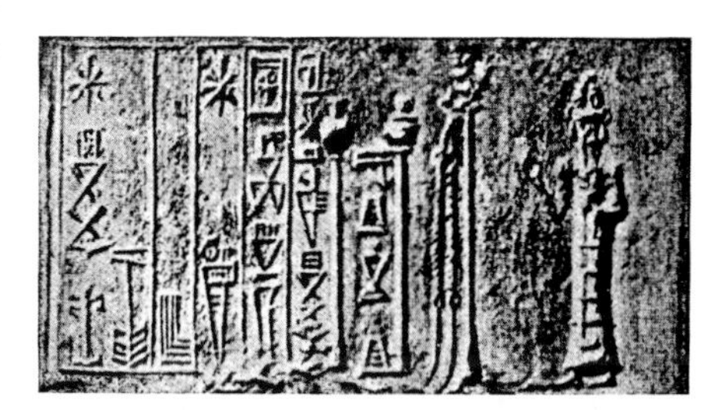

Abb. 12. Siegel des altbabylonischen Chirurgen Urlugaledinu. (Nach Jastrow.)

Nirgends erfahren wir aus den babylonisch-assyrischen Quellen etwas von Gefäßunterbindungen.

Ob es sich bei der vielumstrittenen Operation des „naqabtu“ um Abscesse am Auge handelt oder etwa gar um die Starbehandlung, wie Hugo Magnus im Gegensatz zu Hirschberg behauptet hat, soll hier unerörtert bleiben. Es dürfte der Starstich ein Verdienst der indischen Medizin sein.

Die wichtigste literarische Grundlage für unsere Kenntnisse der babylonischen Medizin ist bisher die sog. Koujunjik-Sammlung im Britischen Museum, die Reste der Bibliothek ASSURBANIPALS, des SARDANAPAL der Bibel, der von 668—626 regiert hat; sie geht in ihrer Tradition aber bestimmt um Jahrhunderte zurück; in Niniveh hat man an 40000 Keilschrifttafeln aus dieser Bibliothek ausgegraben, von denen annähernd die Hälfte in Berlin und London ist, und der Medizingeschichtler FELIX FREIHERR V. OEFELE hat sich lange Jahre mit großem Erfolg der Entzifferung der Londoner Tafeln gewidmet; Tafeln medizinischen Inhalts dürfen wir im ganzen etwa 2000 annehmen; EBELING hat mit der Bearbeitung der Berliner Schätze begonnen. Der Ertrag gerade für die Chirurgie ist bisher recht bescheiden: Rezepte gegen Tierstiche, Beschwörungen gegen Rheumatismen, Verhalten bei Lungenleiden, wobei von Öffnen an der 4. Rippe die Rede ist; eine als Brand an den Unterextremitäten zu deutende Krankheit, bei der man außer Beschwörungen fast nichts anzuwenden rät; der Brustkrebs ist den Assyrern nicht unbekannt. Salben, Pasten, Umschläge, Güsse, Klistiere und Massage spielen eine große Rolle.

Weit reicher noch an Umfang, aber vorläufig unbedeutend für die Kenntnis der Medizin, soweit das Material bearbeitet ist, ist der Tontäfelchenfund aus Nippur, etwa 1500 Jahre älter als die Bibliothek ASSURBANIPALS; es handelt sich hier um etwa 50000 Tablets, die meist in der Universität von Pennsylvania in Philadelphia noch der Entzifferung harren. Wir erfahren hier von Blasenleiden, Inkontinenz, Blutungen, Harnsteinen und Katarrh — meist werden Tränke dagegen verordnet, wenig Lokaltherapie, nichts von Beschwörung.

Die babylonisch-assyrische Medizin ist dadurch bemerkenswert, daß man sich eigentlich darauf beschränkt, die Symptome festzustellen und auf sie hin die Behandlung einzurichten.

Eine große Rolle spielt in der Vorstellung vom Wesen und Ursprung der Krankheiten der Wurm in mannigfacher Gestalt, wie man ihn teilweise hier und da unmittelbar beobachten konnte, noch öfter sich hinzudachte; eine Untersuchung als Grundlage der Therapie wird kaum erwähnt im Gegensatz zu der verhältnismäßig fortgeschritteneren Heilkunde und Heilkunst Ägyptens. Überall fällt die außerordentliche Abhängigkeit von der ganzen Weltanschauung auf, wie sie sich auf der das ganze Denken der Babylonier beherrschenden Astronomie aufbaut. Die Prognostik ist sehr ausgebildet; der Erfolg der empfohlenen Behandlung wird fast stets erwähnt oder aber die Aussichtslosigkeit des Falles hervorgehoben. Man denkt oft unwillkürlich an die „Koischen Prognosen“ des Corpus Hippocraticum. Die zahlreichen und überaus peinlichen Vorschriften über Reinheit in den babylonisch-assyrischen Gesetzen dürften auch für die Erfolge chirurgischen Tuns nicht bedeutungslos gewesen sein.

Allerlei Einblicke intimerer Art gewinnen wir in das ärztliche Leben Assurs durch Briefe und Berichte, wie wir mehrere von dem assyrischen Hofchirurgen ARADNANÂ besitzen; wir hören da von allerlei äußerlich anzuwendenden Mitteln, die er dem König rät; auch erfahren wir von unfeiner Konkurrenz zwischen 2 Militärärzten, deren einer den andern bei Behandlung der Pfeilschußwunde eines Prinzen an der Nasenwurzel ausstechen möchte.

Einige als chirurgische anzusprechende altbabylonische Instrumente, die man in Niniveh ausgegraben hat, seien hier wiedergegeben. Sie stammen indes nach SUDHOFF aus hellenistischer Zeit. Es ist nach den bisherigen Quellen durchaus nicht angängig, den Assyrern, wie einige Franzosen in jüngster Zeit es wollten, die Kenntnis der Blutgefäßunterbindung zuzuschreiben; SUDHOFF hat diese Annahme als unbegründet zurückgewiesen.

Inwieweit in den bereits sehr früh nachweisbaren Ärzteschulen chirurgisches Wissen und Können eine Pflegstätte gefunden hat, ist uns nicht bekannt; die bedeutendste dieser Schulen war zu Uruk, später in Borsippa; die Schulen waren vom Staat unterhalten.

Es ist sehr charakteristisch, daß wir niemals den Namen eines Autors erfahren: es ist eben Kastenwissen, Priesterweisheit! Daran ändert es nichts, daß uns gelegentlich der Name eines einzelnen Arztes begegnet.

Das indogermanische Volk der *Hethiter*, das allem Anschein nach um 1900 v. Chr. die CHAMMURAPI-Dynastie ge-

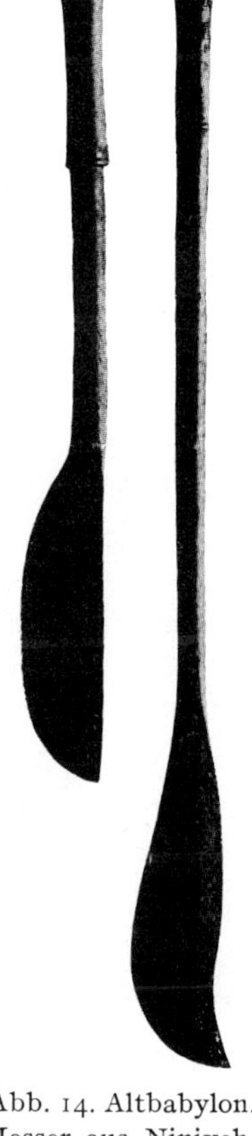

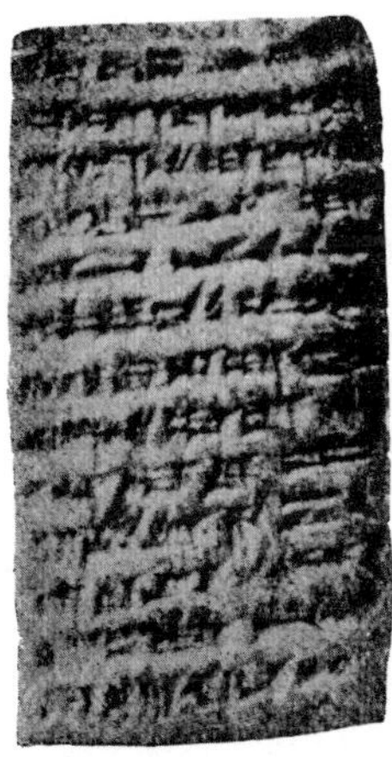

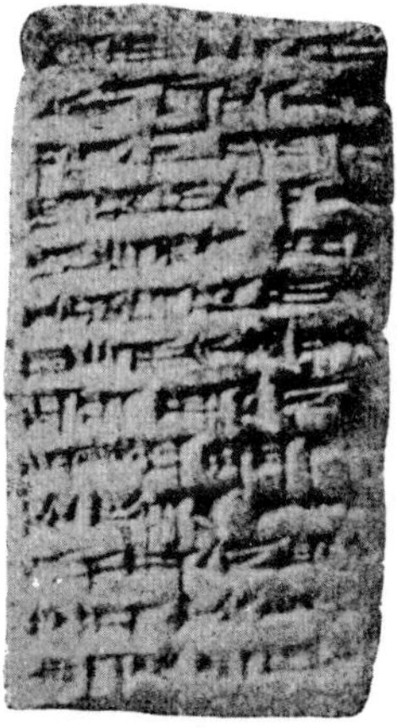

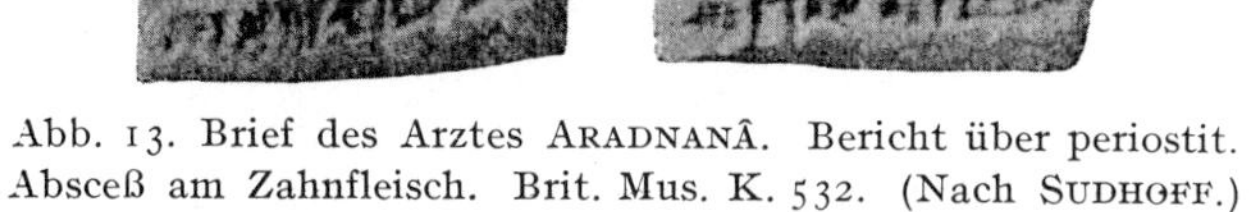

Abb. 13. Brief des Arztes ARADNANÂ. Bericht über periostit. Absceß am Zahnfleisch. Brit. Mus. K. 532. (Nach SUDHOFF.)

Abb. 14. Altbabylon. Messer aus Niniveh.

stürzt und mehrere hundert Jahre hindurch eine führende Stellung unter den Völkern Kleinasiens eingenommen hat, hat eine erhebliche Milderung der Gesetzesbestimmungen CHAMMURAPIS eintreten lassen; es ist von Interesse, daß in den zu Boghazköj gefundenen Texten oft neben den modernen milden die alten harten Strafen erwähnt sind: körperliche Strafen bei Freien sind ganz aufgehoben, ebenso staatliche Strafgelder; wer eines edlen Mannes Hand oder Fuß derartig verletzt, daß der Kranke zum Krüppel wird, kommt mit 20 Schekel Silbers davon; wird er nicht zum Krüppel, beträgt die Strafe nur 10 Schekel. Todesstrafe steht nur noch auf Ehebruch, Sodomie, Sakrileg und schädigenden Namenszauber.

Reste altbabylonischer Medizin finden wir auch in Altpersien und in Syrien wieder.

3. Altägypten.

Eine ganz selbständige Kultur erwuchs zur gleichen Zeit wie in Babylon im tief eingeschnittenen Tal des unteren Nils, mit ihr schon in der Zeit des „Alten Reiches", noch im 3. Jahrtausend, ein beachtliches ärztliches Beobachtungswissen, verknüpft mit tüchtigem Können gerade auf dem Gebiete der Wundarznei, wie die allerletzten Jahre uns gelehrt haben.

Die Quellen fließen für uns hier weit reichlicher als im Zweistromlande, sie lassen uns zudem vielfach einen Einblick in die Entwicklung heilkundlichen Wissens tun, wie er uns dort fehlt, soweit die bisher bekannt gewordenen Urkunden ein Urteil gestatten.

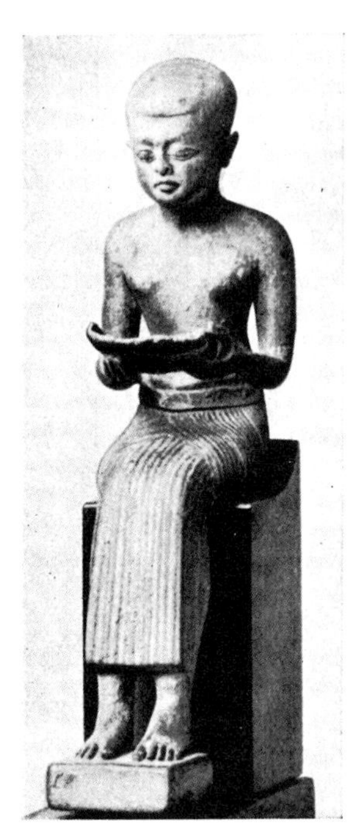

Abb. 15. IMHOTEP. Ägypt. Bronze. Staatl. Museum, Berlin. (Nach HOLLÄNDER.)

Die Bevölkerung des Landes scheint über Jahrtausende hinweg verhältnismäßig hartnäckig ihre Eigenart bewahrt zu haben, obwohl Rassenvermischungen von Nordwesten und Nordosten oft und reichlich erfolgt sind, in hohem Maße auch vom Süden her von den Nubavölkern. Hier hören wir bereits aus der Frühzeit von reichlicher Anwendung berauschender Arzneien, gerade von der altberühmten Alraune, der Mandragora, die in Altertum und Mittelalter für die Frage chirurgischer Narkose eine hervorragende Bedeutung besitzt; man kannte schon damals die Wirkung ihres Giftes, des Atropins, auf das Sehvermögen. Ägypten ist *das* Drogenimportland der Alten Welt; alles, was an Gewürzen und Drogen verschiedenster Art seinen Weg aus dem Innern Afrikas an die Ostküste nahm, was aus Indien und den Inselgruppen des Indischen Ozeans, ganz besonders aber von den Küsten des Roten Meeres, zumal aus Arabien, ausgeführt wurde, fand mehr oder weniger seinen Weg nach Ägypten, von wo es wiederum in alle Teile der Alten Welt hinausging, teils als Rohmaterial, teils in irgendeiner Form im ägyptischen Reiche verarbeitet.

Während aber in Babylon bereits die ältesten Dokumente eine Priestermedizin in vollständiger Beherrschung des Heilwesens uns vor Augen stellen, schauen wir im Niltal noch in die frühere Periode der Empirie hinein, in eine Zeit selbständiger Chirurgie in Laienhand. Wir haben im Papyrus EDWIN SMITH, der erst in dem Jahre 1922 uns durch den Chikagoer Ägyptologen BREASTED bekannt gegeben wurde, die Aufzeichnung einer uralten chirurgischen Gilde vor uns, die neben der Priestermedizin ihre Selbständigkeit zu wahren verstanden hatte und ihr Wissen und Können pflegte, entwickelte und sogar aufgezeichnet hat. Im übrigen sind uns über die Standesverhältnisse der ägyptischen Ärztewelt nicht derartig eingehende Gesetzesbestimmungen bekannt, wie das im östlichen Nachbarreiche der Fall ist. Die Heilkunde ist, so viel wissen wir aber, allmählich ganz in die Hände der Priesterschaft geraten, innerhalb deren sich eine große Reihe von Vertretern der einzelnen heilkundlichen Sonderfächer gegeneinander abgrenzten; die von ihren Tempeln unterhaltene Priesterschaft hat, wie im Zweistromlande, für ihre ärztlichen Bemühungen nicht selbst liquidiert; durch Abgaben an die Tempel hatte der Behandelte seine Schuld abzutragen. Es dürfte auch hier neben dem Priesterarzt einen dem einfachen Volke näherstehenden Heilkundigen, der Laie war, gegeben haben; wir hören gelegentlich von ihm als dem „snu“. Andrerseits waren die Priesterärzte in eine Rangordnung eingereiht; schon im Alten Reiche hören wir von einem „Oberarzt“; der höchste Arzt im Lande war der König selbst, so wie die Herrscher mancher Reiche gern in ihrer Person die Spitze mehrerer besonders geachteter Berufe zugleich vereinigt zu sehen zu allen Zeiten bestrebt gewesen sind. Der bedeutendste Heilgott war IMHOTEP. Der Unterricht scheint ausschließlich in den Tempeln erteilt worden zu sein, auch in der späteren Zeit weitgehendster Spezialisierung, von der HERODOT so anschaulich zu berichten weiß.

Eine ganze Anzahl von Papyrusurkunden berichten uns von der Heilkunde Ägyptens seit dem 3. Jahrtausend bis zum Jahre 1200 v. Chr. Glücklicherweise hat uns der trockene Sand der regenlosen Wüste so manchen der leichtverderblichen Papyri aufbewahrt! Was man davon, zumal in der Ptolemäerzeit, in großen Mengen in den Bibliotheken des Museion und Sarapeion zu Alexandreia gesammelt hatte, ist so gut wie ganz dem feuchten Klima des Nildeltas und Brandkatastrophen zum Opfer gefallen. Sind die drei ältesten von den erhalten gebliebenen Papyri auch erst zwischen 2200 und 2100, ja in noch späterer Zeit, niedergeschrieben, so müssen wir sie in ihrer Tradition wesentlich älter einsetzen in den Ausgang des „Alten Reiches“.

Von den zwei durch FLINDERS PETRIE aufgefundenen Papyri, die der Stadt Kahun entstammen und darum genau zu datieren sind, weil diese Stadt um 2200 gebaut und um 2100 für immer völlig zerstört worden ist, ist für uns der *veterinärärztliche* Papyrus von Interesse darum, weil hier bis ins einzelne die Technik der Operation bei der Dasselbeule des Rindes beschrieben wird; auch ist der Aderlaß bei Tieren unter gewissen Umständen gebräuchlich; daß man ähnliche Eingriffe dann auch beim Menschen geübt hat, bedarf keiner Erörterung. Der *gynäkologische* Kahunpapyrus hat mit der Chirurgie gar nichts zu tun. Zauberwerk und Beschwörungen fehlen in diesen Papyri so gut wie ganz.

Des neuesten und für die Wundheilkunst bedeutendsten ägyptischen Papyrusfundes muß hier aber eingehend gedacht werden. Bereits 1862 hatte EDWIN SMITH an derselben Stelle in Theben, wo EBERS 10 Jahre danach seinen berühmten Fund machte, eine Papyrusrolle erworben, deren Bedeutung für die Medizin er bei flüchtigem Durchschauen bereits bemerkt zu haben scheint; er ist 1906 verstorben. JAMES HENRY BREASTED hat nun 1922 in einer vorläufigen Mitteilung den Inhalt dieses Papyrus skizziert; die ausführliche Publikation steht aber immer noch aus. Dieser Papyrus, von dem vorn ein kleineres und hinten ein größeres Stück fehlt, stellt ein durchaus einheitliches Werk dar in streng regionärer Ordnung a capite ad calces, einen chirurgischen Leitfaden in klinischer Form, und zwar zeitlich nur ganz wenig jünger als der Codex CHAMMURAPI. Es ist das einzige uns erhaltene Stück dieser Art aus dem ganzen vorderasiatischen Kulturkreise. Nur ein einziges Mal ist in dem ganzen Werk von einem Zaubermittel die Rede; sonst steht die „Kunst des Arztes“, wie es mehrfach heißt, durchaus im Gegensatz zur „Kunst der Besprechung“, zur Zauberkunst. Der Papyrus hat dieselbe Höhe wie der Papyrus EBERS, er ist sicher mehrere Jahrzehnte früher aufgezeichnet als jener. Sein Inhalt ist von einzigartiger Bedeutung: 47 typische klinische Fälle vom Kopf bis zum Thorax hinunter, darunter sind uns erhalten: 8 Schäden am Kopf, 8 an der Nase, 10 an Kiefer, Ohr und Lippe, 6 an Kehle und Nacken, 5 am Schultergürtel, 9 an Thorax und Brustgegend, darunter ein Brustkrebs beim Mann, eine Verletzung der Wirbelsäule. Vielfach ist operatives Vorgehen vorgeschrieben: bei subcutaner

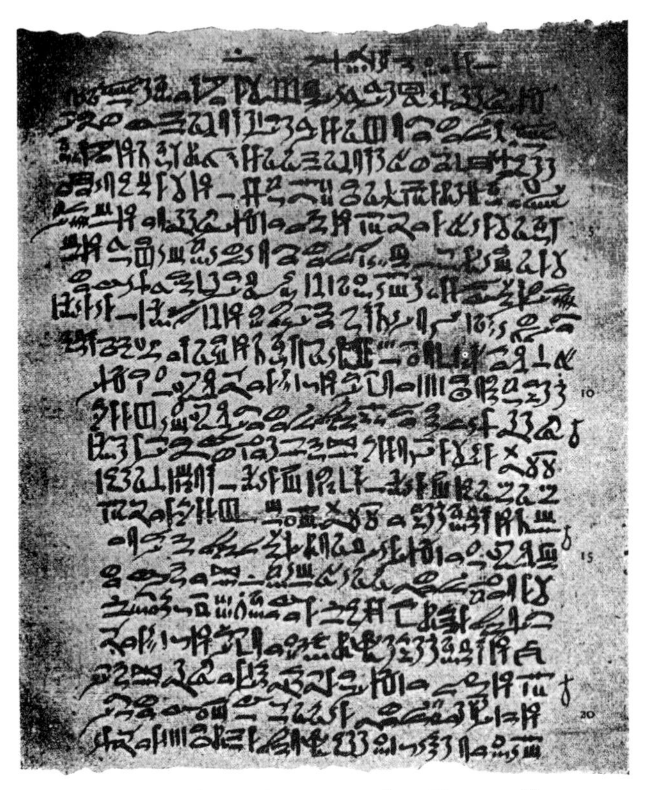

Abb. 16. Eine Kolumne aus dem Papyrus EBERS.
(Nach MEYER-STEINEG und SUDHOFF.)

Schädelfraktur und Zeichen der Depression soll man die Stelle der Quetschung aufschneiden und das niedergedrückte Bruchstück emporheben; solche Fälle sollen im Sitzen des Kranken behandelt werden, auch in der Nachbehandlung. Von eigentlicher Trepanation ist dabei nicht die Rede; diese ist vor dem 2. Jahrhundert n. Chr. an ägyptischen Schädeln überhaupt nicht beobachtet. Von Wundnaht verlautet nichts; wohl aber soll man dafür sorgen, daß die Wundränder gut adaptiert werden. Die Verbandtechnik ist nicht schlecht. Bei Wunden in der Tiefe der Nase soll man Leinenröllchen, mit Salbe getränkt, in die Nasengänge einschieben. Die Verrenkung des Unterkiefers wird sachgemäß eingerichtet. Schädelbrüche, die bis in den Gehörgang hineinreichen, werden als hoffnungslos abgelehnt. Beim Halswirbelbruch bemerkt man Lähmung der Gliedmaßen, der Blase und des Mastdarms.

Der Text ist mit 70 Glossen etwas jüngeren Datums, aber ebenfalls sehr hohen Alters versehen; diese sind, ihrem ganzen Ausdruck nach, sicher vor 1600 anzusetzen. Auf das Zählen des Pulses wird großer Wert gelegt; das spielt hier eine besondere Rolle bei der Beobachtung des Falles von Depressionsfraktur des Schädels. SUDHOFF hat mit vollem Recht dies Stück alter, echt empirischer Chirurgie als einen „sehr beachtlichen Vorläufer des chirurgischen Schriftwerks im Corpus Hippocraticum" bezeichnet.

Das Schema der Niederschrift des Papyros entspricht ungefähr dem, wie wir es kennen vom P. EBERS, teilweise auch vom P. HEARST und P. BRUGSCH major, ebenso ist die Schrift dieselbe wie im P. EBERS.

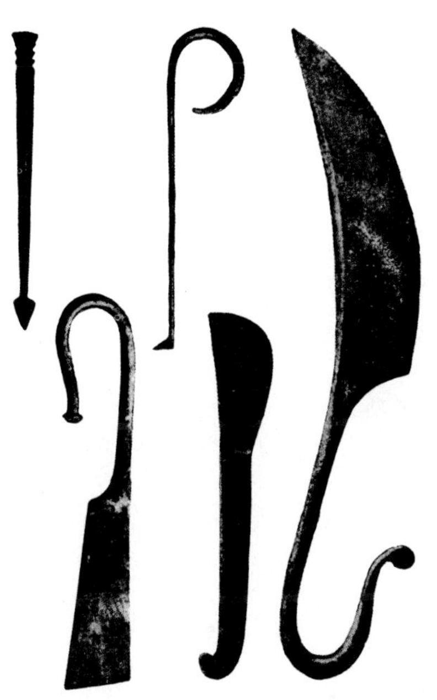

Abb. 17. Altägytische chirurgische Instrumente. (Nach MEYER-STEINEG und SUDHOFF.)

Eine gewisse Verbindung zwischen dem P. EDWIN SMITH und dem P. EBERS nimmt BREASTED an insofern, als den 377 Zeilen des ersteren etwa 250 des letzteren entsprechen. Dieser ist allerdings ganz wesentlich anderen Charakters: der P. EBERS ist ja als eine Art Sammelhandschrift, nach Art der indischen Samhitas, aus kleinen Sonderabschnitten zusammengesetzt, während der P. EDWIN SMITH ein einheitliches Werk darstellt.

Der Papyros EBERS, um 1550 niedergeschrieben, in seiner Tradition bis etwa ums Jahr 1900 hinaufreichend, ist in der Hauptsache eine große Sammlung kleinerer Rezeptzusammenstellungen; auch von Anatomie ist die Rede: ein System von Blut- und Luftadern durchzieht den Körper, deren Inhalt pulsiert; es ist indessen auch allerlei Chirurgisches darin enthalten. Der alte Ägypter bediente sich gern des Glüheisens zur Behandlung von Geschwülsten, besonders zur Blutstillung; gerade und gebauchte Messer waren in Gebrauch, und zwar solche von Stein noch bis weit ins Bronze- und Eisenzeitalter hinein; Steinmesser dienten der Beschneidung, die vor mindestens 5000 Jahren in Ägypten schon an zahlreichen Leichen nachgewiesen ist; man beschnitt auch die Mädchen durch Abtragung hervorragender Teile der Klitoris und der Nymphen; Sägen verschiedenen Modells, Drillbohrer, Meißel, Nadeln mit Öhr, Haken, Pinzetten und Sonden mit Knopf auf einem und Löffel auf dem andern Ende hat man vielfach als Grabbeigaben gefunden, auch Schleifsteine; mögen diese Instrumente auch teilweise andern als wundärztlichen Zwecken gedient haben, so steht doch fest, daß die alten Ägypter reichlich geeignete Instrumente besessen haben, die sie bei chirurgischen Eingriffen mit Nutzen verwenden konnten.

Bei der Wundbehandlung sieht man eine deutliche Scheidung zwischen reinen und unreinen Wunden mit ganz verschiedenen Vorschriften für die Therapie. Man fand zwar Nadeln mit Öhr; ob sie aber etwa der Naht von Wunden gedient haben, ist zweifelhaft. Soweit nicht einfach trockner Leinenverband verordnet wird, spielen die Fette von Gans, Rind, Schwein, Esel, Katze, Nilpferd eine Rolle, auch Honig und Wachs und Mischungen davon. Scharpie aus Flachs, Leinwand und Baumwolle war als Verbandstoff beliebt. Allerlei Mittel dienen zur Behandlung der Gangrän. Bei Eröffnung eitergefüllter Hohlräume soll man sich vorsehen, die Blutgefäße nicht zu verletzen; die Fluktuation wird in einer Reihe von Fällen als unentbehrliches diagnostisches Hilfsmittel anschaulich geschildert. Das tritt besonders in dem ziemlich umfangreichen Kapitel über die Gewächse hervor, deren Diagnostik eingehend abgehandelt wird, weil die Behandlung je nach dem Befunde ganz verschieden sich gestaltet. Die Hilflosigkeit größeren Blutungen gegenüber gibt sich dadurch besonders zu erkennen, daß das Murmeln von Zauberworten in solcher Lage dringend empfohlen wird — welcher Chirurg auch unserer heutigen Zeit hätte dafür nicht das nötige Verständnis auf Grund gelegentlicher eigener Erfahrung! Trotz ausführlicher Abhandlung von Blasenleiden steht in diesem Papyrus kein Wort vom Blasenstein, der in späteren Quellen eine so bedeutende Rolle spielt; das steht im Einklang mit den verhältnismäßig seltenen Befunden von Harnsteinen im alten Ägypten: bei Gelegenheit der Anlegung von Staudämmen an den Katarakten wurden von 1907 an etwa 10000 Mumien bzw. Leichen in dem der Überschwemmung auszusetzenden Gebiet im Auftrage der Regierung ausgegraben und genau untersucht; man fand nur 4mal Harnblasensteine bei Leichen aus prädynastischer Zeit, ferner bei 2 Leichen Nierensteine; die wichtigste Ursache der

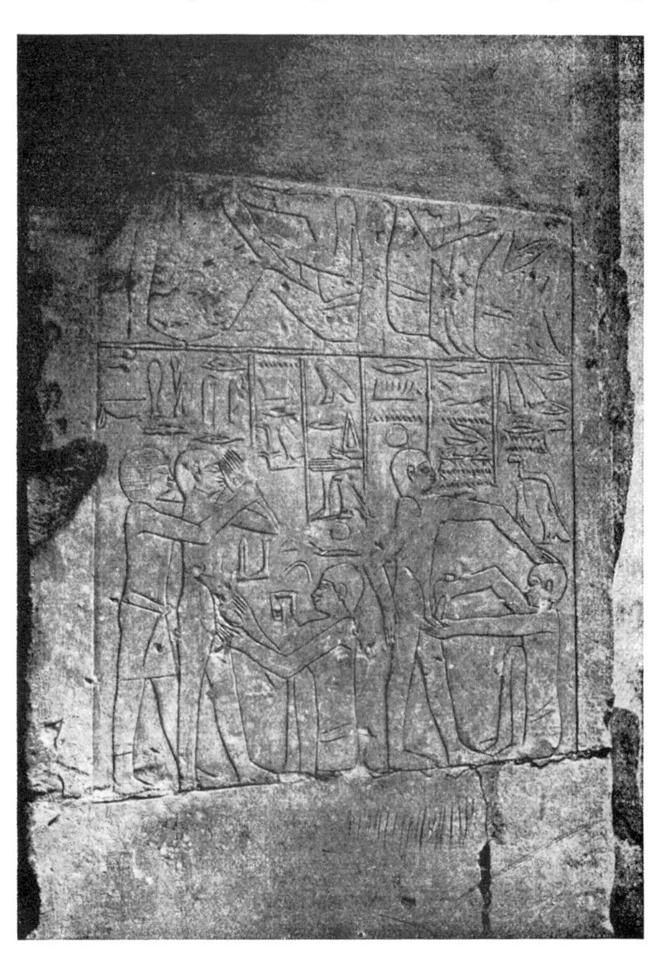

Abb. 18. Operationsszenen. Nekropole von Sakkârah. (Nach HOLLÄNDER.)

in neuerer Zeit so starken Zunahme der Steinleiden in Ägypten, die Bilharzia haematobia, konnte RUFFER mikroskopisch in mehreren Mumien aus der Zeit der 20. Dynastie (1250—1000) nachweisen.

Nur wenig jünger als der P. EBERS ist der Papyros HEARST anzusetzen, der sich nun in besonderem Maße mit der Wundarzneikunst befaßt: wir finden da Anweisungen zum Wundverband, ähnlich denen des P. EBERS, einiges zur Befestigung gelockerter Zähne, Ratschläge über Methoden der Blutstillung, endlich Vorschriften über Einrichtung und Verband gebrochener Knochen. Auch hier haben die Ausgrabungen an den Katarakten ein außerordentlich umfangreiches wertvolles Material zutage gefördert — die obere Extremität war wesentlich häufiger betroffen als die untere —; waren auch die meisten Frakturen nicht besonders gut geheilt, so fand sich doch andrerseits eine erhebliche Zahl hervorragend (l ĉn geheilter Knochenbrüche; deren Technik kann man an verschiedenen Skeletten, deren Alter auf annähernd 5000 Jahre zu beziffern ist, studieren: entweder waren 3 Schienen um das gebrochene Glied herum mit guter Polsterung befestigt, oder es waren Rinnenschienen oder Binsenbündelschienen mit Geschick verwendet worden. Im P. HEARST werden weiter Verbände bei Rippenbruch beschrieben, Mittel, um bei Verbänden die üblen Folgen übermäßiger Schweißbildung in der Achsel, unter der Mamma zu verhüten; es wird die Behandlung der Panaritien, der Tierbisse, der Quetschungen besprochen; endlich kommen zahlreiche Anweisungen zur Linderung von allerlei Gliederbeschwerden: das ist eine, den Knochenfunden nach zu schließen, damals mindestens so verbreitete Krankheit gewesen wie heute die Arthritis deformans, die ja in ihren Folgen bereits an den allerältesten Knochenfunden von Mensch und Tier seit Millionen von Jahren sichtbar ist.

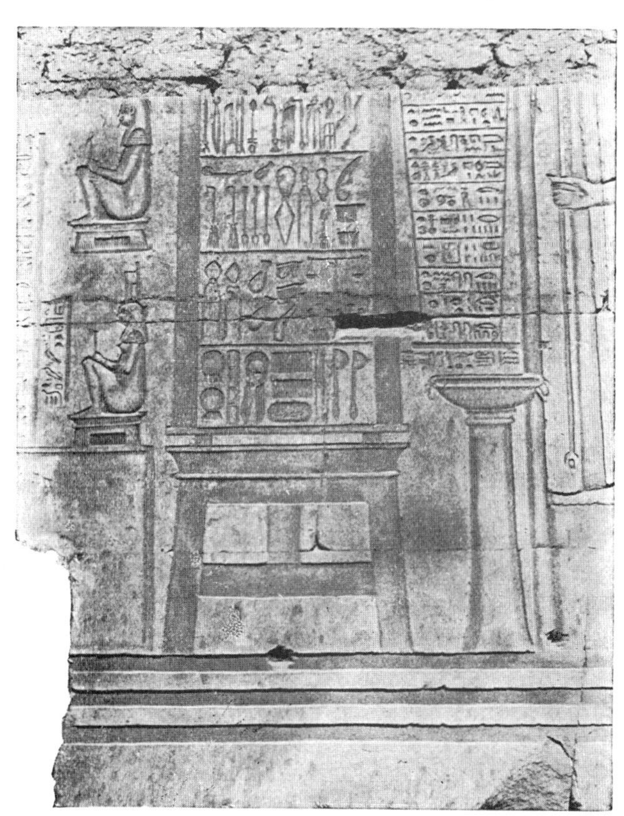

Abb. 19. Instrumentenkasten. Relief vom Tempel von Kom Imboi in Ägypten. (Nach HOLLÄNDER.)

Lange Zeit hatte man wegen mangelnder Funde geglaubt, die Tuberkulose für das alte Ägypten ausschließen zu dürfen; dem ist aber doch nicht so; denn zunächst fand man aus der Zeit um 1000 eine Mumie mit Wirbeltuberkulose und dann in 2 Gräbern aus ägyptischer Frühzeit unter 5 Leichen deren 4 mit Tuberkulose an Becken bzw. Wirbel, eine eigenartige Häufung dieser Befunde bei ihrer sonstigen außerordentlichen Seltenheit. Rachitis fand man in der Frühzeit kaum, später aber ziemlich häufig; Coxa vara wurde mehrfach gesehen; syphilisähnliche Veränderungen waren nicht gerade selten; ob es wirklich zutrifft, daß es sich stets in diesen verdächtigen Fällen nur um Termitenfraß gehandelt hat, ist recht fraglich.

Beziehungen zur Medizin der angrenzenden Kulturländer sind vielfach in diesen Papyri zu finden; gibt doch z. B. der P. EBERS selbst mehrfach an, ebenso wie der medizinische Papyros des Britischen Museums, asiatische Entlehnungen zu enthalten. Wir dürfen durchaus nicht etwa in den Fehler verfallen, die inmitten der alten Kulturen darinstehende ägyptische einfach als ihren Mittelpunkt zu betrachten, es fließen nur zunächst hier die Quellen am reichlichsten!

Die übrigen Papyri, die beiden in Berlin befindlichen Papyri BRUGSCH (um 1350) und der *Londoner* medizinische Papyros, sind für uns hier nicht von nennenswerter Bedeutung.

Betrachtet man die Entwicklung der ägyptischen Heilkunde im ganzen, so fällt auf, wie schnell sie aus zunächst ganz einfachen Formen, ähnlich denen, wie sie noch um 700 in Assur nicht überwunden waren, sich zu hoher Blüte ausgestaltet hat: zu der Aufzeichnung der äußerlich erkennbaren und vom Kranken geklagten Symptome tritt schon ganz früh die sorgfältige objektive Untersuchung als Grundlage der Therapie und Prognose hinzu, das ist der große Fortschritt gegenüber der Entwicklung im Zweistromlande. Ein Beispiel aus dem Papyros EBERS (XXVI) möge dies illustrieren: „Wenn du eine Person untersuchest, die an einer Verstopfung ihres Leibes leidet; sie fühlt sich beschwert, wenn sie Nahrung zu sich nimmt; ihr Leib schwillt auf, ihr Herz ist matt, wenn sie geht, wie bei einer Person, die an Entzündung im After leidet: laß sie sich ausgestreckt hinlegen und untersuche sie. Findest du dann, daß ihr Leib heiß, ihr Unterleib hart ist, so sage du zu ihr: es ist ein Leberleiden. Mache ihr das geheimnisvolle Pflanzenmittel . . ., damit du ihren Leib ausleerest. Wenn du, nachdem dies geschehen ist, die beiden Seiten an ihrem Leib, die rechte heiß, die linke kühl findest, so sag' du dazu: das ist eine Krankheit, die dabei ist zu heilen, sie verzehrt sich. Besuche sie wieder. Findest du, daß ihr Leib überall abgekühlt ist, so sag' du: deine Leber hat sich zerteilt und gereinigt, du hast die Arznei angenommen." So werden die Inspektion und Palpation und die Veränderung des Befundes nach therapeutischen Maßnahmen auf Grund großen Beobachtungswissens und jahrhundertealter Erfahrung für die Untersuchung verwertet, Form, Farbe und Lage alles äußerlich Sichtbaren festgestellt, Urin und alle andern Ausscheidungen eingehend besichtigt; bei der Betastung wird auf die Konsistenz, auf Form, Lage und Temperatur des Gefühlten sehr fein geachtet, zumal bei Untersuchung der Bauchorgane; von der Fluktuation heißt es im P. EBERS (CVII): „Wenn du eine Geschwulst in einem beliebigen Körperteile einer Person antriffst und findest, daß sie unter den Fingern geht und kommt, indem es zittert, auch wenn deine Hand still ist . . ." Selbst die Auskultation ist bekannt: oft genug heißt es: „das Ohr hört darunter", was anders gar nicht zu verstehen ist. Dagegen ist nirgends von der Perkussion die Rede.

Darum ist die ägyptische Medizin schon sehr früh ihrer Schwester im Osten um 1000 Jahre vorausgeeilt, bis sie selber schließlich um 1200 unter dem ausschließlichen Zepter der Priesterschaft völlig verknöcherte, wie das allmähliche Überwuchern des Abergläubischen, des Zauberkrams in den Texten erweist, eine Entwicklung, die immer und überall dort, solange wir den Lauf der Weltgeschehnisse kennen, eingetreten ist, wo man wagte, der freien ärztlichen Kunstübung Fesseln anzulegen; — wenn man doch endlich einmal daraus lernen wollte!

Als die ägyptische Medizin zum Stillstand kam, da drang vom Osten her asiatisches mystisches, unklares Scheinwissen und Aberglaube in sie ein und machte sie zu dem, was sie gegen Ende des Altertums geworden war.

Die hellenistische Blütezeit Alexandreias unter dem Zepter der liberalen und großzügigen Ptolemäer muß nach dieser Richtung hin außer Betracht bleiben; sie hatte Ursprung und Entwicklungskraft aus Hellas und Kleinasien genommen und strahlte aus nach den Küsten des Mittelmeeres, später besonders nach Rom, blieb aber für das ägyptische Hinterland ohne wesentliche Bedeutung.

Es ist oft der Verwunderung darüber Ausdruck gegeben worden, daß in einem Lande, wo fast jeder Mensch nach seinem Tode geöffnet ward, um zur Mumie verwandelt zu werden, die anatomischen Kenntnisse so sehr bescheiden geblieben seien, deren Erweiterung unbedingt auch dem Fortschritt in der Chirurgie gedient haben würde. Wir wissen jetzt den Grund: wohl niemals hat ein Arzt eine Leiche damals geöffnet und Gelegenheit gehabt, sein Wissen daran zu bereichern; eine arme verachtete Menschenklasse, Taricheuten und Paraschisten genannt, hat dies übel angesehene Geschäft besorgt, und zwar wiederum bis weit in die jüngere Zeit hinein mit Hilfe steinerner Messer — wiederum ein Beweis für die Zähigkeit alter Tradition!

4. Israel.

Im Gegensatz zu seinen großen Nachbarn im Süden und Norden finden wir beim Volke Israel im Altertum keinerlei medizinische Literatur; die Medizin ist damals, wie wir aus dem maßgebenden Werk von PREUSS entnehmen, ganz als Volksmedizin anzusehen; sie hat mit derjenigen der Nachbarvölker ungefähr gleichen Schritt gehalten.

Gerade die letzten Jahrzehnte haben uns Quellen erschlossen, die uns neue Einblicke geben in die regen Beziehungen zwischen Ägypten und Babylon und dem Reiche der Chatti in den Funden von El-Amarna und in der Hauptstadt des Hettiterreiches in Boghazköi. Die Wege, welche jene großen Reiche verbanden, schneiden das alte jüdische Reich. So vermögen wir auch in der Bibel und aus der historischen Literatur des alten Judentums zahlreiche Einflüsse ägyptischer und babylonischer Kultur festzustellen, wenn auch nicht gerade in medizinischer Hinsicht. Langdauernde politische Herrschaft der Nachbarvölker über das kleine Judenvolk hat sicher erheblichen Einfluß auf sein äußeres Leben zur Folge gehabt, wenn auch bisher nicht sicher steht, inwieweit die Kenntnis der Übertragbarkeit des Aussatzes und seiner Verhütung den Juden von Babylon vermittelt ist.

Im Talmud, der zum Teil zu Anfang des 3., im übrigen aber im 5. Jahrhundert n. Chr. entstanden ist auf Grund großenteils sehr alter Quellen von der Wundarzneikunst vielfach die Rede. Sie ist nicht, wie etwa in Ägypten, Sache von Spezialisten, sondern wird vom praktischen Arzt, dem rôphê oder âsjâ, geübt.

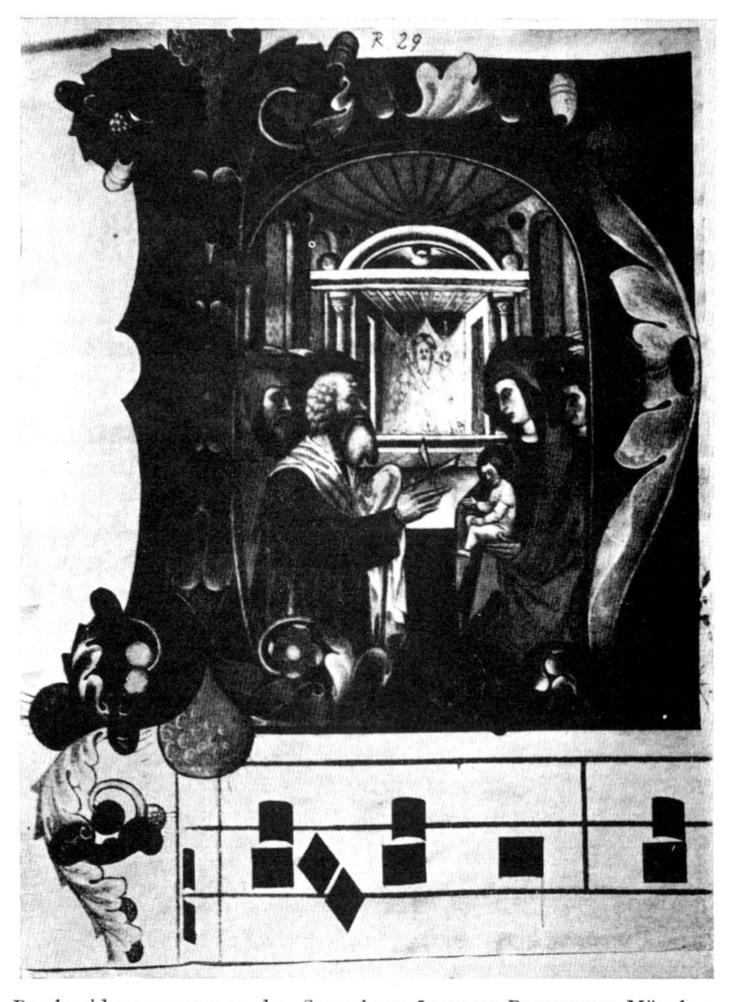

Abb. 20. Beschneidungsszene aus der Sammlung JACQUES-ROSENHTAL-München. Einziges mir bekanntes derartiges Bild mit Schere, und zwar moderner Schere mit gekreuzten Armen. Initiale zu einem Notentext.
(Nach einer Photographie des Leipziger Instituts für Geschichte der Medizin.)

Wunden werden genäht, wie das schon vom Propheten JESAIAS um 1400 v. Chr. erwähnt wird, ältere Wunden zur Ermöglichung besserer Verheilung angefrischt; Wein und Öl spielen in der Wundbehandlung eine Rolle, wie das Beispiel des barmherzigen Samariters beweist (dem dort etwa 20 % Alkohol enthaltenden Wein konnte man schon gewisse Wirkung zuschreiben). Aderlaß, Schröpfen und Blutegelsetzen sind bekannt und werden gern angewandt. Vor größeren operativen Eingriffen bekommt der Kranke den Schlaftrunk (samma de schinta), dessen Zusammensetzung aber nicht genannt wird. Der Kaiserschnitt wird geübt, Amputationen werden vorgenommen, die Milz wird exstirpiert; wir hören von der Eröffnung der angeborenen verschlossenen Mastdarm- und Genitalöffnung. Die Juden sind das einzige Volk, bei welchem die Kastration, selbst bei Tieren, verboten war vielleicht trifft das aber auf die Königszeit noch nicht zu. In der Bibel ist allerdings öfters von „Zerquetschten" und „Verschnittenen" die Rede, aber nur im Zusammenhang mit den Nachbarvölkern, wo man mit diesen 2 angedeuteten Verfahren Kastraten herzurichten pflegte. Die älteren talmudischen Quellen erzählen vom Trepan und seiner Anwendung: einem Trepanierten deckte man den Defekt mit getrockneter Kürbisschale, so wie das die Südseeinsulaner heute noch mittelst Stücken von Kokosnußschale oder Muscheln zu tun pflegen, oder wie serbische Volkschirurgen noch in neuerer Zeit genau wie die alten jüdischen Heilkünstler mit Kürbisschalen sich geholfen haben. Die Knochenbruch- und Luxationsbehandlung ist in guter Übung; etwas Besonderes ist die mehrfache Erwähnung künstlicher Glieder schon in der Mischna zu Ende des 2. Jahrhunderts n. Chr., während z. B. bei GALEN, CELSUS, OREIBASIOS davon noch nicht gesprochen wird (daß es aber z. B. im alten Rom Prothesen gab, wissen wir durch PLINIUS, der uns von des MARCUS SERGIUS eiserner Hand um 200 v. Chr. berichtet).

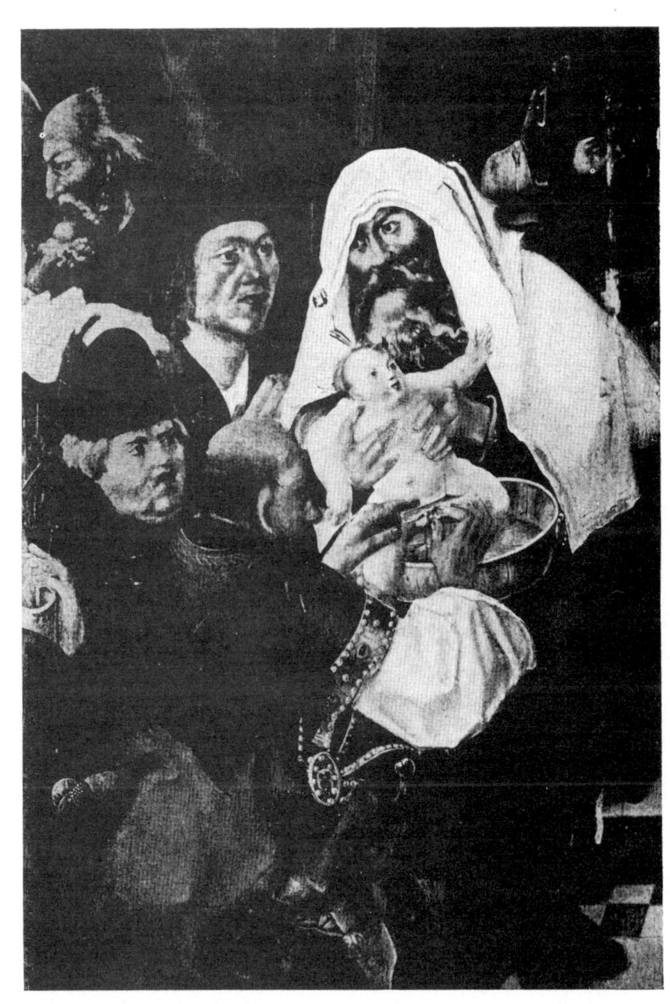

Abb. 21. Besonders realistische Beschneidungsszene. Gemälde im Besitz des Historischen Vereins für Oberpfalz und Regensburg. Flügel eines alten Schreinaltars. (Nach einer Photographie des Leipziger Instituts für Geschichte der Medizin.)

Bemerkenswert ist das Verbot aus der Zeit der Schaffung des Talmud, eine Wunde mit der Hand zu berühren! „Die Hand macht Entzündung," heißt es da.

Eine außerordentlich umfangreiche Literatur hat sich mit der Beschneidung bei den Juden beschäftigt.

Woher diese Sitte ursprünglich stammt, ist auch heute noch nicht geklärt; viele Urvölker haben sie gehabt, so z. B. auch in Mexiko. Sie scheint ursprünglich nur in Ländern mit heißem Klima geübt worden zu sein, vielleicht um die dort schnellere Zersetzung von Smegma oder Spermaresten zu vermeiden? SUDHOFF meint, daß sie nur in solchem Kulturbereich von hygienischem Wert hätte sein können, wo Syphilis herrschte. Andre sind der Meinung, daß der Brauch ursprünglich rituell gewesen und erst später als hygienisch wertvoll erkannt worden sei. Die Ausgrabungen auf dem Friedhof von Naga-ed-dêr haben jedenfalls nach dem Bericht von ELLIOT SMITH ergeben, daß sämtliche männlichen Leichen, die seit mindestens 5000 Jahren dort begraben waren, beschnitten waren.

Es ist also unbedingt abzulehnen, diese Sitte als eine Erfindung der Juden hinzustellen.

Die *Phönizier* hatten, soweit wir wissen, niemals eine eigene Medizin; sie waren immer abhängig von andern Völkern, zwischen denen sie die Handelsvermittler gewesen sind.

5. China und Japan.

Ganz selbständig ist auch im fernen Osten eine Kultur zur Blüte gelangt; die chinesische Tradition berichtet uns von wichtigen wissenschaftlichen Beobachtungen auf verschiedenen Gebieten, so auch von den Anfängen einer Arzneimittellehre und von der Erfindung der noch näher zu betrachtenden Acupunctur um 5000 Jahre vor unserer Zeit. Allerdings darf die Datierung der Quellen, wie sie von den Chinesen angesetzt wird, nicht einen ähnlichen Anspruch auf Zuverlässigkeit erheben, wie das etwa für diejenigen in Babel und Ägypten geschehen kann.

Die medizinischen Werke der früheren Zeiten werden auf verschiedene Kaiser (SHIN-NONG, HOANG-TI) zurückgeführt; es ist demnach, ähnlich wie in Babylon und Ägypten, auch hier aus dieser Periode ein medizinischer Autor nicht bekannt. Der erste, einigermaßen sichere medizinische Schriftsteller ist PIEN-CH'IO im 6. Jahrhundert v. Chr. (also etwa zur selben Zeit wie in Indien und Hellas!), dessen vermutlich erst von seinen Schülern aufgezeichnetes Werk Nan-ching die Grundlage für die späteren heilkundlichen Bücher geworden ist, so für dasjenige des CHOUEN YU J im 2. Jahrundert v. Chr. und für das in den ersten 2 Jahrhunderten n. Chr. entstandene große Werk des TCHANG TCHOUNG KING (TCHANG KI). Von diesem Zeitpunkt an erfolgt unter dem Einfluß scheuer Hochachtung vor dem Altüberlieferten der Abstieg bis zu fast vollständiger Erstarrung um den Anfang des 13. Jahrhunderts herum.

Gerade diese Scheu vor dem Althergebrachten hat frühzeitig zur Kodifizierung bestimmter Normen in der Therapie geführt, welche vom Arzt nicht ohne Gefahr für Besitz, Leib und Leben übersehen werden durften; sie ist einer Entwicklung der Chirurgie äußerst hinderlich gewesen. Der Ahnenkultus verbietet in China die Leichenöffnung; so ist es kein Wunder, daß die anatomischen Kenntnisse als Grundlage operativen Tuns äußerst primitiv geblieben sind. Die anatomischen Abbildungen, denen man im Lande begegnet, mögen vielleicht teilweise aus dem 4. Jahrhundert n. Chr. stammen, wo ein aufklärungsfreudiger Gouverneur 40 hingerichtete Verbrecher sezieren und ihre Organe zeichnen ließ; vielleicht stammen diese Abbildungen aber auch mehr oder weniger vom Westen her, mit dem es weit mehr Verbindungen schon in der Frühzeit gegeben hat, als man bis vor nicht langer Zeit für möglich gehalten hat, sei es auf dem Seewege, sei es auf den alten Karawanenstraßen quer durch Asien hindurch; so sind Bodenprodukte, auch Drogen, zwischen West und Ost ausgetauscht worden, und bestimmt auch Güter geistiger Kultur.

Die Chirurgie ist begreiflicherweise aus den ersten Anfängen kaum hinausgekommen: man legte Verbände in vielfacher Weise an, nähte Wunden mit Fäden aus der Rinde des Maulbeerbaums, eröffnete oberflächliche Abscesse, wandte das Glüheisen in geeigneten Fällen an und verstand sich auf Einrichtung von Frakturen und Luxationen, wenn auch in wenig vollkommener Weise. Die operativen Eingriffe fallen meist Badern und Feldscherern zu. Statt des wenig beliebten Aderlasses bediente man sich meist des trockenen Schröpfens. Massage, für deren Ausübung wohl zuerst in China die Blinden sich als besonders geeignet erwiesen, und Heilgymnastik stehen seit der Frühzeit auf sehr hoher Stufe; die künstliche Verkrüppelung der Mädchenfüße steht dazu im krassen Widerspruch, wie sie bei den Wohlhabenden allgemein üblich gewesen ist und wohl teilweise noch ist.

Indessen berichtet GARRISON, daß in dem ersten medizinischen japanischen Buch, Ishinho genannt, 982 von YASUHORI TAMBU verfaßt, die Naht verletzter Därme mit Maulbeerfaser und die Depression der Katarakt mit Nadeln beschrieben sei; es habe damals schon ein richtiges Krankenhaus gegeben und Isolierhäuser für Pockenkranke.

Schon zu Beginn des 3. Jahrhunderts n. Chr. war die Gelatine als Blutstillungsmittel in China bekannt. Auch wird von Narkose bei Operationen jener Zeit berichtet durch innere Mittel.

Die Kastration, die allein schon zur Herrichtung des für den Kaiserhof benötigten Heeres von Eunuchen geübt wurde, ist nach 2 verschiedenen Methoden geübt worden, einmal blutig durch Abtragen der Genitalien mit dem Messer, dann aber auch durch Torsion und Gangrän.

Der so Operierte mußte die verlorenen Teile lebenslang aufheben, damit sie ihm in den Sarg mitgegeben werden konnten; denn nur in körperlich vollständigem Zustand konnte er in den Himmel eingehen. Dieser Glaube ist auch sonst vielfach ein Hindernis für die Ausübung der Chirurgie gewesen und ist's wohl vielfach dort heute noch.

Eine sehr große Rolle spielten im blutscheuen China zu allen Zeiten die Moxen. Bei Beschwerden verschiedenster Art werden die Blätter des Beifuß (Artemisia latifolia) und seine Blüten im getrockneten Zustand auf der schmerzenden Körperstelle befestigt und angezündet: es mag nicht allzu viele Menschen in China geben, welche nicht Narben von dieser Prozedur an der Haut aufweisen.

Etwas ganz Eigenartiges besitzt China in der Acupunctur (Chin-kieu). — Sie ist uralt dort und wird heute noch genau so gern und oft angewandt wie vor 5 Jahrtausenden und wohl noch früher. Lange dünne Nadeln aus Gold, Silber oder Stahl, oft genug völlig verrostet und fast nie gesäubert, werden mittelst kurzen Schlages der Hand oder eines kleinen Hammers bis zu 20 cm tief in den Körper hineingetrieben, gelegentlich auch wohl mittelst besonderen Apparates sozusagen hineingeschossen; W. Fischer (z. Zt. pathologischer Anatom in Rostock), der jahrelang in China oft genug zugeschaut hat, erzählte mir, daß unbedingt dabei Magen, Darm, Leber, Gefäße usw. hätten getroffen werden müssen; der Chinese läßt das geduldig über sich ergehen und betont ausdrücklich, daß es ihm helfe. Es gibt 388 verschiedene Einstichpunkte am Körper; die Acupuncturärzte stehen auf offener Straße und preisen ihre Kunst an; Holzpuppen dienen als Phantom beim Einüben der Technik. Die Acupunctur wird als ein Mittel gedacht, um schädliche Stoffe, die in dem Röhrensystem im Körper sich finden, auszuscheiden, Hindernisse in der Säftebewegung zu beseitigen und dem Innern frische Lebensgeister zuzuführen, wie Neuburger bemerkt.

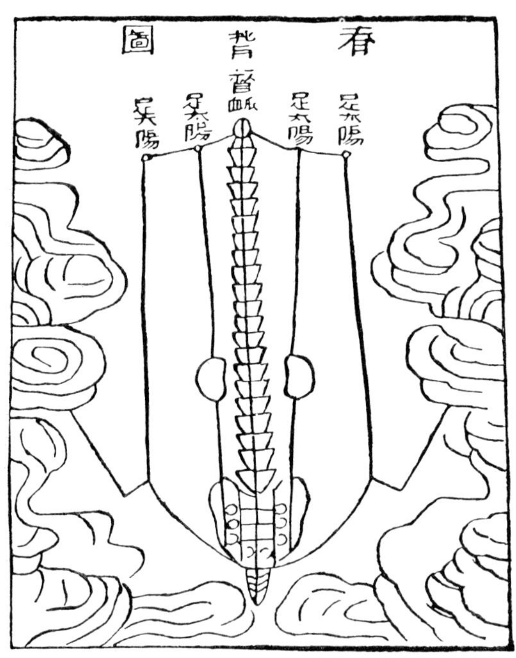

Abb. 22. Darstellung der Wirbelsäule nach chinesischer Auffassung. (Nach Olpp.)

Von einem großen Chirurgen Hoa T'ou um 200 n. Chr. berichtet eine Schrift Ku-kin-i-tong des 15. Jahrhunderts, daß er Trepanationen, Amputationen usw. ausgeführt und seine Kranken vorher mit Hilfe einer einschläfernden Arznei Ma-jao narkotisiert habe; diese Nachricht ist indessen nicht sicher genug bezeugt. Hoa T'ou soll auch der Begründer der Zimmergymnastik sein mit Bevorzugung der Atemübungen.

In Peking werden heute noch außer 2 um die Heilkunst verdienten Kaisern 10 Ärzte in besondern Tempeln verehrt; sie heißen „Tempel der Medizinkönige"!

In *Japan* gehen die ältesten Geschichtsquellen nur bis zum 8. Jahrhundert n. Chr. zurück. Reste der uralten einheimischen Heilkunde sind noch vorhanden; die darüber existierenden Aufzeichnungen sind aber von fraglichem Wert.

Die erste Berührung mit chinesischer Heilkunde soll bereits im 2. Jahrhundert v. Chr. stattgefunden haben; auf dem Wege über Korea ist dann immer häufiger chinesische Kultur und Heilkunde nach dem japanischen Archipel hinübergewandert. Vom 7. Jahrhundert an beginnt ein reges Studium japanischer angehender Mediziner in China selbst; nun beginnt auch eine eigene japanische medizinische Literatur sich zu entwickeln, allerdings ganz im Sinne der chinesischen Lehrweise; wir hören im Laufe des 16. Jahrhunderts Namen tüchtiger Ärzte, die literarisch hervortreten: DOSAN, MANASE, NAGATA TOKUHON. Um diese Zeit beginnt westlicher Einfluß durch Vermittelung portugiesischer Missionare merkbar zu werden; diese haben offenbar gerade auch Kenntnisse in der Chirurgie den Japanern gebracht, die darin bisher über die allerprimitivsten Anfänge nicht hinausgekommen waren. Indessen war auch jetzt der Schatz wundärztlichen Könnens noch bescheiden genug; die Holländer übernahmen mit dem Handelsmonopol auch die Führung in der Medizin, im 18. Jahrhundert wurde in Japan eine Nachprüfung der holländischen anatomischen Atlanten und Lehrbücher an der Leiche vorgenommen; das Ergebnis war ihre volle Anerkennung und Übersetzung ins Japanische durch MAYENO 1773, damit der Beginn zunehmender Aufnahme europäischen Wissens durch das Inselvolk; PHILIPP FRANZ V. SIEBOLD

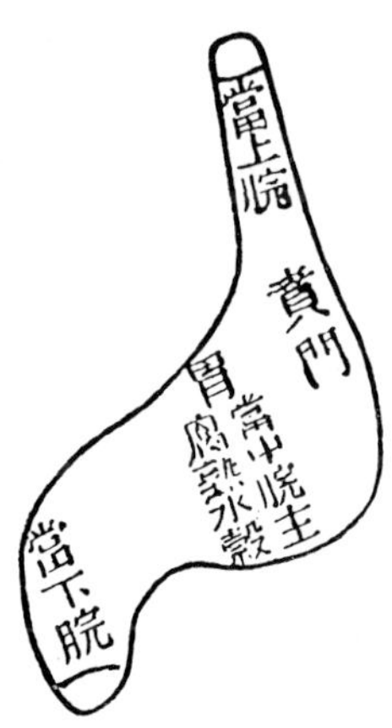

Abb. 23. Magen nach chinesischer Auffassung. (Nach OLPP.)

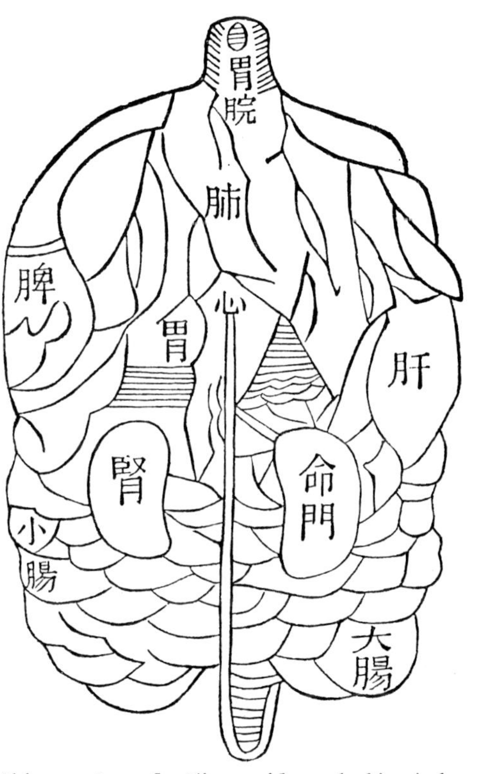

Abb. 24. Lage der Eingeweide nach chinesischer Auffassung. (Nach OLPP.)

ist als einer der bedeutendsten Lehrmeister der Japaner im 19. Jahrhundert bekannt; er starb 1866.

Die Chirurgie in Japan gleicht der chinesischen vollständig bis zum Anfang des 19. Jahrhunderts; dann erstand den Japanern in SEISHU HANAOKA (1760 bis 1835) ein Chirurg von bedeutendem Ausmaß, der zuerst es wagte, größere Geschwülste zu exstirpieren, nekrotische Knochenstücke zu entfernen, Amputationen auszuführen; er versetzte seine Kranken dazu in einen tagelang anhaltenden tiefen Schlaf mit Hilfe einer Abkochung von Datura alba, Aconitum, Angelica anomala Ligusticum acutilobum und Conioselinum univittatum — im wesentlichen also Stramonium.

Die jüngste Periode der japanischen Heilkunde, die sog. Meiji-Zeit, beruht im wesentlichen auf Aneignung der deutschen modernen Medizin.

6. Altamerika.

Die spanischen Eroberer haben drüben in Mittel- und Südamerika zu ihrem Erstaunen vielfach eine Kultur angetroffen von einer solchen Höhe, daß sie die eigene heimatliche bei weitem übertraf. Ganz auffallende Ähnlichkeiten, ja Gleichheit in Einzelheiten astronomischer Berechnung, des Kalenderwesens legen die Vermutung nahe, daß direkte Beziehungen zwischen dem alten Babylon und den Reichen Mittelamerikas in früher Zeit bestanden haben könnten, so bei den Maya und in Mexiko. Andrerseits ist nicht von der Hand zu weisen, daß auf dem Wege über die Aleuten oder mit der warmen Kurusiwodrift,

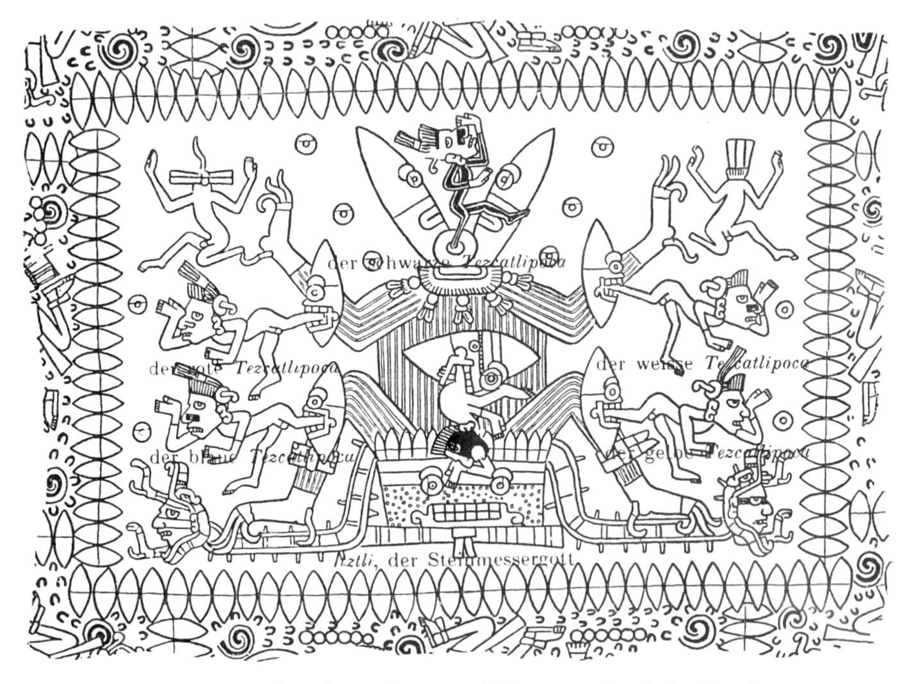

Abb. 25. Der Gott des weißen usw. Steinmessers im Codex Borgia.

die südlich von ihnen ostwärts gerichtet ist zur amerikanischen Küste, frühe Völkerbeziehungen von Japan her bestanden haben mögen. Die Forschungsmöglichkeiten sind nach dieser Richtung hin beschränkt, da trotz eifrigsten Suchens bisher noch kein vorzeitlicher Mensch in Amerika nachgewiesen werden konnte. Darüber, daß schon vor Columbus Europäer nach Amerika hinübergelangt sind, kann ein Zweifel nicht mehr erhoben werden.

Handschriftenschätze aus dem *Aztekenreiche*, aus Mexiko, die uns einen Schluß gestatten auf die ältere und sicher höhere Kultur der Tolteken, belehren uns darüber, daß dort der Arzt neben dem Manne der Wissenschaft, dem Priester, seine Rolle spielte. Berauschende Mittel waren bekannt und so beliebt, daß überaus strenge Strafgesetze gegen ihren Mißbrauch notwendig wurden; als rauscherzeugendes Mittel wurde z. B. auch der „heilige Pilz", Teonanacatl, benutzt, eine Kaktusart, die noch heute den Indianern in Mexiko und den Vereinigten Staaten zu diesem Zwecke dient. Wir wissen aus den Zeugnissen der mit den spanischen Eroberern herübergekommenen Ärzte, wie hoch gerade der Stand der Chirurgie bei den Azteken gewesen ist: ihre Wundversorgung, die Wundnaht mit Haaren, die Behandlung der Abscesse und Geschwüre, die Verwendung erhärtender Verbände in der Behandlung der Knochenbrüche; der Aderlaß geschah mit Hilfe von Messern aus Obsidian. Die Beschneidung war üblich. Die Narcotica wurden der Chirurgie dienstbar gemacht. Zu Beginn jeder Kur war es üblich, dem Kranken ein Niesmittel zu verabreichen, um das zur heilsamen Ausscheidung schädlicher Substanzen dienliche Niesen herbeizuführen. Bäder und Leibesübungen auf großen Sportplätzen dienten der körperlichen Ertüchtigung.

Groß ist die Ausbeute auf den Gräberfeldern *Perus*: sie läßt uns einen tiefen Einblick tun in das Leben und Treiben im Reiche der *Inka*. An den Skeletten finden wir deutliche Zeichen von Rachitis und Tuberkulose — syphilitische Veränderungen erst aus nachcolumbischer Zeit. In letzter Zeit haben wir erfahren, daß man dort auch Narkotica kannte und mit ihrer Hilfe Amputationen und Trepanationen ausgeführt hat; die Wundnaht und Drainage war bekannt, Schröpfen, Brennen, Aderlaß, Schienenbehandlung bei Frakturen, auch Bruchbänder sowie die Beschneidung. Auch über chirurgische Instrumente erfahren wir Genaueres.

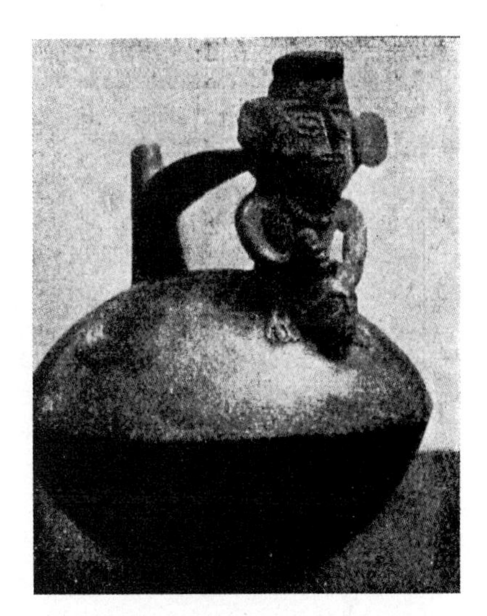

Abb. 26. Mexikanischer Maisbierkrug mit Trepanationsdarstellung. (Nach BARTELS.)

Besonderer Erwähnung bedarf eine eigenartige Methode der Trepanation in diesem Lande, die ganz von dem abweicht, was wir im übrigen bei den alten Kulturen kennen gelernt hatten: mit Hilfe eines messerartigen Instruments, das einem Küchenwiegemesser ähnelt, hat man lineäre Einschnitte durch die Schädeldecke gemacht und dadurch ein viereckiges Schädelstück ganz aus dem Zusammenhang gelöst; eine ganze Anzahl solcher Schädel sind erhalten geblieben. Ja sogar die Art der technischen Ausführung wird uns in überaus lebendiger Form vor Augen gestellt in einer Plastik auf einem altperuanischen Maisbierkrug: der Patient liegt auf dem Bauch, der Chirurg hockt auf ihm und drückt durch sein Gewicht den Kopf fest auf den Boden, um ihn zu fixieren! Solcher alter Maisbierkrüge aus dem Inkareich mit Darstellungen kranker, verletzter, amputierter Menschen bildet HOLLÄNDER eine große Anzahl ab.

Ein Schädel aus dem alten Peru wird mit vielen andern seinesgleichen, die Trepanationsöffnungen mit der eben skizzierten und mit der sonst üblichen Technik aufweisen, im Anthropologischen Museum in San Diego in Kalifornien aufbewahrt; er zeigt zweierlei: erstens die Methode der alten peruanischen Chirurgen, vermittelst Verschnürung der Kopfschwarte die operative Blutung zu beherrschen und ferner das damals verwendete Verbandmaterial, nämlich weiße Watte und überaus feinen gewebten Verbandmull! Ein andrer dort aufbewahrter Schädel scheint durch einen Kleinhirntumor in seiner Form verändert zu sein und hat zugleich eine große Trepanationsöffnung. An einem dritten sehen wir einen durch Eröffnung freigelegten Sinus frontalis. Die jüngst erschienene FREEMANsche Veröffentlichung mit ihren zahlreichen Abbildungen ist von hohem Interesse.

7. Die heutigen Naturvölker.

Vergleichen wir die frühe Entwicklung der Medizin und auch der Chirurgie bei den einzelnen Völkern alter Kultur, soweit wir heute Kunde von ihnen haben, so fällt uns immer wieder auf, wie sehr diese Entwicklung in den verschiedensten Teilen der Erde einander ähnelt.

So dürfen und werden wir auch nicht erstaunt sein zu sehen, daß Völker, welche noch in jüngster Zeit und heute in den Kinderschuhen ihres kulturellen

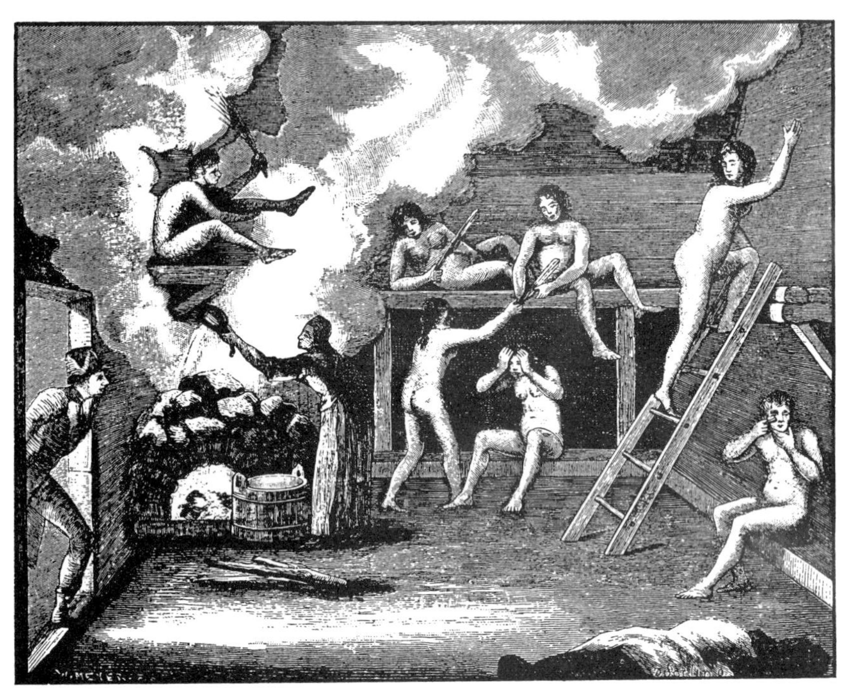

Abb. 27. Inneres einer größeren finnischen Badestube. (Nach MARTIN.)

Werdens darinstehen, ganz auffallende Analogien zeigen zu den frühen Entwicklungsgängen jener alten Kulturvölker. Das gilt in gleicher Weise für ihr medizinisches Denken wie für ihre Therapie. So dürfen wir, mit berechtigter Vorsicht, aus dem Verhalten der heutigen Naturvölker gewisse Analogieschlüsse ziehen auf Verhältnisse bei alten Kulturvölkern in der Vorzeit.

Dazu berechtigt uns auch die Betrachtung der Heilbräuche, wie wir sie nicht nur von den Naturvölkern, nicht nur aus den Quellen der Vorzeit kennen, sondern auch bei genügender Aufmerksamkeit tagtäglich inmitten der heutigen „vorgeschrittenen" Kulturvölker überall antreffen: es sind in weiten Kreisen hochgeachtete Heilmethoden darunter, wie das Gesundbeten, das Besprechen, Amulette, Votivgaben und andres mehr: auch hier dürfen und müssen wir von jetzt auf einst Schlüsse ziehen!

Doch ist eine Vorsicht dabei immer zu beachten: nicht alles in der Volksmedizin unsrer Zeit ist bodenständig, der ursprünglichen Entwicklung angehörig; vieles darunter entspricht im Wissen und Können Resten der Schulmedizin früherer Tage, welche die wissenschaftliche Heilkunde (mit mehr oder weniger Recht) beiseite gelegt oder verworfen hat, die aber in Gedanken und Wollen des einfachen Volkes zu stark Wurzeln geschlagen hatten und zum festen Bestand volkstümlichen Heilwerks geworden sind. Diese Bestandteile müssen vorsichtig vom Historiker angemerkt und zu anderweitiger Verwertung zurückgestellt werden, will man die Heilkunde der Naturvölker zu derjenigen der alten Kulturen in Parallele stellen.

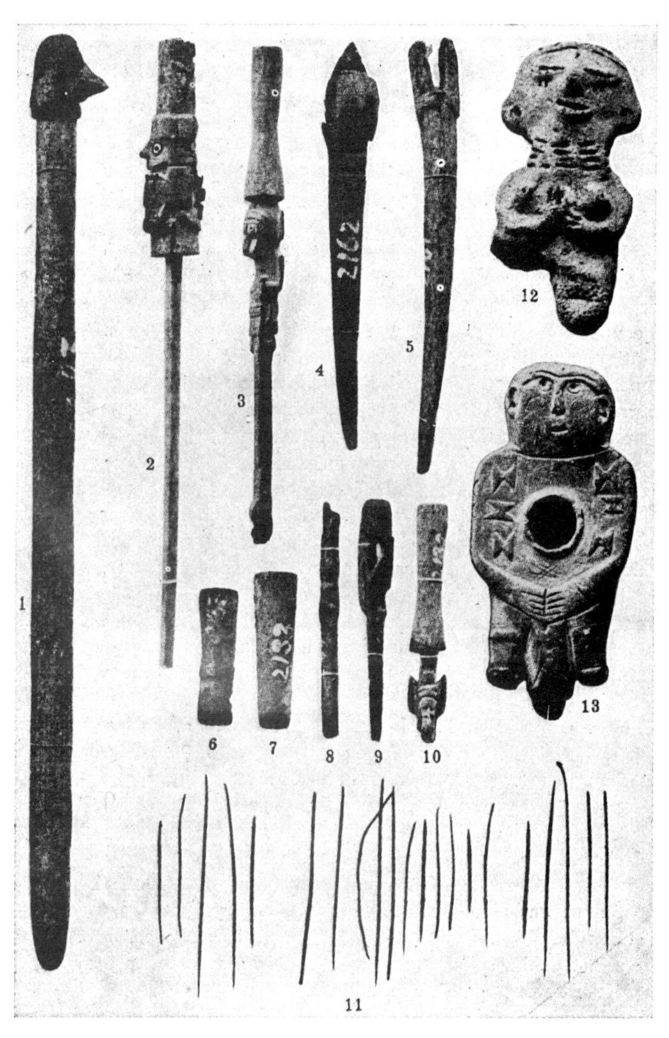

Abb. 28. Scarifications- und Aderlaßinstrumente der Mapuche in Chile und der Changos. (Ferner eine Tabakspfeife.) (Nach O. ATICHEL.)

Eine besondere Rolle hat immer die Massage gespielt: auf der ganzen Erde ist sie verbreitet; und wo immer die Reisenden sie angetroffen haben, wurde sie überaus geschickt und erfolgreich verwendet, in der allerverschiedensten Form, vom zartesten Streichen bis zum kräftigsten Bearbeiten unter Zuhilfenahme der Füße und zum Peitschen mit Ruten und Nesseln. So ist in Cochinchina zur Entfernung der Nachgeburt ein vorsichtiges Treten des Leibes in Brauch; von Java wird glaubhaft berichtet, daß die Masseusen dort eine Retroflexio zur Verhütung der Empfängnis herstellen und wieder rückgängig machen, wenn ein Kind erwünscht ist.

Wasserkuren als Bäder von eisiger Kälte bis zur heißesten Temperatur,

Übergießungen und Einwicklungen aller Art treffen wir; in Finnland gehören die im Osten beliebten Schwitzbäder in den berühmten alten Badstuben, wie ich mich ganz kürzlich noch überzeugt habe, zu den selbstverständlichen regelmäßigen Erfordernissen bei allen Bevölkerungskreisen.

Scarificieren, Schröpfen und Aderlassen ist in verschiedenster Technik allenthalben beliebt; mit Dornen, Fischzähnen, Steinsplittern, Knochenstückchen und Messern wird die Hautverletzung vorgenommen; zur Verhütung unnötigen Schmerzes nimmt der Indianer vom Isthmus von Panama und der Papua von Neuguinea Pfeil und Bogen zu Hilfe und schießt aus nächster Nähe einen Pfeil mit ganz kurzer Spitze in die Vene. Auch das unmittelbare Saugen an der schmerzenden Stelle wird mit Erfolg geübt.

In der Entfernung von Fremdkörpern aller Art, gerade auch von Pfeilspitzen, besitzt der Naturmensch eine fabelhafte Gewandtheit. Nicht überall trifft man auf genügende Kenntnis in der Frakturbehandlung: und doch findet man gerade hier gelegentlich bei Völkern sehr niederer Stufe sehr gutes Können: Schienen-

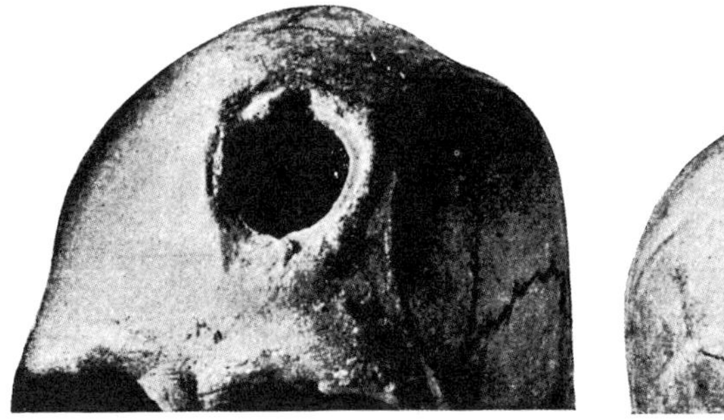

a

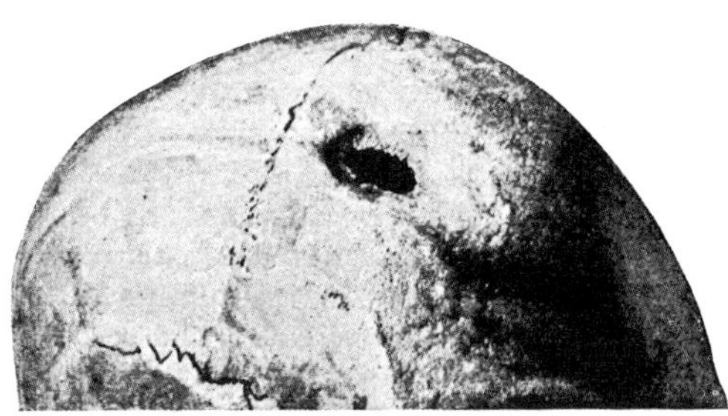

b

Abb. 29a, b. Trepanierte Schädel von Neu-Britannien mit Ausgang in Heilung. Naturhistorisches Hofmuseum in Wien. (Nach ZDEKAUER.)

verbände, Lagerungsapparate, erhärtende Tonverbände beim Australneger. Ja, sogar blutige Behandlung der Knochenbrüche wurde im Eingangskapitel erwähnt.

Die Erfolge in der Wundbehandlung und Wundnaht sind bei manchen Völkern recht beachtenswert; die seit alten Zeiten geübte „Ameisennaht" ist heute noch bei Indianern Brasiliens beliebt: man läßt große Ameisen mit ihren Kopfzangen sich über den aneinandergehaltenen Wundrändern festbeißen und dreht dann ihren Hinterleib ab; die Kopfzangen halten dann im Krampf die Wunde zusammen. Eiterungen läßt man in verschiedenster Weise reifen und eröffnet die Abscesse gelegentlich durch Saugen. Die Verwendung des Brennens ist in vielfacher Form beliebt.

Die Eingeborenen der Loyalitätsinseln in der Südsee schaben bei rheumatischen Erkrankungen die großen Röhrenknochen bis zur Eröffnung der Markhöhle auf. Von den Trepanationen bei den Naturvölkern in fast allen Teilen der Erde war früher die Rede. Amputationen, zumal der Hände, sind als Strafe durchweg bekannt; durch Zurückziehen der Haut vor dem Eingriff, styptische Pulver und Druckverband wird die Blutung in der Regel beherrscht und Heilung des Stumpfes erzielt. Daß es bei den Eskimos mit ihrer verhältnismäßig hohen Kulturstufe Stelzfüße gibt, berichtet KNUD RASMUSSEN („Neue Menschen").

Anscheinend ganz modernen Gedankengängen huldigend, versuchen die Australneger eine Art Bevölkerungshygiene zu treiben dadurch, daß sie die Mehrzahl ihrer Jünglinge (angeblich bis zu 99 %) zeugungsunfähig machen, ohne ihre Potentia coeundi zu schädigen, während sie nur wenigen Auserwählten die Fortpflanzung ermöglichen: bei dieser „Mika"-Operation wird die Harnröhre im Bereich der Pars pendula geschlitzt und diese Öffnung künstlich offen

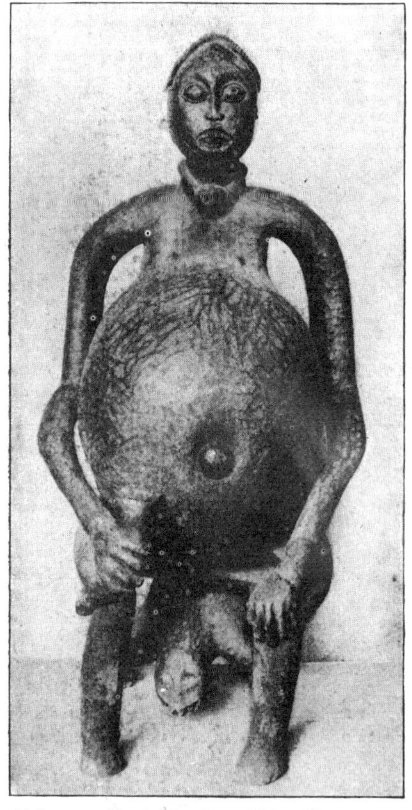

Abb. 30. Porträt eines Häuptlings aus Kamerun. (Nach HOLLÄNDER.)

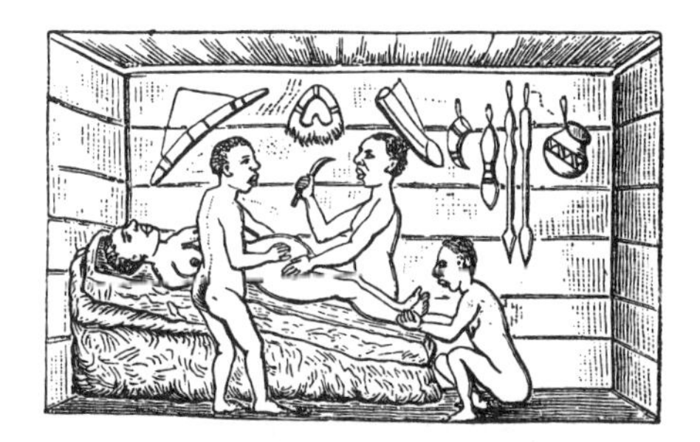

Abb. 31. Kaiserschnitt in Uganda. (Nach FELKIN.)

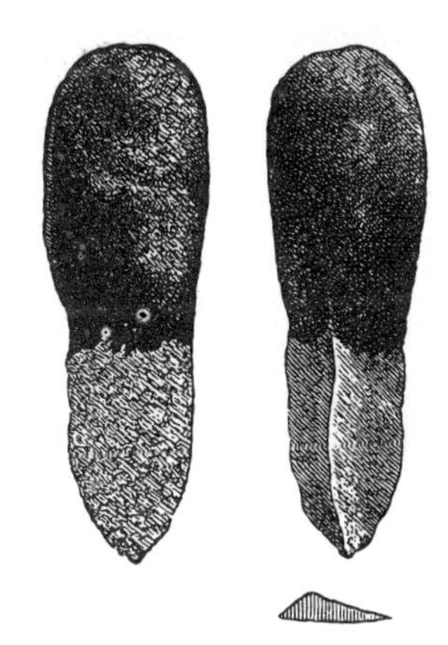

Abb. 32 Steinmesser der Australneger vom Herbert-Fluß für die Mika-Operation. (Nach BARTELS.)

gehalten; vielleicht soll damit auch nur der Übervölkerung vorgebeugt werden; die schlechtesten Exemplare ihrer Rasse werden sie sich jedenfalls nicht zu Vätern ihrer neuen Generation auswählen! Ein andrer bei diesen Jägervölkern sicher bezeugter Eingriff ist die vaginale Entfernung der Ovarien bei Mädchen, welche monatelang die mit der Jagd beschäftigte Jungmannschaft zu begleiten haben. Über Kastration von Frauen weiß auch STRABO zu berichten, ferner XANTHUS aus dem alten Lydien und ROBERTS aus Indien.

Aus Uganda wird sogar aus neuerer Zeit ein erfolgreich mit primitivsten Mitteln ausgeführter Kaiserschnitt an der Lebenden mitgeteilt mit sorgfältiger Naht der Bauchdecken.

Beschneidung und Kastration sind vielfach üblich (in Italien, vor allem dem Kirchenstaat, hat man trotz kanonischen Verbots im 18. Jahrhundert ungefähr pro Jahr 4000 Knaben kastriert!); man trifft gelegentlich, wie z. B. in Radschputana, auf einheimische Heilkünstler, die den Steinschnitt auszuführen verstehen. Die Infibulation zur Verhütung vorzeitiger geschlechtlicher Betätigung ist nicht unbekannt.

Vielfach werden die Objekte dieser operativen Therapie vorher in Rauschzustand versetzt mit Hilfe betäubender Tränke; nicht selten bedient sich der Medizinmann auch der Hypnose zu diesem Zweck, die, wie ich mich des öfteren selbst überzeugt habe, in bestimmten Fällen dafür sehr geeignet ist.

Zu eingehenderer Information sei auf das grundlegende Buch von MAX BARTELS ausdrücklich verwiesen und auf die umfassende Darstellung im 1. Bande des GURLTschen Meisterwerkes.

II. Die Chirurgie im Beginn der wissenschaftlichen Medizin.

1. Persien.

Altpersische Medizinliteratur besitzen wir nicht unmittelbar; man schrieb auf Leder, und dies vermag den zerstörenden Einflüssen allerlei Art nicht in gleichem Maße standzuhalten wie andres Material. Die Beziehungen des babylonisch-assyrischen Reiches zu Indien, wie sie aus sicheren Nachrichten über kriegerische Züge des ersteren ins Tal des Indus und aus den Abbildungen indischer Tiere auf einem Obelisk in Ninive zu erschließen sind, lassen erkennen, daß auch heilkundliches Wissen und Können von Assur-Babel aus nach Iran und von da nach Indien in früher Zeit Eingang gefunden haben muß, wenn es auch bisher völlig dafür an direkten Beweisen mangelt. Aus chinesischen Quellen ist uns über wechselseitigen Austausch von Nutz- und Medizinalpflanzen, von Drogen, aromatischen Substanzen und Mineralien berichtet zwischen dem Reich der Mitte und dem alten Iran.

Aber ihre eigene Kultur vermochten die Iranier, als sie um 600 v. Chr. in Mesopotamien weltreichbildend erschienen, ihrem Staate nicht zu vermitteln; sie ließen jedem der von ihnen unterworfenen Völker seine Religion, Sitte und Sprache. Außer ihren großen religiösen Ideen ist nur recht wenig an eigenem Kulturgut der Perser erhalten geblieben.

Nur ihre alten Religionsschriften, das Zend-Avesta, die Lehren des ZARATHUSCHTRA (ZOROASTER), vermögen uns noch gewisse Vorstellungen von dem zu geben, was diesem Indogermanenvolke an medizinischem Gut zu eigen gewesen ist. Es ging, wie die Medizin der Inder, aus gemeinsamer arischer Urmedizin hervor.

Vom Avesta ist allerdings nur etwa ein Viertel der Redaktion des 3. Jahrhunderts n. Chr. erhalten geblieben, und auch dieses beruhte auf mündlicher Überlieferung, nachdem angeblich Alexander der Große die religiösen Schriften zum größten Teil hatte vernichten lassen.

Die Scheu vor der Berührung einer Leiche hielt begreiflicherweise die Entwicklung der Heilkunde sehr zurück, gerade der Chirurgie. So hören wir denn im Vendidad (Videvdat), in dem Teil des Avesta, das von den priesterlichen Reinigungen, Sühnen und Kirchenbußen handelt, nur wenig von der Chirurgie;

es heißt nur mehrfach, es sei hier und da das Messer anzuwenden, kein Arzt darf seine Operationskunst an einem Gläubigen versuchen, der nicht vorher 3 Ungläubige mit dem Messer behandelt und geheilt hätte; von Interesse ist, daß der Arzt hier, wie in Ägypten, außer den Menschen auch Tiere kurierte; die Honorare, ähnlich abgestuft wie auf der Stele des CHAMMURAPI, werden in Vieh entrichtet und müssen als ziemlich hoch bezeichnet werden.

Es sei hier nur noch kurz hervorgehoben, wie hoch die Tat der späteren Sassanidenfürsten einzuschätzen ist, die bei allem Nationalstolz in ihrem Lande der verfallenden europäischen Kultur und der Griechenmedizin eine Stätte bereiteten, ihre Schriften pfleglich hüteten und dann den Arabern zu treuen Händen übergeben haben.

2. Indien.

Die kulturellen Beziehungen der alten Inder zu den benachbarten Bewohnern Irans sind bisher noch im Dunkeln, wenn wir auch berechtigt sind, sie bis zu gewissem Maße als sicher anzunehmen. Daß Einwirkungen des babylonisch-assyrischen Kulturkreises mit Bestimmtheit erwiesen sind, wurde erwähnt. Auch mit dem Reich der Mitte haben sich Fäden geknüpft; so wissen wir, daß ein chinesischer Buddhist im 7. Jahrhundert n. Chr. in Indien dem Studium der Medizin sich gewidmet hat. Daß Verbindungen vom und zum griechischen Kulturkreise bestanden haben, auch schon vor dem Alexanderzuge, ist erwiesen. Auch hat der rege Gewürzhandel mit der Zentrale des Drogenimports der alten Welt, mit Ägypten, mancherlei Anknüpfungsgelegenheit ergeben.

Bei alledem haben wir in Indien eine sicher ganz bodenständige eigenwüchsige Kultur vor uns, auch in medizinischer Hinsicht. Das beweist z. B. die Tatsache, daß unter den vielen Hunderten Arzneipflanzen, die uns die großen überkommenen Werke nennen, kein einziges europäisches Gewächs sich findet; das beweist auch der Umstand, daß so manche Errungenschaft der indischen Chirurgie unsers Wissens nirgends anderswo vorher bekannt war und eigenartigerweise zum Teil auch jahrhundertelang danach alleiniges Eigentum der Inder geblieben ist.

Die indische Medizin steht den übrigen geistigen Errungenschaften dieses großen Denkervolkes fast ebenbürtig zur Seite.

Reich fließende Quellen der Sanskrit-Literatur geben uns Kunde von sehr frühen Anfängen heilenden Tuns. Die Epoche der *Veden*, die von der Einwanderung der Hindu in Pendschab eine fortlaufende Entwickluug uns zeigt etwa bis 800 v. Chr., gibt uns im wesentlichen eine Darstellung der Volksmedizin.

Der früheste, der Rigveda, ist zugleich der ganz ursprüngliche, naive, kraftstrotzende, weltfreudige Ausdruck des jungen, unabhängigen Indogermanenvolkes; er ist um 1500 v. Chr. zu datieren, also ungefähr um die Zeit der Kodifizierung ägyptischer Heilwissenschaft im Papyrus Ebers. Es ist Theurgie darin ausgeprägt mit den primitivsten Anfängen chirurgischen Eingreifens.

Der jüngere Atharvaveda ist mehr ein Buch für die Familie, für das Haus; im Gegensatz zum Rigveda tritt hier in Besprechung und Beschwörung eine Furcht vor dämonischen Mächten in den Vordergrund; das Priestertum hat an Macht gewonnen und ist der Entwicklung dieser Denkrichtung im Volke günstig. Wir treffen hier schon auf die ersten Anzeichen eines selbständigen

Ärztestandes. Die Reinheit spielt in Indien von Anfang an eine hervorragende Rolle; Bäder und auch Trinkkuren gehören zu den wichtigsten Heilmaßnahmen. Unter den Beschwörungen treffen wir auf uraltes arisches Gut: bei Verrenkungen, Knochenbrüchen, Verletzungen werden Segenssprüche gemurmelt, welche mit dem sog. „Merseburger Zaubersegen" auffallend übereinstimmen; ihn hat die Volksmedizin im alten Europa liebevoll bewahrt, auch weit in die christliche Ära hinein. Daneben aber finden wir Anweisungen über die Extraktion von Pfeilen und den Wundverband, über die Kastration, über künstliche Glieder (ähnlich wie in China). Eine ganze Anzahl wohlcharakterisierter Krankheiten wird unterschieden, Drüsenschwellungen, Schwindsucht, Wassersucht, Epilepsie, Hemiplegie, Gelbsucht, Lepra, Wurmleiden, Diabetes, Fisteln, Ischias; sogar die Entleerung der Harnblase mit einem Rohr u. a.

In die vedische Epoche gehört auch das Gesetzbuch des Manu, jünger als der Atharvaveda, aber interessant durch die eingehenden Reinigungsvorschriften, die in hohem Maße geeignet waren, besonders der Reinigung der Hände zu dienen.

Oft ist auch die Rede vom Ayurveda; das Wort wird im doppelten Sinne gebraucht: einmal bedeutet es „Wissenschaft des Lebens" schlechtweg, andrerseits bezieht es sich auf ein fast vollständig verlorengegangenes Werk über die gesamte Medizin, das der Überlieferung nach aus 8 Teilen bestanden haben soll, darunter besondern Kapiteln über die kleine und große Chirurgie.

Um 800 v. Ch. beginnt die *brahmanische* Epoche der indischen Medizin, so benannt nach der Vorherrschaft der brahmanischen Priester; sie währt bis zum Vordringen des Islam in Indien um das Jahr 1000 n. Chr. Sie ist die große Zeit der indischen Heilkunde. In ihr gehörten die Ärzte der hochstehenden Mischkaste der Ambastha (Vaidya) an, welche angeblich väterlicherseits von den Brahmanen herstammten; neben ihnen wirkten Heilkundige geringeren Ranges aus der Kaste der Vaisya.

Von der Medizin der Veden zu den bedeutenden Errungenschaften der brahmanischen Zeit ist ein weiter Weg: es liegt hier eine Entwicklung vor, die SUDHOFF mit der Periode der ionischen Naturphilosophie in Parallele setzt; aus dem Material, das die Zeit der Veden geliefert hatte und das man zum Teil vom Westen überkam, schuf der indische Geist mit Hilfe der Geheimlehren der Upanishaden und der späteren altindischen Philosophensysteme das große Werk indischer Medizin, das immer wieder unsre Bewunderung erregen muß.

Die Herkunft des jungen Medizinschülers unterlag genauer Prüfung, desgleichen Charakter und besondere Befähigung; er mußte 16 Jahre alt sein; der Studiengang war genau geregelt; er währte 6 Jahre; mehr wie 6 Schüler durfte der Lehrer nicht annehmen. Medizin und Chirurgie waren gleich hoch bewertet; der Unterricht wurde in der Regel im heiligen Benares erteilt. Die Erlaubnis zum Praktizieren war von behördlicher Genehmigung abhängig; das Verhalten des Arztes in Ausübung des Berufs unterlag gewissen Richtlinien, die sehr an diejenigen im Corpus Hippocraticum erinnern.

Der Schüler mußte seine Geschicklichkeit üben und erproben durch Schneiden an Früchten, Punktion gefüllter Schläuche und Blasen, durch Hautschnitte an getöteten Tieren und Extraktion von Zähnen bei diesen, auch durch Eröffnung ihrer Venen für den Aderlaß; er lernte das Sondieren an wurmstichigem

Holz und an Bambus, das Nähen an dicken Stoffen, das Verbandanlegen am Phantom usw. Für die Tätigkeit am kranken Menschen verlangte man von ihm: Kurzhalten von Haaren und Nägeln, größte Sauberkeit, Tragen weißer Kleider! Die Honorare müssen als ziemlich hoch gelten.

Hier darf eingeschaltet werden, daß auch die altbuddhistische Literatur seit dem 6. Jahrhundert v. Chr. die Medizin oft genug erwähnt: im Vinayapitaka werden chirurgische Instrumente, der Aderlaß usw. genannt; die Gleichnisse vom Wundarzt im Majjhimanikāya (Reden 101 und 105) zeigen eingehende Beschäftigung mit der Chirurgie.

Die bisher anscheinend kaum lösbare Frage der zeitlichen Fixierung für die Schriften der großen indischen Ärzte ist durch die Darlegungen, wie sie in der Geschichte der indischen Literatur von M. WINTERNITZ neuerdings gegeben sind, in hohem Maße geklärt worden.

ATREYA ist sehr alt und gehört wohl, wie bisher angenommen, dem 6. Jahrhundert v. Chr. an; hier findet sich von Chirurgie nichts. CARAKA gehört in das 2. Jahrhundert n. Chr., darf aber ebenfalls hier übergangen werden, da sein Werk mit Chirurgie sich kaum befaßt.

Die Samhita des SUŠRUTA aber, die Quelle unsers Wissens von der Chirurgie dieser größten Zeit indischer Heilkunde, darf nicht mehr, wie vordem, ins 6. Jahrhundert v. Chr. verwiesen werden: sie ist ein wenig jünger als CARAKAS Werk und gehört höchstwahrscheinlich noch dem 2. nachchristlichen Jahrhundert an. VAGHBĀTA hat schließlich 5 Jahrhunderte später SUŠRUTAS Schrift einer Überarbeitung unterzogen. Für die Datierung war die BOWER-Handschrift von Wichtigkeit, im 4. Jahrhundert n. Chr. von buddhistischen Mönchen auf Birkenrinde geschrieben; Chirurgisches ist darin aber nicht enthalten.

Die großen indischen Werke dieser Zeit zeigen nun etwas ganz Neues, nämlich den Charakter eines systematisch geordneten Lehrbuches! Gerade im SUŠRUTA!

Anatomische Kenntnisse gewann man einerseits aus der Opferschau am Tier, dann aber auch aus der Betrachtung menschlicher Knochen: die peinlichen Reinheitsvorschriften gerade bezüglich Berührung von Leichen umging man in der Weise, daß man menschliche Kadaver mehr oder weniger Zeit in fließendem Wasser liegen ließ und seine Studien an den durch fortschreitende Maceration und Abschaben der äußeren Teile mit Pflanzenrinde freigelegten inneren Teilen machte. Auch mag die Beobachtung an Verwundeten in den zahlreichen Feldzügen der Inder viel zur Erweiterung anatomischer und chirurgischer Kenntnisse beigetragen haben; wurden doch die indischen Heere regelmäßig von Ärzten begleitet; wir sehen ja zu allen Zeiten, wie gerade die Kriegschirurgie der Wundheilkunst mächtigen Auftrieb gegeben hat.

Fein ausgebildet waren die Hilfsmittel für die Diagnostik: auf sorgfältige Inspektion, Palpation und Auskultation wurde Wert gelegt, Geräusche beim Atmen, Krachen in kranken Gelenken, die Crepitation gebrochener Knochen abnorme Darmgeräusche wurden beobachtet und beschrieben; ein Beweis für die sorgsame Beobachtung ist es, daß man, aufmerksam geworden auf die Ansammlung von Insekten am Harn bestimmter Kranker, ihn mit der Zunge probierte und damit die Zuckerharnruhr entdeckte, die, dann völlig vergessen, erst fast 1½ Jahrtausend später von neuem gefunden werden mußte; man wußte, wie gefährlich es sei, wenn solche Patienten Geschwüre bekamen! Die Prognostik war, wie in den übrigen Kulturen der alten Welt, sehr verfeinert, zum guten Teil infolge des Zusammenhanges zwischen der ärztlichen Vorhersage und der priesterlichen Omenlehre, teilweise aber auch aus dem Grunde, weil der Arzt, wie überall im Altertum, den als unheilbar Erkannten möglichst bald sich selbst zu überlassen verpflichtet war! Von großem Interesse ist SUŠRUTAS Hinweis darauf, daß nur die Vereinigung der Chirurgie mit der Medizin den vollkommenen Arzt bilde; der Arzt, dem die Kenntnis des einen dieser Zweige abgehe, gleiche einem Vogel mit nur einem Flügel!

Die chirurgischen Instrumente sollen nach SUŠRUTA aus gut gehärtetem Stahl gefertigt sein; es müssen einmal scharfe vorhanden sein, deren er 20 aufzählt, zum Schneiden, Brennen, Schröpfen, also Messer, Scheren, Sägen, Nadeln, Trokar; die Messer müssen so scharf sein, daß man ein Haar damit abschneiden kann; ferner hat man Baumwolle, Scharpie, Zwirn und allerlei Medikamente. Dann braucht man auch stumpfe Instrumente, von denen er 101 aufzählt; auch sie sind im allgemeinen aus Stahl gefertigt und in Kästen aus Holz von Bombax malabaricum verwahrt; das beste Instrument allerdings sei die menschliche Hand! Gekrümmte hakenförmige Werkzeuge nennt er 24, vorn mit einem Maul ähnlich demjenigen verschiedener Tiere, zum Entfernen von Fremdkörpern, auch aus den Knochen. Zangen gibt es zweierlei, mit glatten und gezähnten Enden, ebenfalls meist zur Fremdkörperextraktion. Specula verschiedenster Form und Größe dienen der Entfernung fremder Körper aus den natürlichen Körperöffnungen, ferner aber ihrer genaueren Untersuchung, auch um Flüssigkeiten zu entleeren; es gibt auch Instrumente für die Behandlung der Fistula ani, von Tumoren, Abscessen, Hydrocele, Ascites und des Rectum, solche für Einläufe in den Anus und die Blase, für Inhalationen und Blutentnahme. Die Bougie- oder besser Dehnsondenbehandlung der Harnröhrenverengerung ist hier bei den Indern schon vollständig ausgebildet; eine Kenntnis, die der übrigen Welt unsers Wissens vollständig abging bis zum 15. und 16. Jahrhundert. 28 Arten von Sonden werden beschrieben für Untersuchung und Behandlung; einige davon dienen der Kauterisation, andre der Entfernung von Geschwülsten in der Nase, eine wird zugleich als scharfer Löffel verwendet. Instrumente zum Nähen und Verbinden in mancherlei Form machen den Beschluß. Bemerkenswert ist der Magnet zum Entfernen eiserner Fremdkörper aus dem Leib. Die zahlreichen Abbildungen indischer chirurgischer Instrumente stammen nicht aus den alten Handschriften, sondern sind offenbar den Ausgaben später eingefügt.

Die Wundnaht mit Leinenfäden, Pflanzenfasern, Haaren und Bogensehnen wurde angeraten bei den Verletzungen am Kopf und Gesicht sowie der Luftröhre; die Blutstillung, auch nach Amputationen, geschah mit Kräutern, Kälte, Druck oder heißem Öl. Zucker war als Wundheilungsmittel gebräuchlich. Tumoren wurden exstirpiert. Bei Schwellungen der Milz pflegte man glühende Nadeln von außen in die Milz einzuführen. Genaue Vorschriften über die Richtung der anzulegenden Schnitte sind interessant, weil sie zum Teil genau unsern heutigen Vorschriften entsprechen und geeignet sind, Verletzungen wichtiger Gefäße und Nerven zu vermeiden. Das Ätzen und Brennen allerdings zieht der Inder dem Schneiden vor, wo es angängig ist, sicher um Blutungen zu verhüten. Das Verfahren bei Frakturen und Luxationen muß als recht beachtlich bezeichnet werden; Schienen aus Baststreifen und Bambusspänen dürften sich vorzüglich bewährt haben. Der laterale Steinschnitt entspricht genau der Technik, wie sie CELSUS geschildert hat; auch die Besonderheiten des Eingriffs bei der Frau finden Berücksichtigung. Die Fistula ani wird geschlitzt und durch Ätzmittel zerstört. Ascites und Hydrocele scheint man mit Punktion mittelst Trokars behandelt zu haben. Bei Bruchleiden setzt man nach Reposition des Inhalts in der Gegend des Austritts des Bruchs eine Brennstelle in der Hoffnung, daß dies helfen wird, genau wie bei ABULQASIM im 11. Jahrhundert.

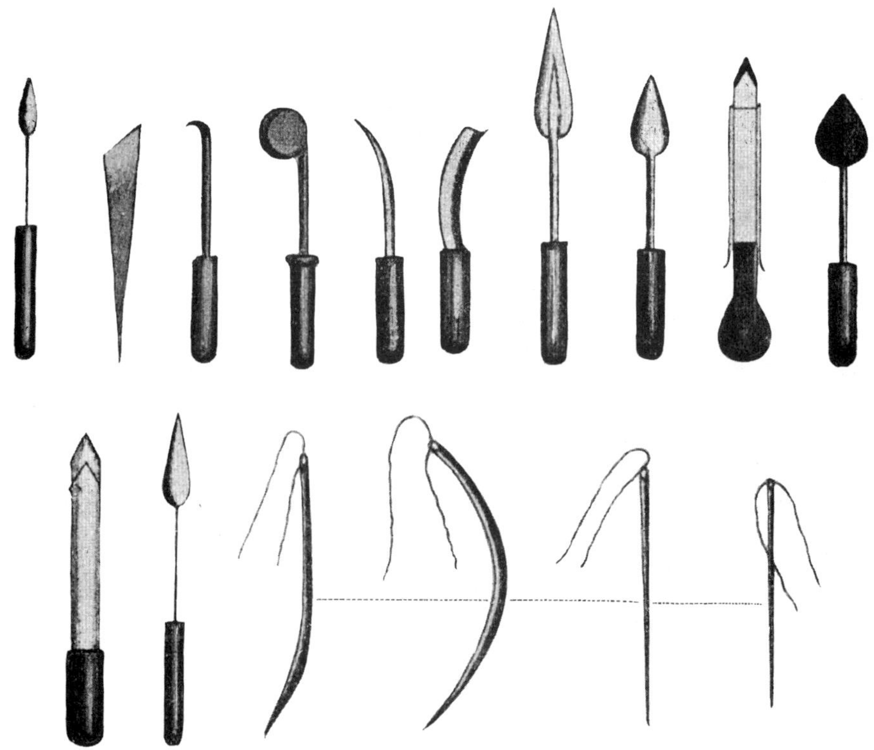

Abb. 33. Indische chirurgische Instrumente. Aus: BHISRATA, SUŠRUTA — Samhita, Bd. 1. Calcutta 1907.

Bei Ileus empfiehlt SUŠRUTA die Laparotomie und Eröffnung des geblähten Darms; zur Naht des verletzten Darms benutzt man rote Ameisen; man läßt sie sich mit ihren Zangen an den zusammengehaltenen Wundrändern anklammern und schneidet dann ihre Körper ab; die Zangen halten dann zusammen und heften die Wundränder aneinander. ABULQASIM erwähnt diese Methodik gut 8 Jahrhunderte später, hält das Verfahren aber nicht für zuverlässig. Diese Methode, der unsre Serres-fines durch VIDAL nachgebildet sind, muß doch in gewissen Fällen Erfolg gehabt haben; sie hat sich merkwürdig hartnäckig erhalten: PURMANN, des Großen Kurfürsten Feldchirurg, warnt erneut vor ihr; A. KÖHLER berichtet, daß türkische Ärzte noch 1821 sich ihrer bedienten und daß sie noch am Ende des 19. Jahrhunderts in der Volksmedizin Kleinasiens in Übung stand;

noch 1924 berichtete FEILCHENFELD in der Deutschen medizinischen Wochenschrift, daß z. B. brasilianische Indianer das Verfahren jetzt noch üben.

Daß der Kaiserschnitt an der Toten bekannt war, ist begreiflich.

Etwas ganz Neues und überraschend Großartiges ist die Schaffung der plastischen Chirurgie! Das Abschneiden von Ohren, Oberlippe und Nase war als gesetzliches Strafmittel bei Untreue gebräuchlich; so fehlte es nicht an Anregung für Auge und Hand des indischen Heilkünstlers! (Nicht zu übersehen ist andrerseits, daß der Ersatz der abgeschnittenen knorpeligen Nasenspitze immerhin etwas anderes bedeutet als derjenige einer ganzen Nase.) Ohr, Oberlippe und Nase wurden in der alten indischen Chirurgie aus der Wange ersetzt, erst in späteren Jahrhunderten die Nase aus der Stirn. Die Technik der Nasenplastik war folgende: Man wähle ein Baumblatt von der Größe des nötigen Lappens, lege es auf die Wange und schneide aus ihr einen entsprechenden Lappen; dann vernähe man die Wunde, frische die Nase an und füge den Lappen sorgfältig ein, nähe ihn fest und verbinde; 2 Röhrchen stecke man in die Nase, um die Atmung zu ermöglichen (also machte man auch ein Septum!); blutstillendes Pulver und Baumwolle, mit Sesamöl getränkt, lege man darüber. Ist der Lappen festgewachsen, schneidet man den Stiel durch und kann nun noch nach Bedarf korrigieren. Dasselbe Verfahren eignet sich auch zum Ersatz der Oberlippe.

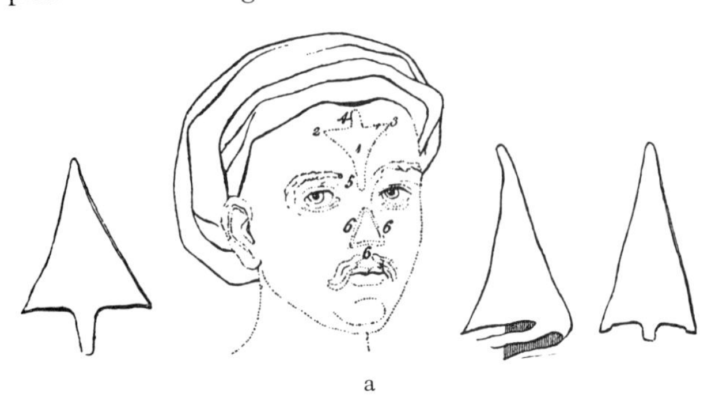

a

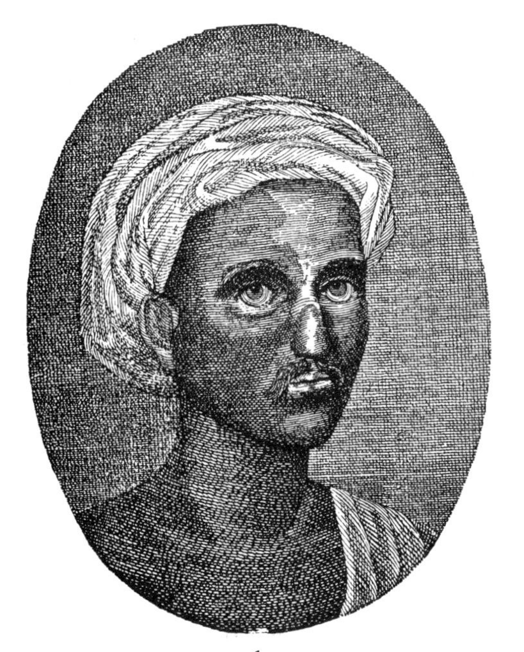

b

Abb. 34a u. b. Indische Rhinoplastik aus der Stirn, das moderne Verfahren um 1800. (Nach GURLT.)

Der in der beigefügten Abbildung wiedergegebene Passus aus dem SUŚRUTA-Text ist übrigens, wie Herr Kollege GÜNTERT mir freundlichst mitteilte, im

Gegensatz zum übrigen Text in metrischer Form gehalten; man wird nicht fehlgehen, daraus den Schluß auf ein verhältnismäßig hohes Alter gerade dieser Operation in Indien und ihrer Schilderung zu ziehen.

Die Nasenplastik, in Europa vorher offenbar nie bekannt geworden, taucht hier als etwas ganz Neues im 15. Jahrhundert am Golf von Messina auf, und zwar genau in der Technik des SUŠRUTA; ob und wie eine Tradition besteht, steht bisher völlig dahin. Das Alter ihrer Tradition in Indien vor SUŠRUTA entzieht sich ebenfalls bisher der Schätzung. Übrigens war den Indern in frühbuddhistischer Zeit der prothetische Ersatz der Nase nicht unbekannt; man stellte ihn aus Lack her; es wird uns berichtet, daß diese Lacknasen, wenn man zu schwitzen begann, sich gelegentlich ablösten.

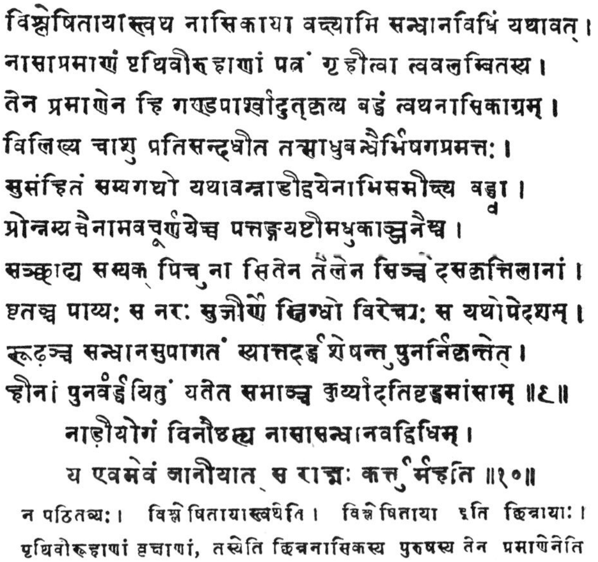

विश्लेषितायास्त्वथ नासिकाया वक्ष्यामि सन्धानविधिं यथावत् ।
नासाप्रमाणं पृथिवीरुहाणां पत्रं गृहीत्वा त्ववलम्बितस्य ।
तेन प्रमाणेन हि गण्डपार्श्वादुत्कृत्य बद्धं त्वथ नासिकाग्रम् ।
विलिख्य चाशु प्रतिसन्दधीत तत्साधुबन्धैर्भिषगप्रमत्तः ।
सुसंहितं सम्यगतो यथावन्नाडीद्वयेनाभिसमीक्ष्य बद्ध्वा ।
प्रोन्नम्य चैनामवचूर्णयेच्च पत्तङ्गयष्टीमधुकाञ्जनैश्च ।
सञ्छाद्य सम्यक् पिचुना सितेन तैलेन सिञ्चेदसकृत्तिलानां ।
घृतञ्च पाय्यः स नरः सुजीर्णे स्निग्धो विरेच्यः स यथोपदेशम् ।
रूढञ्च सन्धानमुपागतं स्यात्तदर्द्धशेषन्तु पुनर्निकृन्तेत् ।
हीनां पुनर्वर्द्धयितुं यतेत समाञ्च कुर्य्यादतिवृद्धमांसाम् ॥९॥
नाडीयोगं विनौष्ठस्य नासासन्धानवद्विधिम् ।
य एवमेवं जानीयात् स राज्ञः कर्त्तुमर्हति ॥१०॥
न पठितव्यः। विश्लेषितायास्त्वथेति। विश्लेषिताया इति छिन्नायाः।
पृथिवीरुहाणां वृक्षाणां, तस्येति छिन्ननासिकस्य पुरुषस्य तेन प्रमाणेनेति

Abb. 35. Die metrische Stelle über die Nasenplastik im SUŠRUTA.

Beachtung verdient hier kurz, daß den Indern auch die geniale Erfindung der Staroperation zuzuschreiben sein dürfte (ihre erste Erwähnung geschieht durch CHRYSIPPOS im 3. vorchristlichen Jahrhundert); sie eröffneten zuerst den Augapfel und ritzten dann die getrübte Linse; die Niederlegung der Linse findet sich erst im 7. Jahrhundert n. Chr. bei VAGHBĀTA erwähnt.

Bei der Ausführung größerer Eingriffe haben sie sich der Narkose bedient, und zwar durch Berauschung mit Hilfe von Hyoscyamus und Cannabis indica; auch kennen wir 13 verschiedene alkoholhaltige Getränke von diesem Volk. Die Hypnose wurde dem gleichen Zweck dienstbar gemacht.

Krankenhäuser gab es im alten Indien bereits mehrere hundert Jahre v. Chr. Daß die Pflege des Körpers und Leibesübungen verschiedenster Art für dies stolze, hochbegabte, tüchtige Volk eine selbstverständliche Forderung gewesen sind, wird niemand wundernehmen.

3. Hellas.

Hemmen wir hier ein wenig den Schritt; wenden wir noch einmal den Blick zurück, bevor wir die Pforte durchschreiten, die uns den Weg freigibt in eine neue Epoche der Kulturentwicklung und damit in eine Zeit gewaltigen Aufschwungs der Heilkunde!

Wir sahen bei allen Völkern, mit denen wir uns bisher zu beschäftigen hatten, im wesentlichen ein ganz ähnliches Geschehen: der primitive Mensch, in den

Kampf mit dem Leben hineingestellt, erringt überall, von der Not gezwungen, ein erhebliches Maß an Kenntnissen und Erfahrungen auch in der Chirurgie; mancher bringt es dank besonderer Begabung zu besonderer Gewandtheit und

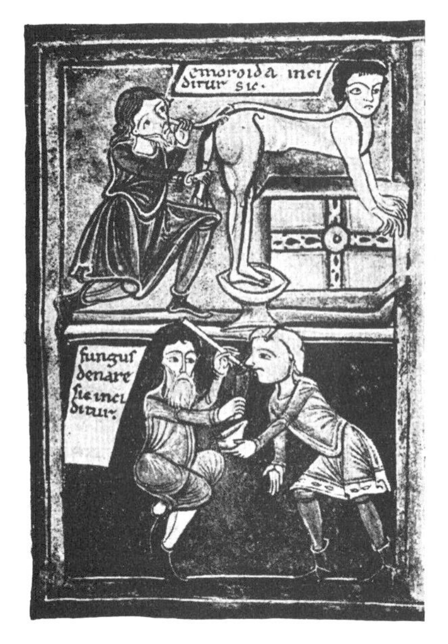

Abb. 36. Hämorrhoiden- und Nasenpolypenoperation aus einer Handschrift des 12. Jahrhunderts n. Chr., offenbar nach sehr alten Vorlagen gezeichnet. (Nach SUDHOFF.)

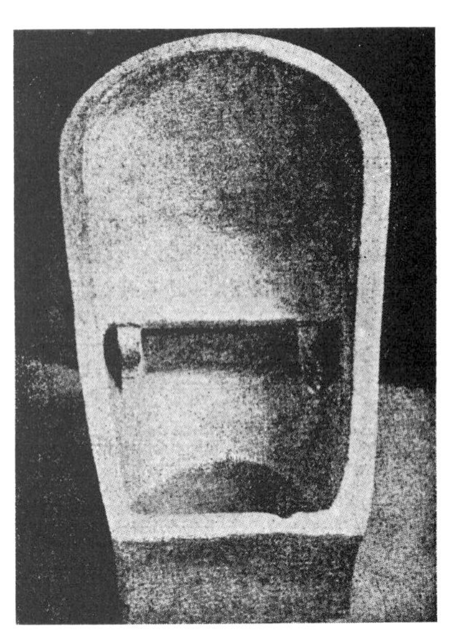

Abb. 37. Badewanne aus Mykene. (Nach SCHLEYER.)

Tüchtigkeit und hebt sich aus der Masse der Stammesgenossen heraus als „Medizinmann"; er ist es in der Regel auch, der von seinem Stamme in Angst vor den Naturgewalten um Hilfe gebeten wird; man beginnt sie ebenso wie die geheimnisvollen Ursachen der Krankheiten zu personifizieren, lernt die „Dämonen" fürchten und durch magische Mittel besänftigen; gerade in der Wundheilung, die bald merkwürdig schnell und gut, bald aber sehr ungünstig verlief, ja gelegentlich schon bei kleinsten Verleztungen zum Tode führte, sah man etwas Unheimliches mitwirken, das man nur als guten oder bösen Dämon bezeichnen konnte. Sobald der Mensch so weit gelangt war in seiner Entwicklung, sich Gedanken zu machen über Gesundheit, Krankheit und Tod und ihre Ursachen, gewann er allenthalben die gleichen Erfahrungen: das Leben sah er mit dem strömenden Blute entfliehen; die schwere, mit Husten einhergehende Krankheit nach Entleerung von Schleim, Eiter, Blut vorübergehen; schmerzhaftes Leiden im Leibe besserte sich nach Entleerung abnormer Absonde-

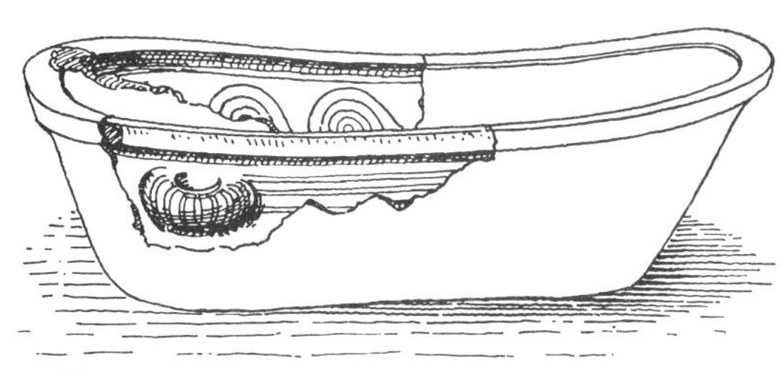

Abb. 38. Wanne aus Tiryns. (Nach SCHLEYER.)

rung; so ist überall die „Humoralpathologie“ entstanden. Man sah aber auch, wie ohne Atmung das Leben nicht mehr möglich war und lernte damit die Luft als lebenswichtig, ihren Mangel als Krankheitsursache kennen.

Der Priesterarzt wurde allenthalben zum Vertreter der Heilkunde, wie überhaupt derjenigen geistigen Berufe, die nicht zum einfachsten tagtäglichen notdürftigsten Leben notwendig waren. Die chirurgischen Verrichtungen gab er allmählich mehr und mehr an einen untergeordneten Heilgehilfen ab, der, aus dem einfachen Volk hervorgegangen, in näherem Verhältnis zu ihm stand, als

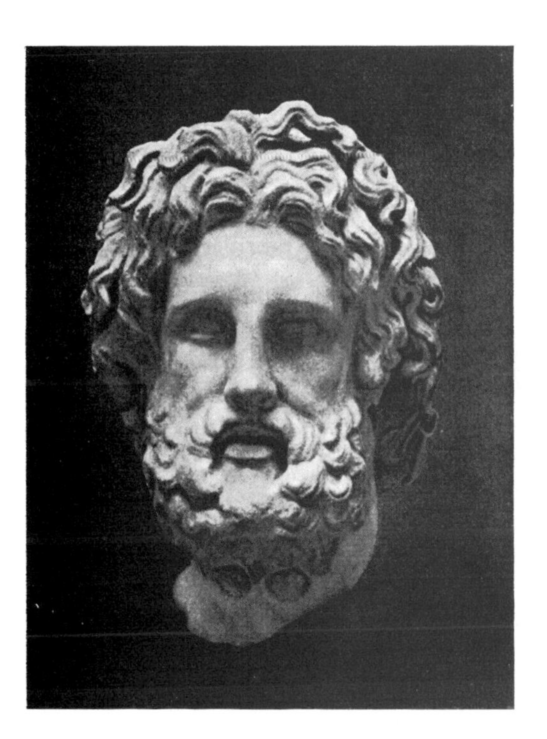

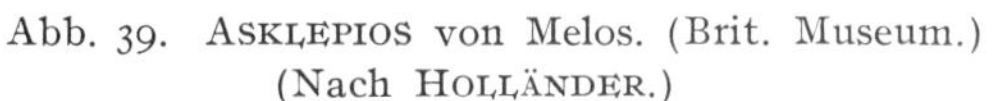

Abb. 39. ASKLEPIOS von Melos. (Brit. Museum.) (Nach HOLLÄNDER.)

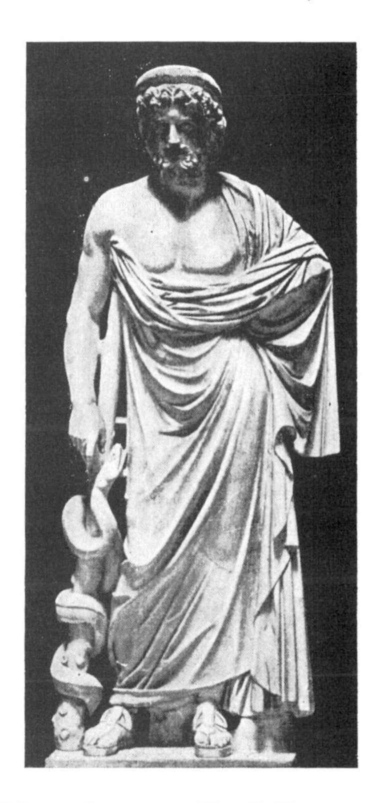

Abb. 40. ASKLEPIOS. (Staatl. Museum, Berlin.) (Nach HOLLÄNDER.)

der vornehme zurückhaltende Priesterarzt, der aber wohl überall sein Vorgesetzter war und blieb. Genau so, wie man die Formen des religiösen Kultes in bestimmte Formeln brachte, die streng zu beachten waren, schuf man auch gewisse Normen für die heilkundliche Tätigkeit, deren Übertretung mehr oder weniger scharf geahndet werden mußte — am grausamsten wohl in Babel und Assur.

Damit war der Fortschritt gerade in der Chirurgie gehemmt; niemand durfte noch wagen, Eingriffe zu unternehmen, die möglicherweise fehlschlagen oder gar den Tod nach sich ziehen konnten.

Erstarrung, Rückschritt, Verlust des bereits Errungenen ist mehr oder weniger überall die unabwendbare Folge gewesen von der Verquickung der Heilkunde mit dem Priestertum.

Nur ein Volk hat es verstanden, im rechten Augenblick diese Gefahr zu vermeiden: das Griechenvolk! Dadurch ist es befähigt worden, eine mit seiner gesamten Kultur verbundene Medizin auszubilden, wie sie in der ganzen Entwicklung des Menschengeschlechts ihresgleichen nicht hat.

Ist die Medizin, die dies geniale Volk sich geschaffen hat, auch durchaus sein eigenes Gut, so steht das mit dem Material, aus welchem die Schöpfung hervorgegangen ist, ein wenig anders.

Sind uns auch von der Medizin des mykenischen und kretischen Volkes Reste nicht erhalten geblieben, so wissen wir doch, daß damals, als die Ionier, Achäer und Dorer von Norden her etwa um 1500 v. Chr. zu den Küsten der Ägäis und ihren Inseln herabstiegen, seit mehreren hundert Jahren mykenische und kretische minoische Kunst dort schon verbreitet war. Babylonische Kultur war an den östlichen Küsten des Mittelmeers nicht unbekannt. das kleinasiatische indogermanische Volk der Hettiter, der „Chatti", hatte der ganzen Halbinsel für lange Jahrhunderte seine Kultur in vieler Hinsicht tief eingeprägt. Besonders aus dem

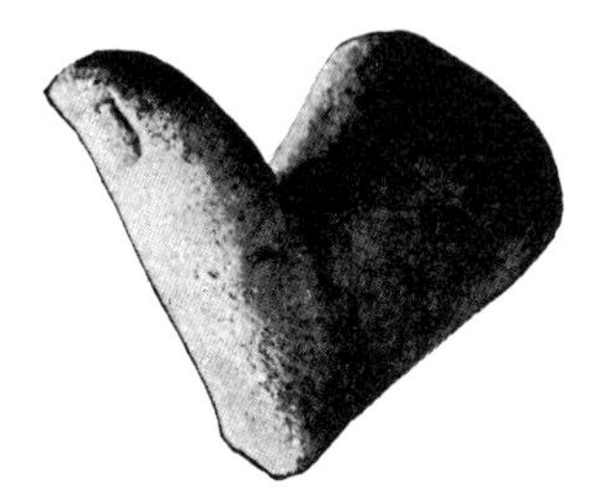

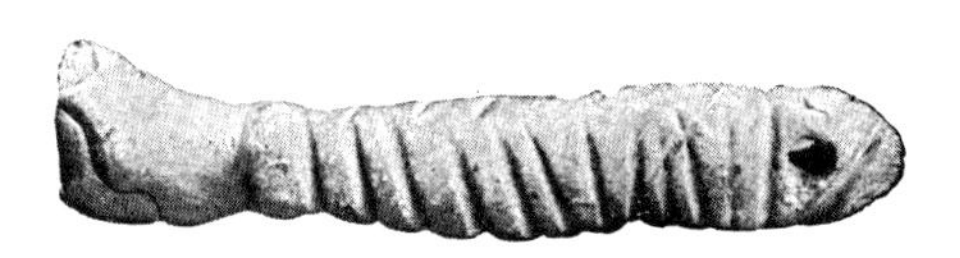

Abb. 41. Contracter Finger. Abb. 42. Gewickeltes Bein (Votiv-Terrakotta).
Exvotos. (Nach HOLLÄNDER.)

alten Ägypterreich, dem immer wieder das Interesse griechischer Schriftsteller und Reisender zugewandt blieb, ist ein starker Strom gerade heilkundlichen Wissens nach Hellas hinübergegangen. Aber auch die alten Kulturvölker Kleinasiens und der Inseln, wie Lyder, Phryger, die von Ephesos, Milet, Rhodos, Cypern, haben manchen Baustein beigetragen. Die Phöniker, von den Griechen oft genannt, sind doch im allgemeinen nur die Boten gewesen, die mit ihren Waren auch Kultur vermittelten.

Beziehungen zur indischen Medizin sind erwiesen. Als Zentrum haben wir uns bisher unter den alten Kulturvölkern Babel und Ägypten vorzustellen, von wo aus alles ringsum mehr oder weniger stark beeinflußt worden ist.

Aber was haben die Griechen aus dem gemacht, was sie vorfanden und mitbrachten! So viel sie auch von andern übernommen hatten: sie prägten es um und schufen es neu; es wurde ihr unbestrittenes Eigen! Sie konnten es dank der ganz einzigartigen Begabung des Griechengeistes und aus dem Grunde, weil es gerade in der Heilkunde gelang, einen maßgebenden Einfluß der Priesterschaft auf ihre Entwicklung zu verhindern. Nur in der Freiheit konnte diese Knospe zur Blüte sich entfalten!

Die Anfänge heilenden Tuns sind auch hier in Dunkel gehüllt. Die Ilias berichtet, daß man APOLLO, ARTEMIS und PALLAS ATHENE, auch POSEIDON, in Krankheitstagen um Hilfe anrief; auch CHEIRON, der Kentaur vom Berge Pelion in Thessalien, wird wegen seiner geschickten heilkundigen Hand gelobt, der sich selbst nicht von dem hartnäckigen „chironischen" Geschwür befreien konnte, das ein mit dem Gift der Lernäischen Hydra versehener Pfeil ihm verursacht hatte. Die lange Zeit gültige Annahme, daß ASKLEPIOS ursprünglich ein besonders angesehener Arzt gewesen sei, dem allmählich göttliche Ehren erwiesen worden seien, besteht aber jetzt nicht mehr zu Recht; wir haben heute Grund zu der Annahme, daß es sich um eine Erdgottheit handelt, worauf die Schlange hindeutet; ein Heilgott NINGISCHZIDA mit Schlangenstab und Schale wird bereits um 2350 v. Chr. auf einer Vase und einem Siegel des chaldäisch-babylonischen Königs GUDEA dargestellt. ASKLEPIOS hat bei weitem am längsten von allen Gestalten des griechischen Götterhimmels seinen Platz im Herzen

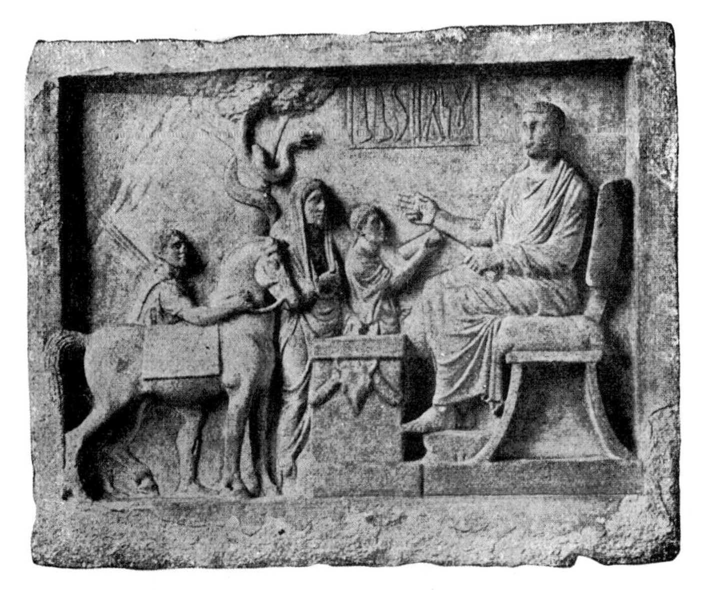

Abb. 43. Adoration eines heroisierten Arztes. Hellenistisches Relief. (Nach HOLLÄNDER.)

des Volkes sich erhalten, als längst die christliche Religion zur Staatsreligion erklärt worden war. Man hatte lange nicht genügend scharf unterschieden zwischen den Asklepiospriestern und denjenigen Ärzten, welche mit Stolz als „Asklepiaden" sich bezeichneten. In den Asklepiosheiligtümern, mit Vorliebe dort errichtet, wo besonders günstige klimatische und hygienische Verhältnisse die Vorzüge eines Kurorts boten, trieb man Suggestionstherapie, teilweise mit bedeutendem Erfolg, aber in der Kaiserzeit auch mit viel Reklame und „Humbug", wie man heute sagen darf; es waren Stätten genau wie in Lourdes und ähnlichen Orten.

Diejenigen, welche, wohl meist mit schwer oder gar nicht zu heilenden Leiden behaftet, zum Asklepiosheiligtum wallfahrteten, pflegten plastische Nachbildungen der kranken Körperteile dort zu opfern, und zwar vor Beginn der Kur, um der Gottheit anzuzeigen, wo es ihnen fehle, aber auch nach erfolgter Genesung zum Danke, genau so wie wir heute noch fast überall in Europa und anderswo diesen Brauch finden und Kapellen sehen, deren Altäre und Wände bedeckt und behängt sind mit Hunderten solcher Votivgaben in Wachs, Terrakotta oder auch in Elfenbein und edlem Metall, sehr oft von fast genau der gleichen Form, wie sie vor mehreren tausend Jahren von den gläubigen Kranken dargebracht wurden. Diät, Körperbewegungen mannigfacher Art, psychische Mittel, aber auch Aderlässe und Abführmittel wurden in den Asklepiosheiligtümern verordnet, wie wir aus zahlreichen Berichten wissen. Auch führte man

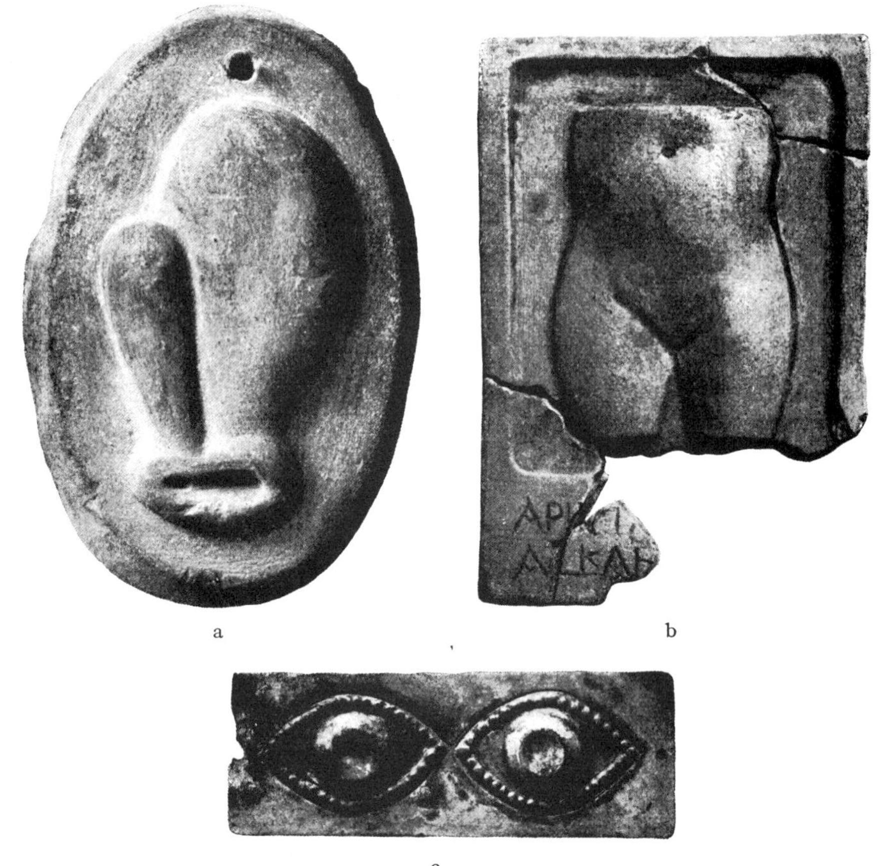

Abb. 44a—c. Griechische Exvotos. (Nach MEYER-STEINEG.)
a Uterus und Blase, b Unterleib, c Augen.

dort gelegentlich wohl auch blutige Eingriffe aus, wie ein neuer Fund aus dem attischen Amphiareion zu erweisen scheint (Abb. 47). Manche dieser Heiligtümer wuchsen sich allmählich zu richtigen Kurorten aus, ähnlich denjenigen unsrer Zeit, mit allem Luxus, den man damals den Kurgästen zu bieten vermochte, so seit dem 4. Jahrh. v. Chr. vor allem in Epidauros (Abb. 55); allerdings finden wir auf einer der dort ausgegrabenen Inschriften auch den Vermerk, daß der Gott auf prompte Bezahlung für eine erfolgreiche Kur besonderen Wert gelegt hat!

Gewisse Beziehungen zwischen den Heiligtümern des Heilgottes und den „Asklepiaden", den Jüngern des ASKLEPIOS, haben bestimmt bestanden; rationelle Behandlung und religiöse Verehrung des Gottes gingen sicher sehr oft nebeneinander her; die Verehrung ihres Schutzgottes führte die Ärzte immer wieder zu seinem Altar.

Die Asklepiaden aber waren Ärzte, Mitglieder besonderer angesehener ärztlicher Genossenschaften, ursprünglich Blutsverwandte, später durch Aufnahme aus andern Familien ergänzt, die Elite der griechischen Ärzteschaft, besonders gut vorgebildet und durch den uralten Asklepiadenschwur, der uns im „Eid des HIPPOKRATES“ erhalten ist, zu strenger Pflichterfüllung verbunden.

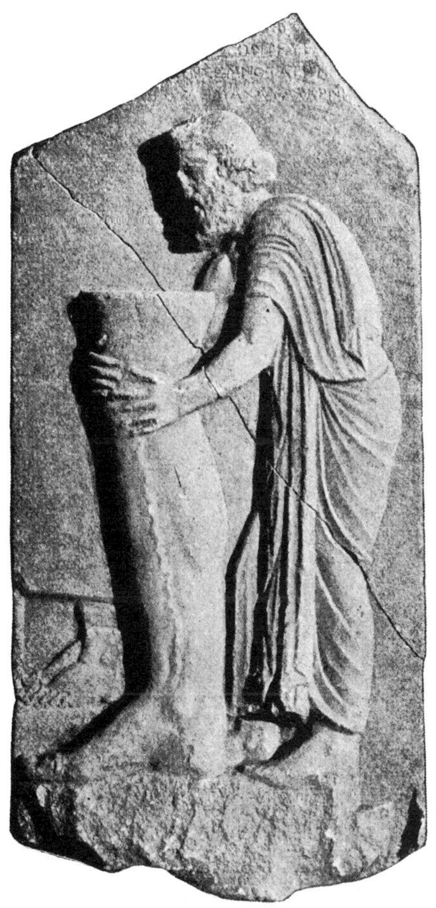

Abb. 45. Votivrelief mit Krampfadern. Athen. Asklepieion. (Nach HOLLÄNDER.)

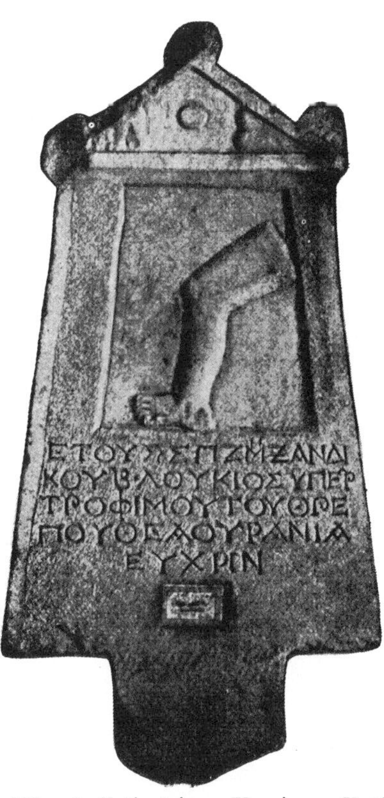

Abb. 46. Votivstein an Urania aus Konla. (Nach HOLLÄNDER.)

Dieser Asklepiadeneid, den alle Mitglieder dieser hochangesehenen Ärzteverbände abzulegen hatten, soll hier wörtlich in der von KÖRNER empfohlenen Fassung wiedergegeben werden:

„Ich schwöre bei APOLLON dem Arzte, bei ASKLEPIOS, HYGIEIA und PANAKEIA, und rufe alle Götter und Göttinnen zu Zeugen, daß ich diesen meinen Eid und diese meine Verpflichtung nach Vermögen und Einsicht erfüllen werde:

„Ich will meinen Lehrer in dieser Kunst meinen Eltern gleichachten, das Notwendige im Leben mit ihm teilen, ihm auf Verlangen gewähren, wessen er bedarf, seine Nachkommen gleich meinen Brüdern halten und sie ohne Entgelt und ohne Verpflichtungsschein unterrichten, wenn sie diese Kunst erlernen wollen. Die Vorschriften, die Vorträge und den ganzen übrigen Lernstoff will ich meinen und meines Lehrers Söhnen, sowie den eingetragenen und auf das ärztliche Gesetz verpflichteten Schülern mitteilen, sonst aber niemandem.

„Ich will das Heilverfahren nach Vermögen und Einsicht zum Nutzen der Kranken anordnen, und Gefährdung und Schädigung von ihnen abwehren.

„Ich will keinem, der es verlangt, ein tödliches Mittel geben, noch sein Vorhaben mit Ratschlägen unterstützen, auch will ich keinem Weibe ein fruchtabtreibendes Zäpfchen geben, (denn) ohne Fehl und unbescholten will ich leben und meine Kunst ausüben.

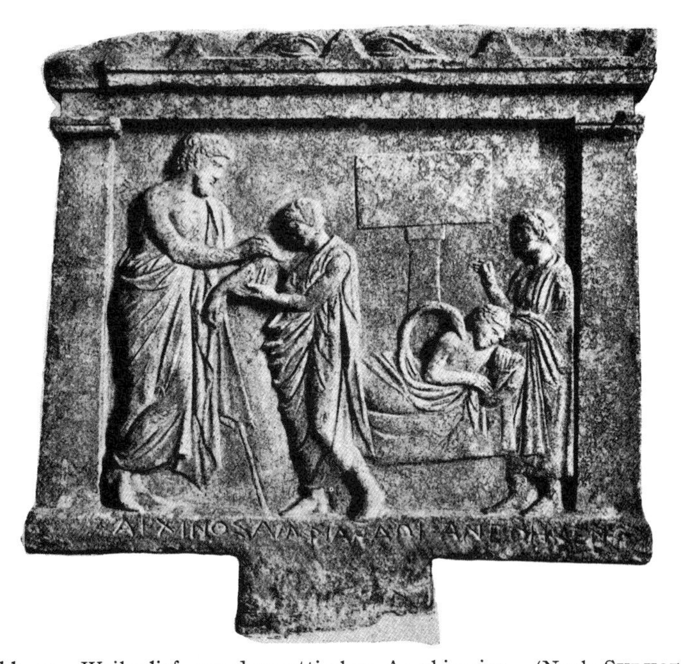

Abb. 47. Weihrelief aus dem attischen Amphiareion. (Nach SUDHOFF.)

„Ich will bei Steinkranken unter keinen Umständen den Schnitt machen, sondern das den Männern überlassen, deren Beruf es ist.

„Wohin ich auch komme, will ich zum Heile der Kranken in die Häuser gehen, frei von jeder Schädigungsabsicht und Kränkung und frei, wie von jedem andern Laster, so auch von fleischlicher Lust nach Frauen und Männern, Freien und Sklaven.

„Was ich bei der ärztlichen Behandlung sehe und höre, oder auch außerhalb derselben im gewöhnlichen Leben (über die Kranken) erfahre, will ich als Geheimnis ansehen und verschweigen, wenn es nicht an die Öffentlichkeit gebracht werden muß.

„Bleibe ich diesem Eide treu und breche ihn nicht, so möge ich in Leben und Beruf glücklich sein und bei den Menschen auf immer geachtet werden; wenn ich ihn aber meineidig breche, möge mir das Gegenteil widerfahren.“

Der für uns hier wesentlichste Passus ist der vom Steinschnitt; er ist früher vielfach umstritten gewesen, doch ist bereits GURLT (I, 243, 291) geneigt, ihn genau

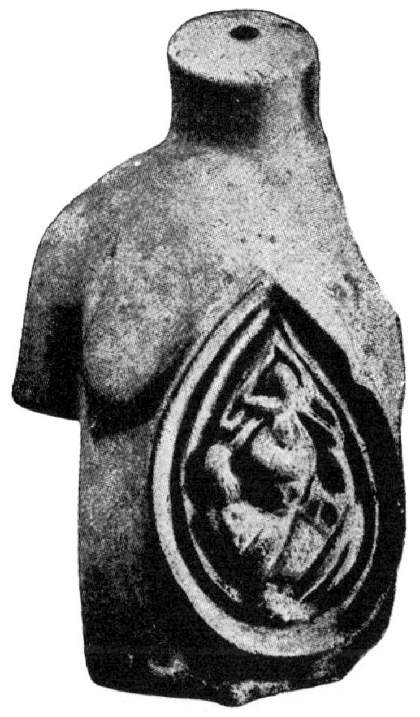

Abb. 48. Exvoto (aus dem Thermen-Museum) mit Darstellung der Eingeweide. (Nach MEYER-STEINEG und SUDHOFF.)

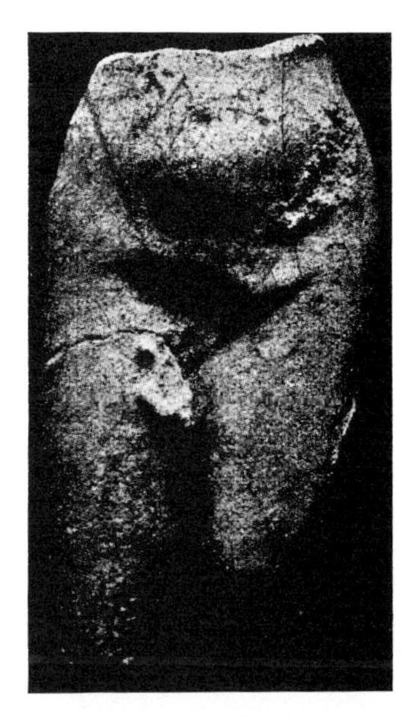

Abb. 49. Leistendrüseneiterung und Geschwür am Oberschenkel. Altgriechisches Votiv. (Nach MEYER-STEINEG.)

so zu deuten wie KÖRNER. Es kann gar keinem Zweifel unterliegen, daß in Hellas lange Zeit vor HIPPOKRATES frühgeschichtlich ein Empirikertum bestanden hat, das in der Ausführung des Steinschnitts allgemeine Anerkennung erworben hatte; diesen Spezialisten ist der Asklepiade verpflichtet, Steinkranke zur Operation zu überweisen, weil sie dafür mehr befähigt waren als er. Der letzte Passus im Absatz vom Berufsgeheimnis, wo KÖRNER ein Recht und eine Pflicht zur Offenbarung annimmt, ist nicht unbestritten in seiner Deutung.

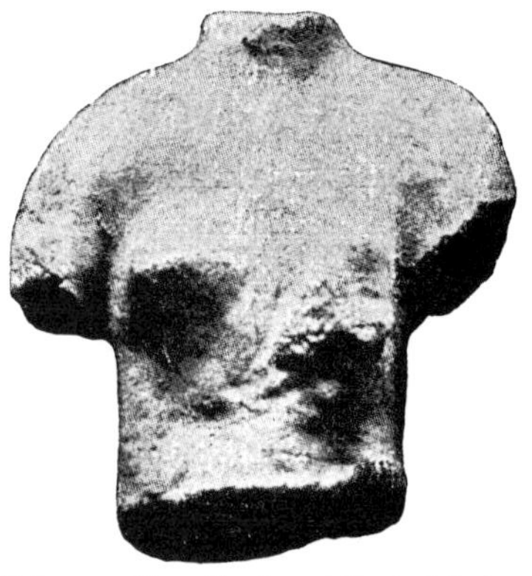

Abb. 50. Brustkrebs. Altgriechisches Votiv. (Nach MEYER-STEINEG.)

ASKLEPIOS gilt dem Sänger der homerischen Ilias noch als heilkundiger thessalischer König. Dies Werk, noch ganz frei von Beschwörungen in der Heilkunde, gibt uns zuerst einen Einblick in die Medizin des Griechenvolkes. Es nennt uns als „Söhne" des ASKLEPIOS die heilkundigen Helden PODALEIRIOS und MACHAON, deren letzterer selbst verwundet wurde und als besonderer Vertreter der Wundheilkunst gilt. Der Kampf des jungen Griechenvolkes um die troische Feste dürfte vielleicht in die 2. Hälfte des 12. Jahrhunderts v. Chr. zu setzen sein; die Aufzeichnung der von Mund zu Mund überlieferten Gesänge ist zu Ende des 6. Jahrhunderts v. Chr. in Athen auf Veranlassung des PEISISTRATOS erfolgt.

Die vielen Scharmützel unter den Helden der Ilias haben dem Sänger Gelegenheit gegeben, zahlreiche Verletzungen in großenteils hervorragender Weise zu schildern: 147 verschiedene Verwundungen zählt man, 106 durch die Lanze, 17 durch das Schwert, je 12 durch Pfeile oder Steine; von ihnen betreffen 31 den Kopf, 16 den Hals, 79 den Rumpf, 10 die oberen und 11 die unteren Glied-

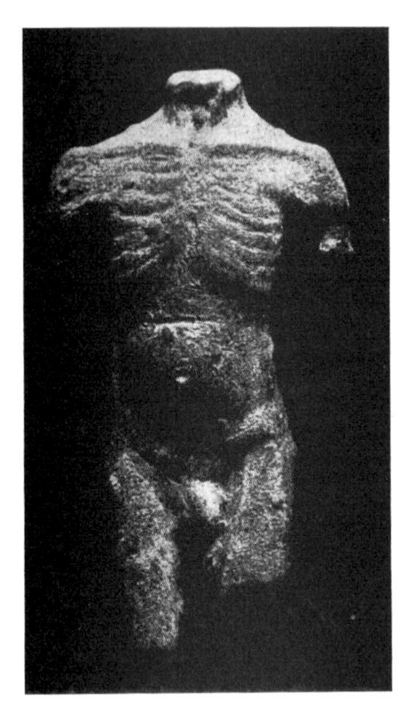

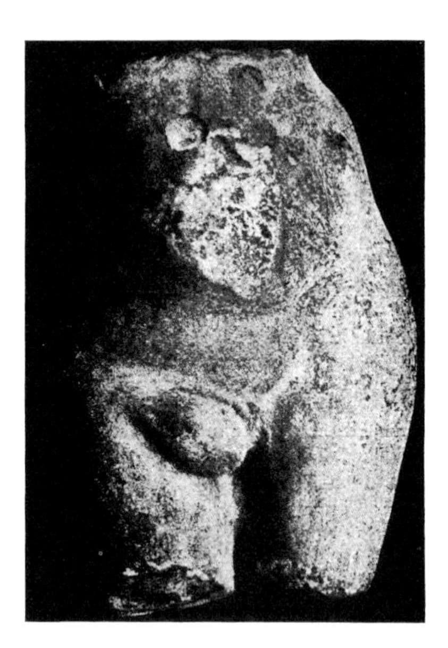

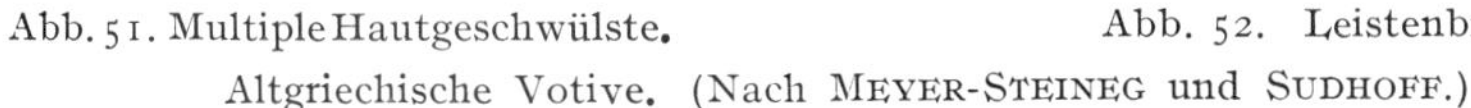

Abb. 51. Multiple Hautgeschwülste. Abb. 52. Leistenbruch.
Altgriechische Votive. (Nach MEYER-STEINEG und SUDHOFF.)

maßen. HOMER kennt schon Eisen und Stahl zur Herstellung von Waffen, wenn auch die Bronze (das Erz) weitaus am häufigsten erwähnt ist. Über die Blutstillung an den zweifellos erheblichen Wunden erfahren wir in der Ilias so gut wie nichts. Die Wundnaht wird bei HOMER nicht erwähnt. Berufsärzte sind, wie KÖRNER erweist, schon in der Ilias erwähnt; in der Odyssee wird ihrer ausführlich gedacht, sie gehören zu den Handwerkern, die man gegen Honorar anfordert. Das Blut wird aus der Wunde entweder ausgesogen oder, wenn sich schwarze Gerinnsel gebildet haben, mit lauwarmem Wasser abgespült. Bittere schmerzstillende Wurzel, mit der Hand zerdrückt, streut PATROKLOS dem EURYPYLOS in die Wunde. Eingedrungene Lanzen- und Pfeilspitzen werden ausgezogen oder, wenn Widerhaken das verhindern oder andere Gründe vorliegen, mittelst Einschnittes oder Erweiterung der Wunde entfernt. Das Durchstoßen nach der andern Seite als Methode der Entfernung solcher Geschosse, wenn sie dem Herausziehen Schwierigkeiten bereiten und sehr tief stecken, ist in der homerischen Dichtung nicht erwähnt. Die Verletzungen mit ihren Folgen sind ungemein fein beobachtet, so z. B. wenn der Speer durch das Herz, das er traf, in zuckende Bewegung versetzt wird, wenn ein andres Mal Verletzung durch einen spitzigen

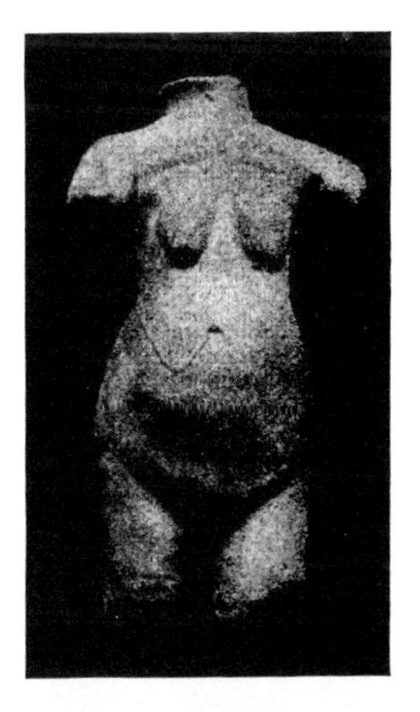

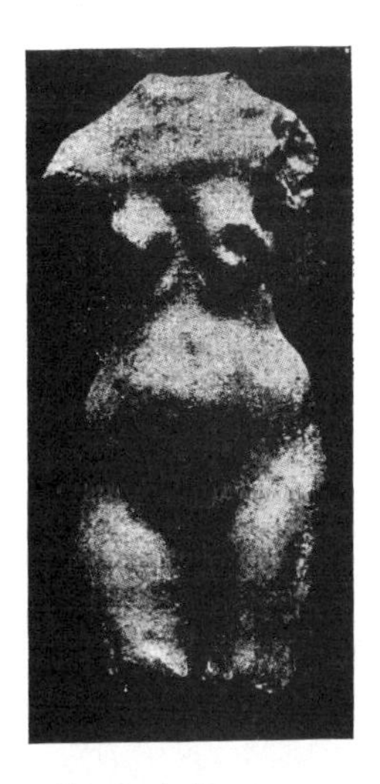

Abb. 53. Frau mit Bauchwassersucht. Abb. 54. Frau mit Brustgeschwulst. Altgriechische Votive. (Nach MEYER-STEINEG.)

Stein, vermutlich durch Beteiligung des Plexus brachialis, Lähmung der Hand herbeiführt. Merkwürdig ist, daß man in dem Ruinenhügel von Troja nirgends Instrumente gefunden hat, die man als chirurgische ansprechen könnte.

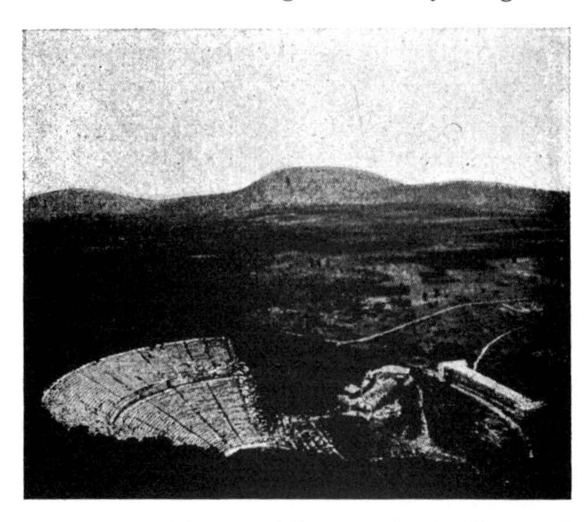

Abb. 55. Ansicht von Epidauros; im Vordergrund das Theater. (Nach MEYER-STEINEG u. SUDHOFF.)

HOMER kennt von chirurgischen Instrumenten nur das Messer.

Die Zeit der Ilias steht noch ganz und gar in der empirischen Epoche griechischer Heilkunde; in der Odyssee wird der Heilzauber zur Besprechung der Blutung einmal erwähnt. Es ist das Wissen der griechischen Volksmedizin, was HOMER uns übermittelt hat.

Oft hat man sich gefragt, wie man die anatomischen Kenntnisse HOMERS zu erklären habe; finden sich doch in seiner anatomischen Nomenklatur 150 Worte. KÖRNER weist darauf hin, daß an verschiedenen Stellen der Dichter nach der Lage des Ein- und Austretens von Lanze oder Pfeil, unter Berücksichtigung der jeweiligen Körperhaltung des Getroffenen im Augenblick der Verwundung, ganz genaue Angaben macht, welche Organe durch das Geschoß getroffen sein müssen.

Die Beobachtung der zahlreichen Verletzungen allein scheint dafür kaum auszureichen. KÖRNER hat der Überzeugung Ausdruck gegeben, daß die Kenntnis der Brustorgane nur durch Leichenöffnung hätte erworben werden können; ähnlich hatte sich bereits 1855 KÜCHENMEISTER geäußert. An Gelegenheit dazu hat es ja nicht gefehlt: Menschenopfer wurden zu HOMERS Zeit und noch jahrhundertelang nachher dargebracht bei Griechen und Römern, bis zum Beginn unsrer Zeitrechnung und darüber hinaus, wie bei SCHWENN nachzulesen ist. ACHILLEUS schlachtete an der Leiche des PATROKLOS 12 troische Jünglinge! Daß

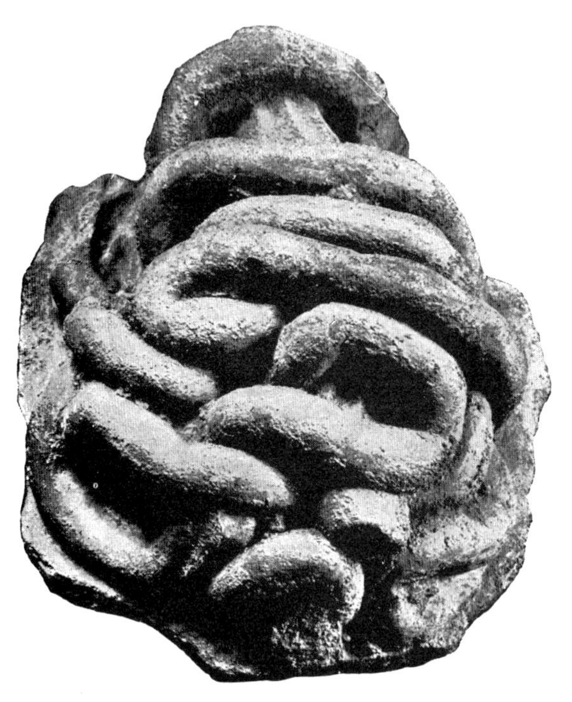

Abb. 56. Darmschlingen. (Terrakotta-Exvoto.) (Nach HOLLÄNDER.)

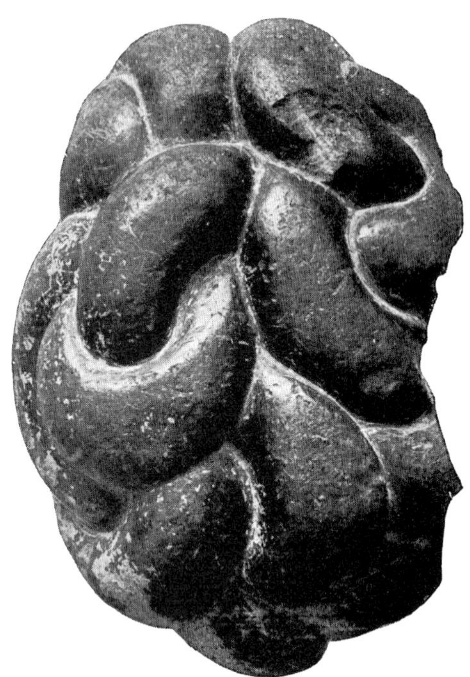

Abb. 57. Darmschlingen. (Exvoto aus Stein.) (Nach HOLLÄNDER.)

nicht mehr von Menschenopfern die Rede ist, beweist nicht, daß sie nicht weit häufiger vorkamen, wie man das mit allerlei Beispielen zu belegen vermag. Leichen von Verbrechern oder gefallenen Feinden, die man wohl oft nicht bestattete, sondern den wilden Tieren und den Einflüssen der Witterung preisgab, mögen manchem Heilkundigen oder überhaupt am Naturgeschehen Interessierten Gelegenheit zum Studium geboten haben.

Wir dürfen aber das Verhältnis der Anatomie zur Chirurgie damals und später in der Griechenmedizin nicht von dem Gesichtspunkt aus betrachten wie etwa heute; SIGERIST hat darauf kürzlich mit Recht hingewiesen, er hat das Wort ausgesprochen: „Die griechische Medizin ist anatomielos.“ Der Griechenarzt beobachtet ungemein sorgfältig die Symptome und versucht, seinem Kranken möglichst zu helfen. Da die blutigen Eingriffe auch noch zu des HIPPOKRATES Zeit sehr beschränkt sind und die Chirurgie nur topographische Anatomie verlangt, kommt man mit recht bescheidenen Kenntnissen aus, ohne über die Organe, ihre Größe, Gestalt und Lagerung zueinander in der Tiefe sich jedesmal Gedanken zu machen.

Die hohe Bewertung des Arztes, zumal des Chirurgen in homerischer Zeit, geht aus dem Worte hervor, das der Dichter dem IDOMENEUS bei der Verwundung des MACHAON durch PARIS in den Mund legt:

ʼιητρὸς γὰρ ʼαπὴρ πολλῶν ἀντάξιος ἄλλων
ʼιοὺς τʼ ἐκτάμνειν ἐπὶ τʼ ἤπια φάρμακα πάσσειν.

„Denn ein heilender Mann ist wert wie viele zu achten,
Der ausschneidet den Pfeil und mit lindernder Salbe verbindet."

Jahrhunderte- und jahrtausendelang hatten die Völker Erkenntnisse und Beobachtungen und Tatsachen gewonnen, hier und da zeigen sich schüchterne Anfänge, diese zu sammeln, aber nirgends begegnen wir dem zielbewußten Bestreben, zu sammeln und das Gesammelte systematisch zu ordnen, geistig mit sich zu verarbeiten und daraus Einsicht zu gewinnen in die Gesetze des Naturgeschehens. Auf diesem Wege die Heilkunst zur Wissenschaft erhoben zu haben, ist ganz und gar das Werk hellenischen Geistes!

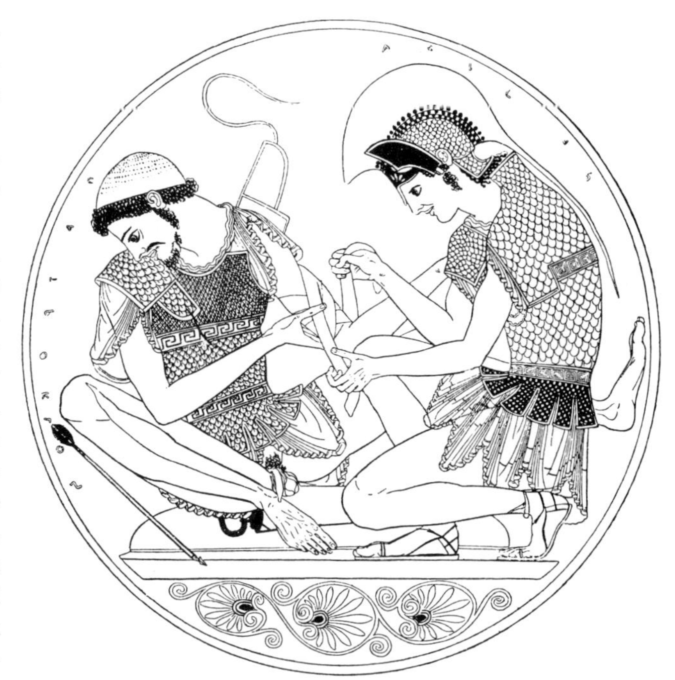

Abb. 58. ACHILLES legt an dem verwundeten Arme des PATROKLOS einen Verband an. (Sosias-Schale des 5. Jahrh. n. Chr., Berliner Museum.) (Nach GURLT.)

Die *ionische Naturphilosophie* wies den Weg. Sie versuchte zum erstenmal, sich über die Ursachen und inneren Zusammenhänge des ganzen Weltgeschehens zu unterrichten, eine natürliche Weltanschauung zu gewinnen. Staunend stehen wir heute noch vor der gewaltigen Denkarbeit jener Männer des 7., 6. und 5. Jahrhunderts v. Chr., welche die verschiedensten denkbaren Erklärungsmöglichkeiten gefunden und durchdacht haben, so daß man heute noch immer wieder sich gezwungen sieht, dort anzuknüpfen, wo man in Ionien vor 2½ Jahrtausenden aufgehört hatte. THALES von Milet sieht im Wasser den Urstoff aller Dinge, ANAXIMENES in der Luft, ANAXIMANDER arbeitet mit dem Prinzip des Unendlichen; PYTHAGORAS aus Samos und seine Schule legen der Zahl grundsätzliche Bedeutung bei; XENOPHANES aus Kolophon beweist aus dem Fund versteinerter Seetiere auf Bergen, daß die Erde aus dem Meere rstanden ist; HERAKLEITOS von Ephesos sieht alles entstehen und vergehen durch Umwandlung des angenommenen feuerartigen Äthers; PARMENIDES aus Elea sieht das Warme als Quell des Lebens an; ANAXAGORAS aus Klazomenai hielt die 4 Grundstoffe Feuer, Wasser, Luft und Erde für äußerst kompliziert zusammengesetzte Gebilde im Gegensatz zu seinen Zeitgenossen, auch zu späteren, wie dem bedeutenden EMPEDOKLES von Agrigent, der aus diesen 4 einfachen Grundstoffen durch verschiedenste Mischung alles hervorgehen lassen wollte. Von ganz besonderer Wichtigkeit ist die Atomenlehre des LEUKIPPOS und DEMOKRITOS aus Abdēra geworden, die aus unendlich kleinen gleichen Teilchen, durch Zahl und Größe verschieden, nach mathematischen Gesetzen verbunden, und gegenseitig sich beeinflussend, alles entstehen und geschehen lassen.

Diese Naturphilosophen waren nun sämtlich auch Naturforscher, großenteils auch Ärzte. Ihre philosophische Arbeitsweise übertrugen sie auf das ärztliche Denken und bereicherten die Naturwissenschaften und Medizin um ein Beträchtliches. PYTHAGORAS regelte Diät und Leibesübungen; EMPEDOKLES hat aber nicht etwa, wie seither behauptet wurde, das Ohrlabyrinth entdeckt; er beschäftigte sich mit Erklärung der Atmung und der Sinneswahrnehmungen, er sanierte auch die Stadt Selinus durch Umleitung des Flusses Hyspas; ALKMAION von Kroton soll um 500 v. Chr. zuerst Sektionen gemacht haben, die Eustachische Röhre bei Ziegen (?) und den Sehnerv beschrieben und das Gehirn als Sitz der Seele bezeichnet haben; seine Schrift über die Natur leitet das griechische medizinische Schrifttum ein; ANAXAGORAS sezierte das Gehirn, sah die Ventrikel und bemerkte, daß beim Eindringen von Galle in das Blut Krankheit entstehe; DIOGENES von Apollonia hat sich mit der Anatomie des Herzens und Gefäßsystems beschäftigt und die Bedeutung des Pulses gewürdigt.

Viele der naturphilosophischen Ärzte erlangten großen Ruhm; sie wurden von weither konsultiert oder wanderten auch in der Alten Welt herum, behandelten Leidende und trugen ihre Lehren öffentlich vor; der neue Geist wissenschaftlichen Forschens und Denkens wurde durch sie überallhin in der griechischen Welt verbreitet.

Mancher unter ihnen wurde von Fürsten oder Städten zum Bleiben bewogen; schon im 5. Jahrhundert v. Chr. gab es allenthalben Stadtärzte in solcher Zahl, daß sie bereits Vereinigungen gründeten und zweimal im Jahr im Tempel des ASKLEPIOS oder der HYGIEIA sich zu einem Dankfest versammelten. Man schuf für sie Arzthäuser, *ἰατρεῖα*, mit Sprech- und Operationsraum, bald auch mit einigen Aufenthaltsräumen für Operierte; die Mittel wurden durch besondere Arztsteuer aufgebracht; dafür mußten die Stadtbewohner auf Antrag unentgeltlich behandelt werden; die Stadtärzte wurden ganz anständig besoldet, wie aus zahlreichen Quellen ersichtlich ist. Daneben gab es Privatärzte, die nach freier Vereinbarung vom Kranken ihr Honorar erhielten. Auf einem Vasenbild des 5. Jahrhunderts v. Chr. ist eine lebendige Szene aus einem solchen Ärztehaus erhalten (Sammlung PEYTEL). Zur Ausstattung der Iatreien gehörten kupferne Badewannen, Salben- und Arzneibüchsen, Schröpfköpfe, Bougies, Gestelle, Skalpelle, Pinsel, Ohrlöffel, Scheren, Ohrensonden, andre Sonden, Zahnbürsten und -zangen, Schüsseln, Schwämme, Binden, Kompressen, Verbandzeug,

Fußhalter zum Fixieren bei Operationen, Klistierspritzen (POLLUX, onomast. X, 46, 149 nach FUCHS, S. 181). Man beachte auch die Schrift des Corpus Hippocraticum, κατ᾽ ἰητρεῖον.

Ärzte, welche die Truppen begleiten, lernen wir verschiedentlich kennen, so mehrfach in XENOPHONS Anabasis, im alten Sparta; wir hören von einem größeren Militärlazarett zu des ARISTIDES Zeit in Athen und erfahren aus dem Corpus Hippocraticum, daß Feldschere die Heere begleitet haben. Auch der Flotte scheint man Ärzte beigegeben zu haben.

Neben den Ärzten bildete sich allmählich im Zusammenhang mit den Gymnasien ein niederes Spezialistentum heraus. Die dort als Turn- und Sportlehrer Beschäftigten, Gymnasten oder Iatrolipten genannt, machten einmal an den

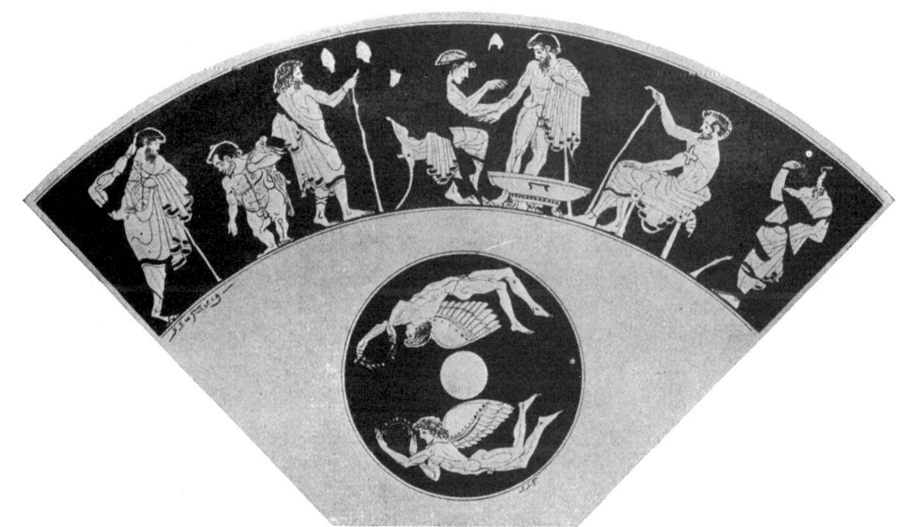

Abb. 59. Das Vasenbild des ARRYBALOS. Aderlaß und Schröpfen. (Sammlung Peytel.) (Nach HOLLÄNDER.)

nackten Körpern, die sie zu massieren und salben hatten, ihre Beobachtungen anatomischer und physiologischer Art, und dann waren sie oft genug gezwungen, bei Verrenkungen und Knochenbrüchen erste Hilfe zu leisten, bis ärztliche Versorgung möglich war; ferner erhielten sie allmählich eingehende Kenntnisse in diätetischer Beziehung. Einige unter ihnen erhielten kraft ihrer Tüchtigkeit bedeutenden Ruf, wie IKKOS von Tarent und HERODIKOS von Selymbria, welche PLATON nennt. HERODIKOS, um die Mitte des 5. Jahrhunderts v. Chr., selbst schwächlich und kränklich, beobachtete an sich die günstige Wirkung gymnastischer Übungen und gilt als Vater der Heilgymnastik.

Im Laufe des 6. Jahrhunderts v. Chr. sind an verschiedenen Punkten der Alten Welt griechische Ärzteschulen entstanden, an denen Ärzte von bedeutendem Wissen und Können ihre Ausbildung erfuhren. Jeder dieser Schulen ist eine bestimmte Tradition eigen, die, soweit wir literarische Dokumente besitzen, in charakteristischer Weise sich darstellt. Von der ältesten dieser Schulen, der von KYRENE in Nordafrika, besitzen wir allerdings nichts, woraus wir auf ihre Besonderheiten schließen könnten; HERODOT, der 425 starb, berichtet, daß von dort die besten Ärzte kämen. Bedeutend war auch die Schule von KROTON am Aisaros in Unteritalien, wo die Lehren des PYTHAGORAS wirksam waren; von hier stammte auch die sikelische Ärzteschule. Auch RHODOS hat eine solche Schule besessen.

Diejenige von KNIDOS, einer lakedaimonischen Kolonie gegenüber der Insel Kos, ist anscheinend älter als diejenige dieser Insel; eine ganze Anzahl von Schriften des Corpus Hippocraticum ist knidischen Ursprungs und verrät das an seinem ganz besonderen Gepräge. Man bemüht sich in Knidos, in oft sehr scharfsinniger Weise, einzelne charakteristische Krankheitstypen festzulegen, denen man den Einzelfall in der Praxis einzuordnen bemüht war; man versuchte, möglichst viele Symptomenkomplexe voneinander zu trennen, spitzfindige Diagnosen zu stellen je nach dem Sitz der Krankheit, und wandte mit Vorliebe lokal Heilmittel an, auch in der Chirurgie. Man wußte wohl, daß ähnliche Symptome verschiedenen Leiden eigentümlich sein können, und bemühte sich, durch möglichst gründliche Untersuchung Fehler zu vermeiden, man auskultierte, kannte das pleuritische Reiben und die kleinblasigen Rasselgeräusche. In der Therapie war man dort kein sonderlicher Anhänger des ruhigen Abwartens, sondern schnell bereit, die Rippen beim Empyem zu trepanieren, Nierenabscesse zu öffnen und sonst mit Messer und Glüheisen vorzugehen, auch energisch zu purgieren, strenge Diät zu verordnen oder anstrengende körperliche Übungen. Sicher hat man damit viel Gutes geschaffen, aber bestimmt oft genug auch vorbeigegriffen bei dem geringen Stand des Wissens; die Idee an sich hatte viel für sich, aber man überschätzte sein Können und beging offenbar den schweren Fehler, den kranken Menschen als solchen zu vernachlässigen über der Aufmerksamkeit, welche man der Lokaldiagnose und -therapie widmete. Von ihren Ärzten sind EURYPHON und KTESIAS, beide Zeitgenossen des großen HIPPOKRATES, die bedeutendsten.

Genau im Gegensatz zu Knidos stellte die Schule auf dem gegenüber liegenden *Kos* den kranken Menschen als Ganzes in den Vordergrund. Legte man dort auf die Diagnose besonderen Wert, so hier auf die Prognose. Versuchte man dort, den einzelnen Kranken in eine bestimmte Kategorie des Schemas einzureihen und dementsprechend zu behandeln, so betrachtete man hier den Kranken mit seinen Symptomen und versuchte, vorsichtig empirisch seine Beschwerden und sein Leiden zu bessern. In dem Konflikt dieser unmittelbar benachbarten Ärzteschulen erkennen wir die Parallelen zum Heute! Auf der einen Seite das Bemühen, in emsiger wissenschaftlicher Arbeit die Krankheitsbilder zu differenzieren, immer in Gefahr, den Tatsachen Zwang anzutun — auf der andern Seite vorsichtige expektative Therapie auf empirischer Grundlage mit der Gefahr zu starker Ablehnung wissenschaftlich gewonnener Erkenntnis!

a) Hippokrates.

Die Glanzzeit griechischer Medizin fällt mit der Wirksamkeit des großen HIPPOKRATES in die Periode größter politischer Macht und höchster Blüte wissenschaftlichen und künstlerischen Lebens, in die Zeit, da SOKRATES und THUKYDIDES, AISCHYLOS, SOPHOKLES und EURIPIDES, PHEIDIAS, POLYKLEITOS und PRAXITELES, POLYGNOTOS, ZEUXIS und PARRHASIOS das Zeitalter des PERIKLES zur höchsten Höhe erhoben — kurz bevor der Peloponnesische Krieg zum

Niedergang Attikas, zur Schwächung Griechenlands führte und den Verlust der Freiheit des Volkes an die Mazedonier anbahnte.

HIPPOKRATES, schon zur Zeit des ARISTOTELES „der Große“ genannt, bereits zu Lebzeiten von PLATON dem POLYKLEITOS und PHEIDIAS gleichgestellt, ist 460 v. Chr. auf der Insel Kos aus altem Asklepiadengeschlecht geboren und 377 v. Chr. in Larissa in Thessalien gestorben. Was wir von ihm wissen, verdanken wir im wesentlichen dem großen SORANOS von Ephesos, der im 2. Jahrhundert n. Chr. lebte. In der heimatlichen Ärzteschule unter den Augen des Vaters HERAKLEIDES herangebildet, ist er lange Jahre auf Reisen gewesen an den Küsten der Ägäis, vielleicht bis zum Asowschen Meer, Ägypten und Libyen. Auf diesen Reisen ist er mit dem Philosophen DEMOKRIT, dem Rhetor GORGIAS und dem Gymnasten HERODIKOS von Selymbria bekannt geworden. Zu seinen Schülern zählten neben seinen Söhnen THESSALOS und DRAKON noch sein Schwiegersohn POLYBOS, dem einige Werke der Hippokratischen Schriftensammlung zugeschrieben werden, ferner APPOLLONIOS und DEXIPPOS von Kos und wahrscheinlich auch PRAXAGORAS von Kos.

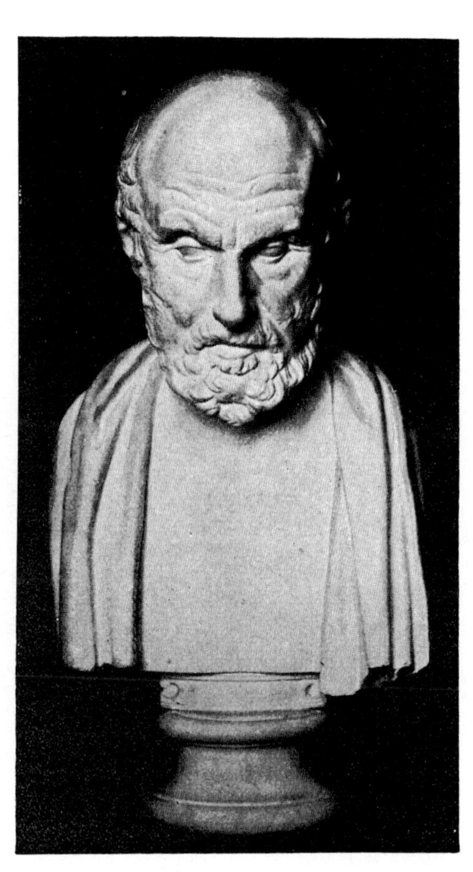

Abb. 60. Angeblicher HIPPOKRATES. Antike Büste „von Albano“. (Brit. Museum.)

Seine Hochschätzung war ungeheuer groß, wie angedeutet; es ist sehr schwer oder unmöglich festzustellen, was von den ihm zugeschriebenen Errungenschaften ihm selbst oder andern zukommt — ein Vorfahr und 5 seiner Nachkommen führten den gleichen Namen. Ebenso ist nicht zu entscheiden, was von dem Gute der koischen Schule ihrer eigenen Tradition zuzurechnen und was davon auf HIPPOKRATES persönlich zu beziehen ist: so überragend gewaltig ist diese größte Ärztepersönlichkeit der Geschichte gewesen, daß neben ihm alles verblaßt, was in der Zeit vor und nach ihr sonst wohl auf Geltung Anspruch erheben könnte.

Die Schriften des um 300 v. Chr. in Alexandreia redigierten Corpus Hippocraticum, die unter sich bezüglich ihres Wertes, der Art ihrer Abfassung, auch ihrer Sprache sehr verschieden sind, stammen sicher sämtlich aus der Zeit vor der Mitte des 4. Jahrhunderts v. Chr. Die Frage, welche von ihnen dem HIPPOKRATES persönlich zuzuschreiben sind, ist, so unendlich oft und gründlich daran gearbeitet wurde, nicht gelöst und wohl auch nicht zu lösen. Berücksichtigt man aber das, was wir von dem ganzen Wesen und Geist dieses ungewöhnlichen Mannes wissen, so ist man geneigt, gewisse Schriften, die sich durch Klarheit, Schlichtheit und hohen Wert auszeichnen und vielfach aneinander erinnern, dem großen Meister eher zuzuweisen als die übrigen. Zu den besten Schriften gehören aber gerade diejenigen über Chirurgie. Sie sind einander in vieler Beziehung so ähnlich, daß man der Ansicht zuneigt, sie könnten früher ein einheitliches Werk gewesen sein, das erst später in seine Teile zerlegt sei. Zu ihnen gehören folgende: „Über die alte Medizin", eine Darstellung der Aufgaben und Ziele der Medizin in kurzen Zügen; „Über Luft, Wasser und Bodenbeschaffenheit" mit Bemerkungen über ihren Einfluß auf den Gesundheitszustand; „Über die Prognostik", über diesen in Kos besonders ausgebildeten Zweig ärztlicher Kunst; „Über epidemische Krankheiten" in 2 Büchern mit Schilderung von Einzelfällen, vom Einfluß des „Genius epidemicus" auf die einzelnen Krankheiten; „Über die Diät bei akuten Krankheiten" und endlich die berühmten „Aphorismen", Kernsprüche über die verschiedensten Dinge der Heilkunde.

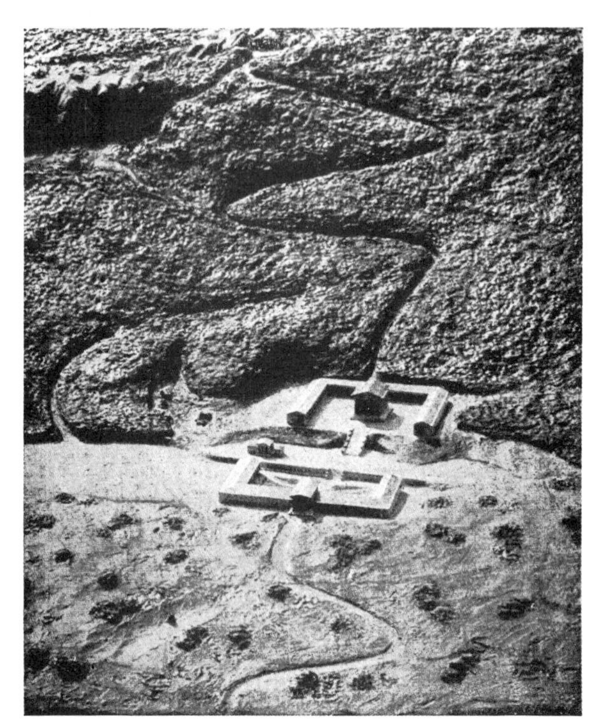

Abb. 61. Lageplan des Asklepieions von Kos. (Nach einem Gipsmodell von MEYER-STEINEG.)

Versuchen wir, uns ein ungefähres Bild dessen zu machen, wie HIPPOKRATES sich zur Medizin gestellt hat, so ist es etwa Folgendes: Die Aufgabe des Arztes ist, Kranke gesund zu machen; er ist somit ein Künstler, dessen Kunst, wie jede andre auch, ihre Grenzen hat. Dies darf der Arzt nie außer acht lassen; er darf niemals dem Leidenden schaden. Was ihm aber dienlich sein könnte, muß der Arzt anwenden mit der nötigen Vorsicht. Es kommt nicht nur auf das technische Können eines Arztes an, sondern oft noch viel mehr auf seine ganze Persönlichkeit. Nur ein guter Mensch kann ein guter Arzt sein. Erfahrung ist die Grundlage alles Wissens, auch in der Medizin. Krankheit ist Kampf zwischen dem krankmachenden Schädling und der dem einzelnen Körper eigentümlichen natürlichen Heilkraft; in jedem Fall ist vorsichtige Beurteilung beider Gegner vonnöten, damit man als Arzt im rechten Augenblick in richtiger Weise helfen kann und damit man imstande ist, eine richtige Voraussage machen zu können. Nie darf der Arzt den kranken Menschen als Ganzes aus den Augen verlieren:

Erfassung und Betonung des Konstitutionsproblems! Das Wesentliche für die Ausbildung des Arztes ist die Beobachtung am Krankenbett und Sammlung der erforderlichen Erfahrungen. Dabei läßt HIPPOKRATES die naturphilosophische, wissenschaftliche Betrachtung mit ihren Spekulationen durchaus nicht aus dem Auge — nur vermeidet er, daß Theorie, die nicht durch Erfahrung bewährt ist, sich zwischen Arzt und Kranken eindrängt. So spielt auch in diesen Schriften die normale Anatomie eine durchaus nebensächliche Rolle: man brauchte sie im allgemeinen wenig für die Betätigung in der Praxis, höchstens bei Frakturen und Luxationen; und so ist denn auch die Knochen- und Bänderlehre besonders gut bekannt. Dazu kommt, daß religiöse Scheu vermutlich Leichenöffnungen so gut wie verhindert hat; höchstens verstorbene oder hingerichtete Verbrecher oder Landfremde, die man tot auffand, mag man gelegentlich dem Studium dienstbar gemacht haben, ebenso Reste angeschwemmter Leichen Schiffbrüchiger; hier und da gab der Befund nach schwerer Verwundung Einblick in den menschlichen Körper. Gelegentlich indessen sind auch menschliche Leichen nachweislich geöffnet worden (GURLT I, 296). An Tieren aber hat man nicht selten anatomiert und von ihnen auch wohl Schlüsse auf den Menschen gezogen — genau wie noch zur Zeit GALENS und lange Jahrhunderte nach ihm! Sowohl die arteriellen wie venösen Gefäße führten nach Ansicht der Hippokratiker Blut; nur sollte in den ersteren zugleich ein gewisses Maß an Pneuma vorhanden sein.

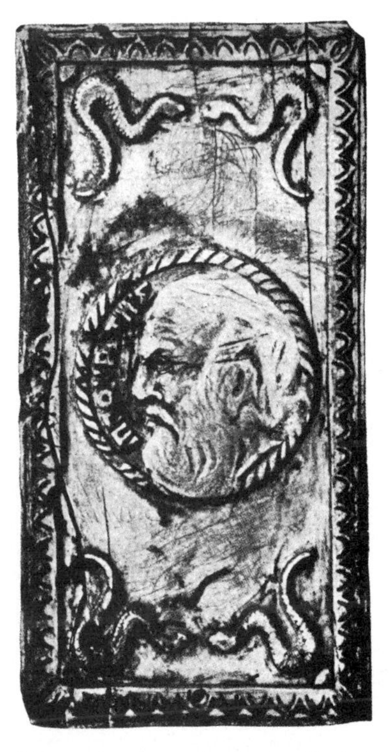

Abb. 62. Instrumentenkasten-Deckel aus Elfenbein mit HIPPOKRATES-Bildnis (Echtheit angezweifelt). (Nach MEYER-STEINEG.)

Ebenso war man am physiologischen Geschehen nicht uninteressiert: man machte sich Gedanken über den Zweck der Herzklappen; man ließ ein Schwein farbige Flüssigkeit saufen und sah dann nach, ob auch etwas davon in die Luftwege gelangt sei. Aber alle das tat man nur aus dem Wunsche heraus, die Natur zu erforschen, nicht etwa um damit in der Heilung der Kranken weiter zu kommen.

So hat HIPPOKRATES auch bestimmt in der Frage nach Wesen und Ursache der Krankheiten humoralpathologischen Ideen gehuldigt; er hat sich selbstverständlich Gedanken gemacht über diese Dinge an der Hand seiner täglichen Beobachtungen am Krankenbett: dem Blute sollte das Warm-Trockene und der schwarzen Galle das Feucht-Warme eigentümlich sein, dem Schleim das Feucht-Kalte, der gelben Galle das Kalt-Trockene. Bei richtiger Mischung ging es dem Menschen gut und umgekehrt. Das waren gewiß großenteils Verlegenheitserklärungen, die nur zu kleinem Teil reellen Grund hatten — aber sind wir heutzutage etwa frei von solchen Redensarten zur „Erklärung“ von Erscheinungen und Vorgängen, die wir noch nicht genügend verstehen? Außer der erst ganz neuerdings wieder zum Leben erstandenen „Konstitution" kennt HIPPOKRATES auch die „hereditäre Disposition" für verschiedene Leiden, zwei ganz „moderne" Begriffe, die man wahrscheinlich nicht zu den „Redensarten" zählen kann.

Das war eben das Große an ihm, daß er sich nicht, wie alle vor ihm, darauf beschränkte, Tatsachen zu sammeln und aneinander zu reihen, sondern daß er das ganze Material in strenger Gedankenarbeit durchforschte, daß er versuchte, alles in seine Teile zu zerlegen und auf gemeinsame Elemente, Feuer, Wasser, Luft und Erde, zurückzuführen und dadurch in gegenseitige Beziehungen zueinander zu bringen, ohne doch die Wirklichkeit aus dem Auge zu verlieren: so hat er als wahrer Naturphilosoph zum erstenmal der bis dahin empirischen Heilkunde den Weg zu wissenschaftlicher Erschließung gewiesen! Die Entzündung ist nach seiner Ansicht die Reaktion des Blutes auf eine Gleichgewichtsstörung zwischen den 4 Kardinalsäften: eine durchaus neuzeitlich erscheinende Hypothese, deren spätere Entwicklung durch die Erstarrung im System GALENS verhindert worden ist. Fieber ist oft heilsam. Der Begriff der „Schärfe", „Kochung" und „Ausscheidung", von der Lungenentzündung abstrahiert, ist nur ein Mittel für den hippokratischen Arzt, um das Stadium der Krankheit anzudeuten und sich und andern gegenüber zu kennzeichnen — nicht etwa Spekulation.

Genau so ist's mit der Aufstellung „kritischer Tage": man machte die Erfahrung, daß bei gewissen akuten Krankheiten sehr oft ein nach gewisser Zahl von Tagen vorauszusagender Verlauf zu beobachten ist, und merkte sich dies für die Beurteilung zukünftiger ähnlicher Fälle. Die Verallgemeinerung solcher hier und da bemerkter Tatsachen und ihre spitzfindige Verarbeitung in Systeme ist nirgends hippokratische Art gewesen: es ist oft ein Werk der Epigonen damals und heute, aus den Brocken vom Tische großer Meister mit allerlei Zutaten eine Suppe zu kochen und sie dann als angebliche Schöpfung des Meisters zu präsentieren!

Dabei wurde mit sehr großer Sorgfalt untersucht; die Inspektion war in einer Weise ausgebildet, daß man sie noch heute vielen als Muster hinstellen kann: der Ausdruck des Gesichts, Körperhaltung, Haut, die Absonderungen werden betrachtet und sehr fein und treffend geschildert; die „Facies Hippocratica" erinnert uns immer aufs neue an den, der sie zuerst so unvergleichlich geschildert: „Spitze Nase, hohle Augen, kalte und zusammengezogene Ohren, abstehende Ohrläppchen, eine harte, straffe Stirnhaut, eine gelbe, schwärzliche, livide oder bläuliche Färbung des Gesichts"!

Die Palpation wurde besonders bei Knochenbrüchen und Verrenkungen geübt und war fein ausgebildet zur Feststellung von Größe, Gestalt und Lagerung der Baucheingeweide. Der Puls wurde gefühlt und das Ergebnis in verständiger Weise gewertet; von den unendlichen Spitzfindigkeiten späterer Zeit hielt man sich fern. Die Temperatur des Körpers wurde durch Auflegen der Hand auf die Brust des Kranken geschätzt.

Die Auskultation wurde nach verschiedenen Richtungen hin herangezogen die Bedeutung des Trachealrasselns war bekannt, kleinblasige Rasselgeräusche verglich man mit dem Geräusch bei der Essiggärung; „Lederknarren" ist ein

Ausdruck des HIPPOKRATES für das pleuritische Reiben; die „Succussio Hippocratis“ ist ebenfalls etwas, mit dem man täglich arbeitet; man behorcht die Brust, während man Schüttelbewegungen herbeiführt, um Plätschergeräusche zu erzielen.

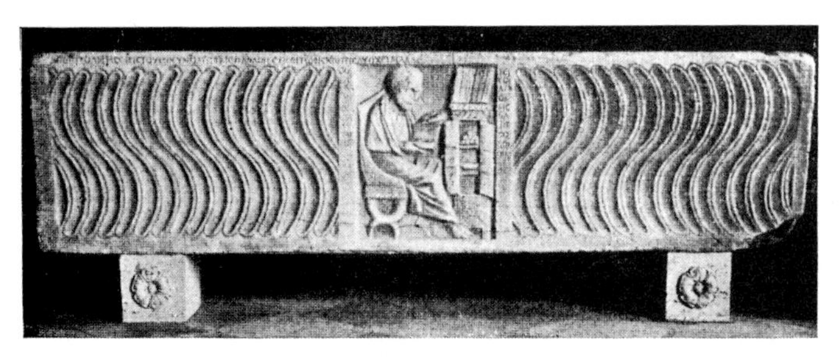

Abb. 63. Antiker Sarkophag eines Arztes. (Nach HOLLÄNDER.)

In der Therapie wird vor allem Gewicht gelegt auf die Regelung der ganzen Lebensweise; das faßte man damals und noch Jahrhunderte später unter dem dem Namen „Diät“ zusammen. Alles, was man unter individueller Hygiene zu verstehen pflegt, gehörte unter diesen Begriff; aber auch Brechmittel, Abführmittel, Aderlaß und Schröpfen als Hilfen zum „Ausleeren“ schädlicher Säfte rechnet man hinzu. Ferner wurde eine einfache und zweckmäßige Lokalbehandlung eingeleitet, wo es praktisch erschien; die seltsame, geheimnisvolle und komplizierte Rezeptiererei der orientalischen Völker lehnte er ab. Neben einheimischen zog er auch einige ägyptische Mittel zu Rate. Das Opium hat er als Narkoticum verwendet, jedoch nicht etwa in der Chirurgie.

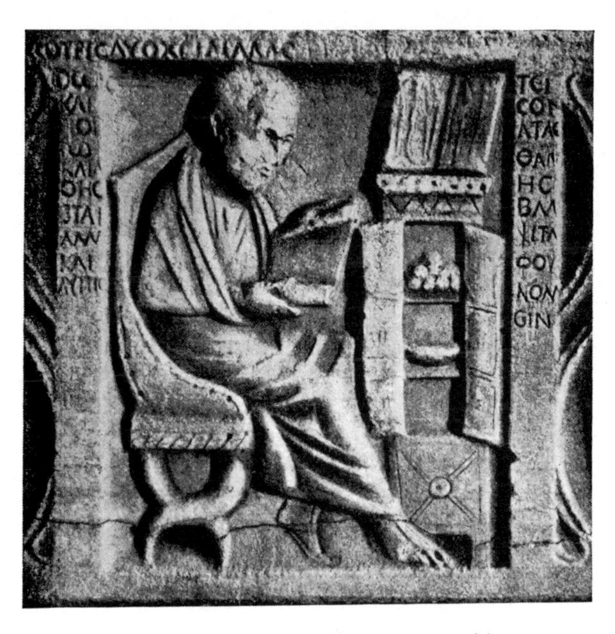

Abb. 64. Detail des Sarkophages eines Arztes (Abb. 63). Arzt vor seinem Bücherschrank, in einer Rolle lesend, auf dem Schrank sein chirurgisches Besteck. (Nach HOLLÄNDER.)

An der Spitze alles Tuns stehen zwei Grundsätze: „Nützen oder doch nicht schaden!“ „Nichts zwecklos unternehmen, aber doch nichts übersehen!“

Überall ließ er ernster Kritik freien Spielraum im Bewußtsein der Unzulänglichkeit ärztlicher Erkenntnis, ein Gegner jeglicher dogmatischer Bindung: nur auf dieser Grundlage konnte die hippokratische Heilkunde und Heilkunst erwachsen, nur auf diesem Wege vermag sie zukünftig aufwärts sich zu erheben!

Zu den besten Schriften der Sammlung gehören aber gerade auch die chirurgischen; sie machen, wie SUDHOFF erklärt, den Eindruck, als ob sie ursprünglich zu einem einheitlichen Werke verschmolzen gewesen und erst später getrennt worden seien. Es sind das zunächst die folgenden fünf: „Über die ärztliche Werkstätte"; „Über Schädelverletzungen"; „Über Knochenbrüche"; „Über Einrichtung von Gelenken"; „Über Einrenkung mittelst Hebelvorrichtungen". Zu ihnen treten noch hinzu die Schriften „Über Wunden", „Über Fisteln" und „Über Hämorrhoiden".

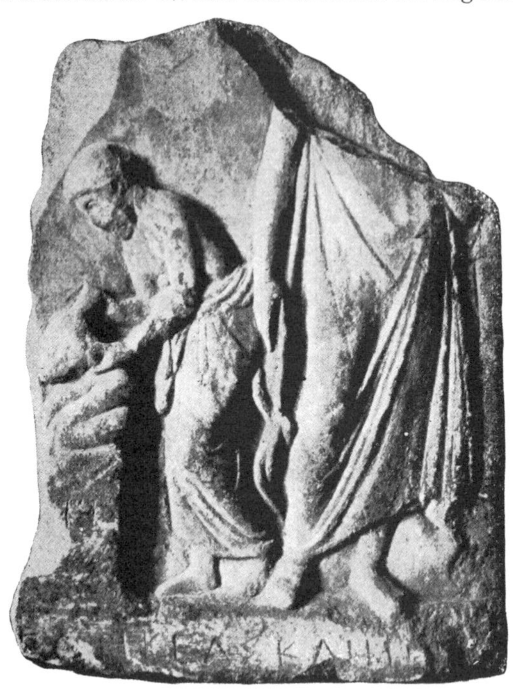

Abb. 65. Reliefplatte Nr. 1353 des Athener Nationalmuseums, vom Asklepieion stammend. Die linke Hand des Mannes hält Mohnblüten und -köpfe (zur Betäubung), die rechte Hand hielt ursprünglich ein jetzt verlorengegangenes Instrument; darunter sind zwei schlanke Meißel und ein Hammer herausgearbeitet. Der Gehilfe des daneben stehenden Heilgottes führt Operation am Schädel aus. (Nach HOLLÄNDER.)

Größte Sauberkeit wird dem Arzt gerade in der Chirurgie zur Pflicht gemacht; peinlichste Reinigung der Hände, zumal der Nägel! Stets saubere Kleidung! Die Lage, Einrichtung und Beleuchtung des Operationszimmers wird sehr ausführlich erörtert; die Möbel, insbesondere zur Lagerung des Kranken, sollen so praktisch wie möglich sein, auch ihrer Höhe nach. Für die Wundbehandlung galt als Grundsatz, die Wunde möglichst in Ruhe zu lassen. Die verschiedenen Verbandmittel und Binden werden genau beschrieben und ihre Anwendung eingehend erläutert. Auch klebende Verbände wurden mittelst Wachs zwecks sicheren Haftens angelegt, besonders nach Reposition von Frakturen und Luxationen. Frische Wunden soll man mit möglichster Schonung trocken behandeln höchstens mit Wein darf man sie befeuchten; Ruhe ist für die Heilung Erfordernis, zumal bei Wunden an den unteren Gliedmaßen; Naht ist gelegentlich von Vorteil; die Blutung beherrscht man durch Hochlagern, Kälte und Druckverband, auch wohl durch geeignete Heilmittel oder das Glüheisen; angeschnittene blutende Gefäße schneidet oder brennt man völlig durch, damit deren Enden sich zurückziehen können. Die Gefäßunterbindung kommt offenbar erst in Alexandreia auf. Wunden, die nach ihrer ganzen Art nicht schnelle Heilung versprechen, soll man von vornherein wie Geschwüre behandeln, ihre Eiterung fördern und sie durch Granulation heilen lassen. Am Schädel ist ihm die Lamina externa und interna und die venenreiche Diploe dazwischen wohlbekannt; er kennt die verschiedenen Formen und Grade der Verletzung des Schädels und erwähnt sogar die Fraktur durch Contrecoup, von der wir nach ihm und seinen Kommentatoren erst im 12. Jahrhundert n. Chr. aus Italien wieder Kunde haben. Liegen Haut- und Knochenverletzung offen, kann man abwarten, ebenso in den mit Depression verbundenen Fällen; hier um die Meningen nicht zu verletzen; bei einfacher Fraktur und Kontusion jedoch empfiehlt HIPPOKRATES die Trepanation, falls ein Spalt im Knochen vorhanden ist, den er durch Aufgießen von Tinte und Abwaschen nachweist; er geht dabei, falls es sich um frische Fälle handelt, so vor, daß er eine kleine Lamelle des Knochens

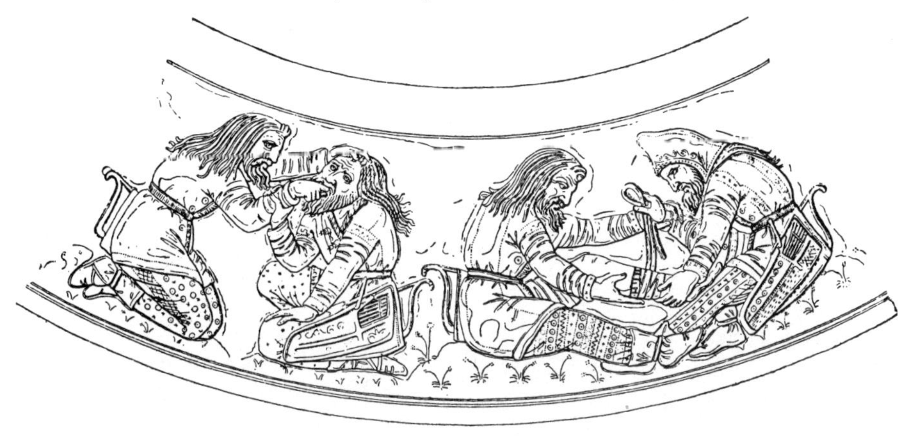

Abb. 66. Elektronvase aus Kul-Oba (Krim). Skythische Krieger, von denen einer dem andern einen Eingriff im Mund ausführt (Zahnextraktion?). Ein anderer legt einen Beinverband an. (Eremitage, St. Petersburg.) — Skythische Bogenschützen waren schon im 5. Jahrhundert als Polizeitruppe in Athen. (Nach GURLT.)

stehen läßt, die sich dann exfoliieren mag, aus Furcht vor Läsion der Hirnhäute; bei älteren Fällen muß man sogleich die ganze Dicke des Schädels mit dem Kronentrepan fortnehmen.

Krebs soll man versuchen mit dem Messer möglichst gründlich zu exstirpieren; Brennen oder Ätzen verschlimmert nur das Übel. Bei Atemnot scheint er die Intubation angewendet zu haben.

Die Schriften über die Einrichtung gebrochener und verrenkter Knochen zeigen HIPPOKRATES in seiner ganzen Größe als erfahrenen gewandten Praktiker. Die Art der Reposition richtet sich ganz nach dem Einzelfall bzw. dem Untersuchungsbefund; die Fixation geschieht mit Binden von mancherlei Gestalt und mit Schienen, die dem Gliede angepaßt und gepolstert sein müssen. Die Annahme, er habe den Dauerstreckverband gekannt, ist nicht berechtigt; dieser ist erst aus der 2. Hälfte des 14. Jahrhunderts bei GUY DE CHAULIAC belegt. Offene Frakturen bedürfen ganz besonderer Sorgfalt und unterliegen bestimmten abweichenden Gesetzen der Heilung.

Die Schrift von den Luxationen und ihrer Behandlung ist schon mehrfach zum Gegenstand eigener Abhandlung geworden; HERMANN SCHÖNE hat das großartige Werk mit den Abbildungen, welche ihm der Kommentator APPOL-

LONIOS von Kition im 1. Jahrhundert v. Chr. eingefügt hatte, 1896 neu herausgegeben. Wir ersehen daraus, daß man da in vieler Beziehung heute nicht mehr leisten kann als im 5. Jahrhundert v. Chr. Daß man manchen Gibbus tuber-

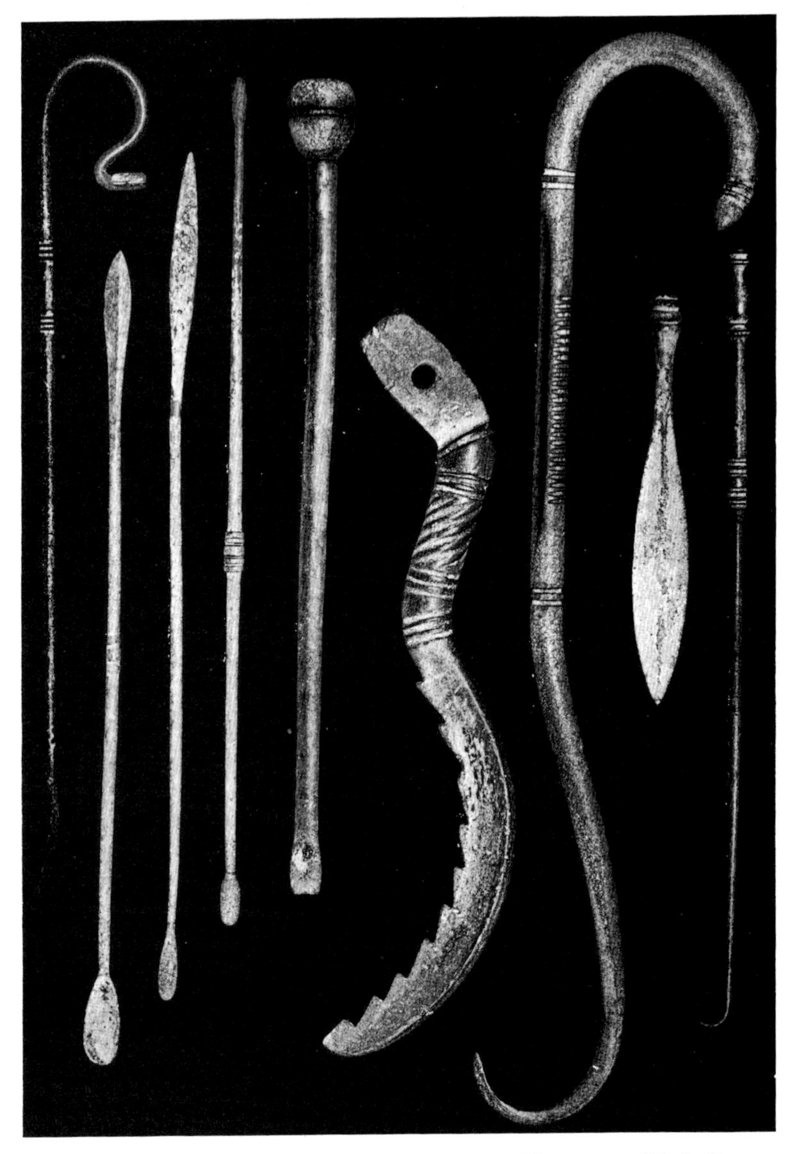

Abb. 67. Chirurgisch-geburtshilfliche Instrumente des Altertums. (Nach BUCHHEIM.)

kulöser Ätiologie fälschlich für eine Wirbelverrenkung gehalten haben mag, ist begreiflich bei dem Mangel pathologisch-anatomischer Kenntnisse. Ebenso hat sich eine merkwürdige Behauptung jahrhundertelang erhalten, daß eine unreponierte Unterkieferluxation meistens innerhalb 10 Tagen zum Tode führe; erst MAIMONIDES in der 2. Hälfte des 12. Jahrhunderts hat dies geleugnet,

Fabricius ab Aquapendente um 1600 n. Chr. diese immer sich wiederholende Notiz aus den Lehrbüchern endgültig entfernt. Dem Hippokrates ist die leichte Reponierbarkeit der „Luxation" im Handgelenk, aber ihr schlechtes Heilungsvermögen aufgefallen (weil es sich nämlich um typische Radiusfraktur gehandelt hat); hierauf macht erst wieder Guy de Chauliac 1363 aufmerksam und rät solche „Luxationen" ausnahmsweise mit Schienen zu behandeln.

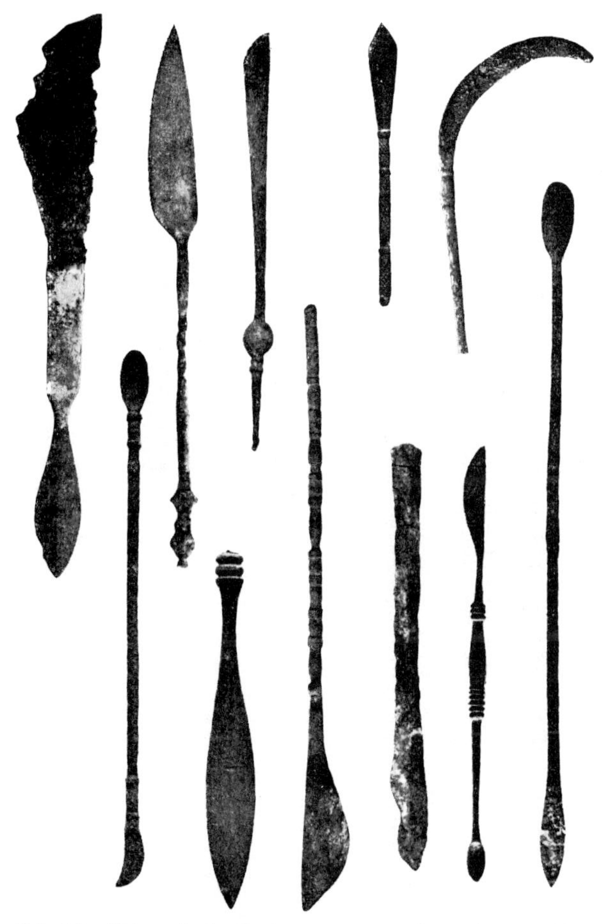

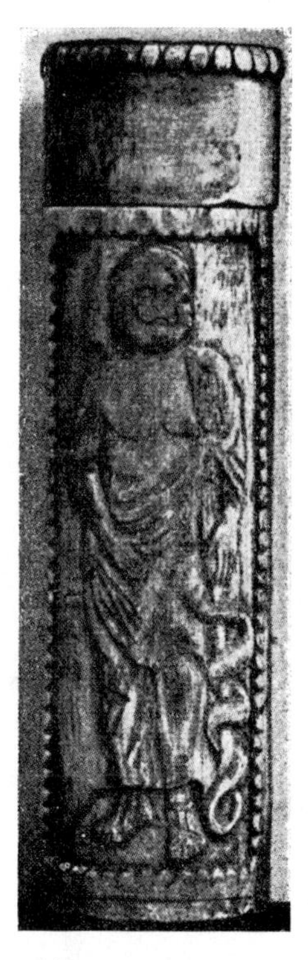

Abb. 69. Instrumentenbüchse mit Asklepios (Nach Meyer-Steineg.)

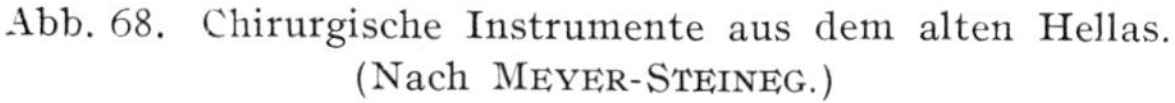

Abb. 68. Chirurgische Instrumente aus dem alten Hellas. (Nach Meyer-Steineg.)

Die Technik der Amputation steckt noch in den Kinderschuhen; man setzte brandige Glieder im Gelenk an der Grenze des Kranken und innerhalb des brandigen Bezirks ab, weil man die Blutstillung sonst nicht zu beherrschen vermochte. Perforierende Wunden der Brusthöhle sah H. mehrfach in Heilung ausgehen. Beim Empyem öffnete man den Thorax, und zwar dort, wo aufgelegter Ton zuerst trocken wird, zwischen zwei Rippen, möglichst weit unten und hinten mit der Lanzette, riet aber, das Zwerchfell zu meiden, dessen Verletzung zum sofortigen Tod Anlaß gebe. Bei Hydrothorax empfahl man auch, ein Trepanloch in einer Rippe anzulegen. Übrigens kannte man offenbar auch den Lungenechinokokkus als wassergefüllte Blasen, wie man sie bei Ochsen, Hunden und Schweinen sieht; diese führen durch Aufbruch zu Hydrothorax; Leberabzcesse werden mit dem Messer oder Glüheisen eröffnet, der Ascites durch Punktion entleert. Wunden des Darms sind äußerst gefährlich. Hämorrhoiden wurden mit dem Glüheisen gebrannt oder blutig abgetragen. Mastdarmfisteln schnürte man

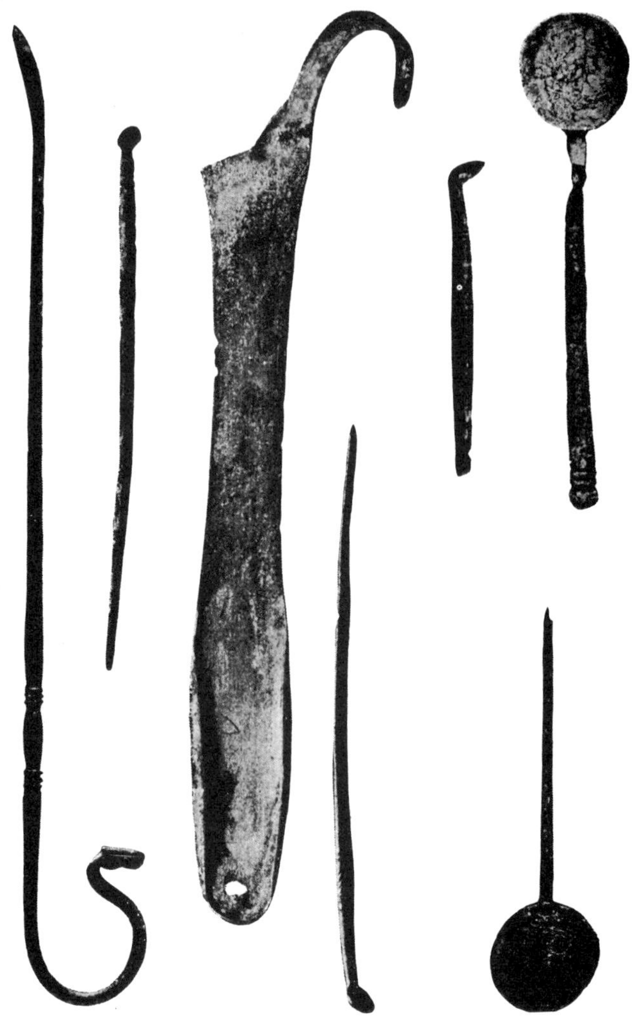

Abb. 70. Chirurgische Instrumente der griechischen Antike (× der sog. Löffel des DIOKLES). (Nach MEYER-STEINEG.)

durch. Die Bruchoperation wird nicht genannt, auch nicht der Starstich, den Steinschnitt kannte man bestimmt, überließ ihn aber besonderen Fachleuten, wie der „Eid" beweist. Er ist zuerst von CELSUS um Chr. Geburt beschrieben. Bei Nierenkranken entwickelt sich gelegentlich eine Schwellung neben der Wirbelsäule; das ist dann ein Absceß, den man eröffnen muß. Beim Klumpfuß, von dem es mehrere verschiedene Arten gibt, wird der Fuß so durchgewalkt, „als wenn man Wachs modelliert", daß er ganz weich und nachgiebig ist, und dann durch Verband in der Lage fixiert; zur Nachbehandlung sog. lesbische Stiefel. Die congenitalen Luxationen sind ihm wohlbekannt.

Gelockerte Zähne oder, wie das oft genug vorgekommen sein wird, in den Kämpfen im Gymnasion ausgeschlagene Zähne hat man schon früh vermittelst

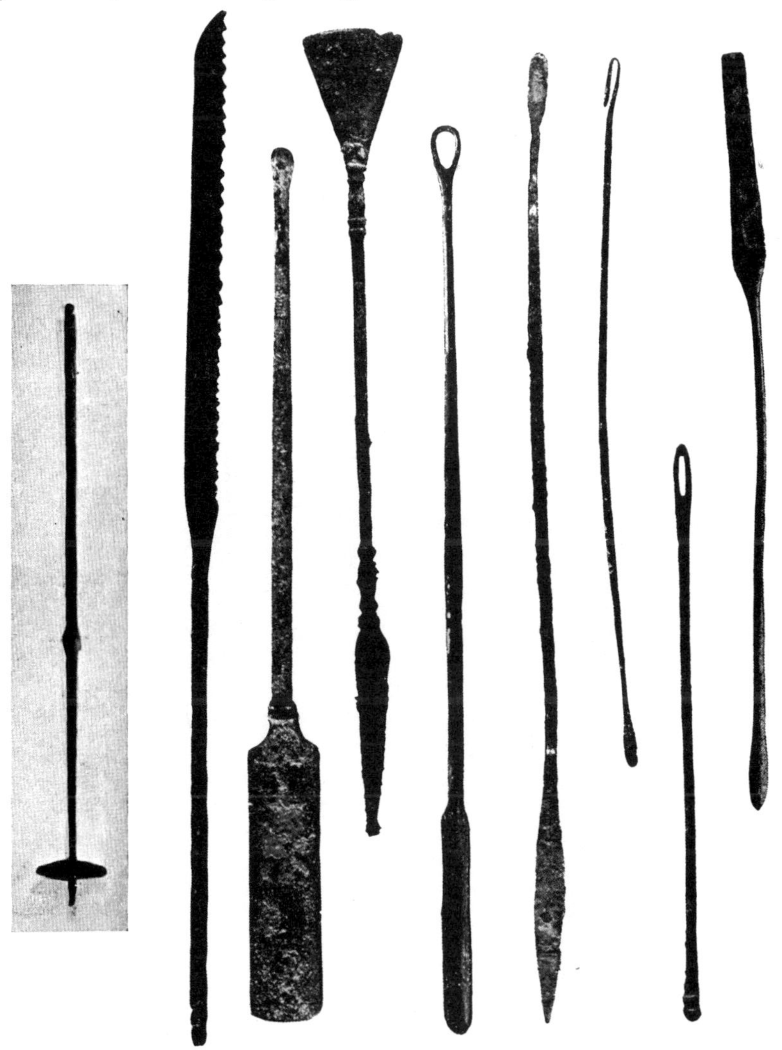

Abb. 71. Chirurgische Instrumente der griechischen Antike. (Nach MEYER-STEINEG.)

goldenen Bindewerks an andern Zähnen festzulegen verstanden, bis sie in der eigenen Alveole wieder angewachsen waren. Die Golddrahttechnik dürfte griechisches Eigengut sein, die Anwendung breiter Goldstreifen aber von den Etruskern überkommen sein.

Im 2. Buche von den Epidemien erzählt HIPPOKRATES übrigens, daß er Völker kennen gelernt habe, die ihre kleinen Kinder künstlich langköpfig machen; Ausgrabungen in neuerer Zeit haben diese Angabe vollauf bestätigt nicht nur für die von H. genannten Gegenden, sie haben solche Funde vereinzelt bei den Angelsachsen, in Deutschland, Niederlanden, Schweiz und Italien, häufiger in Frankreich, in Ungarn, in der Krim und im Kaukasus, ferner in Australien, Afrika und Nord- sowie Südamerika zutage gefördert.

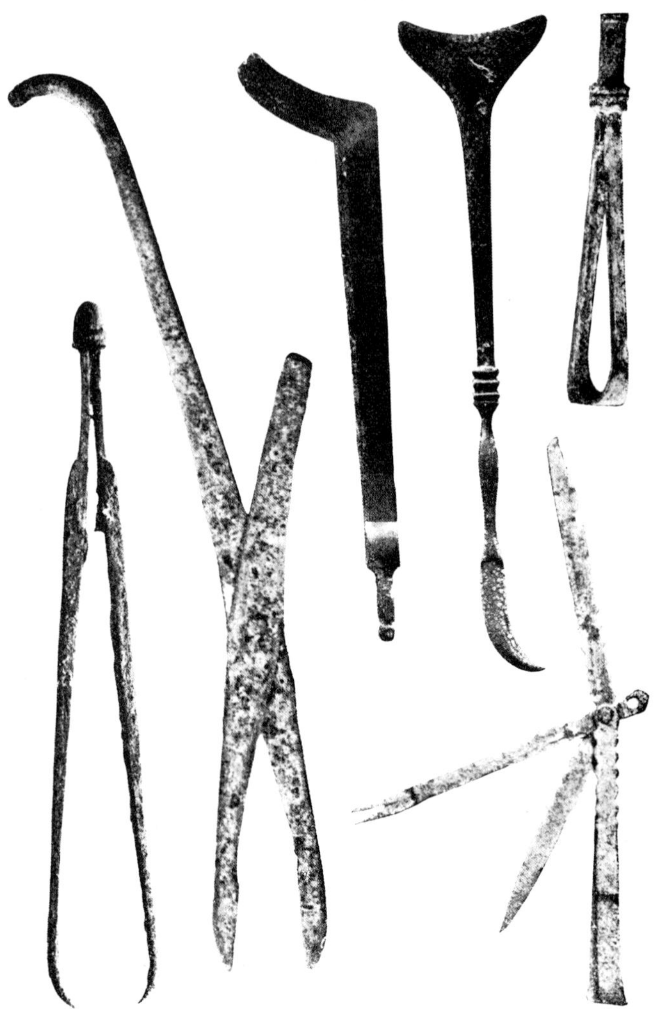

Abb. 72. Toilettengerät und chirurgische Instrumente der griechischen Antike. (Nach MEYER-STEINEG.)

Auf die übrigen operativen Fächer, welche bereits mehrfach eine Sonderbearbeitung der hippokratischen Sammlung für ihr Fach gefunden haben, sei hier nicht näher eingegangen.

Wie in der Behandlung innerer Krankheiten, so befleißigte sich auch in der Chirurgie der Hippokratiker möglichster Einfachheit in der instrumentellen Ausrüstung. Ausdrücklich wird hervorgehoben, daß es nicht des Arztes würdig sei, mit kupfernen Geräten zu protzen, wie andre das zuweilen zu tun pflegen; auch spottet der Satiriker LUKIAN über unerfahrene unwissende

Ärzte, die das Publikum durch elfenbeinerne Salbenbüchsen, silberne und mit Gold eingelegte Instrumente über ihre Untüchtigkeit hinwegzutäuschen sich bemühen. Die ärztlichen Instrumente, die der Jenaer Medizinhistoriker MEYER-STEINEG größtenteils selbst in Kos hat erwerben können und die aus hippo-

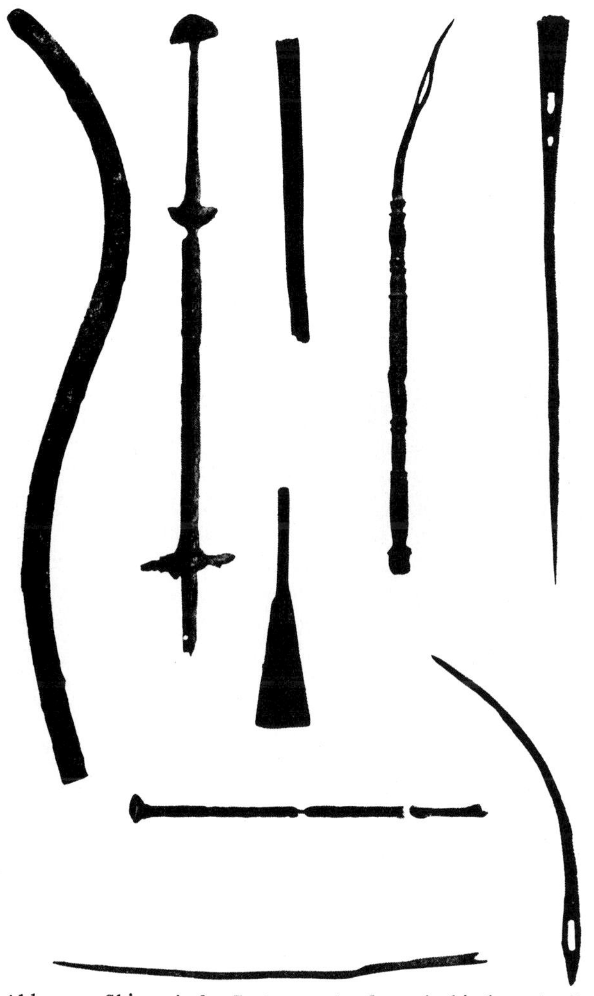

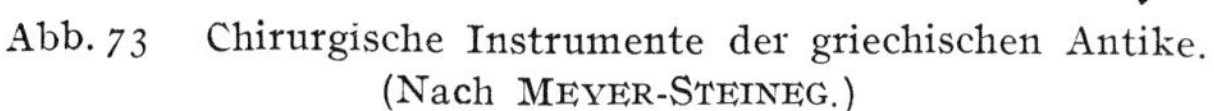

Abb. 73 Chirurgische Instrumente der griechischen Antike. (Nach MEYER-STEINEG.)

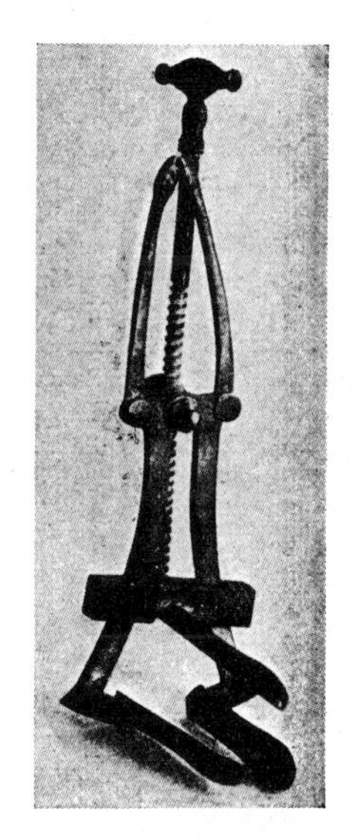

Abb. 74. Altgriechisches dreiteiliges Speculum, Athen. (Nach MEYER-STEINEG und SUDHOFF.)

kratischer Zeit stammen müssen, zeigen durchweg einfachste Form ohne allen Zierat. Wir finden da Instrumente aus Bronze und Eisen: Schröpfköpfe aus Glas oder Bronze, teilweise von erheblicher Größe, Glüheisen, Sonden und Spatel, Haken, Nadeln, Messer verschiedener Formen und Größe, gebogene Katheter, den Kronen- und Perforativtrepan, Schutz-Kanülen bei Anwendung des Glüheisens in der Tiefe, Tierblasen mit eingebundener Kanüle zum Einspritzen von Wasser, Pulvern, Luft, Öl in Körperhöhlen, auch zum Klistiersetzen, endlich Specula zur Untersuchung der natürlichen Körperöffnungen. Nicht unerwähnt darf die „Eidechse" des HIPPOKRATES bleiben, eine aus feinen Palmblattrispen geflochtene Hülse, die, über den Finger gezogen, sich beim Anziehen so verengte, daß man damit die Fingerluxationen bequem reponieren konnte. War sie angelegt, so ähnelte das Ganze etwas dem marmorierten Aussehen einer Eidechse. — Unter den zahlreichen zweckmäßigen Verbandverfahren sei die „Mitra Hippocratis" hervorgehoben; es wurde mit Recht auf gefälliges Äußere der Verbände Wert gelegt.

GALEN berichtet, daß man zu des HIPPOKRATES Zeit regelrechte Verbandkurse mit Anlegung der Verbände an Knaben oder auch Holzpuppen abgehalten habe.

Schauen wir noch einmal zurück auf die Heilkunde und Heilkunst der hippokratischen Zeit, so imponiert uns immer wieder der Hochstand des praktischen Könnens im Vergleich zu den relativ bescheidenen theoretischen Kenntnissen. Es geht eben doch im Drang, dem leidenden Mitmenschen zu helfen, im allgemeinen die Kunst der Wissenschaft voraus — und Kunst ist nur aus der Erfahrung zu gewinnen. Solange Arzt und Kranker ohne die trennende Wand übermächtiger Theorie unmittelbar vor einander gestanden haben, ist der Weg der Medizin aufwärts gegangen; so oft die theoretische Wissenschaft sich für berechtigt gehalten hat, in Überschätzung ihres praktischen Wertes dem Arzt sein Handeln diktatorisch vorzuschreiben, ist der Weg der Heilkunde stets auf Umwege und in die Irre geraten!

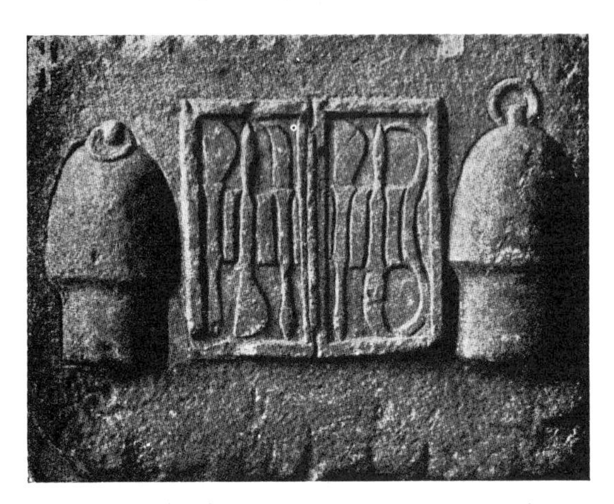

Abb. 75. Altgriechisches Relief aus dem Asklepieion zu Athen. Besteck mit zwei Schröpfköpfen. (Nach MEYER-STEINEG und SUDHOFF.)

b) Die nachhippokratische Zeit.

Die Auffassung des HIPPOKRATES vom Wesen der Heilkunde und von Sinn und Ziel heilender Kunst ist bis heute ganz die gleiche geblieben, ungeachtet aller der zahllosen Versuche, die Medizin in ein „System" zu pressen und in doktrinärer Weise dem Arzte bestimmte Methoden vorzuschreiben, nach denen er sich richten soll, wenn der Kranke Hilfe von ihm begehrt. Schauen wir aber den Gang der Entwicklung der Medizin als ein Ganzes, so ist darin die Zeit des großen Meisters ein Hinaufstreben zur Höhe, dem später ein Abstieg zwangsläufig folgen mußte. Indessen dürfen wir uns diese Wendung nach abwärts nicht allzu schroff vorstellen!

Die besondere Bedeutung der koischen Schule beruhte auf der persönlichen Gabe des Meisters, mit Hilfe umfassender Erfahrung intuitiv das Recht zu finden und seine Schüler mit dem Geiste seines ärztlichen Denkens zu inspirieren.

Nach seinem Scheiden war es verständlich, daß man bemüht war, bestimmte Grundzüge festzulegen, nach denen der Schüler angelernt werden konnte. Dazu erwies sich bald aber die Art der *knidischen* Schule besonders zweckmäßig in ihrer mehr schulmäßigen Einstellung; dazu paßte auch in vieler Beziehung die Forschungs- und Unterrichtsmethode der *sikelischen* Ärzteschule, die ihren Ursprung von KROTON in Unteritalien herleitete. Dort hatte der Naturphilosoph ALKMAION um 500 v. Chr. anscheinend zuerst richtige Sektionen ausgeführt, soll die Eustachische Röhre und den Sehnerv gesehen und beschrieben und das Gehirn als Sitz der Seele angesprochen haben. Nach ihm hat EMPEDOKLES auf Sizilien eine Ärzteschule begründet und sich bemüht, durch anatomische und physiologische Forschungsarbeit die wissenschaftliche Seite der Medizin zu fördern. Als seine Schüler sind AKRON und PAUSANIAS bekannt geworden, ferner PHILISTION von Lokroi. Das Gefäßsystem und die Atmungsvorgänge waren Gegenstand ihrer Studien, bei denen Tiersektionen eine besondere Rolle spielten. Die gewonnenen Ergebnisse wurden dann deduktiv ausgewertet; wir haben Grund zu der Annahme, daß manches von dem, was an Theorien über Entstehung von Krankheiten im Corpus Hippocraticum enthalten ist und in den Geist des großen Meisters nicht recht hineinpaßt, Einflüssen gerade dieser Schule zuzuschreiben ist.

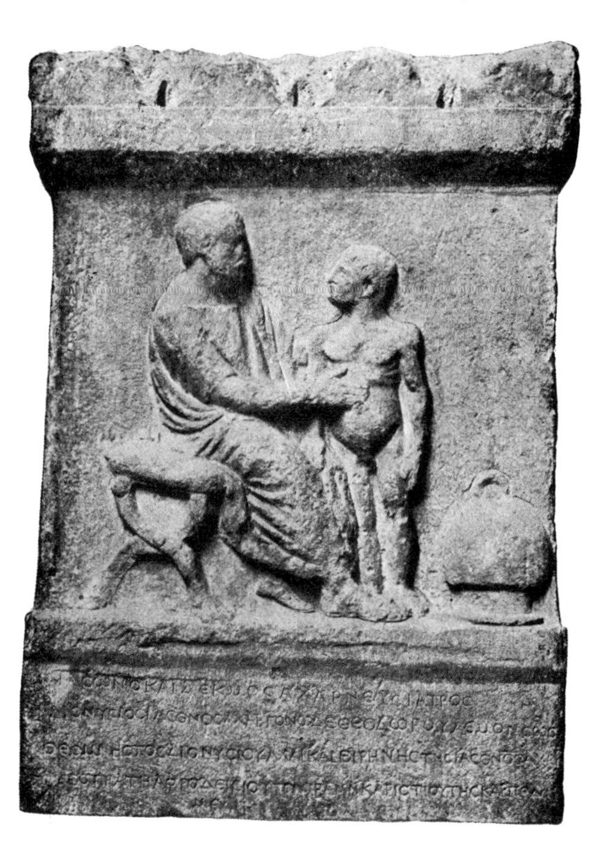

Abb. 76. Der Arzt JASON untersucht einen Kranken, daneben Schröpfkopf. Hellenisches Relief. London, Britisches Museum. (Nach einer Photographie des Leipziger Instituts für Geschichte der Medizin.)

Ungemein fleißig hat man nach des HIPPOKRATES Tod an seinem Werk weitergebaut; sein Schwiegersohn POLYBOS hat dabei an führender Stelle mitgewirkt. Doch war ein gewisser doktrinärer Geist auf die Dauer nicht fernzuhalten — so spricht man von der „dogmatischen Schule“. Es war derselbe Prozeß, den wir an dem Werk des SOKRATES nach seinem Tode wirksam sehen zu der gleichen Zeit.

CHRYSIPPOS von Knidos war mit seinem Lehrer EUDOXOS auf weiten Reisen in Hellas und Ägypten, Italien und Sizilien auch mit der dortigen Schule und dem bedeutenden PHILISTION bekannt geworden; er begann sich mit anatomischen Studien zu beschäftigen, gab in der Pathologie dem Pneuma vor den Humores den Vorrang und hat statt des Aderlasses, den er verwarf, das „Binden der Glieder" erfunden, das Abschnüren der beim Herabhängen mit Blut erfüllten Gliedmaßen, um im Rumpf eine geringere Blutfülle herbeizuführen bei Zuständen der Plethora oder bei Blutungen. Bei Wassersucht wandte er Schwitzkästen an.

Der Einfluß des PHILISTION ist sogar auf die hippokratische Schule selbst wirksam geworden, gerade auf ihren bedeutendsten Vertreter nach dem Tode des großen Meisters, auf DIOKLES von Karystos (1. Hälfte des 4. Jahrhunderts). Er war ein Zeitgenosse des PLATON und ist der erste Arzt gewesen, der in attischem Dialekt geschrieben hat. Er war ein eifriger Anatom, hat zahlreiche Tiere zergliedert, sah allerdings mit den Sikeliern das Herz nicht nur als Zentrum der Blutbewegung, sondern auch als das der Geistestätigkeit an im Gegensatz zu HIPPOKRATES; das Gehirn wurde bei diesen Ärzten nur als schleimabsonderndes Organ gewertet oder bei seinem Schüler PRAXAGORAS als einfaches Anhängsel des Rückenmarks. Er hat Schriften über die Verbände, über das Iatreion verfaßt und einen Löffel angegeben, der beim Pfeilausziehen zweckmäßig sein soll (vgl. S. 66, Abb. 70). Er erwähnt Gänge, die von der Leber zur Gallenblase führen, spricht vom „Magenmund", „Blinddarm", kennt die Blinddarmklappe, die Ureteren, Eierstöcke und Eileiter. PRAXAGORAS huldigte gegenüber seinem Lehrer radikaleren Tendenzen; er behauptete, daß die Arterien nur Luft, die Venen ausschließlich Blut führten; ihm ist zu danken, daß die Diagnostik und Prognostik aus der verschiedenen Qualität des Pulses ungemein verfeinert worden ist; der Puls aber — so meinte er — beruhe auf einer aktiven Schlagkraft der Arterien selbst. Seine Therapie war oft eine gymnastische; bei Ileus riet er, zunächst den Leib gründlich zu kneten und erforderlichenfalls den Bauch operativ zu öffnen, den Darm aufzuschneiden, zu entleeren und das Ganze wieder durch die Naht zu schließen — über die Durchführung und das Ergebnis wird nichts berichtet. Von den großen Ärzten jener Zeit sind Bruchstücke ihrer Schriften in einem griechischen Papyrus uns erhalten, dem „Anonymus Londinensis".

DIOKLES und PHILISTION sind auch von wesentlichem Einfluß auf PLATON (427—347) geworden. Die Gedankengänge seines „Timaios", einer der beachtetsten Schriften der ganzen Antike und auch späterer Zeit, sind von besonderer Bedeutung für ärztliches Denken von Jahrtausenden geworden. Sein Wort „Ohne Naturbeobachtung keine Medizin" bleibt unvergessen.

Viel tiefer aber noch wie er hat sein Schüler ARISTOTELES, geboren in Stageira auf der Chalkidike im Jahre 384, sein Wesen der Heilkunde eingeprägt; er ist zwar vor allem der große biologische Forscher, der am bebrüteten Hühnerei von Tag zu Tag die Entwicklung des Hühnchens sieht und beschreibt, der das ganze Tierreich in den Kreis seiner Forscherarbeit einbezieht, dessen Mitteilungen heute noch von hohem Wert sind: der HIPPOKRATES in der Biologie! Er bemühte sich, wenn auch nicht immer erfolgreich, nur auf dem aufzubauen, was er mit den Sinnen wahrnehmen konnte („Nihil est in intellectu, quod non antea fuerit in sensu"); trotzdem ist die gefährliche deduktive Beweisführung durch ihn zu hohen Ehren gelangt. In den ihm fälschlich zugeschriebenen „Problemata" findet sich die Frage: „Quare interfectus interfectore praesente sanguinescit?", die jahrhundertelang in der Rechtspflege maßgebliche Bedeutung gehabt hat. Er erkennt dem Menschen eine besondere Seele zu, die im Herzen ihren Sitz hat. Zu den bisher bekannten 4 Elementen fügt er als „Quinta essentia“ den Äther hinzu als das eigentlich belebende Prinzip. Vom Nervensystem weiß er noch nichts; das Gehirn sondert Schleim ab. Beim Unterricht hat er sich bereits der Zeichnungen bedient, die uns aber nicht selbst überliefert sind. Er ist 322 v. Chr. in der Heimat gestorben nach einem reichen Leben am makedonischen Hofe als Lehrer des großen ALEXANDER und in Athen.

Sein Einfluß ist besonders in die Erscheinung getreten bei den Arabern und nach Übertragung der arabischen Schriften durch GERHARD von Cremona und seine Schüler nach 1170 in Toledo und Süditalien auf die Gestaltung der Scholastik, ist indessen auch schon in hellenistischer Zeit zu spüren.

4. Alexandreia.

Der Peloponnesische Krieg mit dem Übergang der Hegemonie von Athen auf Sparta war nur der Anfang weiterer innerer Kämpfe, deren Abschluß der Verlust der politischen Freiheit Griechenlands nach der Schlacht bei Chaironeia (338) bildete. In diese Periode ungefähr müssen wir die Zeit der dogmatischen Schule verlegen.

ALEXANDER, nach PHILIPPS Tode 336 zur Regierung gelangt, hatte es sich nach Aufrichtung seines Weltreiches zur Aufgabe gesetzt, hellenische Sitte und Bildung und damit auch die Sprache der Griechen der ganzen Welt seiner Zeit zu vermitteln. Aus den Trümmern der politischen Größe von Hellas erwuchs die Weltmacht hellenistischer Kultur.

Nach dem frühen Tode ALEXANDERS des Großen 323 beginnt das Zeitalter der Diadochen, der ehemaligen Heerführer des großen Königs, die es mit Geschick verstanden, in langen Jahren des Friedens die Völker durch weitgehende Förderung aller Kulturbestrebungen für sich zu gewinnen.

Alexandreia, am Westrande des Nildeltas 332 gegründet, hat fast ein ganzes Jahrtausend lang die Erinnerung an seinen großen Schöpfer lebendig erhalten. Zur Zeit ihrer Blüte soll sie 900 000 Einwohner beherbergt haben. Zu der ungemein günstigen geographischen Lage kam der Umstand, daß ungeheure Reichtümer von ALEXANDER und seinen Nachfolgern gesammelt waren, die nun der Kultur und Kunst dienstbar gemacht werden konnten, daß ferner die innige Berührung der hellenischen Kultur mit den Kulturen der alten Völker des Orients der Griechenkultur einen Auftrieb von unerhörtem Schwung und eine gewaltige Ausdehnungskraft verlieh. Immerhin hat sie dabei mehr an Breite als an Höhe gewonnen. Alles, was vermöge der fast unbegrenzten pekuniären Mittel an Wissensmaterial aus der Welt herbeigeschafft werden konnte, floß hier in Alexandreia zusammen; die Technik der Forschungsmethoden wurde wesentlich verbessert und durch Entlastung der Forscher von unnötiger Kleinarbeit Höchstleistung ermöglicht. So sind sämtliche der Praxis dienenden Fächer auf der Grundlage des gesammelten Materials in Alexandreia mächtig gefördert, im übrigen ist aber der Gipfel der Perikleischen Zeit nicht wieder erreicht worden. Es bildete sich auch hier im Gegensatz zu früherer Entwicklung ein gewisses exklusives Gelehrtentum heraus zum Teil infolge der äußeren Verhältnisse. Die Ptolemäer hatten in der Absicht, den Gelehrten, die sie aus aller Welt heranzogen, ein sorgenfreies Leben und ungestörtes Schaffen zu gewährleisten, in dem am Hafen gelegenen Stadtteil Brucheion das „Museion" geschaffen, ein gewaltiges Gebäude mit einer Bibliothek von angeblich 700000 Bücherrollen, das zugleich den Gelehrten behagliche Wohnung bot. Hier und in der etwas kleineren Bücherei des „Sarapieion" konnten die großen Werke geschaffen werden, welche den Ruhm Alexandreias unsterblich gemacht haben: hier sind die hervorragendsten griechischen Literaturdenkmäler gesammelt und redigiert worden von ERATOSTHENES, ARISTOPHANES von Byzanz, ARISTARCHOS von Samothrake; hier entstand auch das Corpus Hippocraticum in seiner jetzigen Gestalt. Später hat man auch hier im wesentlichen der Bibel ihre heutige Form gegeben. In Alexandreia wirkten von Mathematikern EUKLEIDES, APOLLONIOS und HIPPARCHOS; ARISTARCHOS von Samos stellte hier, fünfzehnhundert Jahre vor Kopernikus, die Theorie des heliozentrischen Systems auf; hier wirkte STRATON und der Astronom PTOLEMAIOS; vor allen aber tritt ARCHIMEDES hervor, der als Mathematiker und Erfinder nicht vergessen werden kann; gerade als Erfinder haben auch die Physiker KTESIBIOS und der große HERON unvergänglichen Ruhm erworben — man denke nur an automatisch arbeitende Maschinen, die Dampfturbine, den Heronsball, die Pipette, den Saugheber und die Wasseruhr, die in Alexandreia zuerst zur Zählung des Pulses verwandt worden ist. Von bedeutenden Bildwerken sind hier die Laokoongruppe entstanden, der farnesische Stier, der Apollo von Belvedere, auch die Statue des sterbenden Galliers.

Indessen hat dies Zeitalter auch seine Schattenseiten gehabt, wie angedeutet. Bei dem lebhaften Interesse der ptolemäischen Fürsten, die mit Vorliebe persönlich sich für die Arbeiten der Gelehrten zu bekümmern, Sitzungen beizuwohnen pflegten, war dem Strebertum Tür und Tor geöffnet: was in die Augen fiel, fand stets besondere Pflege. Auch hatte das Zusammenströmen der alten orientalischen Kulturen den Nachteil, daß Aberglaube und Mystik der orientalischen Völker, von einflußreichen, aber wenig kritischen Persönlichkeiten gefördert, mehr und mehr sich breit machen durften. Aus babylonisch-assyrischer Priesterweissagung wurden hier die zahllosen Traumbücher mit ihrem plumpen Schwindel, ägyptische Tempelkenntnisse in chemischen Dingen wurde hier zur Alchimie. Hier sind auch aus dem Zusammentreffen der religiösen Kulte der verschiedensten Völker der Erde die mancherlei Sekten entstanden, die dem zu Ende gehenden Römerreich ihren Stempel eingeprägt haben.

Die erste Störung erfuhr die wissenschaftliche Arbeit *Alexandreias*, als JULIUS CAESAR 47 v. Chr. die Stadt belagerte und gerade das am Hafen belegene Museion zu leiden hatte, dann zu Beginn des 3. Jahrhunderts n. Chr. durch CARACALLA, der die reichen Stiftungen und Pensionen der Gelehrten aufhob, schließlich im Jahre 398 unter der Regierung des THEODOSIUS durch Zerstörung des Sarapieion, wie berichtet wird, auf Anstiften der christlichen Patriarchen. Die Araber haben dagegen, als sie 642 durch Vertrag die Stadt in Besitz nahmen, den Verfall Alexandreias nicht beschleunigt, sondern im Gegenteil sich das, was sie an wissenschaftlichem Gut noch vorfanden, zu eigen zu machen sich bemüht. Es darf auch nicht vergessen werden, daß das Material der Bibliotheken fast ganz auf Papyrus geschrieben war, auf dies überaus hinfällige Material, das auch bei sorgfältigster Behandlung im feuchten Klima des Nildeltas in verhältnismäßig kurzer Zeit von selbst dem Zerfall preisgegeben war. Dieser Umstand hat zum Verlust der Riesenbüchereien des Museion und Sarapieion wahrscheinlich viel mehr beigetragen als kriegerische Verwüstung. Dies Verschwinden der meisten Handschriftenschätze der Alten Welt hat leider gerade für die gewaltigen medizinischen Erträgnisse alexandrinischer Zeit die Folge gezeitigt, daß die Nachrichten über sie nur bruchstückweise uns überliefert sind.

Die Entwicklung geht von HIPPOKRATES über die *Dogmatiker* kontinuierlich in die alexandrinische Zeit über. Das Neue, was in ihr zum erstenmal zur Geltung gekommen ist und den Hauptanteil am Fortschritt der Medizin während dieser Periode hat, ist die Einführung methodischer Untersuchungen an menschlichen Leichen. Die Ptolemäer machten sich frei von dem bisherigen Vorurteil und gestatteten und förderten diese Arbeiten; ob sie sogar, wie CELSUS (praef. I, 4) und TERTULLIAN berichten, lebende Verbrecher zur Vivisektion bestimmt haben, ist oft bezweifelt worden, aber doch nicht als unglaubhaft anzusehen, wenn man an die Ergebnisse der Untersuchungen der großen alexandrinischen Anatomen denkt.

Es sind die beiden Namen HEROPHILOS und ERASISTRATOS, welche der gesamten Entwicklung der Heilkunde in dieser Zeit ihren Stempel aufgeprägt haben.

HEROPHILOS war an der asiatischen Seite des Bosporus in Chalkedon geboren, war ein Schüler des PRAXAGORAS von Kos und lebte vor 300 v. Chr. in Alexandreia. Er ist der eigentliche Begründer der menschlichen Anatomie, ist zugleich aber auch ein hervorragender Praktiker gewesen, ein treuer Anhänger des HIPPOKRATES. Er erkannte im Gehirn das Zentrum des Nervensystems und sah in ihm den Sitz der Seele; er beschreibt zutreffend die Ventrikel des Hirns, Ursprung und Verlauf verschiedener Hirnnerven. Der Calamus scriptorius hat jahrhundertelang seinen Namen getragen, wie das heute noch mit dem Torcular Herophili der Fall ist, das er mit den Hirnsinus genau beschrieben hat. So hat er auch das ganze Gefäßsystem studiert, ließ in den Arterien Blut und Pneuma, in den Venen nur Blut strömen; sogar die Chylusgefäße scheint er gesehen zu haben, wenn er ihre Bedeutung auch noch nicht erkannt hat. Am Darm unterschied er verschiedene Partien und gab dem Zwölffingerdarm seine Bezeichnung. Am Auge kennt er die 3 Häute und spricht von der innersten als der „Netzhaut". Speicheldrüsen und Pankreas hat er untersucht und zuerst erkannt, daß in den Hoden der Same bereitet wird, den man bis dahin als ein Produkt des gesamten Körpers zu betrachten pflegte. Auf die Beobachtung des Pulses legt er erhebliches Gewicht und hat das Zählen des Pulses mit Hilfe der Wasseruhr eingeführt. Der Puls ist durch die Systole und Diastole des Herzens den Arterien mitgeteilt, nicht eine Funktion der Arterien selbst. CELSUS, SORANOS und GALENOS nennen ihn mit vollem Recht einen der größten griechischen Ärzte. Von seinen bestimmt erheblichen chirurgischen Fähigkeiten hören wir leider sehr wenig aus den kümmerlichen bruchstückartigen Berichten; die Gymnastik spielte eine wesentliche Rolle in seinen Verordnungen; seine Behauptung, daß Luxationen des Oberschenkels aus dem Grunde schlecht heilten, weil dabei das Lig. teres zerreiße, das dann den Kopf nicht mehr in der Pfanne halten könne, kann wohl nur darin ihren Grund haben, daß es sich um Frakturen des Oberschenkelhalses handelte, die er begreiflicherweise nicht diagnostizieren konnte — ähnlich wie es HIPPOKRATES mit den „Luxationen" im Handgelenk ergangen ist!

Ein wenig später ist ERASISTRATOS anzusetzen, auf der Insel Keos geboren

(310—250 v. Chr.). Er war Schüler des CHRYSIPPOS von Knidos bzw. von dessen Schüler METRODOROS, hatte in Athen, Kos und Alexandreia studiert, hat dann im Reich der Seleukiden und schließlich wohl in Alexandreia praktiziert. Auch er befaßt sich mit der Erforschung des Nervensystems und hat dem Opticus, Acusticus und andern Hirnnerven sein Interesse zugewandt. Die sensiblen Nerven hat er zuerst von den motorischen geschieden. Den größeren Windungsreichtum des menschlichen Gehirns im Vergleich zu dem der Tiere bezog er auf die größere menschliche Intelligenz. Am Gefäßsystem waren es die Klappen an der Vena cava und Arteria pulmonalis und im Herzen selbst, die er am Menschen studierte und über deren Zweck er sich Gedanken gemacht hat. In der Leber sah er die Gallengänge und schildert die Chylusgefäße als mit Milchsaft gefüllte Gänge. Die „Plethora", die Blutüberfülle, ist nach ihm ein Hauptgrund für Erkrankungen; doch verwirft er — im Gegensatz zu HEROPHILOS — den Aderlaß und versucht Abhilfe auf diätetischem Wege, auch durch das Binden der Glieder. Die Gymnastik zieht auch er zur Behandlung in vielen Krankheiten heran. Bei Bauchwassersucht zu punktieren und das Wasser abzulassen erklärt er für falsch, da seiner Beobachtung nach die Ursache der Bauchwassersucht in der Leber liege; er riet, nach Eröffnung des Leibes die Leber freizulegen, um Medikamente unmittelbar auf sie einwirken zu lassen. Der S-förmige Katheter (vgl. Abb. 73, S. 69) ist angeblich von ihm erfunden worden, dürfte aber weit älter sein.

Während HEROPHILOS sich zur Humoralpathologie bekannte, huldigte ERASISTRATOS der Pneumalehre und neigte sehr zu mechanistischer Auffassung alles Geschehens auch in der Medizin. Die Wärme des Körpers, die HIPPOKRATES als „eingepflanzt" sich vorgestellt hatte, ließ ERASISTRATOS von außen her in den Körper eindringen. Überhaupt setzte er sich absichtlich gern in ausdrücklichen Gegensatz zu HIPPOKRATES und seiner Lehre und ist deswegen später oft getadelt worden.

In der ganzen Art des HEROPHILOS einerseits und des ERASISTRATOS andrerseits mit seinen oft etwas krampfhaften Versuchen, die krankhaften Zustände exakter wissenschaftlicher Erklärung zuzuführen, erkennen wir deutlich die Grundzüge der alten konkurrierenden Schulen von Kos und von Knidos. Dieser Wetteifer der beiden großen Anatomen und ihrer Schüler gerade ist es gewesen, der in erster Linie dazu beigetragen hat, daß die anatomische Erkenntnis dieser Zeit so ungemein reich sich gestaltet hat. Ihre Schulen haben noch weit über Christi Geburt hin sich erhalten. Diejenige der Herophileer hat im 1. Jahrhundert v. Chr. in Laodikeia an der phrygisch-karischen Grenze einen kräftigen, lange Zeit blühenden Zweig getrieben. Diese Zeit ist gerade darum wohl als die fruchtbarste Zeit der ganzen antiken Medizin zu bezeichnen. Bei allem Bestreben, einander den Rang abzulaufen und die Meinung des Gegners in ungünstiges Licht zu stellen, standen die streitenden Parteien letzten Endes, so wenig sie das wahr haben wollten, auf demselben Boden, daß die anatomische Erkenntnis von maßgeblicher Bedeutung sein müsse. Aber während die Begründer der Schulen sich streng an menschliche Verhältnisse gebunden fühlten, oder, wenn sie, wie ERASISTRATOS, Tiere sezierten, das ausdrücklich hervorhoben, kommt unter ihren Nachfolgern immer mehr tierische Anatomie in den Vordergrund; die Scheidung zwischen beiden wird immer schwieriger, immer öfter werden Verhältnisse am Tier als auch beim Menschen gültig angenommen, bis niemand mehr genau zu scheiden vermochte, was menschliche und was tierische Anatomie war, zumal seit man allmählich von der Autopsie menschlicher Kadaver wieder abging.

Der Unterricht in Alexandreia hat, wie wir Grund haben anzunehmen, auf beachtlicher Höhe gestanden. Wir erfahren, daß nicht nur der Forscher durch Sektionen am Tier Erkenntnis zu gewinnen versuchte, sondern daß auch der Lehrer im Tierversuch und an der Tiersektion den Schüler zu bilden sich bemühte. Man hat auch höchstwahrscheinlich Tafeln mit Abbildungen des menschlichen Körpers und seiner Teile als Anschauungsmaterial im Unterricht verwendet — z. B. die „5- bzw. 6-Bilderserien", wie wir ihnen im Abendlande später mehrfach begegnen und wie sie, über Persien dahin gelangt, heute noch in Tibet dem anatomischen Unterricht dienen, entstammen so gut wie sicher Vorbildern, wie sie in den Schulen Alexandreias gebräuchlich gewesen sind (s. Abb. 137—147).

Im ausgesprochenen Gegensatz zu den sich ewig befehdenden Anhängern der beiden Schulen erwuchs nun noch eine dritte Schule an dieser Akademie, diejenige der *Empiriker*. Der Streit der feindlichen Brüder war auf die Dauer schwer zu ertragen, noch dazu in der Form, in der oft zum Ausdruck kam: die endlosen Redekämpfe und Disputationen mit den dialektischen Mätzchen, bei denen eigentlich nie etwas Vernünftiges herauskam. Hinzu kam, daß die beiden

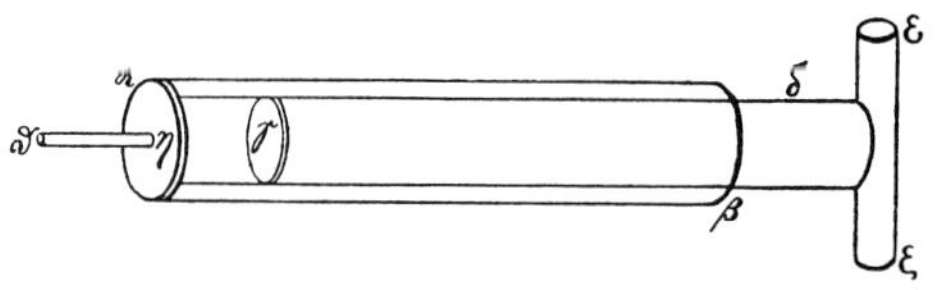

Abb. 77. „Eiterzieher" des HERON von Alexandreia. (Nach SUDHOFF.)

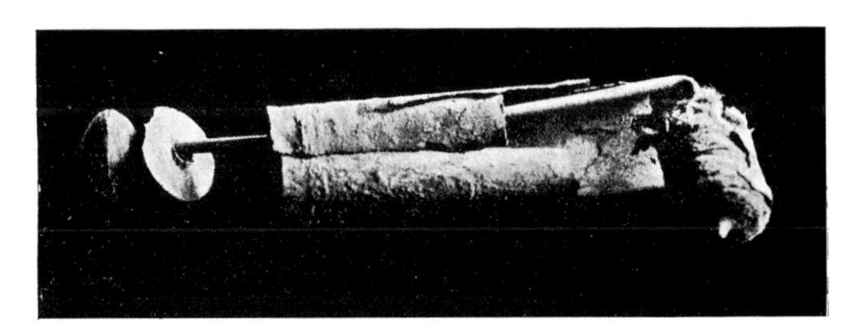

Abb. 78. Antike Bronzespritze, gefunden bei Göttingen. (Nach SUDHOFF.)

Schulen eigentümliche anatomische Forschungsrichtung nicht diejenigen Erfolge in der Praxis zeitigte, wie das nach ihren tatsächlichen Erträgnissen zu erwarten gewesen wäre. So kamen die Anhänger der neuen Sekte zur völligen Ablehnung dieser ganzen wissenschaftlichen Richtung; da man die objektive Wahrheit doch nun einmal nicht zu ergründen vermöge, dies auch zukünftig nicht zu erwarten sei, so sei es das Gegebene, ausschließlich der Erfahrung, der Empirie zu folgen. „Morbos non eloquentia, sed remediis sanari". PHILINOS von Kos, ein Schüler des HEROPHILOS, ist um 250 v. Chr. Führer der Bewegung. Zur Beobachtung und mündlichen Überlieferung fügt SERAPION um 200 v. Chr. den Analogieschluß dem „empirischen Dreifuß" ein (Beobachtung, Überlieferung).

Die Chirurgie hat in Alexandreia eine sehr beträchtliche Erweiterung erfahren; doppelt schmerzlich berührt gerade hier das Fehlen direkter Quellen in vieler

Beziehung. Das wichtigste ist, daß man zu dieser Zeit die Allgemeinnarkose mit Hilfe von Auszügen der Mandragora zuerst verwendet hat zur Schmerzbetäubung bei chirurgischen Operationen. Wem dies Verdienst zukommt, ist nicht bekannt; DIOSKURIDES berichtet darüber (4. Buch, 75, 2—4) im 1. Jahrhundert n. Chr. Eine andre grundlegliche Entdeckung ist die der Gefäßunterbindung; auch hier wissen wir nicht den Namen des genialen Meisters. Als einer der Bedeutendsten wird HERAKLEIDES von Taras genannt um 75 v. Chr., der die Lehre von den Luxationen bereicherte und ihre Reposition in mancher Hin-

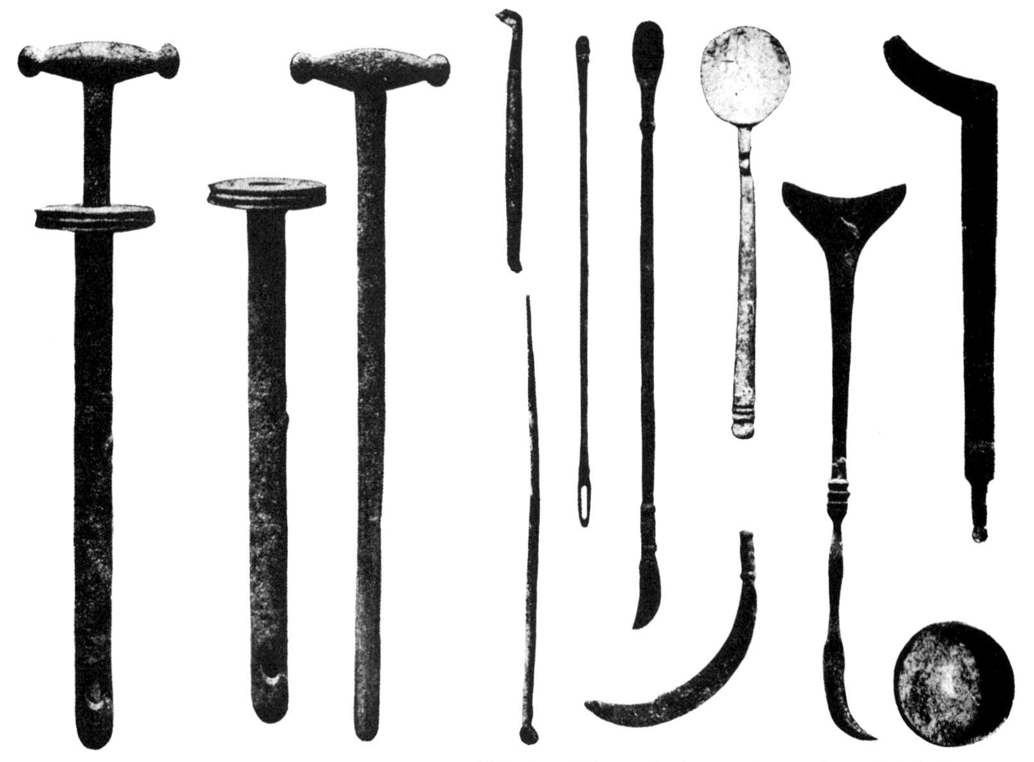

Abb. 79. Kanülen zur Parazentese aus Pompeji. (Nach SUDHOFF.)

Abb. 80. Chirurg. Instrumente aus alexandrinischer Zeit. (Nach MEYER-STEINEG und SUDHOFF.)

sicht gefördert hat, auch operative Eingriffe an Auge und Ohr angegeben hat. So gilt CLAUDIOS PHILOXENOS als erfahrener Meister, der ein Werk über die gesamte Chirurgie verfaßte. APPOLLONIOS von Kition, der bekannte Kommentator der hippokratischen Schrift von den Luxationen, hat hier um dieselbe Zeit dieser Schrift die zahlreichen Abbildungen eingefügt, aus denen wir uns ein Bild von der Technik in Alexandreia zu bilden vermögen. AMMONIOS, der erste Lithotomist, dessen Name bekannt ist, erfand ein Verfahren, um bei Steinen, die allzu groß waren, eine Zertrümmerung in der Blase zu bewirken zum Zweck leichterer Extraktion (vermittelst eines Hakens wurde der Stein fixiert und dann mit stumpf-spitzem Instrument und Hammer zerschlagen). Von Namen bedeutender Chirurgen werden erwähnt: MANTIAS, APOLLONIOS von Memphis, AMYNTAS (Verband bei Bruch der Nasenbeine), GORGIAS, DEMETRIOS (Kopf-

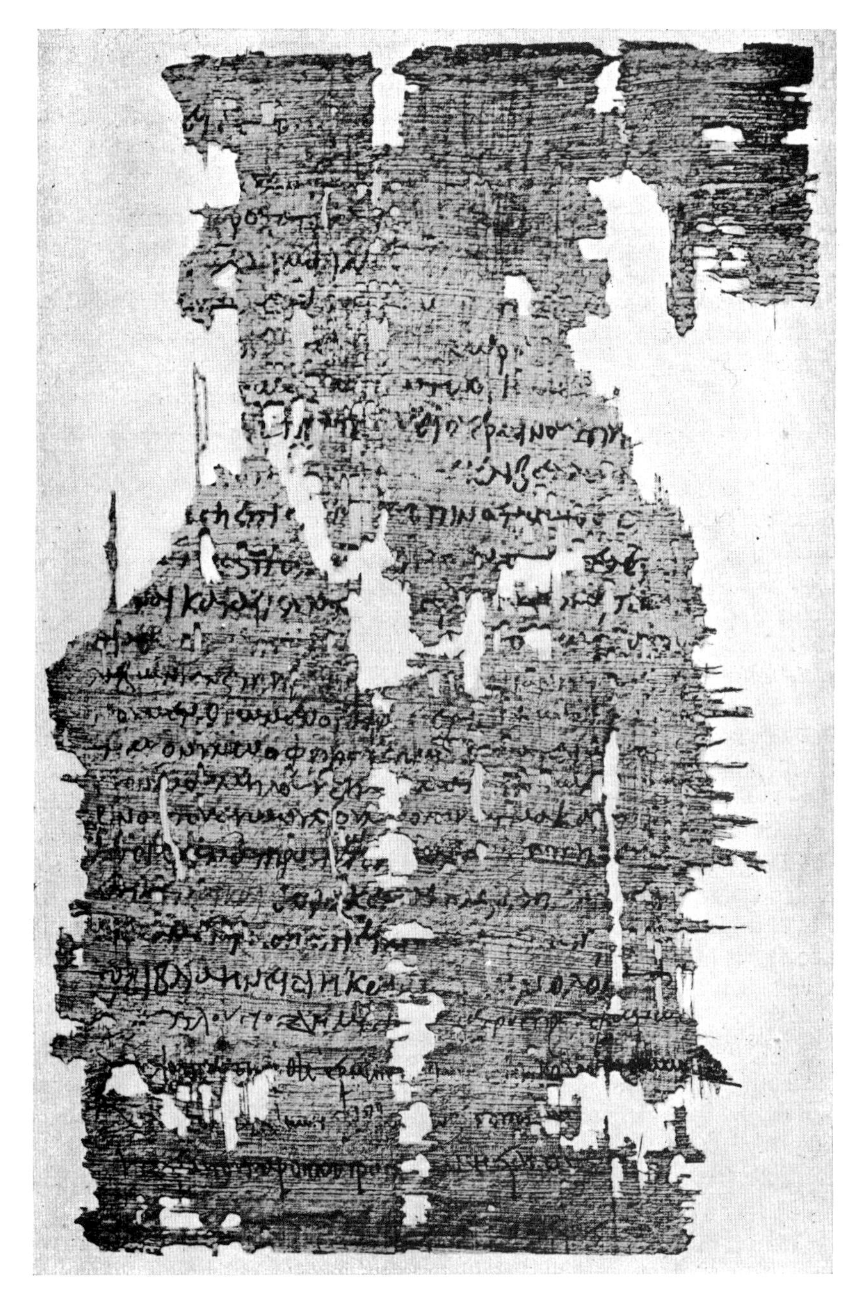

Abb. 81. Papyrus. Attest des öffentlichen Arztes in Hermupolis, AURELIOS PLUSIOS, aus dem Ende des 4. Jahrhunderts n. Chr. Aus der Leipziger Papyrus-Sammlung. (Nach SUDHOFF.)

verletzungen), HERON (Nabelbruchverband), NEILEUS (Einrenkungsapparat), NYMPHODOROS (Streckbank), PROTARCHOS, PERIGENES, SOSTRATOS (Bandagen, besonders bei Brüchen), TRYPHON, EUELPISTOS und MEGES, der über den Nabelbruch und die Steinoperation gearbeitet hat.

Durch den Stoiker CHRYSIPPOS haben wir Kunde davon erhalten, daß zu seiner Zeit, im 3. Jahrhundert v. Chr., der Starstich eine ganz bekannte Operation gewesen ist; wir müssen deshalb auch annehmen, daß er in Alexandreia geübt wurde; der bekannteste Augenarzt dieser Epoche war DEMOSTHENES PHILALETES aus Massilia, im 1. Jahrhundert n. Chr. in Laodikeia tätig, der ein verschollenes großes Werk über sein Fach geschrieben hat, aus dem alle Späteren bis ins Mittelalter hinein geschöpft haben. Wer den Starstich zuerst ausgeführt hat, wissen wir nicht; doch hat die Annahme gewisse Berechtigung, daß diese Ehre den Indern zukommt. Ein Bericht aus dem 2. nachchristlichen Jahrhundert läßt es als möglich erscheinen, daß die fensterförmige Exstirpation eines Stücks der Trachea am Schaf, die hier beschrieben wird, von alexandrinischen Ärzten ausgeführt worden ist.

Eine Art Katechismus für angehende Chirurgen in Frage und Antwort ist aus dem 2. Jahrhundert n. Chr. überliefert, in dem vom Schneiden, Nähen, Hautabziehen, von Kompressen und dergleichen die Rede ist: vielleicht ein Kompendium, um Kandidaten auf die Prüfung vorzubereiten.

Ähnlich wie im Reich der Ptolemäer, wenn auch nicht in so reichem Maße, fanden Kunst und Wissenschaft bei den *Seleukiden* in Syrien und besonders bei den *Attaliden* in Pergamon eine Stätte. Die pergamenische Bibliothek genoß bedeutendes Ansehen in der Alten Welt; nach dem Brande des Museion bei der Belagerung Alexandreias 47 v. Chr. wurde jene Bibliothek von ANTONIUS als Ersatz für die vernichtete Bücherei dem Museion überwiesen.

Eine Folge der Eifersüchteleien zwischen den Ptolomäern und Seleukiden war es, daß erstere die Papyrusausfuhr aus Ägypten verboten; so kam es, daß man in Pergamon nach anderm Schreibmaterial sich umsehen mußte: so entstand das Pergament!

Die Beschäftigung gekrönter Häupter, wie besonders des MITHRIDATES EUPATOR von Pontus, mit Giften und Gegengiften ist auf die Wundheilkunst nicht von Belang gewesen.

5. Frühe römische Medizin und Einzug griechischer Heilkunde.

Jahrhundertelang ist die römische Medizin noch nach des HIPPOKRATES Zeit auf der Stufe einfachster Volksmedizin stehen geblieben, bis mit der Medizin auch die Kultur der Hellenen den politischen Herrscher der Welt überwältigte.

Spärliche Reste *etruskischer* Kultur aus der Zeit etwa seit dem 9. Jahrhundert v. Chr. lassen ahnen, wie es im alten Latium gewesen sein mag: einzelne Textbruchstücke reden von kultischen Dingen, von wahrsagenden Priestern; wir erfahren manches: eine wohlausgebildete staatliche Organisation, künstlerische und architektonische Leistungen; Terrakotta-Donarien aus den Heiltempeln, Rümpfe mit eröffneter Brust- und Bauchhöhle oder Organe darstellend, wie wir sie schon von andern Völkern gesehen haben; ob sie dunkle Kunde geben von den Menschenopfern, die in alter und auch neuerer Zeit in Griechenland und Italien und anderwärts immer noch gelegentlich dargebracht wurden? Die Exvotos selbst sind allerdings nur bestimmt gewesen, dem Gott zu zeigen, an welchem Körperteil er seine segenbringende Hilfeleistung vollbringen möge, und waren dann auch der Dank für seine Leistung (s. S. 44—52). Der Opferpriester hat auch über bestimmte anatomische Kenntnisse verfügt dank seiner Fertigkeit, die Opfer zu töten, zu zerlegen und aus ihren Organen die Zukunft zu bestimmen: ein etruskischer Haruspex betrachtet, auf einem Alabastersarkophag liegend, ernst die Leber, die auf seiner flachen linken Hand liegt! (Abb. 78.)

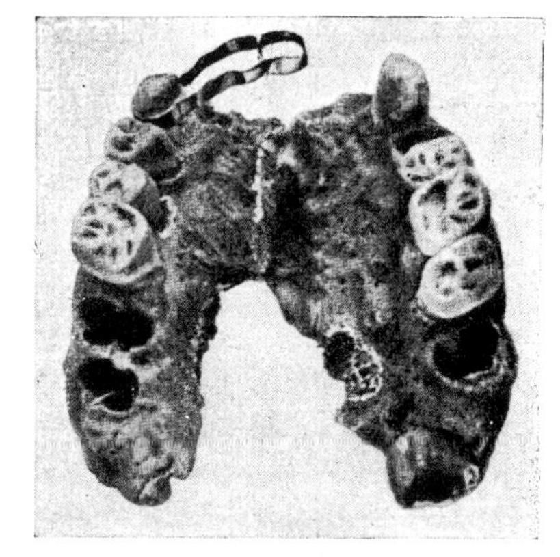

Abb. 82.

Eine Bronzeleber hat man in Piacenza gefunden und eine solche von Alabaster in Volterra, nicht unähnlich der babylonischen Terrakottaleber, von der früher die Rede gewesen ist. Ganz eigenartig ist aus früher Etruskerzeit, Jahrhunderte vor der Gründung Roms, das vielfache goldene Zahnbinde- und -ersatzwerk, das die Gräber herausgegeben

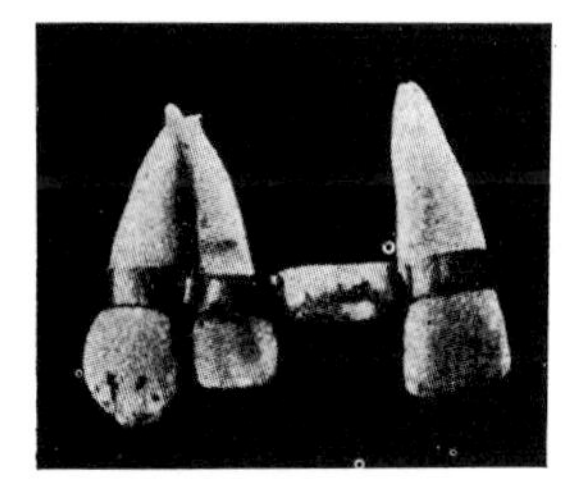

Abb. 83.

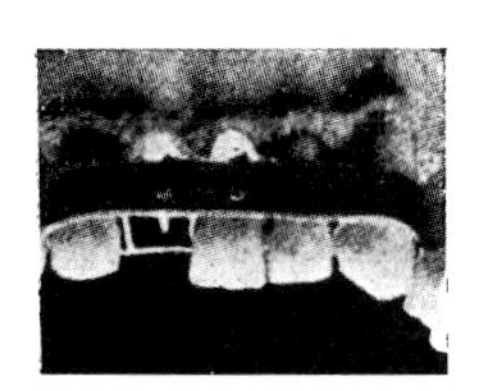

Abb. 84.

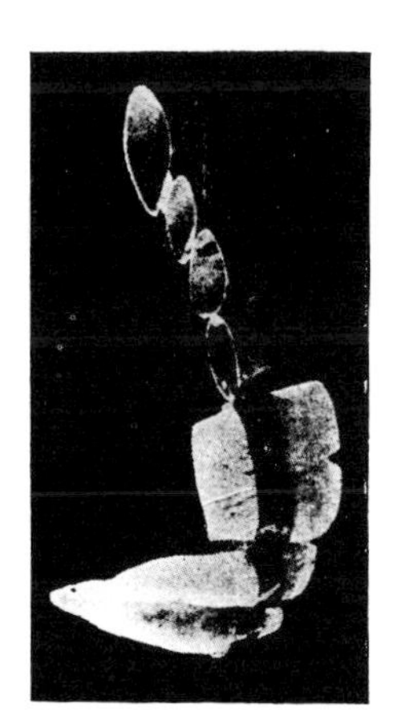

Abb. 85.

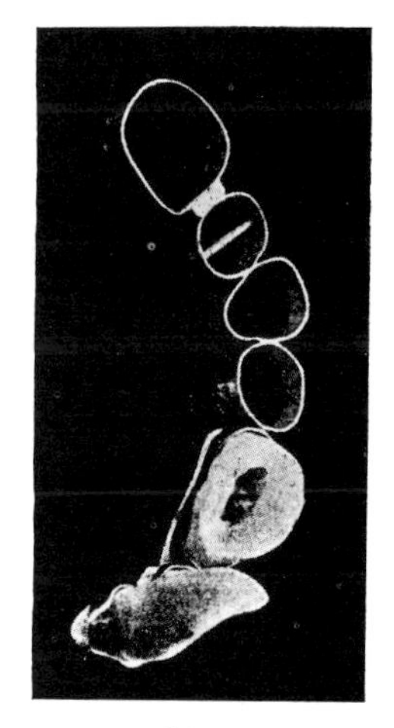

Abb. 86.

Abb. 82—86. Altetruskische goldene Binde- und Brückenarbeit für Gebisse. (Nach SUDHOFF.)

haben, meist aus breitem starkem Goldband gearbeitet; es diente teilweise der Stützung gelockerter Zähne, zum Teil aber auch, um Ersatzzähne vom Menschen oder Tier (Kalb) in Lücken des Gebisses einzusetzen. Die Apparate waren zum Einsetzen und Herausnehmen, nicht zum Kauen, sondern zum Schmuck; es ist Goldschmiedsarbeit, nicht Sache des Arztes gewesen. Von ihnen haben wohl die Griechen, sicher die Römer diese Sitte überkommen. Im Zwölftafelgesetz von 450 v. Chr. ist ausdrücklich festgesetzt, daß keiner Leiche goldener Schmuck mitgegeben werden darf — er sei denn zum Befestigen von Zähnen benutzt.

Das rauhe abgehärtete alte römische Bauernvolk empfand kein Bedürfnis nach besonderer ärztlicher Fürsorge; man behalf sich mit Hausmitteln, verband die Wunden, so gut es ging, und nahm die Hilfe der Priester in Anspruch, wo das nicht zureichen wollte. Unzählige Gottheiten überwachten alle einzelnen Vorgänge des täglichen Lebens; so unterstand z. B. die Heilung der Nabelwunde des Kindes der Intercidona, dessen Knochenwachstum der Ossipaga. Den Asklepioskult zog man im Jahre 291 v. Chr. ins Land bei einer schweren Pest; seitdem wurde er auch hier als Äsculap der Heilgott. Auf der Tiberinsel errichtete man ihm ein Heiligtum. Den Kaiserschnitt an der Toten soll bereits der sagenhafte NUMA POMPILIUS um 600 v. Chr. durch die Lex regia befohlen haben. Hygienische Maßnahmen hat das praktisch-nüchterne Volk sehr früh getroffen: ein Verbot der Leichenbestattung innerhalb der Stadt, die Anlage der Cloaca maxima und den Bau der großen Wasserleitungen.

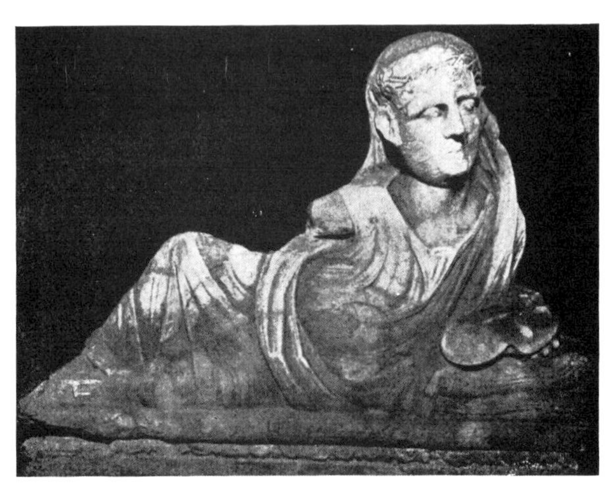

Abb. 87. Etruskischer Haruspex bei der Leberschau. Museum Volterra. (Nach HOLLÄNDER.)

Der patriarchalische Zustand der römischen Heilkunde blieb bis gegen den Anfang des 2. Jahrhunderts v. Chr. unverändert; als vornehmster Vertreter der alten Zeit steht MARCUS PORCIUS CATO (234—149) vor uns; er kurierte sich mit seiner Familie und seinem ganzen Gesinde nach einem alten Doktorbuch; sein Allheilmittel war dabei Kohl in Wein, wie er in seinem hinterlassenen Buch „de agricultura" des näheren erläutert; als strammer Nationalist wetterte er gegen alles, was vom Ausland kam, vor allem auch gegen die griechischen Ärzte, die in seiner Zeit gerade den Weg nach Westen zu finden begonnen hatten. Man hatte zwar in Rom bereits griechische „servi medici", Sklaven, in der Regel dem niederen Heilpersonal der hellenischen Heimat entstammend; doch dienten sie zumeist nur der Behandlung der übrigen Dienerschaft. Der römische Bürger dünkte sich zu vornehm, um solche Leute an sich herankommen zu lassen.

Der mit der wachsenden Macht zunehmende Reichtum Roms begann trotz aller Hindernisse wirkliche Ärzte aus Griechenland anzulocken. Um 218 v. Chr. erschien ARCHAGATHOS, vermutlich nicht als erster Griechenarzt, in Rom; er war ungemein gewandt im Umgang mit dem Publikum und so tüchtig in der Behandlung von Wunden und Geschwüren, daß der Senat ihm das römische Bürgerrecht verlieh und man ihm in bevorzugter Lage ein Haus zuwies. Doch soll er durch gewagte Operationen allmählich sich so unbeliebt gemacht haben, daß man ihn, den man mit dem Ehrentitel „Vulnerarius" geschmückt hatte, nun „Carnifex" schalt, wie PLINIUS erzählt. Wie CATO, so eiferten auch viele andre gegen die griechischen Ärzte und griechischen Philosophen; man versuchte noch 161 v. Chr., durch gesetzliche Verordnungen letztere fernzuhalten — doch vergebens! Das Griechische wurde mehr und mehr zu dem, was das Französische jahrhundertelang bei uns gewesen ist, es wurde zum Inbegriff des Geschmackvollen, Vornehmen. Man ließ sich Ammen und Erzieher von dort für seine Kinder kommen und begann sich mehr und mehr der griechischen Sprache im Verkehrskreise zu bedienen. Es war dabei aber nicht das Griechentum Attikas, was Schritt um Schritt in Italien vordrang, sondern die in mancher Beziehung nicht einwandfreie alexandrinische Art. Doch hat es noch Jahrzehnte gedauert, bis Griechenmedizin zur wirklichen Anerkennung sich durchrang. Die Zahl der Ärzte griechischer Herkunft mehrte sich; besonders aus der Zahl der Sklaven wurden viele aus Dankbarkeit von ihren Herren freigelassen und übten ihren Beruf aus; aber dem Stande als solchem haftete immer noch der Makel der Minderwertigkeit an.

Einem einzelnen Manne gelang es, in kurzer Frist dies Vorurteil zu brechen. Asklepiades, um 130 v. Chr. in Prusa in Bithynien geboren, in der Heimat und in Athen bei Apollodoros und Demetrios in atomistisch-epikuräische Denkweise eingeführt, ließ sich 91 v. Chr. in Rom nieder. Ungewöhnlich lebensklug verstand er es, sich in die so ganz anders geartete Denkweise des römischen Volkes schnell einzuleben und ihm zugleich durch hervorragende ärztliche Erfolge zu imponieren. Er gewann in Kürze solchen Ruf, daß Mithridates versuchte, ihn an seinen Hof zu ziehen, wenn auch ohne Erfolg. In seiner schlichten, bestimmten Art verstand er es sehr schnell, das Vertrauen der angesehensten römischen Familien zu erwerben und sich zu erhalten. Zu Cicero z. B. stand er in freundschaftlichen Beziehungen. Mit ungeschminkten Worten wandte er sich gegen den Schwindel, der zum Schaden des Publikums mit den Brech-, Abführ- und Schwitzmitteln, dem Aderlaß und ähnlichen Dingen getrieben wurde unter der Flagge „hippokratischer" Weisheit; eine planmäßige „Naturheilweise", wie man heute sagen würde, setzte er an deren Stelle. Genau geregelte Kost, Spaziergänge von bestimmter Dauer, Reiten, Laufen, Gymnastik, Massage, passive Bewegungen (Getragenwerden in Sänfte oder Sessel, Fahren, Liegen in schaukelndem Bett), kalte und warme Bäder, kalte Waschungen, Duschen, Regen- und Schaukelbäder, Anwendung von Luft und Licht, Musik bei Gemütskrankheiten traten an die Stelle veralteter Medizinschluckerei. Das Fieber schätzt er als Heilmittel und sucht es gelegentlich hervorzurufen. „Tuto, cito et jucunde" war sein Wahlspruch. Vorsichtige Blutentleerung mit Schröpfkopf und Aderlaß — an verschiedenen Stellen je nach dem Ort des Leidens — wurde vorgeschrieben, der Bauchstich bei Ascites vorgenommen und — zum erstenmal in der Literatur — die Tracheotomie bei Angina beschrieben und empfohlen (als „Laryngotomie"). Die Spontanluxation des Oberschenkels ist nach seiner Erfahrung die Folge chronischer Entzündung. Die traumatische Genese der Epilepsie ist ihm wohlbekannt. Zu seiner Zeit ist auch die Lepra auf ihrem Wanderzuge vom Orient her in Rom bekannt geworden.

Die Theorie, welche er zugrunde legte, beruhte auf den Lehren des Atomismus, die in letzter Linie auf Herakleides den Pontiker (um 340 v. Chr.) und Epikuros (um 300 v. Chr.) nach dem Vorbilde von Leukipp und Demokrit zurückzuführen sind. Alles ist zusammengesetzt aus kleinsten Splittern zer-

6*

stäubter Atome. Beim Menschen treten sie zu feinsten Kanälen zusammen, innerhalb deren diese Teilchen wiederum sich einherbewegen; Störung der Bewegung verursacht Krankheit. Die Therapie hat die Aufgabe, dafür zu sorgen, daß diese Bewegung nicht ruht und da, wo sie zum Stillstand kommt, wieder in Fluß gerät. Die Natur an sich hielt er im Gegensatz zu HIPPOKRATES für wenig geeignet, Hilfe zu leisten, sie sei oft hinderlich; nur der Arzt könne helfen! Hier wie bei vielen andern Gelegenheiten erkennt man den Einfluß erasistrateischen und letzten Endes knidischen Wesens im Gegensatz zu Kos! Bei ihm finden wir zuerst den Gegensatz zwischen akuten und chronischen Krankheiten betont. Er hat auch an Ziegen und an Fliegen experimentiert. Zu seinen zahlreichen Schülern zählte ANTONIUS MUSA, der berühmte Leibarzt des AUGUSTUS, der als erster römischer Arzt in den Adel aufgenommen wurde und damit den ärztlichen Stand wesentlich gehoben hat.

a) Methodiker.

Der bedeutendste Schüler des ASKLEPIADES ist THEMISON von Laodikeia gewesen. Hatte sein Meister in ganz kurzer Frist das Ansehen der Heilkunst und des ärztlichen Standes zu beachtenswerter Höhe getragen, so machte THEMISON um 50 v. Chr. es sich zur Aufgabe, einen tüchtigen Nachwuchs erfahrener geschickter Praktiker heranzubilden. Er bemühte sich, einen möglichst „einfachen Weg" (μεϑοδός) zu weisen zur Heilung hilfeheischender Menschen; danach erhielt seine Schule den Namen der „Methodiker". Ihre Lehre war recht eigentlich römischem Geist entsprossen und römischem Denken bequem. Von ihrer Bedeutung kann man sich nur dadurch einen Begriff machen, wenn man berücksichtigt, daß die Zahl ihrer Vertreter bald diejenige aller übrigen Schulen übertraf und daß viele der bedeutendsten Männer der Folgezeit sich zu ihren Jüngern rechneten. Von der Lehre seines Meisters übernahm er den Gedanken der Zusammensetzung des Menschen aus einem System von Röhrchen; bald seien diese zu sehr erschlafft, bald zu stark zusammengezogen (Status laxus und strictus); danach scheide der Körper bald zu viel, bald zu wenig aus; auch einen mittleren Zustand (Stratus mixtus) war man bald gezwungen anzunehmen. Es war die Lehre von den „Kommunitäten", zum ersten Male eine ausgeprägte Solidarpathologie! Sehr wichtig war ferner die Aufstellung besonderer Beziehung zwischen einzelnen Organen, z. B. von Gehirn und Bauchorganen; er nannte dies „konsensuelle" Beziehungen. Aus gewissen Symptomenkomplexen glaubte man sich berechtigt, einmal diesen und einmal jenen Status anzunehmen und nach dem Prinzip contraria contrariis zu kurieren. Dabei darf man aber nie vergessen, sich klar zu machen, daß alle wirklich großen Ärzte trotz der verschiedensten theoretischen Systeme am Krankenbett zu allen Zeiten ihre Anordnungen recht zweckmäßig und im ganzen recht gleichartig zu treffen pflegten! Die von den Methodikern angestrebte „Umstimmung" des Organismus zur Einleitung der Genesung durch eine starke Reaktion entspricht gedanklich dem, was wir heute „Reiztherapie" nennen. Die Frage nach der Ätiologie war für die Methodiker bedeutungslos, die ganze wissenschaftliche Arbeit der Vorgänger hatte für sie keinen Wert, über die Forderungen des HIPPOKRATES bezüglich Vorbildung des Arztes und des sorgfältigen individuellen Studiums des Einzelfalles glaubte man sich hinwegsetzen zu dürfen, wenigstens äußerlich! In der

Praxis sah es damit allerdings glücklicherweise vielfach anders aus. THEMISON hat sein besonderes Interesse den chronischen Krankheiten gewidmet und ist hier der erste bekannte Autor. Er ist anscheinend auch der erste gewesen, der den Blutegel in die Therapie eingeführt hat.

Einer seiner Anhänger, THESSALOS von Tralleis, der unter NERO und VESPASIAN gelebt hat, ließ sich ebenfalls eine Verbesserung der Therapie der akuten und chronischen Leiden je nach ihrer Eigenart angelegen sein; durch das sog. „metasynkritische", d. h. umstimmende Verfahren, durch schroffe Änderungen der Diät und der ganzen Lebensweise versuchte er, Krankheiten, deren Verlauf trotz aller andern Maßnahmen ein schleppender blieb, in ihrem Wesen so zu ändern, daß sie dadurch ärztlicher Einwirkung zugängiger wurden. Sein Verfahren und seine Lehrweise ist doch wohl besser gewesen, als ihr Ruf es bis in die jüngste Zeit gewesen sind, wenn sein Weg auch ganz der reinen Empirie zuführte.

Die methodische Lehre ist von starkem Einfluß auf ein Werk gewesen, das nach dem Schrifttum des HIPPOKRATES unstreitig das Bedeutendste darstellt, was über Heilkunde geschrieben worden ist, das des CELSUS.

Die geringe Wertung der praktizierenden Heilkundigen hinderte nicht, daß man als Römer der Medizin als solcher sein Interesse zuwandte. Das erkennt man schon an den Schriften des VITRUVIUS, des berühmten Architekten der ersten Kaiserzeit; er kennt die Gefahr der Bleikrankheit für die Bleiarbeiter und warnt vor dem Genuß des Wassers aus Bleiröhren. Auch finden wir bei ihm bereits die Angabe, daß das Wasser bestimmter Gegenden Kropfbildung veranlasse. So hat auch der gelehrte bedeutende Römer M. TERENTIUS VARRO (117—26 v. Chr.) in seiner Enzyklopädie mit der Medizin sich befaßt.

Der vornehme Römer hatte ja auf den weiten Begüterungen große Mengen von Sklaven, für die schon in verhältnismäßig früher Zeit — zuerst im 1. Jahrhundert n. Chr. — besondere Krankenhäuser (Valetudinarien) eingerichtet worden waren, wo servi medici im allgemeinen ihren erkrankten Gefährten die notwendige Hilfe angedeihen ließen. Hier ergab sich für den am Wohl seiner Arbeiter interessierten Besitzer vielfältige Gelegenheit, kranke Menschen zu sehen und die verschiedensten Krankheiten in ihrem Verlauf zu verfolgen. Es ist immerhin möglich, daß das Werk, um das es sich hier handelt, mit aus solcher eigener Anschauung entstanden und für Gutsherren und Ärzte an solchen Valetudinarien bestimmt gewesen ist.

Unter der Regierung des TIBERIUS (14—37 n. Chr.) hat ein vornehmer Römer, AULUS CORNELIUS CELSUS, eine große Enzyklopädie geschrieben, wahrscheinlich zwischen 25 und 35 n. Chr., welche den Titel „Artes" trug und außer Rhetorik, Philosophie, Jurisprudenz, Kriegswesen und Landwirtschaft auch die Heilkunde behandelte. Nur geringe Reste des Abschnitts von der Rhetorik haben sich von allem übrigen erhalten, glücklicherweise aber die 8 Bücher „de re medicina" vollständig. Das hochberühmte und von den bedeutendsten Schriftstellern der nächsten Zeit gerühmte Werk ist sehr bald verschollen und erst im 15. Jahrhundert wieder ans Tageslicht gekommen, dann allerdings seit 1487 an 60mal gedruckt worden.

In diesem gewaltigen Werk ist uns die Kunde von der großen Zeit alexandrinischer Medizin und Chirurgie überliefert und das, was wir von den Gedankengängen der verschiedenen Schulen wissen. Zugleich bietet es einen Überblick über die geschichtliche Entwicklung der Heilkunde seit HIPPOKRATES. Man neigt zu der Annahme, daß CELSUS im wesentlichen eine Übersetzung eines griechischen Buches über Heilkunde geliefert habe bzw. eine Nacharbeit; WELLMANN hat früher dabei an eine Schrift des KASSIOS als Vorlage gedacht, ist aber jetzt der Meinung, daß TIBERIUS CLAUDIUS MENECRATES der Verfasser jenes Werkes gewesen sei. (Von diesem stammt das „Unguentum diachylon"). Das Latein in dem Werk ist hervorragend schön, die Darstellung frisch und klar; es ist ein eigener Genuß gerade für den Chirurgen, entweder in der Ausgabe von MARX oder in der ausgezeichneten deutschen Übersetzung von SCHELLER-FRIEBOES sich mit dem Text selbst vertraut zu machen; oft genug wird man beim Lesen fast ganz vergessen, daß man kein modernes oder beinahe modernes Lehrbuch in Händen hält. Es sei absichtlich hier (wie schon bei HIPPOKRATES) auf das Studium des Textes ausdrücklich hingewiesen.

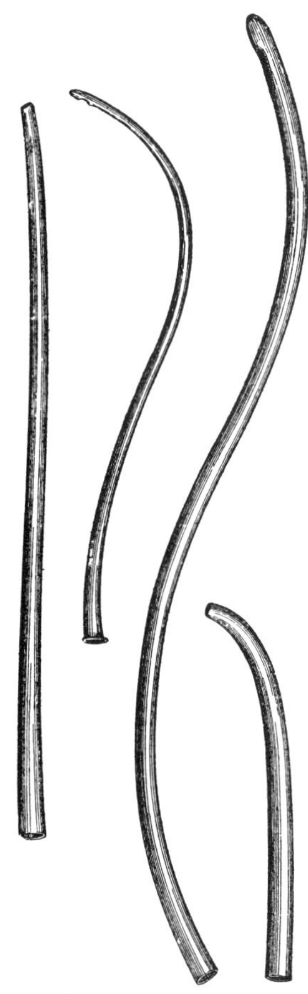

Abb. 88. Katheter aus Bronze aus Pompeji und Herculanum. (Nach SCHELLER-FRIEBOES.)

Nach der Einleitung kommen zunächst 5 Bücher, in denen meist Krankheiten nicht-chirurgischer Natur abgehandelt werden. Eine sehr verständige Diätetik nach jeder Richtung hin und eine Übersicht zweckmäßiger Arzneimittel machen den Anfang; die 3 letzten Bücher gehören der Chirurgie, ferner die 2. Hälfte des 5. Buchs.

Vor der Selbsthilfe der Natur hat CELSUS großen Respekt. Fieber ist gelegentlich von Nutzen, in anderen Fällen schädlich.

Die Anatomie ist noch dürftig: die „nervi" sind noch als Muskeln oder Sehnen aufzufassen; die Muskeln sind wenig bekannt, während die Knochen ziemlich gut beschrieben werden.

Was die Instrumente des CELSUS betrifft, so geben die beigefügten Abbildungen und die früher wiedergegebenen griechischen Instrumente davon ein ungefähres Bild.

Zum Nähen von Wunden bedient er sich entweder der fortlaufenden Naht oder zugleich einzelner dazwischen angelegter Knopfnähte (fibulae). Aderlaß, trockene und blutige Schröpfköpfe sind bekannt. Glüheisen und Ätzmittel stehen in Ansehen. Der Leberabsceß wird mit Messer oder Glüheisen eröffnet, der eingewachsene Nagel mit Ätzung behandelt. Die Arten der Wundabsonderung sind genau beobachtet, pus und sanies werden streng geschieden. Hartnäckige Geschwüre mit wulstigem Rand sollen durch Excision der Ränder zur Heilung gebracht werden. Besonders gute Narben gibt es, wenn man Wunden unter Zinnplättchen heilen läßt. Fisteln an den verschiedensten Gegenden und mannigfachster Natur werden geschildert; die Fistelmembran ist bekannt; kann man nicht durch Ätzung oder Durchschnüren Heilung erzielen, muß man blutig operieren, auch am Mastdarm. Atherome werden genau nach der Methode wie heute entfernt. Der Krebs ist ihm sehr gut bekannt; er weiß, daß besonders häufig die weibliche Brust davon befallen wird; die Venenerweiterungen in der Umgebung werden treffend geschildert, die ganz verschiedene Härte der Geschwulst und die Möglichkeiten der Ulceration werden erörtert. Im Anfang, wo man noch nicht

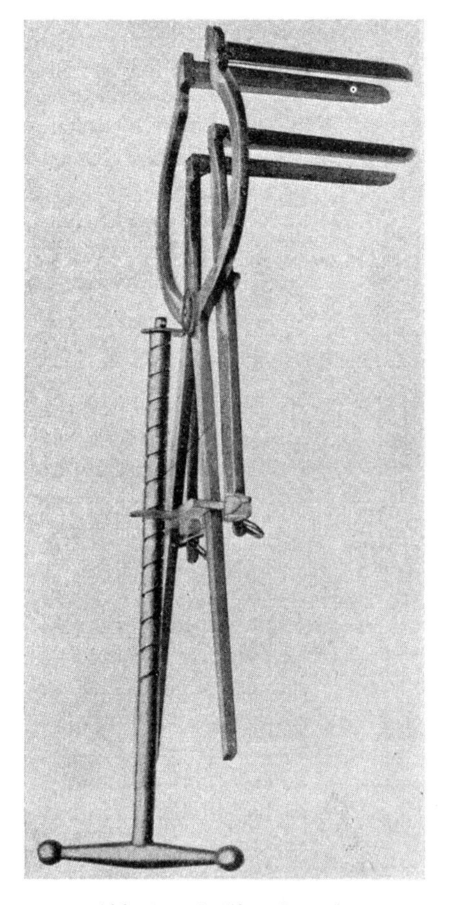

Abb. 89. Antikes Speculum. (Nach MEYER-STEINEG und SUDHOFF.)

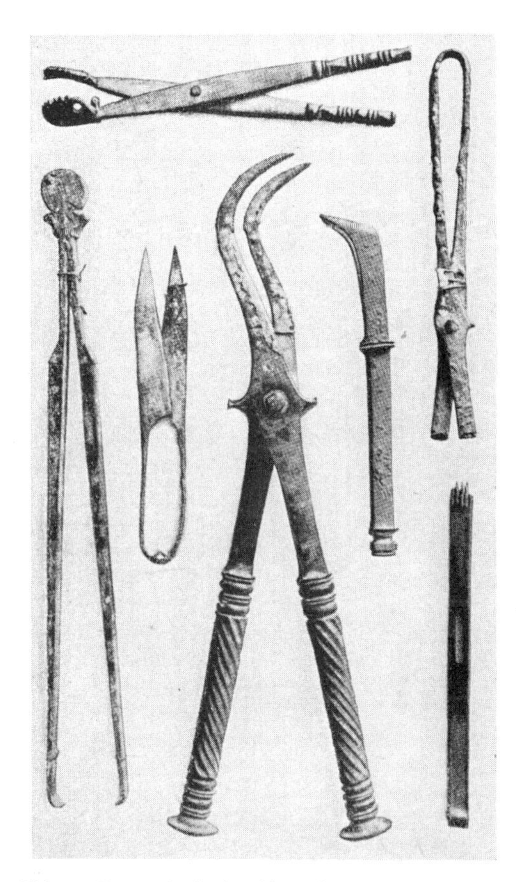

Abb. 90. Pompejanische chirurgische Instrumente. (Nach MEYER-STEINEG und SUDHOFF.)

klar sieht, soll man die Exstirpation versuchen, ist die Diagnose aber sicher, läßt man am besten die Hände ganz davon. In der Wundbehandlung ist die Lagerung von großer Wichtigkeit.

Erysipel, Furunkel und offenbar der Milzbrandkarbunkel finden eingehende Berücksichtigung. Bei den chronischen Hautaffektionen mit Haarausfall denken wir natürlich an die „Area Celsi". Die Blutstillung wird, wo angängig, mit Tamponade und Kompression oder Styptika bewirkt; größere Gefäße aber werden doppelt unterbunden und dann durchschnitten, damit die Stümpfe sich zurückziehen: die erste Nachricht von der Gefäßunterbindung! Die Ligaturfäden läßt man aus der Wunde heraushängen, sie fallen von selbst ab. Auch die präliminare Massenligatur wird vielfach verwendet, so z. B. bei der Radikaloperation der Nabelhernie und Netzresektion, bei Hämorrhoiden usw. Man kann dabei entweder die Basis der Geschwulst umschneiden oder aber eine Nadel mit doppeltem Faden durch den Stiel der Geschwulst hindurchstechen und dann diesen Stiel in 2 Partien abbinden. Varicen an den Beinen, in der Leistenbeuge, am Bauch, bei Varicocele und an den Hämorrhoiden kommen vor; man kann sie, falls es nötig ist, entweder mit dem Brenneisen behandeln oder unterbinden und durchtrennen bzw. exstirpieren.

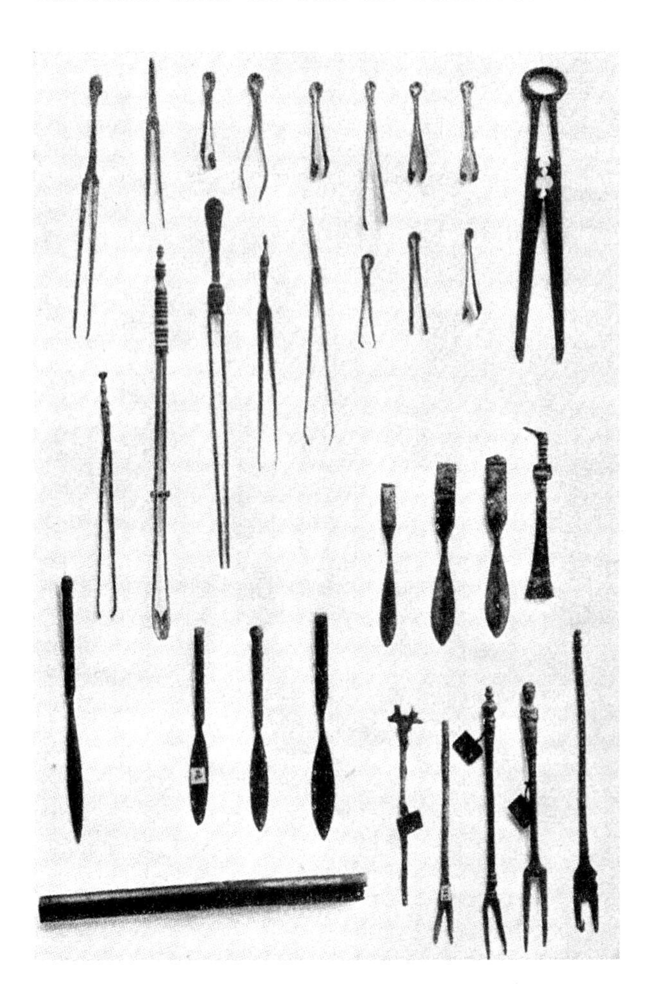

Abb. 91. Instrumente aus der klassischen Antike im Münchener Antiquarium (typische Schere und Messerklingen, Hülse und Pinzetten!).

Die Frakturen werden im ganzen wie bei HIPPOKRATES abgehandelt, nur kürzer; bei offenen Brüchen kann die Resektion spitzer Bruchstücke nötig werden; deform geheilte Brüche werden, bevor der Callus hart ist, gerade gerichtet, Pseudarthrosen durch Aneinanderreiben der Bruchenden der Heilung zugeführt. Bei Schädelbrüchen folgt er den Vorschriften des HIPPOKRATES, ebenso bei der Lehre von den Luxationen; bei offenen Verrenkungen ist gelegentlich Resektion notwendig.

Die Symptome mancher Verletzungen sind vorzüglich geschildert: Bei Verwundung der Lunge atmet der Verletzte mühsam und laut, schaumiges Blut wirft er aus; der Kranke liegt auf der verletzten Seite. Ausstrahlende Schmerzen nach den Leisten und in die Hoden machen eine Verletzung der Niere wahrscheinlich, ferner Blut im Harn und Erschwerung des Harnens. Bei Verletzung des Schädels unter Mitbeteiligung von Gehirn und Hirnhäuten kommt es zu Blutungen aus Ohr und Nase; Erbrechen, Nystagmus, Delirien, Zuckungen können die

Folge sein. Bei Verletzung des Rückenmarks sieht man Lähmungen oder Krämpfe eintreten, Verlust des Gefühlsvermögens, spontanen Abgang von Harn, Kot und Samenflüssigkeit. Bei den Nasenpolypen sind ihm die bedenklichen Nasen-Rachen-Polypen wohlbekannt. Cancroide der Lippe sind im Gegensatz zu andern Krebsen oft erfolgreicher Entfernung zugängig. Die Ranula operiert er genau wie wir heute. Hypertrophische Tonsillen werden mit dem Haken gefaßt und mit dem Messer abgeschnitten. Bei Thoraxfisteln soll man ein entsprechendes Stück der Rippe resezieren, das Empyem operativ behandeln. Von den Wunden des Darms sind diejenigen des Dünndarms unbedingt tödlich, man soll sie in Ruhe lassen; Wunden des Dickdarms dagegen soll man nähen, und zwar mit Faden und 2 Nadeln, indem man immer von innen nach außen sticht; beim Nähen der Bauchdecken soll man das Bauchfell besonders in die Naht fassen. Der Bauchbruch soll ebenfalls operativ behandelt, die Ränder angefrischt und durch Naht vereinigt werden. Die Brucheinklemmung ist

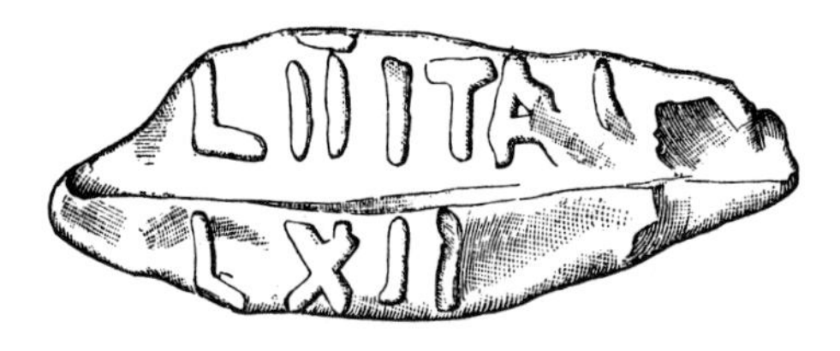

a

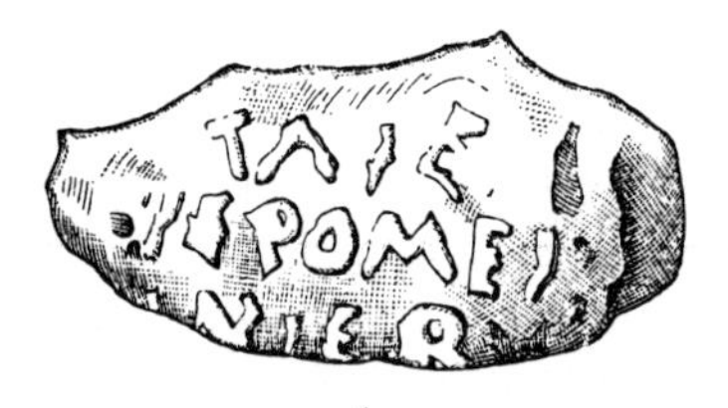

b

Abb. 92 a, b. Römische Schleuderbleie. (Nach GURLT.)

bekannt, doch wagt man nicht, operativ dabei vorzugehen. Beim Ascites wird zunächst die Haut durch Schnitt gespalten und dann vermittelst eines Rohrs von Blei oder Bronze das Bauchfell durchstoßen. Fissuren an After und Mastdarm müssen excidiert werden, sonst heilen sie nicht. So werden auch bei tumorartigen Hämorrhoiden und Mastdarmvorfall je nach Lage des Falles verschiedene Methoden des Ätzens, Abbindens usw. empfohlen.

Der Katheterismus bei Mann und Frau wird ausführlich besprochen; bei Ausführung der Urethrotomie soll man die Haut verschieben, damit die Heilung erleichtert wird und Fistelbildung vermieden wird. Die überaus gründliche und klare Darstellung des Steinschnittes, dieser uralten, aber bis dahin niemals von den Autoren beschriebenen Methode ist die erste in der Literatur; sie ist bis jetzt, soweit man sie noch angewandt hat, nur wenig verändert dieselbe geblieben.

Warum man diesen Eingriff auf Personen von 9 bis 14 Jahren beschränken soll, wie er hervorhebt, ist nicht erklärlich; auch hat man sich schon manches Mal darüber Gedanken gemacht, wie es kommt, daß anscheinend zu jener Zeit bei so jugendlichen Personen der Blasenstein ein nicht seltner Befund gewesen sein muß [Bilharzia?]. Die Operation wird übrigens zu Unrecht schon bei CELSUS als „Seiten"-Steinschnitt von späteren Autoren genannt; sie geschieht bei ihm mit einem fast ganz symmetrischen, nach dem Anus zu konkaven Bogenschnitt, dessen Enden nach den Tubera ischii zu auslaufen; allerdings liegt der Schnitt im ganzen mehr nach links. (Später, als wirklicher „Seiten"-Steinschnitt, führt er schräg bei dem in Rückenlage mit erhobenen Beinen liegenden Patienten vom Rande der Raphe über dem Analrand bis zur Mitte zwischen Anus und linkem Tuber ischii.) Die Hydrocele erkennt man am Durchscheinen des Lichts; ihr

Unterschied vom Skrotalödem wird erläutert. Bei Varicocele wird entweder nur gebrannt, oder es werden die Venen nach doppelter Unterbindung durchschnitten; bisweilen ist Kastration nicht zu umgehen. Ausführungen über Operation des Leistenbruchs sind unklar; bei Symptomen der Einklemmung (über die selbst er aber nicht im klaren ist) rät er, nicht operativ einzugreifen. Amputationen werden ausschließlich im Brandigen, dicht am Rande der kranken Haut ausgeführt, jetzt auch in der Kontinuität; man soll aber die Weichteile möglichst weit hinaufschieben, damit man den Stumpf hinterher mit Haut decken kann. Als „einzeitigen CELSUSschen Zirkelschnitt" kann man das aber wohl nicht bezeichnen! Resektionen am Knochen wurden bereits bei den offenen Frakturen und Luxationen und bei Rippencaries erwähnt; sie müssen unter Umständen auch bei festsitzenden Geschossen ausgeführt werden und bei Caries und Nekrose, falls man auf andrem Wege nicht zum Ziel gelangen kann.

Es ist bemerkenswert, daß CELSUS in einem eigenen Abschnitt sich ausführlich mit den Wunden durch Kriegsverletzungen beschäftigt, dabei die einzelnen Möglichkeiten erörtert und das Verfahren je nach Lage des Falles schildert, so die Pfeilextraktion und Entfernung von Schleuderblei (Abb. 92). Im Corpus Hippocraticum fehlt eine solches Kapitel vollständig.

Eine der wertvollsten Bereicherungen unsers Wissens ist die Erwähnung der plastischen Operationen; seit wir SUŠRUTA in die Lebenszeit GALENS zu setzen uns gezwungen gesehen haben, haben wir hier tatsächlich die erste Nachricht über derartige Eingriffe vor uns. Es handelt sich um die Methode der seitlichen Verziehung mit Hilfe von Entspannungsschnitten, wie DIEFFENBACH sie erst wieder neu erfunden hat, so wurde an Nase, Ohr und Lippen, bei Hasenscharte und Krebsoperationen, auch am Praeputium operiert.

Noch ein weiteres hochwichtiges Operationsverfahren erfährt bei CELSUS zum erstenmal seine ausführliche Schilderung: der Starstich, wie er sicher vorher schon jahrhundertelang geübt wurde und so, wie er hier dargestellt ist, bis in die neueste Zeit in Übung stand und heute noch im Orient tagtäglich von einheimischen Heilkünstlern vollzogen wird.

Bei den Luxationen fehlt die Erwähnung der angeborenen Verrenkungen, die Wirbelsäulenverkrümmungen und Klumpfüße, die doch von HIPPOKRATES behandelt wurden; ebenso ist von der Tracheotomie und dem Verhalten bei Schnitt durch die Luftröhre nicht die Rede. Sollte die Annahme zutreffen, daß das Buch auf Grund von Beobachtungen in den Valetudinarien der Sklaven und für diese Krankenanstalten geschrieben worden wäre, würde vielleicht manches erklärlich sein.

Erwähnung verdient auch das Wort des CELSUS, eine Wöchnerin sei wie ein Verwundeter zu behandeln, und das andre: der wahrhaft große Arzt pflege auch seine Irrtümer nicht zu verhehlen.

Ganz kurz sei hier noch des großen Sammelwerks des CAJUS PLINIUS SECUNDUS gedacht, dessen 20. bis 32. Buch mit der Medizin sich befaßt. Für die Heilkunde und Heilkunst selbst hat es kaum Wert, nur für den Medizinhistoriker; aber diese, allerdings sehr kritiklose Kompilation hat unendlich zahlreiche Notizen aus längst verschollenen Quellen uns bewahrt. Bemerkenswert ist seine Notiz (Lib. XXV, 92), daß man vor der Ausführung des Starstichs den Saft der Pflanze Anagallis in das Auge einrieb; es handelt sich dabei um die pupillen erweiternde Eigenschaft der Belladonna. Als ausgesprochener Feind der Ärzte hat er, wie er selbst sagt, das Werk verfaßt, um seine Landsleute von den Ärzten unabhängig zu machen. Er war 23 n. Chr. in Como geboren, bekleidete zeitlebens hohe Ämter und ist beim Vesuvausbruch des Jahres 79 als Flottenkommandant im Hafen von Neapel ums Leben gekommen.

b) Pneumatiker und Eklektiker.

Neben der auf lange Zeit maßgebenden Schule der Methodiker waren Reste der übrigen, von alexandrinischer Quelle herstammenden Sekten auch in Rom erhalten geblieben, vor allem die Empiriker. Parallel dieser Entwicklung in der Heilkunde waren in ganz ähnlicher Weise Strömungen der Philosophie einhergegangen, die im 1. Jahrhundert einen gerade dem römischen Volkscharakter ungemein angepaßten Ausdruck in der Stoa fanden. In direkter Anlehnung an die Stoiker hat sich unter den Ärzten eine neue Richtung herausgebildet, die nach dem alles belebenden Pneuma sich als „Pneumatiker" bezeichnete, wobei man indessen von den früher beliebten Theorien in vieler Hinsicht zur Erklärung der Lebensvorgänge Gebrauch machte. So gestaltete diese neue Schule sich sehr bald zu derjenigen der „Eklektiker" um entsprechend der ganz ähnlichen Entwicklung der stoischen Philosophie. Die Teleologie spielte in ihr eine bedeutende Rolle, und Logik und Dialektik traten stark in den Vordergrund: hier liegt eine der Quellen für die oft genug schwerverdauliche Art des GALENOS und seiner Nachtreter bis in die Neuzeit hinein.

ATHENAIOS von Attaleia begründete diese Richtung während seines Aufenthalts in Rom (41—54 n. Chr.) unter der Regierung des Claudius. Gesundheit und Kranksein erkennt man am Puls, dessen Eigenschaften damals mit gewisser Spitzfindigkeit bestimmt wurden. Diätetik, Leibesübungen, kalte Bäder, Mineralquellen standen nach alten Vorbildern im Vordergrund der Therapie. Er hat zuerst gerade für die Schuljugend als Gegengewicht gegen die Belastung in intellektueller Hinsicht gründliche regelmäßige Betätigung in den Leibesübungen verlangt. Auch dem weiblichen Geschlecht empfiehlt er dringend genügende körperliche Beschäftigung zur Erhaltung von Gesundheit und Schönheit.

Von seinen Anhängern seien AGATHINOS aus Lakedaimon genannt, ferner HERODOTOS, ganz besonders aber ARCHIGENES aus Apameia. Dieser lebte in Rom zur Zeit des Trajan, hat lange Zeit hoch in Ansehen gestanden und ist von den Späteren mehrfach ausgeschrieben worden.

Ihm ist ein wesentlicher Fortschritt in der Technik der Amputation zu danken: er rät, zunächst die zu dem Gliede führenden Blutgefäße zu unterbinden oder zu umstechen, dann nach möglichstem Hochziehen der Haut zur Verhinderung ihres Zurückgleitens eine Binde straff umzulegen und unmittelbar distal davon zu amputieren. Es ist durchaus möglich, daß er in seiner Eigenschaft als Militärarzt auf den genialen Gedanken gekommen war: ist doch die Kriegschirurgie noch immer die große Lehrmeisterin der Wundheilkunst gewesen, nicht zum wenigsten im Gebiete der Amputation. Er operierte den Brustkrebs und entfernte sogar den Uterus, falls das nötig erschien (natürlich nur bei bestehendem Prolaps). Auch wandte er das Speculum vaginae an. Seine Amputationsmethode wurde noch verbessert durch LEONIDES von Alexandreia, der gegen Ausgang des 1. Jahrhunderts den Lappenschnitt hinzugefügt hat. Bei

Erkrankung des Mastdarms bediente er sich des Speculums, operierte Fisteln, Brustkrebs und Geschwülste andrer Art; Hernien sollen, wie alle Autoren jener und früherer Zeit betonen, durch Zerreißung oder Ausdehnung des Bauchfells entstehen; Brennen und Bandagen werden dabei angeraten. Er förderte auch die Kenntnis von den Schädelbrüchen. Ein bekannter Chirurg ist in jener Zeit HELIODOR gewesen, zu des Trajan Zeit in Rom, von JUVENAL in seinen Satiren genannt; Hypospadie und Blasenfistel ging er mit dem Messer an und hat die Verbandtechnik bereichert. Bei Bruchoperationen kann man gelegentlich den Hoden schonen. HELIODOR gibt bei Amputationen den seinerzeit vortrefflichen Rat, nicht zunächst, wie üblich, alle Weichteile zu durchtrennen und zum Schluß den Knochen zu durchsägen, sondern zuerst die Weichteile nur da zu durchschneiden, wo sie am dünnsten sind, z. B. an der Tibia vorn, dann die Knochendurchsägung vorzunehmen und zuletzt die Weichteile in ihrem dickeren Anteil mit einem Zuge zu durchtrennen; da man die Blutstillung in allgemeinem mittelst Cauterisierens und Druckverbands erstrebte, war es gewiß richtig, auf den blutigsten Teil der Operation unmittelbar die Blutstillung folgen zu lassen. Bei Striktur der Harnröhre versuchte er zunächst, mittelst langen schmalen Messers das Hindernis blutig zu beseitigen und legte darauf ein Bougie ein, das folgendermaßen hergerichtet war: Papier wurde 3 Tage lang eingeweicht und dann um eine Federspule oder dünne Röhre von Bronze oder Zinn herumgewickelt; man bog das Ganze nach der Form der Harnröhre, ließ vollständig hart trocknen und führte es in die Harnröhre ein; so wurde einerseits durch Quellung mäßige Dilatation erzielt und außerdem der Harnabfluß gewährleistet. Bei der Amputation dient das die Haut zurückhaltende Schnürband zugleich der präliminaren Blutstillung, wie er betont! Proximal vom Knie- und Ellenbogengelenk zu amputieren ist der Blutungsgefahr wegen nicht zu empfehlen.

Der bedeutendste Chirurg jener Zeit aber und vielleicht der Antike überhaupt ist ANTYLLOS gewesen, der in der ersten Hälfte des 2. Jahrhunderts gelebt hat. Seine Schriften, wie überhaupt gerade die chirurgischen Werke dieser Periode, sind nur in Bruchstücken auf uns gekommen. Eingehend beschäftigt er sich mit der Technik des Aderlasses, ebenso mit derjenigen der damals und früher gelegentlich verwendeten Arteriotomie; unter den Mitteln zur Blutstillung wird die Unterbindung nicht erwähnt. Die Schnittrichtung bei Abscessen richtet sich möglichst danach, unscheinbare Narben zu hinterlassen, und wird danach je nach der Körpergegend genau angegeben. Sehr gut ist die Fistelbehandlung; ist der Knochen mitbeteiligt, muß der kranke Anteil vom Knochen mit fortgenommen werden; gelegentlich ist man genötigt, ein oder beide Gelenkenden zu entfernen. Fisteln der Trachea, an Hals, Brust, Bauch werden sorgfältig freigelegt und exstirpiert, bei Mastdarmfisteln, wenn sie weit vom Lumen sich entfernen, sind besonders vorsichtige Verfahren angebracht. Ganglien werden subcutan zersprengt. Bei Contracturen an Hals, Achsel, Ellen- und Schenkelbeuge muß man die ganze Hautfalte sorgsam ausschneiden, wenn man Dauererfolge haben will. Bei Hypospadie soll man, wenn die Fistel an der Eichel bzw. dicht dahinter sich befindet, durch Amputation der Eichel Hilfe schaffen; die Facultas generandi leidet nicht unter dem Verlust der Glans. Seit ANTYLLOS wird der Steinschnitt vermittelst einer Schnittführung bewerkstelligt, bei welcher die Raphe perinei vermieden und ausschließlich links neben ihr die Incision der Haut vorgenommen wird — von nun an kann man erst des Ausdrucks „Seitensteinschnitt“ sich bedienen. Die Tracheotomie wird beschrieben; sie wird am zweckmäßigsten dicht unter dem Kehlkopf, etwa zwischen dem 2. und 3. Knorpelring in querer Richtung ausgeführt. Das Wesentlichste aber ist seine Beschreibung der Operation des Aneurysmas: er kennt das spontane und das durch Verletzung erworbene Aneurysma. In Fällen von besonderer Größe oder ungünstig gelegener Stelle, wie Achselhöhle, Schenkelbeuge oder Hals, soll man den Eingriff ablehnen; in andern Fällen jedoch darf man das nicht tun, wie es bisher üblich gewesen sei: beim spindelförmigen spontan entstandenen Aneurysma soll man nach dem Hautschnitt die Geschwulst freilegen, doppelt unterbinden, den Sack eröffnen, entleeren und ausheilen lassen, nicht aber ganz durchschneiden. Bei der andern, mehr rundlichen Form dagegen hebt man den Tumor mit der Haut hoch, sticht eine mit doppeltem Faden (aus Leinen oder Darmsaite — Catgut!) armierte Nadel durch die Mitte der Basis und unterbindet nach jeder Seite die Hälfte der Geschwulst; auch kann man zur Verhütung des Abgleitens der Unterbindungen diese durch eine besondere andre Naht fixieren. Dann wird der Sack eröffnet und entleert, der überstehende Teil weggeschnitten und die Wunde geheilt. (Es sei hier bemerkt, daß PHILAGRIOS, dessen Name immer noch in den Hand- und Lehrbüchern im Zusammenhang mit der Aneurysmenbehandlung genannt wird, keinerlei Verdienst nach dieser Richtung zukommt). ANTYLLOS hat weiterhin die Technik der plastischen Operationen wesentlich bereichert. Ihm wird ferner nach dem Zeugnis des Arabers AR-RÂZÎ die Extraktion des Stars vermittelst Schnittes unterhalb der Pupille zugeschrieben.

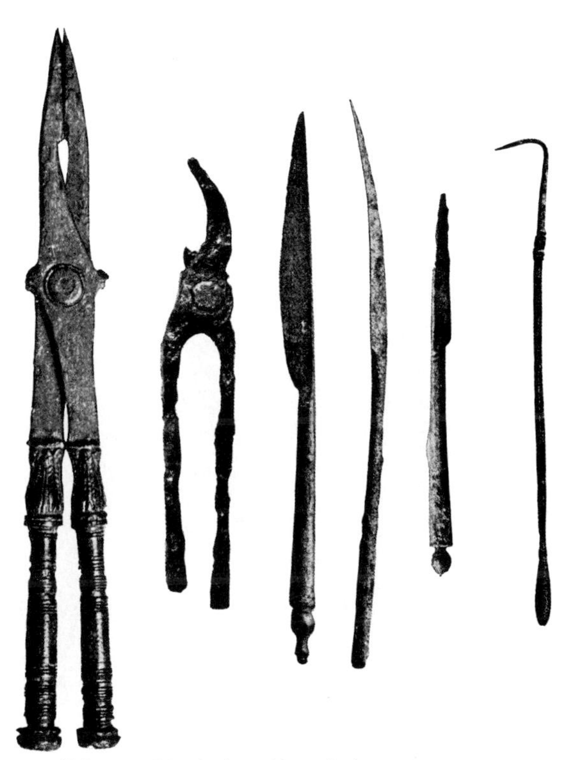

Abb. 93. Römische chirurgische Instrumente. (Nach MEYER-STEINEG und SUDHOFF.)

Ein merkwürdiger Hochstand der Chirurgie in jenen Tagen geht für uns aus den spärlichen Resten der schriftlichen Überlieferung hervor. Wird auch nichts darüber berichtet, daß Maßnahmen zur Verhütung der Wundinfektion getroffen worden sind, die man als ausreichend für die Sterilisierung der Haut von Arzt und Kranken, der Instrumente und des Verbandzeugs ansehen könnte, so ist doch zu beachten, daß immer wieder auf die Notwendigkeit größter Sauberkeit hingewiesen wird. Dazu kommt, daß die chirurgischen Instrumente, wie wir sie in großer

Zahl aus der Antike besitzen, fast durchweg eine Form haben, bei welcher eine Säuberung und Sauberhaltung in hohem Maße ermöglicht war: größtenteils sind sie aus einem einzigen Stück Metall gearbeitet, fast ohne unnötige Verzierungen — ganz im Gegensatz zu denjenigen Instrumenten, wie sie bei den Arabern üblich wurden und dann durch das ganze Mittelalter hindurch bis in die neueste Zeit hinein fabriziert worden sind: Instrumente mit Holzgriff sah ich noch vor 20 Jahren in den Händen von Operateuren und in den militärärztlichen Hauptbestecken. Es ist auch oft genug die Rede von Wunden, die ohne weiteres heilen, und solchen, die zur Eiterung kommen. Es ist durchaus denkbar, daß das Gebot der Sauberkeit gewissenhaft genug befolgt worden ist, um auch bei größeren Eingriffen tatsächlich oft Heilung per primam zu gewährleisten. Aus der berühmten Schrift des PEDANIOS DIOSKURIDES aus Anazarbos wissen wir ja auch, daß zu seiner Zeit, während der Regierung NEROS und VESPASIANS von 54—79 die Chirurgen bei schmerzhaften Eingriffen der Allgemeinnarkose sich bedienten mit Hilfe des Saftes der Mandragora, also eines dem Skopolamin nahe verwandten Mittels, und zwar in der Dosis eines gewöhnlichen Schöpflöffels voll. DIOSKURIDES hat als Militärarzt, vermutlich ähnlich den englischen Kollegen von heute, auf Kommandos in den verschiedensten Teilen des römischen Weltreiches die Drogen der Heilmittel aus allen Naturreichen eifrig studiert und in diesem auf uns gekommenen hervorragenden Werk auf das sorgfältigste in ihrem Aussehen und ihrer Wirkung beschrieben.

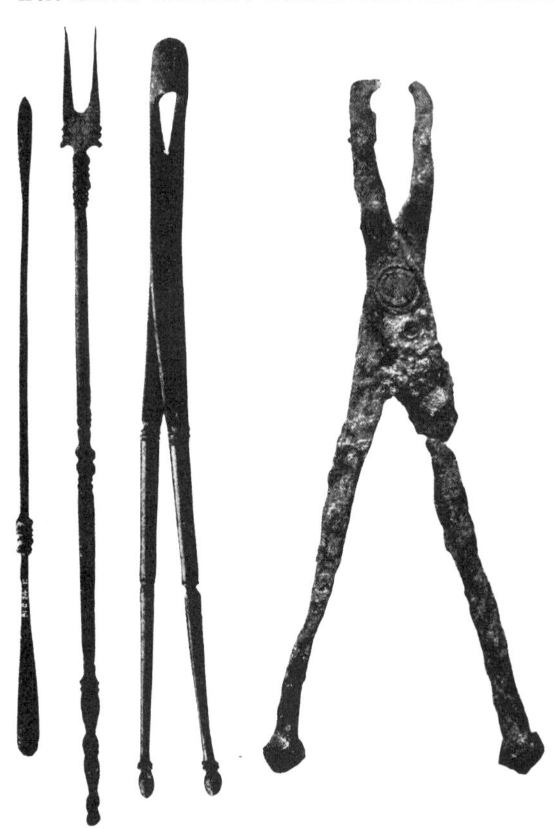

Abb. 94. Römische chirurgische Instrumente. (Nach MEYER-STEINEG und SUDHOFF.)

Der größte Arzt der römischen Kaiserzeit vor GALENOS ist ohne Zweifel SORANOS von Ephesos gewesen, den wir der methodischen Schule zurechnen müssen. Er lebte in Rom in der 1. Hälfte des 2. Jahrhunderts unter TRAJAN und HADRIAN. Wie fast alle Ärzte von Namen aus diesen Jahrhunderten stammte auch er aus Kleinasien, hatte in Alexandreia seine Studienzeit verbracht und war dann vom Magnet Rom angezogen worden. Durch CAELIUS AURELIANUS, gut 2 Jahrhunderte später, sind uns seine Werke zum Teil überliefert. Ein vornehmer Mann und klarer nüchterner kluger Praktiker zugleich! Liegen auch seine größten Verdienste in der Förderung, welche er der Geburtshilfe und der Therapie der Frauenkrankheiten angedeihen ließ, hat er auch in dem Buch von den akuten und chronischen Krankheiten eine auf Jahrhunderte fühlbare Wirkung geübt, so hat er doch auf speziell chirurgischem Gebiete Erhebliches geleistet. Inspektion und Palpation beherrscht er in hohem Grade; zum ersten Male tritt uns bei ihm die Perkussion entgegen, mit deren Hilfe er am Bauch

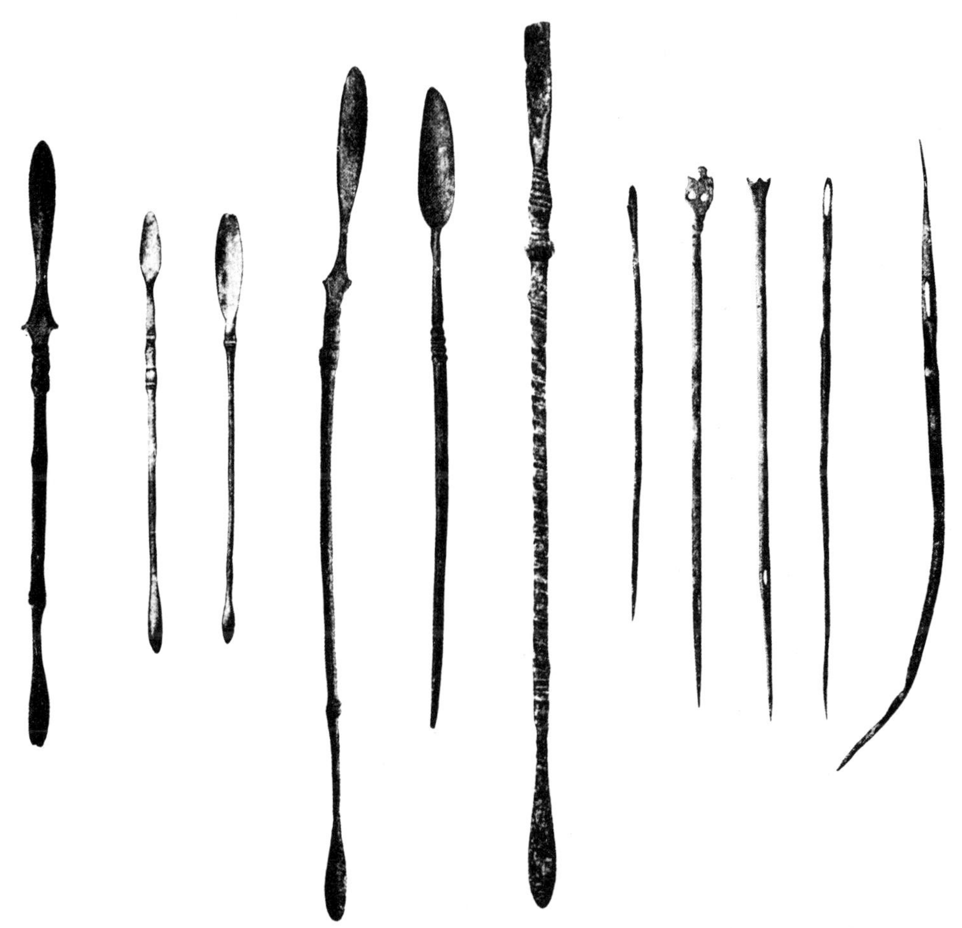

Abb. 95. Römische Instrumente aus Schweizer Funden. (Nach BRUNNER.)

feststellt, ob Flüssigkeit darin ist oder nicht. In mannigfacher Weise hat ihm die Auskultation über pathologische Geräusche in der Brust beim Atmen Auskunft gegeben. Die Sensibilität und ihre Störungen bei Nervenleiden kennt er und prüft sie in verschiedener Weise. Die Symptome der Krankheit, wie der Patient sie empfindet, trennt er scharf von den Krankheitszeichen, die der Arzt feststellt, und hat schon eine feine Differentialdiagnostik ausgebildet. Er verleugnet nirgends seine Zugehörigkeit zur methodischen Schule, erklärt es aber zugleich eines wissenschaftlichen Arztes für würdig, dem Studium der Anatomie und Physiologie sich zu widmen. Er untersucht sehr sorgsam und bedient sich des

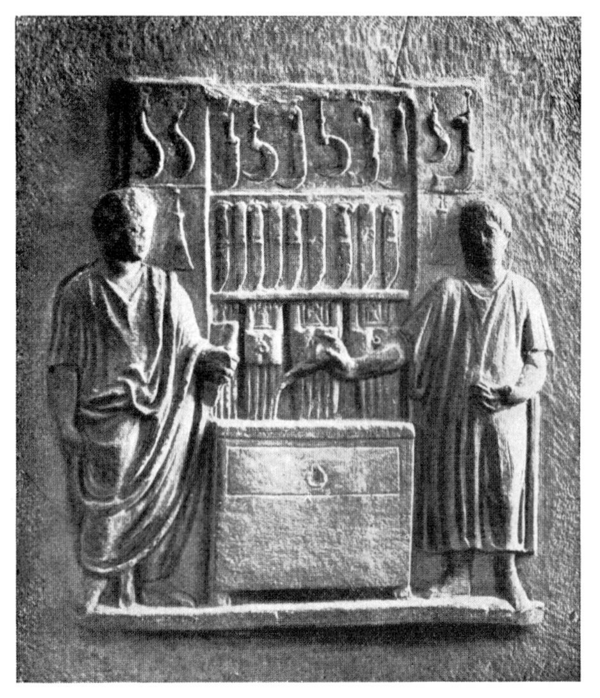

a

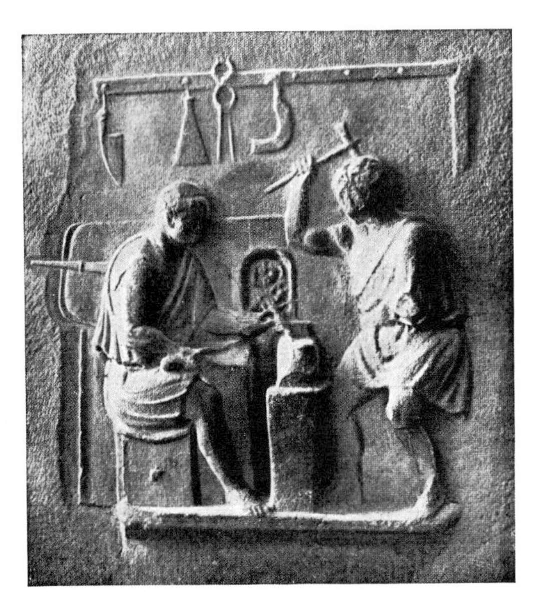

b

Abb. 96 a, b. Werkstatt eines antiken Messerschmieds. Galleria lapidaria, Vatikan. (Nach HOLLÄNDER.)

Speculums, wo es nötig scheint. Auch benutzt er zu Einspritzungen ein Mutterrohr. Den prolabierten gangränösen Uterus trägt SORANOS ab. Die Verbandkunst hat er in hohem Maße beherrscht, ebenso die Behandlung der Frakturen, insbesondere am Schädel wie ein reich illustrierter Codex aus dem Ende des 9. Jahrhunderts in Florenz erweist. Verbandmittel und -technik haben wir uns nicht sehr verschieden von der heutigen vorzustellen; statt Heftpflaster verwandte man Wachs zum Festkleben des Verbandes.

Ein bedeutender Arzt war auch RHUPHOS aus Ephesos, zur Zeit des TRAJAN in Rom. Wir wissen von ihm, daß er ein sehr guter Anatom gewesen ist; nicht ohne Interesse ist es, von ihm zu hören, daß man leider kaum noch menschliche Leichen zur Sektion bekommen könne und für Demonstrationen der äußeren Teile des Körpers auf Vorweisen an Sklaven angewiesen sei, für die Demonstration alles übrigen auf Affenkadaver. Von ihm haben wir die erste Beschreibung der Sehnervenkreuzung. Monographien einzelner Krankheitsbilder, wie z. B. der Nieren und Harnwege, hat er bereits verfaßt. Von Maßnahmen der Blutstillung nennt er Kälte, Fingerdruck, Druckverband, Torsion, Unter-

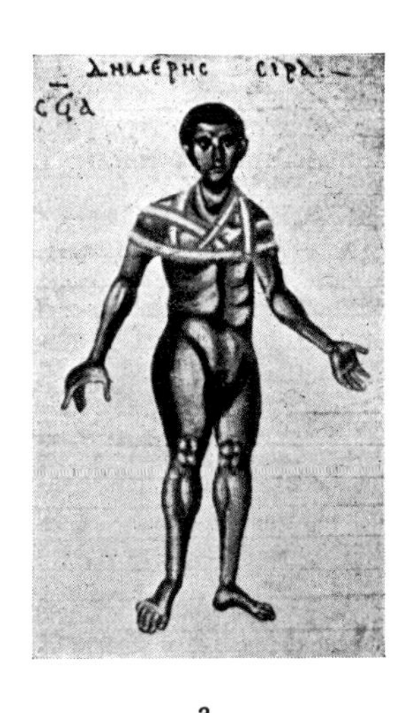

a

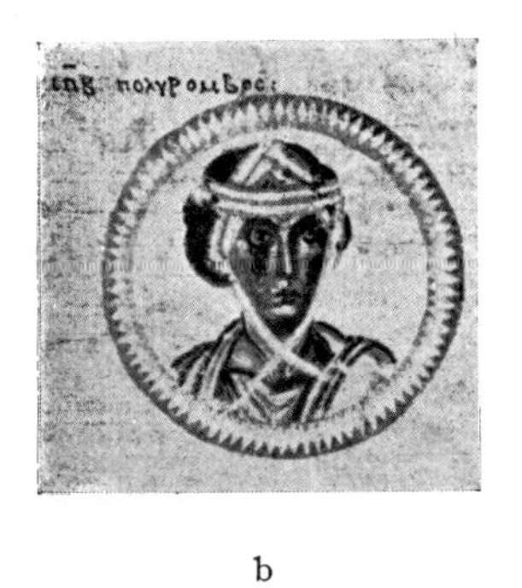

b

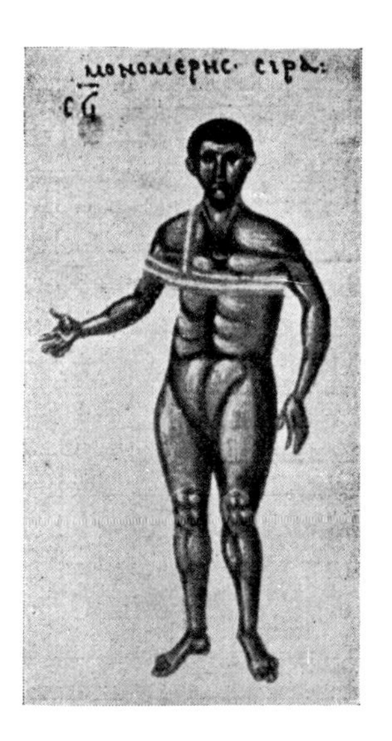

c

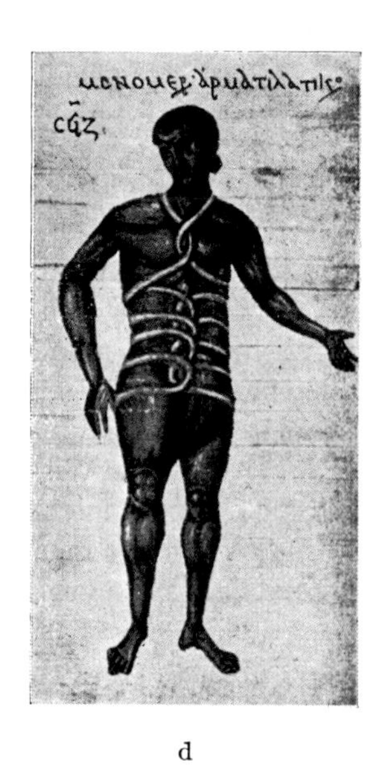

d

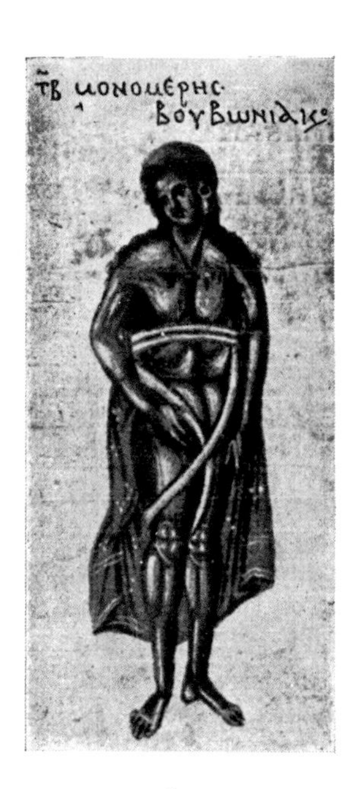

e

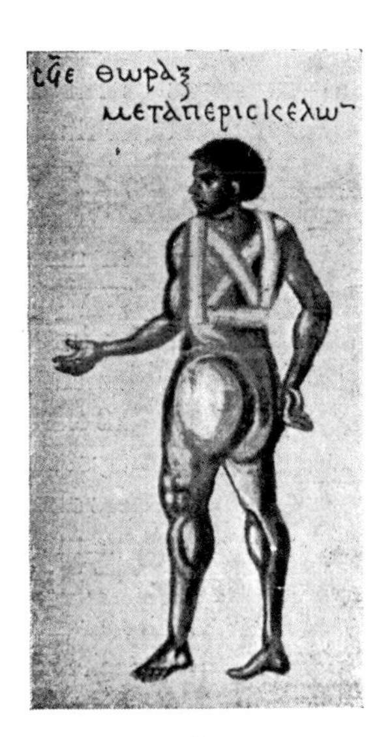

f

Abb. 97a—f. Aus der Schrift des SORAN in der Laurentiana in Florenz. Um 900 n. Chr. in Byzanz. (Nach ILBERG.)

bindung und arzneiliche Mittel. Das Fieber ist ihm als Heilmittel wohlbekannt. Bei ihm findet sich zum erstenmal die Bezeichnung „Aneurysma".

Zu Ende des 2. oder Anfang des 3. Jahrhunderts n. Chr. ist die Zeit des Wirkens von ARETAIOS aus Kappadokien, ohne daß uns aber bekannt ist, wo er gelebt hat. In seinen Schriften befleißigt er sich nach Möglichkeit der Ausdrucksweise des HIPPOKRATES, selbst im Dialekt; aber auch in seinen Anschauungen über Krankheit und ihre Heilung nähert er sich in hohem Maße seinem großen Vorbild. Seine Beschreibung einzelner Krankheitsbilder ist meisterhaft. Die Diphtherie zeichnet er unter dem Namen der „Ulcera syriaca s. aegyptica" in aller Klarheit, ebenso den Diabetes, allerdings noch nicht unter Abtrennung des D. insipidus. Wir erfahren bei ihm sogar, daß er Geräusche in der Brust gehört hat, die er auf das Herz beziehen zu müssen glaubte! Er beschreibt die Verzweigungen der Gallengänge und der Pfortader in der Leber und macht sich richtige Vorstellungen von der Ursache der Gelbsucht; in den Nieren, Hoden und Brustdrüsen sieht er Organe von drüsigem Charakter; Gehirn, Rückenmark und Nervensystem hat er sorgfältig studiert und kennt die Kreuzung der Hirnnerven im Gegensatz zu den übrigen Nerven. Bei Epilepsie — ARETAIOS erwähnt zum erstenmal die Aura — soll man, wenn die andern Mittel nicht ausreichen, trepanieren und sich nicht scheuen, den Knochen, den man sonst nur bis zur Diploe wegzunehmen pflegte, in ganzer Dicke zu entfernen. (In der Regel ließ man aus Vorsicht die innere Lamelle stehen, wenn man Zeit hatte, und wartete die Abstoßung der Lamina vitrea ab.) Den Luftröhrenschnitt kennt er zwar aus der Literatur, möchte ihn aber nicht anwenden aus theoretischen Bedenken. Ebenso machen seine unklaren Bemerkungen über den Steinschnitt den Eindruck, daß er davon gar nichts versteht. Die Lepra hat er als erster auf Grund eigener Anschauung beschrieben. Seine eigentlichen chirurgischen Schriften sind nicht auf uns gekommen. Etwas Besonderes ist es auch, daß ARETAIOS es für die Pflicht des Arztes erklärt, den Unheilbaren nicht zu verlassen, sondern ihm mitfühlend zur Seite zu bleiben.

c) Calenos.

Die zahlreichen medizinischen Schulen mit ihren teils tatsächlich, teils nur scheinbar einander widerstrebenden Systemen hatten gerade durch ihre gegenseitige Konkurrenz im Verlaufe der letzten Jahrhunderte ärztliches Können und Wissen in vieler Beziehung zu beachtlicher Höhe geführt; aber keinem Einsichtigen blieb verborgen, daß ein Versuch notwendig geworden war, nun auch einmal das Einigende aller dieser Systeme und Methoden herauszuheben und zum Nutzen der Wissenschaft, besonders aber des leidenden Menschen, zusammenzufassen und zu sichten. Aus dieser Erkenntnis heraus war die sog. „eklektische" Richtung erwachsen, zunächst in erster Linie aus Erwägung der praktischen Notwendigkeiten heraus.

Es bedurfte aber noch einer ganz besonderen Persönlichkeit, eines Geistes, der die geschichtliche Entwicklung der Naturwissenschaft und Medizin von den Anfängen überschaute und zu beurteilen imstande war, der über die unbedingt notwendigen Erfahrungen der Praxis verfügte und vom starken Willen beseelt war, die unendliche Vielheit der Gestaltung und Form, wie sie dem hochbegabten Griechenvolke in besonderem Maße eigen gewesen ist, in einem umfassenden Bau zu vereinigen, zu ordnen und zu sichten.

Diese Aufgabe hat sich der Mann gestellt, dessen Lehrmeinung ein und einhalb Jahrtausende für die gesamte Kulturwelt grundleglich geblieben ist, dessen Anschauungen und Ziele wir bei kritischer Prüfung noch heute in Forschung und Lehre hier und dort nicht ganz zu verleugnen vermögen: GALENOS!

Allerdings dürfen wir nicht vergessen, schon hier daran zu erinnern, daß die Wucht seiner Persönlichkeit, der jeder unvoreingenommenen Forschung abträgliche Geist seines Systems wie ein Alp auf der Zukunft gelastet hat: aber ein ganz Einzigartiges ist und bleibt sein Werk — messen wir ausschließlich nach dem tatsächlichen Einfluß auf die Jahrhunderte, so ist GALENOS sehr wohl mit den großen Religionsstiftern in Parallele zu stellen!

Schon einmal war ja die ganze Medizin im Geiste des großen HIPPOKRATES eine Einheit gewesen, wenn auch in ganz andrem Sinne, als es das galenische Lehrgebäude uns zeigt: an seinen großen Vorgänger knüpft darum auch GALEN an und zollt ihm in jeder Weise Ehrerbietung. Aber mit dem mehr Geistigen, wie es bei HIPPOKRATES im Verhältnis des Arztes zum Kranken die führende Rolle spielt, wie es als etwas im Kern Angeborenes nicht mechanisch erlernt werden kann, mit der heilenden *Kunst* des großen Meisters, sucht GALEN nunmehr alles das zu verknüpfen, was, in den Anfängen schon in Knidos vorhanden, im Laufe der letzten beinahe siebenhundert Jahre an *wissenschaftlicher* Erkenntnis gewonnen worden war. Mit unendlicher Spitzfindigkeit unternahm er es, alle Gegensätze, wie sie sich im Laufe der Zeit nach den verschiedensten Richtungen hin zwischen der Lehre der einzelnen Schulen herausgebildet hatten, mit dialektischer Gewandtheit, meist unter Aufbietung eines nicht selten unerträglichen Redestromes, zu überbrücken, die Lücken der Beweisführung zu vertuschen, das ungeheure Gebiet dessen, was unerforscht war, dem unkritischen Geiste der Zeit zu verschleiern. Er schuf ein großes geschlossenes, überall abgerundetes System der Heilkunde, nahm von allen Systemen, was ihm zur Deutung des Naturgeschehens zweckmäßig dünkte, brachte theoretisch alles darin in scheinbare gegenseitige Beziehung und proklamierte mit apodiktischer Sicherheit, daß man mit Hilfe dieses seines Systems alles ohne weiteres erklären, jede Krankheit erkennen und zur Heilung zu bringen vermöge — wenn man sich nur streng daran halte. Darin liegt der schwerste Fehler seines Systems begründet; er hat sich an der Nachwelt schwer genug gerächt. Erst die langsam aufdämmernde Neigung zur Kritik hat gegen Ende des Mittelalters die Lösung von den Fesseln galenischer Dogmen angebahnt. Nicht ihm allein sollen wir dafür die Schuld zumessen; die mangelnde Fähigkeit der folgenden Jahrhunderte, selbständig zu beobachten und zu denken, hat dazu geführt, daß man diese Last so lange sich hat gefallen lassen.

Sein von der Stoa herübergenommener Monotheismus, der Glaube an ein höchstes Wesen, von dem in jeder Weise alles auf der Welt, so auch der Mensch in gesunden und kranken Tagen, abhängig ist, hat seine Lehren dem erstarkenden Christentum und besonders auch den Arabern nahegeführt; ein Zweifel an GALEN galt sehr bald als ungefähr ebenso gefährlich als Kritik am kirchlichen Dogma! Jahrhundertelang waren aber der Clericus und Medicus in einer Person vereint! Das ist ein wesentlicher Grund für die ungeheure Lebenskraft des Galenismus.

Vieles an seinem Werk erklärt sich aus dem Lebensgang dieses ungewöhnlichen Mannes, der, wie fast allen großen Ärzte des Hellenismus, aus Kleinasien stammte und dann die hohe Schule in Alexandreia besucht hatte. In Pergamon, der Residenz der Attaliden, war er 129 n. Chr. geboren. Vom Vater, dem Architekten NIKON, erbte er den Sinn für Mathematik, von der Mutter den heftigen, streitsüchtigen, in vieler Hinsicht unsympathischen Charakter, wie er selbst uns erzählt. Von verschiedenen angesehenen Philosophen wurde er mit den einzelnen maßgebenden Systemen dieser Wissenschaft vertraut gemacht; erst ein Traum des Vaters hat ihn von der Philosophie, der er sich hatte widmen wollen, der Medizin zugeführt. Hier, in Pergamon, wo ein berühmter Kultort des ASKLEPIOS sich befand, in Smyrna und Alexandreia hat er seine Studien gemacht und bei Vertretern verschiedener Schulen Unterricht genossen; er beklagt sich hier über den Mangel menschlichen Sektionsmaterials, das zum Studium am Tierkadaver zwang.

Nach 9 Jahren Studiums in der Fremde kam er in die Heimat zurück und wurde hier, nachdem er bereits durch verschiedene wissenschaftliche Schriften sich einen Namen gemacht hatte, sogleich vom Oberpriester des Asklepieions zum Gladiatorenarzt ernannt; dieses Amt ist ihm in den 4 folgenden Jahren von den Vorstehern des Heiltempels immer wieder übertragen worden; hier hat er bereits allerlei wundärztliche Kenntnisse zu gewinnen vermocht. Dann aber zog ihn Rom, die Weltmetropole, in ihren Bann; der bereits wohlerfahrene, philosophisch geschulte, gewandte „Graeculus“, mit hervorragender Gewandtheit der Rede begabt, von faszinierendem Einfluß auf seine Umgebung, fand sehr bald Eingang in die vornehmsten Kreise Roms; die von ihm veranstalteten, dem Gebildeten verständlichen, durch Tierexperimente erläuterten Vorträge bildeten bald einen Hauptanziehungspunkt für die Gesellschaft der Weltstadt.

Zu seinem Ruhm muß hervorgehoben werden, daß er nun nicht etwa in seiner einträglichen Praxis und seinen populären Vorträgen aufging, sondern mit eisernen Fleiß wissenschaftlicher Forschung sich hingab und bedeutende umfangreiche Werke gerade auch in dieser Periode seines Lebens verfaßt hat. Doch treten in dieser Zeit auch die Schwächen seines Charakters in den Vordergrund; gewiß stand die Ethik des Ärztestandes in dieser Stadt zu jener Zeit auf wenig hoher Stufe, wo eine Unzahl von Ärzten rücksichtslos dem Publikum, namentlich der höheren Gesellschaftsklasse, sich aufzudrängen bemüht waren; auch GALEN hat recht skrupellos hier seinen Vorteil wahrgenommen, wo er nur konnte, und durch Herunterreißen der Kollegen sein Ansehen zu heben versucht — ganz im Gegensatz zu dem von ihm als Vorbild verehrten HIPPOKRATES! Daß wir von der Seite seiner Gegner manches bittere Wort über ihn hören, darf uns nicht wundern.

Ziemlich plötzlich verließ GALEN die Kaiserstadt, wahrscheinlich um der Pest zu entgehen, die im Jahre 166 von Osten her in Rom einzog. Es ist nicht unwahrscheinlich, daß er sich gerade aus diesem Grunde in Sicherheit brachte ohne Rücksicht auf seine Klientel, wie man dies bei den Ärzten zwölfhundert Jahre danach beim Einbruch des „schwarzen Todes“ vielfach hat berichten müssen. Langsam reiste er der Heimat zu und benutzte seinen Aufenthalt in Kampanien, Syrien, Palästina und Phönizien, um seine Kenntnisse zu erweitern und dortige einheimische Drogen und heilkräftige Mineralien zu sammeln und mitzunehmen. Doch war sein Ansehen in Rom derartig gewachsen, daß das Kaiserhaus ihn gerade in dieser Pestzeit, die etwa 15 Jahre gewährt hat, nicht entbehren zu können glaubte. Die Kaiser Mark Aurel und Verus beriefen ihn zurück; GALEN scheint sich mit der Reise jedoch nicht zu sehr beeilt zu haben. VERUS starb an der Pest, MARK AUREL aber erhob den GALEN zum Hofarzt, dann zum Leibarzt, und übertrug ihm die Obhut über den Sohn COMMODUS während seiner Abwesenheit im Feldzug gegen die Markomannen, an dem sich zu beteiligen GALEN abgelehnt hatte. In diese Jahre (169—180), die ihm bei angesehenster Stellung wenig Pflichten auferlegten, fallen die meisten der wissenschaftlichen Schriften. Die folgenden Kaiser erhielten ihm ihre Gunst, doch hat er offenbar nachher dem Hofe nicht mehr so nahe gestanden wie vordem. Ganz der wissenschaftlichen Arbeit gewidmet hat GALEN bis zu seinem Tode (zwischen 198 und 201) eine reiche literarische Tätigkeit entfaltet; ob er in Rom oder, was denkbar ist, in der Heimat Pergamon gestorben ist, wissen wir nicht.

Was GALEN an wissenschaftlichen Werken hinterlassen hat, ist kaum jemals wieder erreicht oder übertroffen worden; manches, was man ihm zuschrieb, ist untergeschoben; aber ein von ihm persönlich angelegtes Verzeichnis seiner Schriften ermöglicht die Klarstellung, weil man schon zu seinen Lebzeiten einzelnen Werken fälschlich seinen Namen vorsetzte. Von den annähernd 400 Veröffentlichungen des GALEN betreffen nur etwa 125 nichtmedizinische Themata; von ihnen ist wenig überliefert; auch die medizinischen Schriften sind großenteils bis auf etwa 180 verloren gegangen bei einem großen Brande, der vor dem Tode des COMMODUS auch den Friedensstempel in Asche legte, in dem GALEN seine Schriften aufbewahrte. Manche seiner Werke liegen sicher noch in arabischer oder hebräischer Übersetzung ungekannt in Bibliotheken.

Ist die Ausdrucksweise des HIPPOKRATES meist kurz und bestimmt, so ist sie bei GALEN umständlich und oft rhetorisch aufgeputzt. GALEN ist eher Sammler, Ordner, Philosoph voll kritischer Betrachtung auch im ärztlichen Denken, HIPPOKRATES ist schöpferisches Genie. Bei diesem tritt die Rücksicht auf die praktische Heilkunde in den Vordergrund, für GALEN ist die theoretische systematische Behandlung der Materie ausschlaggebend, wobei scholastische Dialektik wichtigstes Hilfsmittel ist.

Der Name „Galenica" in der Pharmazie leitet sich daher, daß man im 16. Jahrhundert durch den großen PARACELSUS VON HOHENHEIM zuerst chemische Arzneimittel zu innerlicher Verwendung kennen lernte; die älteren, in den bis dahin allein maßgeblichen Werken seit GALEN verzeichneten Arzneimittel taufte man darum die „Galenischen", wenn sie auch größtenteils längst vor ihm in Gebrauch waren.

Mit das Wichtigste aller seiner Werke sind seine Kommentare der hippokratischen Schriften; gerade auch der chirurgisch wichtigen — nicht immer zum Vorteil ihrer Klarheit! Chirurgisch Originelles treffen wir bei ihm weniger, doch hat er gewissenhaft die bedeutenden Errungenschaften seiner Vorgänger aufgezeichnet, auch über einiges Selbsterlebte berichtet.

Seine anatomischen Kenntnisse sind beträchtlich; lästig ist, daß er im allgemeinen seine Befunde am Affen und andern Tieren ohne weiteres auf den Menschen überträgt; Hunderte von Fehlern sind ihm infolgedessen unterlaufen. Bemerkenswert ist sein Ausspruch, daß anatomisches Wissen Grundlage chirurgischen Könnens sei. Myologie und Angiologie sind großenteils recht gut. Das Platysma hat er zuerst beschrieben; die Verhältnisse der Blutbewegung sind ihm aber noch ziemlich unklar. Im Nervensystem besitzt er erhebliche Kenntnisse durch Zergliederung und auch durch zahlreiche Vivisektionen mit schichtenweiser Abtragung des Gehirns, Durchtrennung des Rückenmarks in verschiedener Höhe und experimentelle Nervendurchschneidungen mit Beobachtung und sorgfältiger Aufzeichnung der Folgezustände; der erste Ast des Trigeminus wurde von ihm entdeckt, ebenso der Recurrens mit seiner Funktion, wie er außer im Tierversuch noch an lebenden Menschen feststellte, denen bei Drüsenexstirpationen der Nerv teils ein-, teils doppelseitig durchtrennt worden war. Er beschreibt 7 Paare Hirnnerven (der Olfactorius galt als ein Teil des Hirns) und 8 Halsnervenpaare. Der Befund am N. opticus und der Arteria n. optici galt als Beweis dafür, daß dieser Nerv innen hohl sei; das führte lange Zeit zu ausgiebigen Spekulationen.

In der Physiologie ist es GALEN nur in beschränktem Maße beschieden gewesen, tatsächliche Fortschritte zu machen, obwohl er immer wieder durch Beobachtung am Menschen und Zuhilfenahme des Tierversuchs zur Klarheit zu kommen versuchte. Diese Tierversuche hat der bedeutende Medizinhistoriker CHARLES DAREMBERG im Jardin des plantes zu Paris nachgeprüft. Der Grund des Mißerfolges lag in seiner verkehrten philosophischen Einstellung begründet: er ging stets von der Voraussetzung aus, daß die Natur alles in der Welt möglichst zweckmäßig gestaltet habe; ebenso setzte er im allgemeinen bei den einzelnen Funktionen des Menschen und seiner Organe zuerst einen ganz bestimmten Zweck voraus und suchte diese zweckmäßige Funktion hinterher durch Versuche zu beweisen. Diese gefährliche teleologische Methode beraubte ihn der größten Erfolge, zu denen er schon damals hätte gelangen können, wenn er induktiv und nicht ausschließlich deduktiv an die Probleme herangetreten wäre.

Seine allgemein-pathologischen Anschauungen lassen dogmatische Ideen stark hervortreten, sind aber auch zum Teil von allen anderen Systemen zusammengeborgt; die klaren Darstellungen abgeschlossener Symptomenkomplexe bzw. Krankheitsbilder wie bei ARCHIGENES und ARETAIOS vermissen wir bei ihm. Er kennt aber z. B. den Zusammenhang von Gicht und Steinbildung in den Nieren, die Abhängigkeit der Ascitesbildung von allerlei Erkrankungen der Bauchorgane.

Die Therapie des GALENOS ist, wenigstens in der Theorie, in oft recht gewaltsamer Weise den zahllosen Möglichkeiten seines komplizierten Systems angepaßt. In vollständig phantastischer Weise unterscheidet er Organe, die „kalt" und „warm" sind, und zwar wiederum in verschiedenen Graden kalt und warm; danach richtet sich die Wahl der Arzneimittel, die ebenfalls als in mehreren Graden „kalt" und „warm" hingestellt werden; derartiger Tüfteleien ohne jede wirkliche Unterlage schafft er eine ganze Menge, nur um auf diese Weise ein „System" aufzubauen, in dessen Fächern alle Krankheiten und Heilmittel an richtiger Stelle unterzubringen sind: gerade wie etwa in den Fächern der Apothekenschränke! Ziemlich kritiklos hat er allerlei, was die orientalischen Völker von alters her als „Heilmittel" in ihrer Volksmedizin aufgespeichert hatten, übernommen und, oft in unglaublich umfangreichen und, nach heutigen Begriffen, völlig unsinnigen Kombinationen verordnet; die Araber, welchen GALEN sozusagen zum Heilgott geworden ist, haben zu all dem noch das Ihrige dazugetan; und so ist eine Polypharmazie (mit allen Mitteln der „Dreckapotheke" des Orients) zustande gekommen, von der wir uns teilweise jetzt noch nicht ganz haben freimachen können.

Die Chirurgie GALENS gehört nicht zu seinen bedeutendsten Leistungen. Immerhin sind einige Bemerkungen nicht unwesentlich und die Darstellung einiger Behandlungsweisen, wie der Trepanation, der Beachtung wert. Den Krebs widerrät er überhaupt operativ anzugreifen. Bei einem Fall von Fistel und Caries des Sternum hat GALEN an einem Knaben den Knochen reseziert; dabei wurde infolge Nekrose des Herzbeutels das Herz freigelegt, das man nun genau beobachten konnte; der Knabe ist schließlich ganz genesen. Bei der Luxatio humeri gibt es auch eine Form mit Verrenkung nach vorn, die er in 4 Fällen sah; mehrfach war sie durch Ungeschick des behandelnden Arztes aus der üblichen Form hervorgegangen. Bei dieser Gelegenheit bemerkt er, daß HIPPOKRATES diesen Typ wohl nur deshalb nicht beschrieben habe, weil er infolge seines Aufenthalts an kleineren Orten längst nicht dasjenige Material habe überschauen können wie er selbst, dem die Ärzte im Bereich der Weltstadt alle irgendwie ungewöhnlichen Fälle vorzustellen pflegten. Auch könnte der Grund darin liegen, daß zu jener Zeit die Ausbildung der Ärzte wesentlich sorgfältiger gewesen sei wie zu seiner Zeit. Im Gegensatz zu HIPPOKRATES und DIOKLES hat er die Erfahrung gemacht, daß die Luxation des Oberschenkels, die ja niemals mit Zerreißung des Lig. teres einhergehe, sehr wohl dauernd reponiert werden könne; das habe mit der Frage nach der Integrität des Lig. teres gar nichts zu tun. Seine 2 Fälle betrafen allerdings Knaben und vermutlich wirkliche Luxationen, während die Behauptung von H. und D. sich, wie erwähnt, wohl auf verkannte Fälle von Fractura colli femoris stützte bei älteren Leuten. Seine Verbandlehre bietet zwar nichts Neues, aber sie beweist wiederum den großen Wert, den man einem gut sitzenden und eleganten Verband beimaß. Zur Verhinderung eines Decubitus der Ferse legte man sie auf genau so gearbeitete Kränze aus lockerer Wolle, wie heute aus Watte. Mehrfach hat man behaupten wollen, GALEN (und HIPPOKRATES) hätten die Behandlung der Beinbrüche mit permanenter Extension gekannt. Ich kann dies bestimmt nicht zugeben; es hat sich zwar um eine Beinlade („Glossokomion“) gehandelt, bei der mit Zug und Gegenzug der Versuch gemacht wurde, reponierte Brüche des Unterschenkels in guter Stellung zu erhalten; aber es steht für mich fest, daß nur eine ganz kurzdauernde Streckwirkung damit zu erzielen war — sonst wäre unfehlbar schwerer Dekubitus die Folge gewesen. Verbandkurse wurden, wie zu des HIPPOKRATES Zeit und danach, an Knaben und an Holzpuppen abgehalten. Wunden näht man entweder unmittelbar oder durch Naht angelegter (angeklebter?) Binden. Zweiköpfige Binden sind mit Vorliebe in Gebrauch. Bei der Blutstillung unterscheidet GALEN grundsätzlich das Vorgehen bei eiternder und bei nicht eiternder Wunde: im ersteren Falle kommt nur die Kauterisation in Frage; anders, wenn es sich um eine frische Wunde handelt: Kommt man zu einer heftigen Blutung, so soll man sofort den Finger auf die blutende Stelle drücken; Torsion des Gefäßes mittels Hakens genügt oft; blutstillende Medikamente, wie Kupfererz, Vitriolerz, Schusterschwärze, ungelöschter Kalk, sind besser als das Brennen, weil hier der Schorf leichter abfällt und starke Nachblutung verursacht; Kälteanwendung ist oft praktisch und Kompression, ferner Hochlagerung des blutenden Körperteils —, ein angeschnittenes blutendes Gefäß soll man völlig durchtrennen, damit die Gefäßenden sich zurückzuziehen vermögen; das genügt in vielen Fällen. Besser sei es allerdings, solches Gefäß doppelt zu ligieren und dann zu durchschneiden. Als Ligaturmaterial nennt er Seidenfäden (wie man sie bei reichen Frauen finde), Darmsaiten und ferner Fäden, wie sie die Gajetaner aus dem Keltenlande in Rom zu verkaufen pflegen. Wird beim Aderlaß in der Ellenbeuge

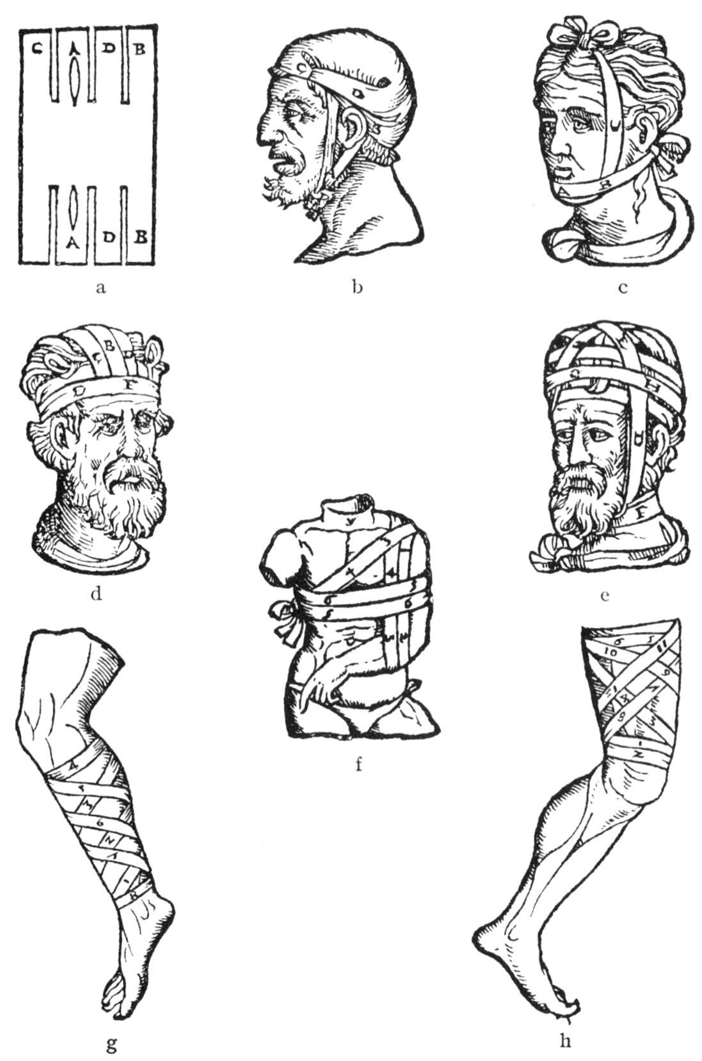

Abb. 98a—h. Verbände nach GALENUS; ED JESNER 1555.

die Arterie mitgetroffen (was nicht selten passiert zu sein scheint), so pflegt regelmäßig ein Aneurysma die Folge zu sein; nur einmal ließ sich das unter dem Preßschwammverband verhindern. Absetzungen der Gliedmaßen sollen möglichst in den Gelenken geschehen, besonders weil es schneller auszuführen ist. Die Bauchverletzungen sind offenbar ganz nach Vorlagen dargestellt; auch hier wieder der Rat, das Bauchfell besonders zu vernähen und die Ansicht, daß Verletzung des Dickdarms harmloser sei als die des Dünndarms; Naht des verletzten Magens hält er für aussichtsvoll. Vorgefallenes brandiges Netz trägt man nach Unterbindung ab und läßt die Fäden aus der Bauchwunde heraushängen; das kann ausheilen (in seiner Gladiatorenarzt-Zeit dürfte er hier eigene Erfahrungen gesammelt haben). Die verschiedenen Formen der Hernien zählt er auf, ohne mit der Therapie sich ernstlich zu befassen. Eingehend dagegen werden die Schädelverletzungen und die Trepanation besprochen; entweder eröffnet man den

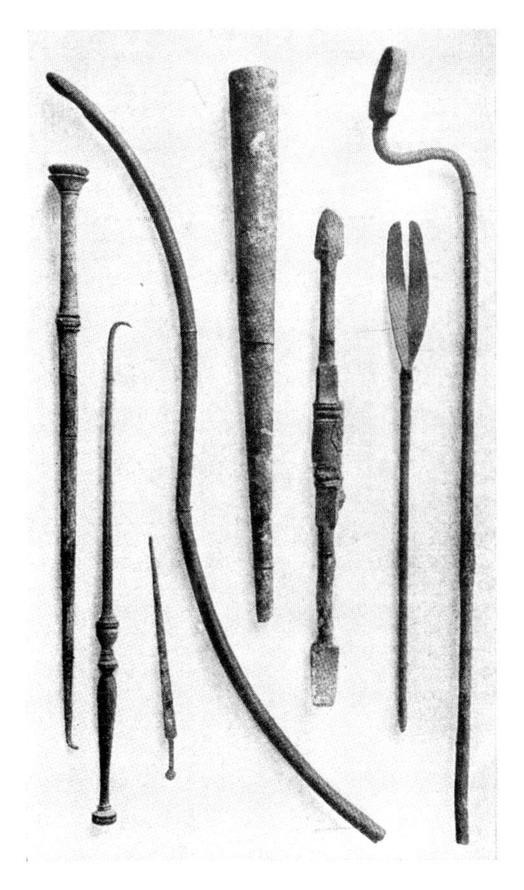

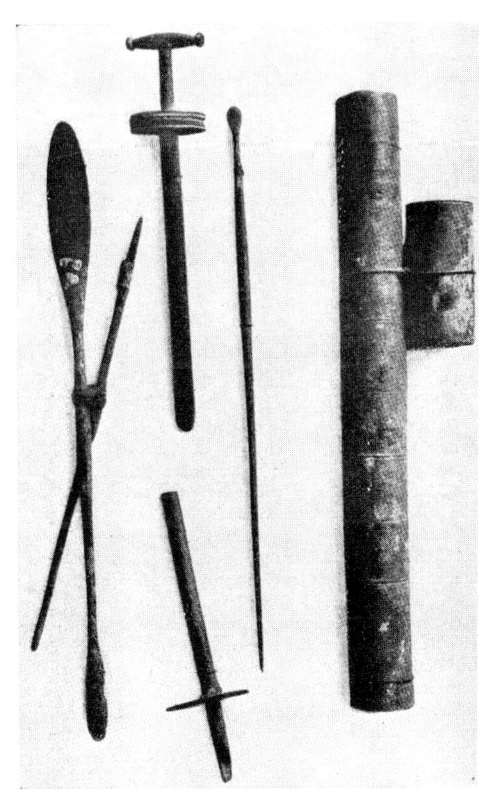

a b

Abb. 99 a, b. Chirurgische Instrumente aus Pompeji. (Nach MEYER-STEINEG und SUDHOFF.)

Schädel entlang der Fraktur mit dem Schabeisen oder man bohrt kleine Öffnungen dicht nebeneinander, die man mit Hilfe des Linsenmessers und des Hammers untereinander verbindet; um ein zu tiefes Eindringen des Trepans zu verhindern, bedient man sich des „Abaptiston", dessen überragender Rand den nötigen Schutz gewährleistet; auch Kronentrepane, durch Lederriemen in Drehung versetzt, sind vielfach in Gebrauch, ebenso in geeigneten Fällen die Knochenzange; die neueren Operateure bedienen sich durchweg nur des Meißels bzw. Hohlmeißels. Bei der Behandlung der Varicen spielt die Resektion nach doppelter Unterbindung eine Rolle; auch ist ein Verfahren analog dem sog. BACBOCKschen in

Übung, wobei man mittelst Sonde einen Faden durch den Varix zieht, knüpft und durch Umstülpung den Varix herausbefördert. Die übrigen chirurgischen Ausführungen in verschiedenen seiner Werke bieten nichts besonderes Neues. Solange wir von den großen Chirurgen dieser Epoche, zumal ANTYLLOS und HELIO-

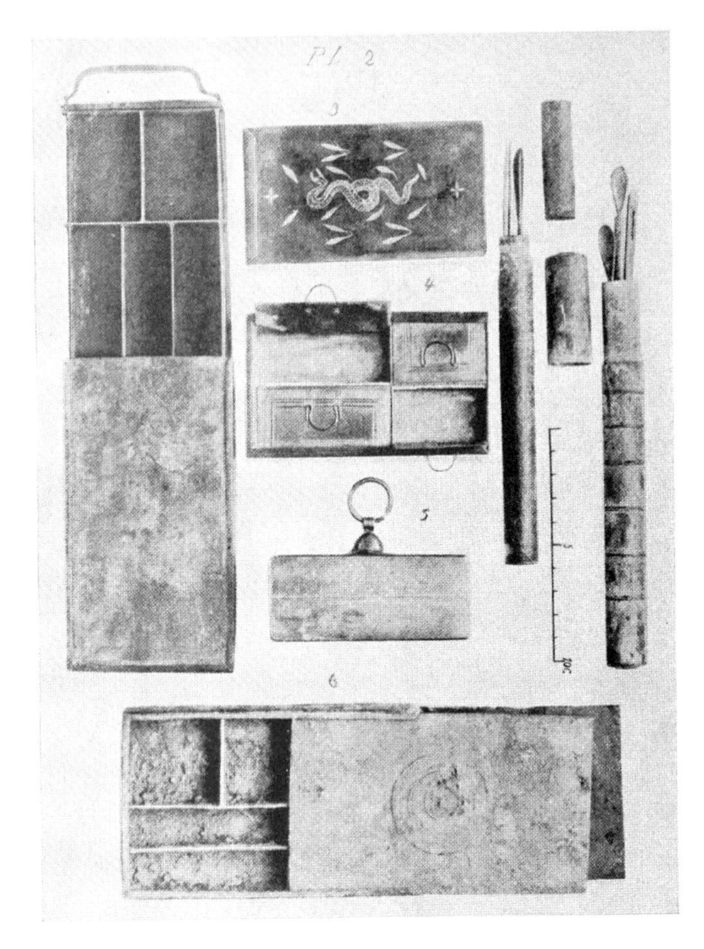

Abb. 100. Römischer Instrumentenkasten und gefüllte Hülse mit Instrumenten. (Nach DENEFFE.)

DOROS, so wenig wissen wie bisher, ist nicht zu entscheiden, was ihnen und was dem GALEN zukommt.

Zum Schlusse sei hier die Bitte ausgesprochen, endlich mit dem Mißbrauch aufzuräumen, der darin liegt, daß man den GALENOS „Claudius" nennt! Seit nahezu 2 Jahrzehnten haben die Fachgenossen sich wiederholt bemüht, hier Wandel zu schaffen — aber unbekümmert darum wird immer wieder aus Gedankenlosigkeit dieser Fehler abgeschrieben! Erst im Laufe des 15. Jahrhunderts ist aus dem mißverstandenen „Clarissimus" dieser Fehler hervorgegangen! Der Historiker empfindet solche oft gerügten Fehler wie eine Beleidigung der von ihm vertretenen Wissenschaft.

Was das *wundärztliche Instrumentarium* anlangt, so haben wir uns dies sehr reichhaltig vorzustellen; die hier und früher wiedergegebenen Abbildungen stellen nur einen kleinen Bruchteil dessen dar, was uns davon erhalten geblieben und seit der Mitte des 18. Jahrhunderts aufgefunden ist; wir können uns nach den Funden mühelos eine Übersicht des Ganzen verschaffen. GURLT hat im 1. Bande seiner Geschichte der Chirurgie auf S. 331—314 und S. 505—519 sehr ausführlich über das, was bis 1898 zum Vorschein gekommen war, berichtet.

Eine kurze Aufzählung mag einen flüchtigen Einblick gestatten: Messer von den feinsten Fistel- bis zu größeren Amputationsmessern; Nadeln verschiedener Form und Größe; männliche und weibliche Katheter und bougieartige Instrumente für Strikturen; sämtliche unbeschädigt erhaltenen männlichen Katheter haben nur seitliche Öffnung an der Konvexität, die weiblichen dagegen sowohl seitliche wie auch endständige Öffnung; Kanülen zur Entleerung und Einspritzung; Spritzen zum Eiteransaugen und zu Injektionen, teils mit Hilfe einer Schweinsblase, später aus Metall mit Kolben; Scheren, Pfriem, Pinzetten, Spatel, Sonden aller Art; Zangen für die verschiedensten Zwecke, auch zum Ausziehen der Pfeilspitzen; besondere Apparate zum gleichen Zweck; Meißel, Keil bei offenen Frakturen (vierkantig, hohl, messerartig); Feile, Elevatorium, Raspatorium, Sägen verschiedener Art, Hammer, Meningophylax zum Schutz der Hirnhaut bei Schädeloperationen, Bohrer, Trepan, teilweise mit Schutzleiste (Abaptiston), Kronentrepan, Linsenmesser, Knochenzangen; Specula für Vagina und Anus; Steininstrumente zum Herausziehen oder Zertrümmern großer Blasensteine; Kauterien, Blasebalg; Schröpfköpfe von Glas, Horn und Bronze; Rasiermesser, Klistier- und Mutterspritzen. Die chirurgischen Instrumente sind meist von Bronze, teilweise aber auch von Eisen und Stahl.

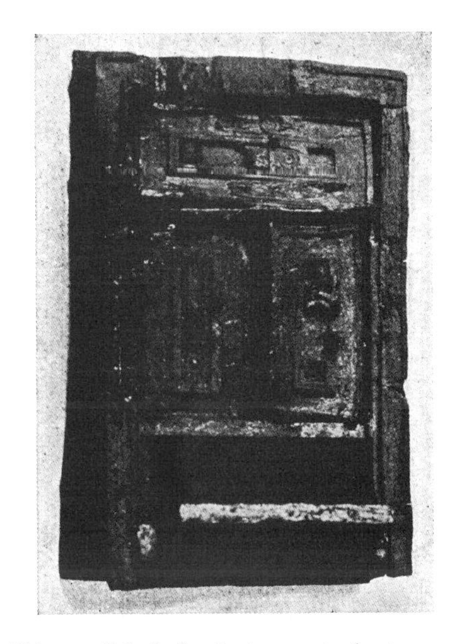

Abb. 101. Römischer Instrumentenkasten. (Nach MEYER-STEINEG und SUDHOFF.)

Von *Ersatz*gliedern aus der Antike (und sogar aus dem Mittelalter) ist sehr wenig überliefert. Von Prothesen der oberen Extremität ist nur ein einziger Fall bekannt, der des MARCUS SERGIUS (Silus) aus dem 3. Jahrhundert vor Chr.; PLINIUS berichtet, daß dieser alte Kämpe 23mal verwundet worden war, so daß er kaum noch ein Glied richtig benutzen konnte; als er schließlich die rechte Hand verloren hatte, ließ er sich eine eiserne Prothese fertigen, vermutlich zum Halten des Schildes geeignet, die ihn befähigte, noch verschiedene Schlachten des 2. Punischen Krieges mitzumachen.

Über den ältesten Gliedersatz an der unteren Extremität berichtet HERODOT: der Seher HEGESISTRATOS sei mit dem Fuß in eine Falle geraten und habe ihn selbst abschneiden müssen, um nicht jämmerlich umzukommen; er habe sich dann einen Fuß von Holz fertigen lassen (vielleicht nur für den Vorderfuß?). Ferner geht aus der Mischna, welche im 2. Jahrhundert vor Chr. abgeschlossen

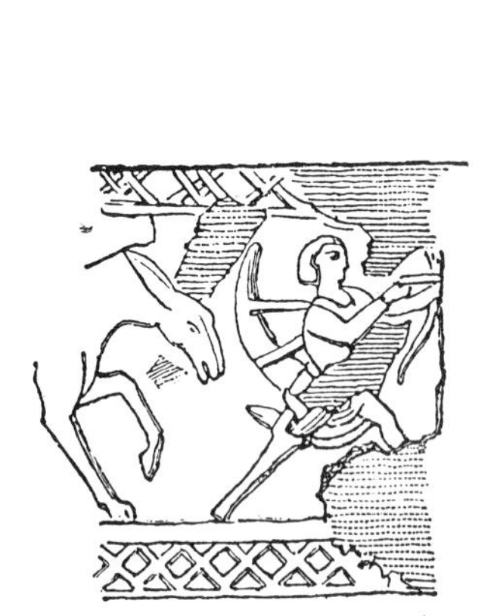

Abb. 102. Beinprothese in einer Mosaik der Kathedrale von Lescar. Gallo-römische Zeit (DE LONGPÉRIER.)

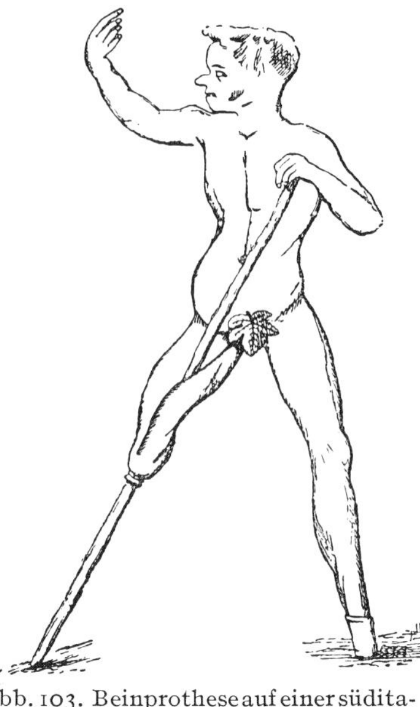

Abb. 103. Beinprothese auf einer süditalienischen Vase des 4. Jahrh. v. Chr. (DE LONGPÉRIER.)

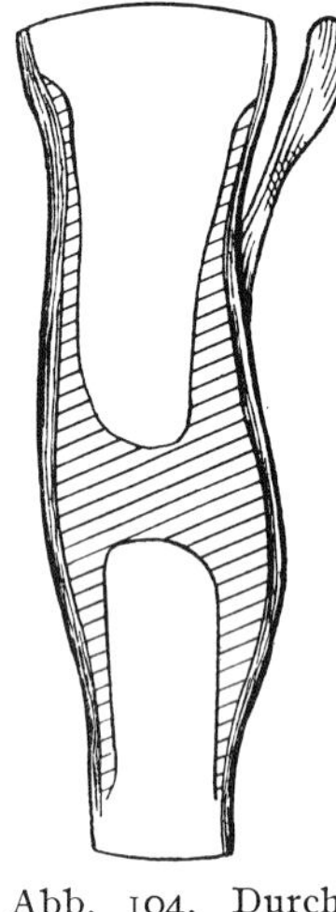

Abb. 104. Durchschnitt durch den Stelzfuß von Capua. (Abb. 106, Original.) (Skizze von SINGER.)

worden ist, hervor, daß man bei den Israeliten eine Art Ersatz verlorener Beine gehabt hat, vermutlich aber nur Stühlchen, welche der Verstümmelte sich an-

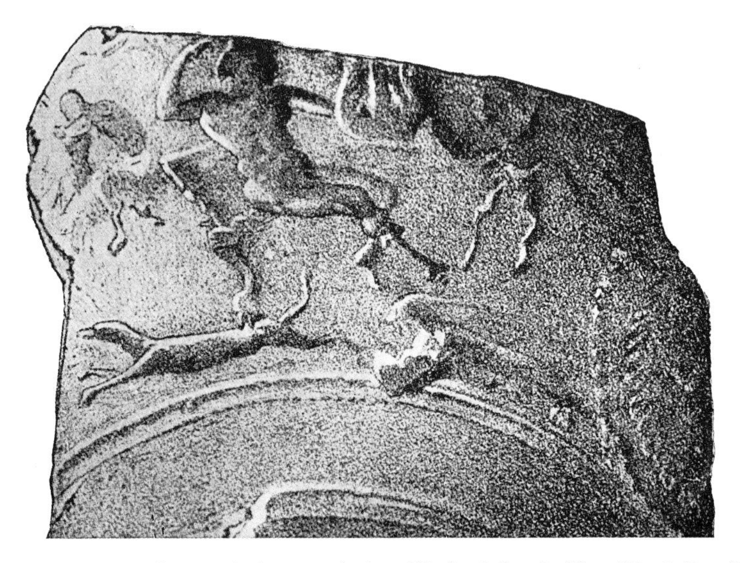

Abb. 105. Beinprothese auf einer samischen Töpferei der Antike. (Nach RIVIÈRE.)

schnallte und mit deren Hilfe er sich kümmerlich fortbewegt hat. Bilder auf einer süditalischen Vase des 4. Jahrhunderts vor Chr., auf einem feingearbeiteten

Erzeugnis samischer Töpferei der Antike und in einem Mosaik zu Lescar in Südfrankreich zeigen verschiedene Typen von wirklichen oder fingierten Beinprothesen Im Jahre 1884/85 grub man bei Capua ein Grab aus der Zeit um 300 vor Chr. auf, in dem ein Skelett lag, dem ein Bein fehlte; an seiner Stelle lag im Grabe ein Kunstbein von wundervoller Arbeit, eine Art Schienen-Hülsenapparat mit einem Holzkern, der von einer starken Bronzehülle umgeben ist, die eine getreue

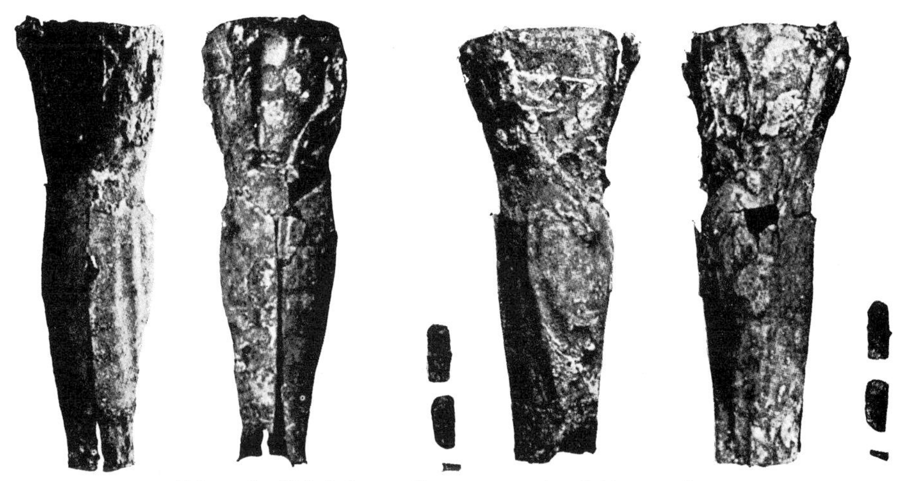

Abb. 106. Stelzfuß von Capua, von vier Seiten gesehen. (Nach v. BRUNN, durch CH. SINGER-London.)

Nachbildung des Unterschenkels vom oberen Rand der Kniescheibe bis dicht oberhalb der Knöchel darstellt; der Besitzer trat mit dem Unterschenkelstumpf unmittelbar in die Hülse hinein, die Stumpffläche wurde durch die Kondylen entlastet, deren Bett sehr fein ausgearbeitet ist; der Fuß fehlt ganz; die Befestigung am Körper geschah mit eisernen Haltern, die vielleicht an einer verloren gegangenen Oberschenkelhülse (von steifem Leder?) befestigt waren. Dieser „Stelzfuß von Capua" ist schon 1886 durch Kauf in den Besitz der Royal Society of Surgeons in London übergegangen.

Bruchbänder, von denen mehrfach in der Literatur die Rede ist, sind aus gallo-römischer Zeit erhalten geblieben, und zwar aus Eisen gefertigt. DENEFFE hat eine Anzahl von ihnen bekannt gegeben (Abb. 107).

d) Stand und Beruf des Arztes im kaiserlichen Rom.

Dem, was über die Ausübung der ärztlichen Berufstätigkeit und das ärztliche Standeswesen a. a. O. bereits (u. a. S. 82, 100) gesagt wurde, ist hier noch einiges hinzuzufügen.

An die Spitze gestellt werden muß, daß man von einer Trennung der äußeren Medizin von der inneren erst ganz allmählich in der Kaiserzeit etwas bemerkt. Auch in Zeiten, wo es bereits allerlei Spezialisten gab, beherrschte im allgemeinen der Arzt, zumal der wirklich gut vorgebildete angesehene Arzt, noch das Gesamtgebiet der Heilkunde in Wissenschaft und praktischer Übung. Der ärztliche Stand hatte, zuerst dank des Lebenswerkes des ASKLEPIADES, es verstanden, sich derartige Hochschätzung zu sichern, daß CAESAR im Jahre

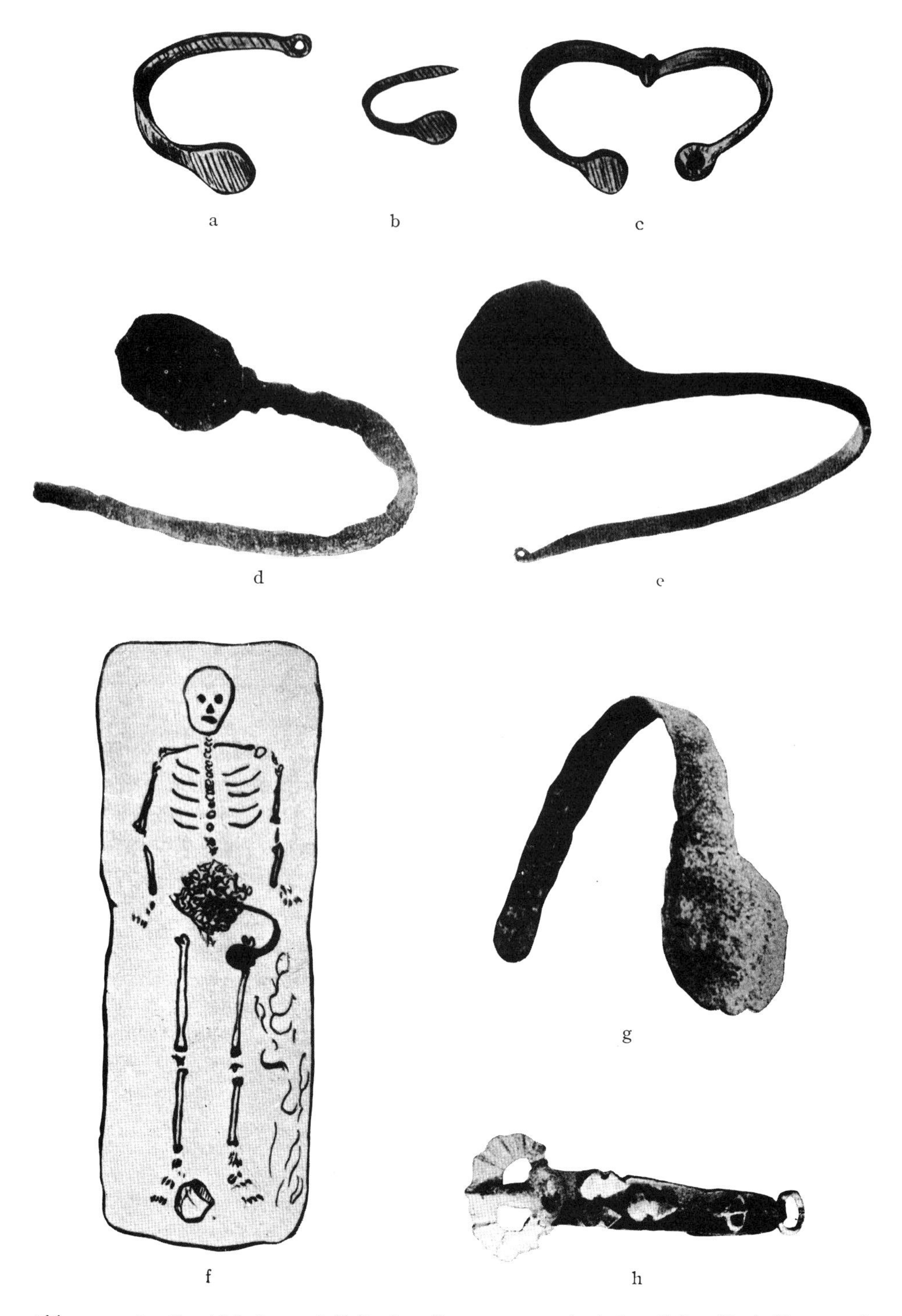

Abb. 107a—h. Bruchbänder und Teile derselben aus merovingischer Zeit. (Nach DENEFFE.)

64 v. Chr. sich veranlaßt gesehen hatte, alle freien Ausländer, die in Rom ärztliche Praxis ausübten, zu römischen Bürgern zu machen und ihnen damit gleiche Rechte, wie sie der alteingesessene Römer besaß, zu gewährleisten. Es handelte sich dabei um die lange Zeit so arg befehdeten „Graeculi", deren Rat und Hilfe man bei dem Fehlen einheimischer, in ihrem Beruf wirklich brauchbarer Heilkünstler beim Fortschritt der Kultur und damit bei der Zunahme berechtigter Ansprüche in gesundheitlicher Beziehung nicht mehr entbehren mochte. Hinzu kam, daß die zahlreichen Feldzüge dieser Zeit den Zuzug wohlvorgebildeter Ärzte sehr erwünscht erscheinen ließen. An Ausbildungsmöglichkeiten in der engeren Heimat hatte es bis dahin in hohem Maße gemangelt; diesem Übelstand wurde nunmehr auch abgeholfen. So sehen wir, daß noch im Beginn des 1. Jahrhunderts v. Chr. fast alle Ärzte in Rom griechische Namen tragen; gegen Ende dieses Jahrhunderts wird das Verhältnis einheimischer Ärztenamen immer größer.

Die Wertschätzung des heilenden Standes und seiner Vertreter fand darin beredten Ausdruck, daß AUGUSTUS um Christi Geburt seinen aus dem Freigelassenenstande hervorgegangenen Leibarzt ANTONIUS MUSA in den Ritterstand erhob; auch erhielt er Steuerfreiheit; diese Vergünstigung ward unter HADRIAN 117 auf alle wirklichen Ärzte ausgedehnt. Sie wurde unter ANTONINUS PIUS auf 5—10 Ärzte für jeden Bezirk begrenzt; für diese Bevorzugten kam unter MARC AUREL die Bezeichnung „Archiatros" auf, wie sie bis dahin nur von den Leibärzten an den Königshöfen in Syrien, am Pontus usw. geführt worden war. Seit dem 4. Jahrhundert hat sich dieser angesehene Titel auch in Rom für die Ärzte am Hofe eingebürgert. Aus dem „Archiatros" ist unser „Arzt" hervorgegangen. Die von den einzelnen Gemeinden anzustellenden Ärzte wurden vorher von ihr einer gewissen Prüfung unterzogen, die erst um 230 unter ALEXANDER SEVERUS staatlicher Aufsicht unterstellt wurde; doch blieb es immer im wesentlichen eine Prüfung durch die amtlichen Dienststellen, kaum eine Approbation im heutigen Sinne auf Grund fachlich nachgewiesener Kenntnisse.

Derselbe Herrscher bewies sein Verständnis für den Wert der Heilkunde auch dadurch, daß er für Zwecke des Unterrichts in der Medizin öffentliche Hörsäle bereitstellen ließ.

Die Vervollkommnung der ärztlichen Technik zusammen mit der zunehmenden Verbesserung der Verkehrswege, insbesondere seit Anlage der großen Heerstraßen durch TRAJAN, hatte es allmählich wünschenswert gemacht, Unterkunft für frisch Operierte oder sonst ernstlich Erkrankte in den Städten zu beschaffen. Doch ist es zur Anlage eigentlicher *Krankenanstalten* für den privaten Bedarf erst wesentlich später gekommen; den Ansprüchen der Zeit konnte noch durch zahlreiche Iatreien mit einigen Zimmern für Patienten genügt werden, wie sie von griechischer Zeit her bekannt waren. Die Asklepieien dürften, wenigstens teilweise, Gelegenheit zum Unterricht geboten haben.

Die gesamte Entwicklung des römischen Reiches hat nun auch auf diesem Gebiete Anlaß zu wichtigen Neuerungen gegeben: der allmählich immer mehr sich ausdehnende Großgrundbesitz, der mit zum Teil ungemein großen Heeren von Sklaven arbeitete, bedurfte zur Wartung, Pflege und sachgemäßen ärztlichen Versorgung dieses wertvollen Kapitals an Menschenkraft der Einrichtung von Krankenhäusern, der sog. „Valetudinarien", in denen zunächst die „servi medici" ihre kranken Gefährten behandelten, die aber später auch der Familie des Besitzers selbst und auch andern fremden Persönlichkeiten Aufnahme und Pflege gewährt haben. Im 1. Jahrhundert n. Chr. setzt diese Entwicklung ein.

Zur selben Zeit, unter AUGUSTUS, richtete der römische Staat, der bisher im Kriegsfalle stets seine eigenen Bürger einberufen und nach Friedensschluß wieder entlassen hatte, ein stehendes Heer ein. Es erwies sich alsbald auch für

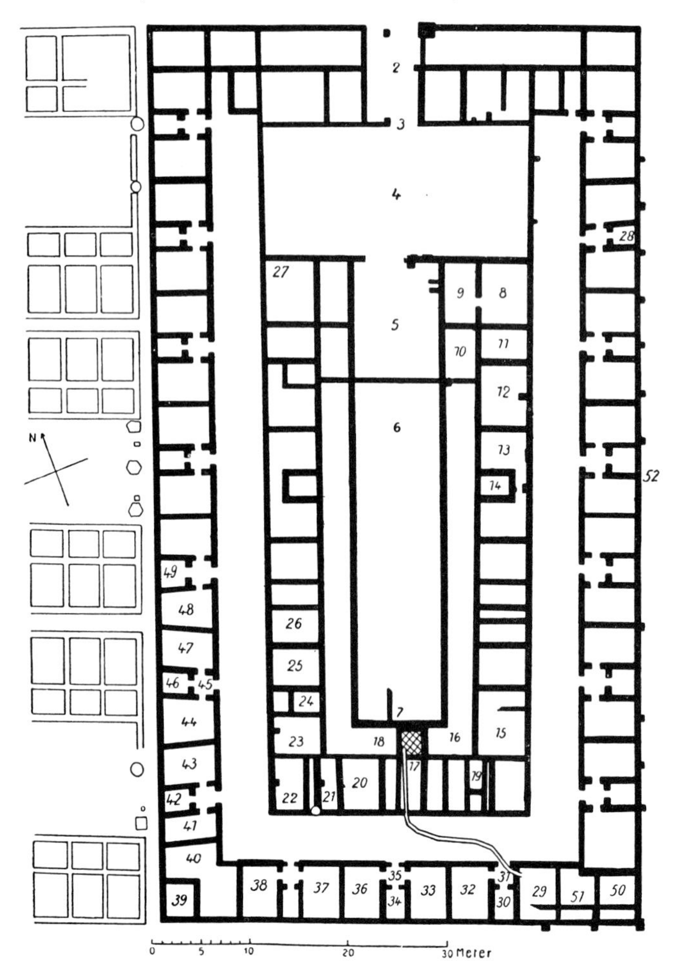

Abb. 108. Plan des römischen Militärlazaretts von Novaesium aus dem 1. Jahrh. n. Chr. (Nach C. KOENEN.)

die Militärtruppe die Einrichtung eigener „Valetudinarien" als unentbehrlich, während man bis dahin den kranken und verwundeten Soldaten entweder nach Rom oder andern größeren Städten gesandt und dort in Privatpflege gegeben, im äußersten Notfalle schlecht und recht bei der Truppe mitgeführt hatte. Das Valetudinarium erhielt sehr bald in dem typischen Plan des römischen Lagers seinen ganz bestimmten Platz — manches dieser Lazarette ist freigelegt und eingehend erforscht worden. HABERLINGS Untersuchungen haben unsere Kenntnis nach dieser Richtung erheblich bereichert. Auf dem Grundriß erkennen wir eine überaus zweckmäßige Disposition des Ganzen. Durchführung des Korridorsystems, viele Einzelzimmer für die Kranken, Abschluß dieses Teils durch einen Vorraum und Umrahmung durch einen Luft und Licht spendenden Hof.

War der einzelne Soldat früher im Falle der Verwundung oder Erkrankung zunächst ganz auf die Kameraden angewiesen gewesen (jeder Soldat führte Verbandzeug mit sich), so wurde das mit Schaffung des stehenden Heeres anders: Militärärzte wurden angestellt und taten den Dienst auf dem Schlachtfeld, in

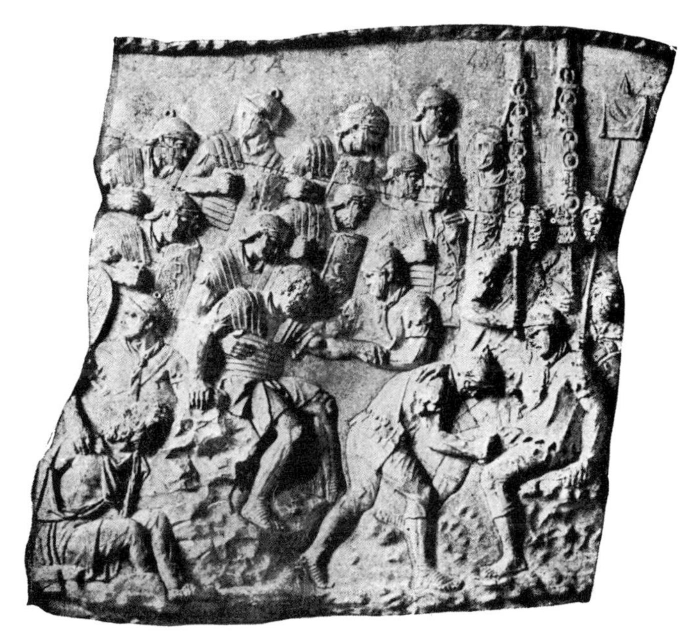

Abb. 109. Ein verwundeter römischer Krieger wird von einem Arzte verbunden. (Relief der Trajanssäule in Rom.) (Nach HOLLÄNDER.)

Revierstuben und den Lazaretten. Damit war auch die Möglichkeit einer Ausbildung der *Kriegschirurgie* gegeben, deren erste Anfänge uns in dem Werk des CELSUS begegnet sind. Wie das Heer war auch die Flotte von eigenen Marineärzten begleitet. Stellung und Besoldung der Militärärzte sind lange Zeit recht mangelhaft gewesen; erst sehr allmählich ist es damit besser geworden — so war es schon damals!

Außer ihnen gab es nun eine Reihe anderer Ärzte zu besonderer Verwendung, die teilweise in besonderem Maße wundärztliche Kenntnisse zu erwerben und die Chirurgie selbst zu fördern befähigt waren, wie die am Zirkus, an öffentlichen Ringschulen und an den Gladiatorenschulen tätigen Ärzte, während die am Kaiserhofe beschäftigten, für die Sklavenversorgung auf den Latifundien tätigen Heilkundigen und Armenärzte nur gelegentlich mit Chirurgie sich befaßten. Eher waren die in fast allen Stadtgemeinden des Weltreiches tätigen Stadtärzte, wie sie in Hellas bereits vor des HIPPOKRATES Zeit ihren Ruf begründet hatten, in der Lage, bei Behandlung zahlreicher minderbemittelter Einwohner in den teilweise recht üppig ausgestatteten Iatreien der Stadt besondere wundärztliche Kenntnisse und Fertigkeiten sich anzueignen; GALEN berichtet von den zahlreichen höchst zweckmäßig eingerichteten Iatreien der Städte seiner Zeit.

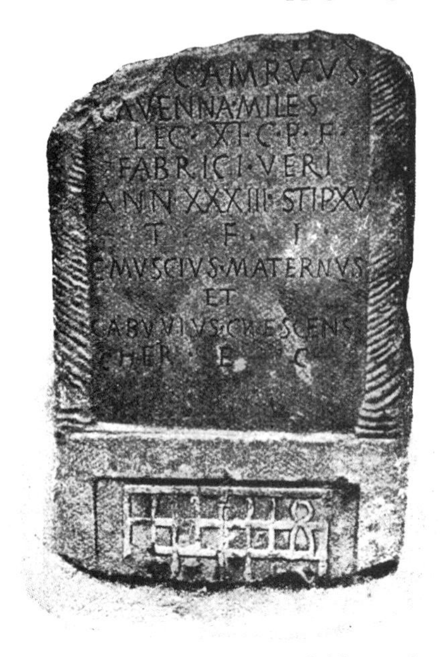

Abb. 110. Grabstein eines Soldaten der XI. Legion, SATRIUS RUFUS; unter der Inschrift Darstellung eines chirurgischen Bestecks — es handelte sich um einen Arzt. (Nach HABERLING.)

Auch nach der Trennung der Sonderfächer haben die Vertreter der einzelnen Sparten vielfach einander in komplizierten Fällen konsultiert und unterstützt, wie PLUTARCH zu berichten weiß. Die ersten speziellen „Chirurgi“ begegnen uns in Inschriften erst in der Zeit des TIBERIUS (14—37 n. Chr.). Unter ihnen bildeten sich wiederum eigene Techniker für den Steinschnitt, die operative Bruchbehandlung, die Bauchpunktion, Fistelbehandlung usw. heraus.

Die Honorare sind im allgemeinen nicht schlecht gewesen, es werden teilweise glaubhaft enorme Summen genannt. Hausärzte versorgten die Familien bei fixiertem Jahreshonorar. Gehälter der Leibärzte von 65000 Schweizerfranken Wert werden genannt; eine gute Stadtpraxis brachte bis 170000 Franken, einzelne Operationen 10000—50000 Franken ein.

Das ärztliche Vereinsleben betätigte sich zunächst nur in gemeinsamer Verehrung der Heilgötter; später traten wissenschaftliche Interessen in den

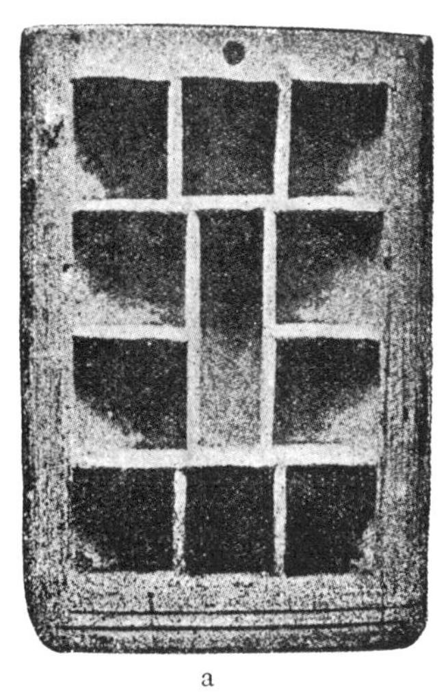

a

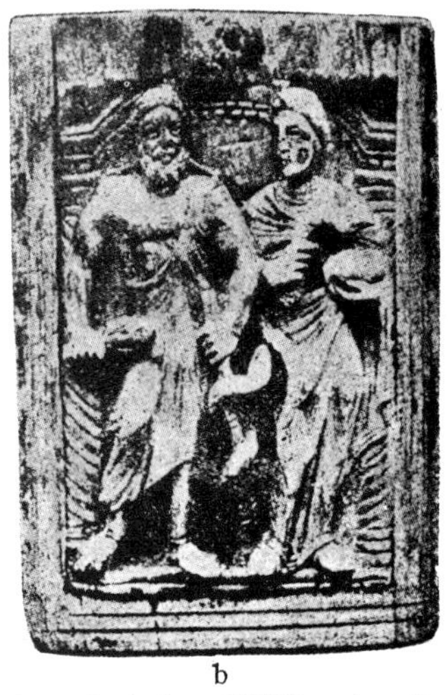

b

Abb. 111 a, b. Elfenbeinerne Taschenapotheke eines römischen Militärarztes. Inneres und Schiebedeckel mit ASKLEPIOS und HYGIEA. (Nach HABERLING.)

Vordergrund; in Ephesos setzte man sogar Preise aus für die besten ärztlichen Leistungen.

Neben ihnen gab es Heilkünstler niederer Ausbildung und minderen Ansehens in Menge: Gymnasten, Masseure, Knocheneinrichter, Fußärzte, Hydrotherapeuten; auch die Barbiere sind hier zu nennen; da der Römer stets sauber rasiert zu sein pflegte, waren sie gut beschäftigt und angesehen; hier wurde außerdem Kosmetik in jeder Form getrieben.

6. Nachgalenische Chirurgie in Rom, in Alexandreia und in Byzanz.

Trotz Zusammenfassung des gesamten damaligen ärztlichen Wissens durch eine so hochbedeutende Persönlichkeit, wie GALEN es war, ging, wenn auch in sehr bescheidenen Grenzen, eine gewisse Entwicklung der Medizin im Streit der sich noch lange befehdenden einzelnen Schulen weiter, wobei bemerkenswerterweise CELSUS offenbar keine Rolle spielt und damals bereits in Vergessenheit gerät. Eigenschöpfungen treffen wir in der Wundarznei hier nicht mehr; man erhält und pflegt den großen Bestand, den man von GALEN und den bedeutenden Chirurgen früherer Zeit, zumal von ANTYLLOS, überkommen hatte. SEXTUS PLACITUS PAPYRIENSIS, der bedeutendere VINDICIANUS AFER, THEODORUS PRISCIANUS und CASSIUS FELIX sind für die chirurgische Entwicklung ohne wesentlichen Einfluß; CAELIUS AURELIANUS, der hervorragende Numidier, der uns den *Soran* erhielt, schließt ihre Reihe würdig ab.

Auch die von den römischen Kaisern eifrig geförderte alte Hochschule von *Athen*, 529 unter JUSTINIAN aufgehoben, hat auf die Chirurgie einen Einfluß nicht geübt; der ihrem Kreise zuzurechnende PHILAGRIOS, gegen Ende des 4. Jahrhunderts in Thessalonike wirkend, hat kein besonderes Verdienst um die Heilkunst sich erworben; sein Name schleppt sich völlig zu Unrecht immer noch durch die Hand- und Lehrbücher der Chirurgie bei Besprechung der Aneurysmen; das fälschlich nach ihm genannte Verfahren hat ANTYLLOS vor ihm bekanntgegeben, wie der Altmeister GURLT nun bereits vor nahezu 30 Jahren nachgewiesen hat.

Weisen auch fast alle bedeutenderen Namen von Ärzten des oströmischen Reiches begreiflicherweise nach dessen Hauptstadt hin, so wäre es verkehrt anzunehmen, man dürfe die Fortsetzung alter Tradition in *Alexandreia* unterschätzen. Sind auch überragende Persönlichkeiten hier in unserm Fache nicht zu erwähnen — außer dem später eingehend zu würdigenden PAULOS VON AIGINA —, so hat man sich hier der Redaktion des literarischen Nachlasses des GALEN gewidmet, wie früher schon des HIPPOKRATES und andrer Werke nichtmedizinischen Inhalts. Von hier dürfte das Bildwerk in den kommentierten Soran-Ausgaben jener Zeit herzuleiten sein, teilweise schon bekannt, teilweise gerade jetzt publiziert von JOHANNES ILBERG; die anatomischen Fünf- bzw. Sechsbilderserien nehmen wohl von hier ihren Ausgang, die Bilder des Aderlaßmannes, des Tierkreiszeichen-, Wunden- und Krankheitsmannes, mit denen wir uns noch zu befassen haben werden, ebenso die Brennbilderserien, die Kindslagenbilder und vielfältigen Neuschöpfungen der Pflanzenbilder in den Kräuterarzneibüchern, die von KRATEUAS sich herleiten, des MITHRIDATES Gehilfen in Arzneimittel- und Giftlehre, in der gerade die Mandragora, die geheimnisvolle schlafmachende Pflanze eine Rolle spielt, welche der Mensch bei Lebensgefahr nicht selbst ausgraben durfte! Einen Hund mußte man an sie anbinden und von ihm die Wurzel ausreißen lassen! —

Seit dem 4. Jahrhundert gewann nun auch *Byzanz*, die Hauptstadt des Reiches, an Bedeutung für die Medizin, auch als Ausbildungsstätte. Von einer Aufwärtsentwicklung war allerdings in jener eigenartigen Periode kaum die Rede; es war eine Zeit der Rückschau, der Sammlung jener handschriftlichen Schätze, die man aus der Antike überkommen und an den Zentren der Kultur dieser Zeit mehr und mehr vereinigt hatte, wie man sie später niemals wieder beisammen gehabt hat. So kommt dieser Epoche mit ihrer Abfassung umfangreicher enzyklopädischer Werke gerade in der Medizin eine hohe Bedeutung

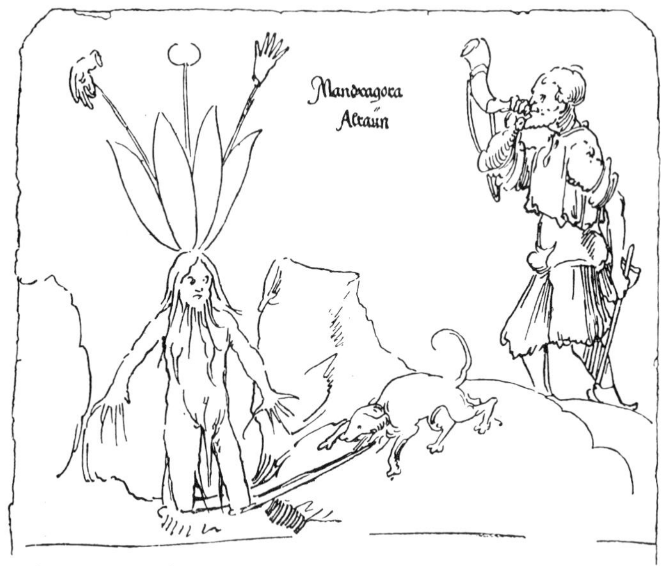

Abb. 112. Gewinnung der Alraune (Mandragora) durch Ausreißenlassen von einem Hunde. Handzeichnung des 16. Jahrh. (Nach PETERS.)

zu, zumal da man damals noch über viele Werke verfügte, die seitdem vollkommen verloren gegangen sind.

Der erste und wohl bedeutendste dieser byzantinischen Enzyklopädisten ist OREIBASIOS gewesen. Gebürtig aus Pergamon, vorgebildet in Alexandreia, hat er in der 2. Hälfte des 4. Jahrhunderts n. Chr. seinen Ruhm begründet. Freund und hoher Staatbeamter des begabten und kunstfreudigen Kaisers JULIAN (des „Abtrünnigen"), der seinen Namen daher führt, daß er bestrebt war, an die Stelle des in vieler Hinsicht minderwertigen äußerlichen Christentums seiner Tage das alte glückliche Hellenentum der perikleischen Zeit wieder aufzurichten und der dabei in den Mittelpunkt göttlicher Verehrung die Heilandsgestalt des ASKLEPIOS stellte, hat OREIBASIOS auf der Grundlage der gesamten vorhandenen medizinischen Literatur der Antike ein gewaltiges Sammelwerk (*Συναγωγαὶ ἰατρικαί*) verfaßt, unter sorgfältiger Angabe seiner Quellen, von dem aber leider fast zwei Drittel verloren gegangen sind. Der kürzere Auszug aus diesem Werk, *Σύνοψις*, den er um 390 seinem Sohn EUSTATHIOS gewidmet hat, vermag diesen Verlust nur in geringem Grade auszugleichen.

Ihm verdanken wir die Kenntnis gerade einer Reihe bedeutender chirurgischer Autoren der vergangenen Zeiten, von denen bereits die Rede gewesen ist. Für die Therapie der Varicen empfiehlt er eine Methode, die dem BABCOCKschen Verfahren ganz ähnelt und vielleicht dem ANTYLLOS enststammt.

Zu den großen Sammlern antiken Wissensgutes gehört auch AETIOS aus Amïda im Zweistromlande. Auch er hatte seine Ausbildung in Alexandreia erfahren und spielte im 6. Jahrhundert im kaiserlichen Byzanz eine Rolle. Er lebte unter JUSTINIAN, der, wie bekannt, zum erstenmal die Klagbarkeit ärztlicher Forderungen gesetzlich festgelegt hat. Es dürfte sich lohnen, in kurzen Zügen anzugeben, was denn eigentlich in einem solchen Werk über die Chirurgie enthalten war.

Dem GALEN entnahm A. die Lehre von Wunden- und Geschwürsbehandlung, RHUPHOS die über Blutung und Blutstillung, wobei der völligen Durchtrennung angeschnittener Gefäße, der Torsion und Unterbindung gedacht ist; aus ARCHIGENES' Werk stammt die Lehre vom Ileus inklusive Brucheinklemmung, über Leberabsceß, Ischias und Hüftweh überhaupt; LEONIDES lieferte die Kenntnis von den Mandelabscessen, Exstirpation der Halsdrüsen, Atherome, Lipome, die Kauterisation beim Analprolaps; ferner stammt von ihm die Operation der Mastdarmfistel, der Hydrocele mit Kauterisation und Incision, die Lehre von den Hernien (Entstehung teils durch Ausdehnung, teils durch Reißen des Bauchfells); von PHILAGRIOS rührt die Entfernung des Steins in der Harnröhre durch Urethrotomie und das über Ganglien Gesagte. Aneurysmen, wie sie ganz typisch am Ellenbogen vorkommen als Folge der Mitverletzung beim beliebten Aderlaß, soll man durch doppelte Unterbindung der Arteria brachialis unterhalb der Axilla, Ausräumung und Exstirpation des ganzen Sackes zwischen zweifachen Unterbindungen behandeln.

ALEXANDROS VON TRALLEIS, ebenfalls im 6. Jahrhundert, ist für uns ohne Bedeutung, ebenso THEOPHILOS; um so mehr haben wir uns mit demjenigen Manne zu beschäftigen, der an der Schwelle zum Mittelalter die große hellenische Tradition in seiner Person und seinem Werk dem Islam übergibt: PAULOS VON AIGINA!

Er wirkte als Arzt und Schriftsteller — ob auch als Lehrer, wissen wir nicht — in Alexandreia in der 1. Hälfte des 7. Jahrhunderts, gerade zu der Zeit, als die Araber 643 von dieser Stadt durch Vertrag Besitz ergriffen. Wir wissen aus arabischen Quellen, wie hoch PAULOS in der Achtung seiner Zeitgenossen, gerade auch der neuen arabischen Herren, gestanden hat. Sein Ὑπόμνημα = Erinnerungsbuch, bringt im 6. Buche ein vollständiges Handbuch der damaligen Chirurgie, wie sie der Hellenismus entwickelt hatte. Jahrhundertelang haben die Araber ihn in ihren Schriftwerken kopiert. Ist das Wesentliche auch Früheren entlehnt, trifft man doch auch oft genug auf selbständiges Urteil und Kritik. Daß wir sein Werk vollständig besitzen, ist um so wichtiger, als wir von seinen Vorgängern, auf denen er fußt, nur so sehr wenig wissen. Den Aderlaß übte man zwar allermeist an der Ellenbeuge, aber auch an verschiedenen andern Körperteilen, je nach Sitz der Krankheit. Glüheisen und Ligatur sind die Blutstillungsmittel. PAULOS erwähnt die Aura beim epileptischen Anfall; ihre Ausgangsstelle ätzte er mit Canthariden. Bei der Halsdrüsenexstirpation warnt er vor Verletzungen der Gefäße und der Nn. recurrentes vagi, die Folgen sind ihm genau bekannt. Der Luftröhrenschnitt, von ASKLEPIADES zuerst empfohlen, wird nach ANTYLLOS geschildert; er wird stets in querer Richtung ausgeführt, um die Knorpel nicht zu schädigen. Der Brustkrebs wird kauterisiert oder exstirpiert mit nachfolgendem Ausbrennen der Wunde. Im Gegensatz zu den früheren Autoren scheut er sich davor, bei Empyem die Brusthöhle zu eröffnen und rät nur, an einigen Punkten Brennstellen zu setzen. Der Ascites soll nach Incision der Haut mit einem schreibfederartig angeschärften Instrument vorsichtig eröffnet, die Flüssigkeit aber nur teilweise behutsam abgelassen werden. Hämorrhoiden beseitigt man entweder durch Kauterisieren oder durch starkes Quetschen und dann Abschneiden. Bei der Diagnose der Mastdarmfistel ist das Speculum von besonderem Wert, das auch bei gynäkologischen Leiden ausgiebig verwandt wird. Bruchleiden werden entweder durch Bruchbänder mit geeigneten dreieckigen Pelotten beseitigt oder durch eine Radikaloperation, bei welcher, falls es Scrotalhernien sind, der Hoden in der Regel, aber nicht immer, geopfert wird; nach Freilegung des Samenstrangs wird der Bruchinhalt in die Bauchhöhle zurückgedrängt, der Samenstrang an 2 Stellen mit einem Fadenbündel durchstochen, fest unterbunden und durchstochen: das erstemal, daß von Radikaloperation der Hernien die Rede ist! Bei Hydrocele wird die Tunica vaginalis exstirpiert und die Wunde genäht. Bei Blasenleiden wird durch den Katheter gespült vermittelst Spritze oder einer am Katheter angebundenen Rindsblase. Bei Lungenschwindsüchtigen sah er geschwürige Erkrankungen der Blase sich entwickeln. Der Steinschnitt wird nicht, wie bei CELSUS, querbogenförmig über den Damm angelegt, sondern unter Vermeidung der Raphe ausschließlich schräg auf der linken Seite. Etwas Besonderes an diesem Buche ist das Kapitel über die Kriegschirurgie bzw. von den Schußwunden durch Pfeile. Bis ins einzelne werden die Folgen der Verletzungen der verschiedenen Regionen des Körpers dargelegt: Luftaustritt bei Eröffnung des Brustkorbs mit folgendem Lufteintritt; gelegentlich pulsierende Bewegung des Pfeils bei Herzschuß; Bluthusten bei Lungenschuß; Austritt von Magen- bzw. Darminhalt bei Verletzung des Verdauungstraktes, von Harn aus der Blase. — Bei Behandlung der Frakturen und Luxationen soll man sich der unhandlichen Apparate der Alten nicht bedienen. Zur Knochennaht bedient er sich des Drahtes.

Es mögen diese Proben genügen, um zu zeigen, welch hervorragender Meister seines Faches PAULOS gewesen ist; dies 6. Buch liest sich fast wie ein modernes Kompendium. Ganz außerordentlich aber hat er auf die Araber als Geburtshelfer gewirkt, da sie nur über eine höchst dürftige weibliche Geburtshilfe verfügten.

Im 6. Jahrhundert scheint man eine Art Sanitätskompanien geschaffen zu haben zum schleunigen Abtransport der Verwundeten.

Sonderbare Operationen fallen uns stets beim Studieren der Autoren seit dieser Periode auf: zunächst wird von ANTYLLOS, dann von PHILOXENOS und HELIODOR ein Verfahren angeraten bei allerlei Gebresten des Kopfes und Gesichts: man soll einen tiefen Schnitt halbkreisförmig von Schläfe zu Schläfe über die Stirn legen und mit möglichst breiter, derber Narbe per secundam heilen lassen, besonders um „Flüsse" zu den Augen zu behindern. Spätere Autoren machen es nicht ganz so grausam, doch kehrt man wieder zum ursprünglichen Verfahren zurück. (Sollte etwa das „T sincipital" der Vorzeit ähnlichen Erwägungen seine Entstehung verdanken?)

Der Verlust von Alexandreia bedeutete für das oströmische Reich eine Grenze der Entwicklung, jenseits deren der fortschreitende Verfall nicht mehr aufzuhalten war. Aus dem Ende des 9. Jahrhunderts datiert noch eine wichtige Sammlung des NIKETAS, die uns in der Laurentiana in Florenz erhalten geblieben ist; diese Sammelhandschrift birgt einmal den früher genannten Kommentar des APOLLONIOS von Kition über die hippokratische Schrift von den Knochenbrüchen und Verrenkungen, ferner chirurgische Schriften des HIPPOKRATES, SORANOS, RHUPHOS, GALENOS, OREIBASIOS, PAULOS und PALLADIOS.

Die Anfänge des *Krankenhauswesens*, wie sie in den römischen Valetudinarien für Sklaven und Soldaten im 1. Jahrhundert n. Chr. in Erscheinung treten, erfuhren in dieser Periode kräftige Förderung, und zwar unter dem Zeichen des Kreuzes. In Kaisareia in Kappadokien gründete der Bischof BASILEIOS der Große eine vollständige Krankenstadt mit Gebäuden für Kranke, Arme, Fremde und mit einer Anzahl von kleineren Gebäuden außerhalb der eigentlichen „Basilias". Ein blühendes Krankenhauswesen erstand aber in Konstantinopel selbst, wo besondere Abteilungen für chirurgische Kranke mit eigenem ärztlichem Stabe und geschultem Pflegepersonal errichtet worden sind.

Neben der in *Byzanz* langsam dahinwelkenden Griechenmedizin war zu jener Zeit nur noch in Indien und in China selbständiges medizinisches Leben zu spüren; dort hatte VAGHBĀTA, etwa gleichzeitig mit PAULOS von Aigina wirkend, des SUŠRUTA Schrift neu bearbeitet; hier hatte chinesische Medizin zugleich mit dem Buddhismus nach Japan hinübergegriffen.

Im *Abendlande* harrte das Feld, gelockert von den mächtigen Erschütterungen der Völkerwanderung, der Saat; überall machte der Bildungshunger der jugendstolzen germanischen Eroberervölker sich geltend und sehnte sich nach Befriedigung.

Nur mit einigen flüchtigen Strichen sei hier skizziert, auf welchen Wegen dem Abendlande die hellenische Kultur zugeflossen ist und mit ihr die Kenntnisse und Fertigkeiten in heilender Wissenschaft und Kunst.

Man möchte da zunächst an *Byzanz* denken, die von den Wellen der Völkerwanderung kaum gestreifte Metropole des oströmischen Reiches mit ihren Schätzen an kostbaren Handschriften, mit ihrer nie abgerissenen Tradition; hat es doch, wie JULIUS HIRSCHBERG mit Recht betont, „kein Mittelalter gehabt!" — Und doch ist gerade Byzanz erst recht spät von befruchtender Wirkung auf die Entwicklung der abendländischen Kultur geworden, gerade auch in der Medizin! Man kann dies allein aus sonst völlig verschwundener Kulturperiode herübergerettete Reich mit einem Greise vergleichen, der sich im Besitze des Erworbenen ängstlich in sein Heim zurückzieht und nach Möglichkeit vermeidet, mit dem Leben da draußen und aller seiner Unruhe in Berührung zu treten. Dies alternde Reich lebte sozusagen sein Leben für sich und schloß sich in so hohem Grade von der Umwelt ab, daß man außerhalb seiner Grenzen sogar seine Sprache, das Griechische, selbst in Gelehrtenkreisen kaum noch kannte, wie wir aus zahlreichen Zeugnissen wissen. Erst als der Bau unter den Stößen türkischer Eroberer zu wanken begann, am Beginn der Entwicklung, welche die Neuzeit heraufführte, sind die Gelehrten Ostroms mit ihren Handschriftenschätzen ins Abendland geflüchtet und haben damit unmittelbar antike Kultur dem Westen zugeführt.

Ein andrer Weg, von dem noch die Rede sein wird, ist derjenige der *lokalen Tradition* gewesen — ein steiniger, mühseliger Weg! Hier und da waren kümmerliche Reste der alten Kultur seitab von den Heerstraßen haften geblieben, auf denen die Völkerströme jener Jahrhunderte hin- und herwogten und mehr oder weniger vernichteten, was einst hier der Menschengeist geschaffen; stille Täler, heimliche Winkel haben hier und dort bescheidene Keime lebensfähig erhalten, die zu späterer Entwicklung ihr gut Teil beigetragen haben.

Verhältnismäßig frühzeitig aber ist in zwei mächtigen Strömen Griechenkultur und Griechenmedizin ins Abendland hereingeflutet, sobald einigermaßen wieder Ruhe eingetreten war nach jahrhundertelangem Wogen und Kämpfen, durch die Vermittelung der *arabischen* Medizin. Ihr Einströmen in die abendländische Kulturwelt knüpft sich an zwei Namen: für den ersten Ansturm an KONSTANTIN von Afrika, der früharabisches Wissensgut in der 2. Hälfte des 11. Jahrhunderts aus dem Orient über Montecassino nach Salerno einführte und diesem eigenartigen Salerno den Mund öffnete; die Öffnung des zweiten Tores aber ein Jahrhundert später verdankt die alte Welt vor allem GERHARD VON CREMONA, der um 1170 nach Toledo zog und mit Hilfe seiner Schüler kostbare Schätze wertvollster Handschriften westarabischer Bibliotheken durch Übersetzung zugängig gemacht hat, darunter die Schrift des AR-RÂZÎ an Mansur, den ABULQÂSIM und den QANÛN des IBN-SÎNÂ, während das übrige chirurgische Gut der Araber im wesentlichen schon 100 Jahre früher durch KONSTANTIN dem Abendlande erschlossen war, und der al-Hâwî des AR-RÂZÎ erst 1279 durch den jüdischen Übersetzer FARAG BEN SÂLIM bekannt wurde.

7. Araber.

Die Medizin der Araber ist nicht etwa ihr Eigengut, sondern so gut wie ausschließlich Griechenmedizin, von ihnen treu und sorgfältig gehütet in ihrer Art zu Zeiten, wo sonst kaum jemand imstande gewesen wäre, sie vor dem Verkommen ganz oder größtenteils zu bewahren, und dann dem Abendlande übermittelt, allerdings in oft stark verändertem Gewande, aber doch in einer Form, die jahrhundertelang sich tief der Kultur des Westens eingeprägt hat.

Syrien ist das Gebiet gewesen, auf welchem dem jungen Arabervolk die Kultur der Antike vermittelt worden ist, dies in manchem Jahrhundert kaum erwähnte Land, das mit seiner buntgemischten Bevölkerung unter der Herrschaft der Seleukiden intensiv hellenisiert war und mit seinen reichen, blühenden Städten in römischer Zeit zu den kulturell höchststehenden Provinzen gehörte. Kreuzten sich doch gerade hier vielfach die Wege zwischen den alten Kulturen im Zweistromland und am Nil, zwischen hellenischer und indischer Kultur; persische und hethitische Einflüsse sind hier wirksam gewesen. In Antiocheia, in Apameia und Emesa blühten seit der römischen Kaiserzeit wissenschaftliche Forschungs- und Bildungsstätten; die christliche Sekte der *Nestorianer*, nach ihrem Gründer so benannt, ließ im 5. Jahrhundert an vielen Orten hier eigene Schulen erstehen, unter ihnen besonders bedeutungsvoll die von Edessa, Armid und Nisibis. Wegen dogmatischer Streitigkeiten von den griechischen Kaisern verfolgt, wurden sie mehr und mehr ostwärts gedrängt, wo sie schließlich in den steilen persischen Grenzgebirgen unter dem Schutze des Sassaniden in *Gondê-schâpûr* eine Zuflucht fanden; hier bestand bereits seit 350 n. Chr. eine Hochschule, nahe dem alten Susa; sie gewann unter ihrem Einfluß, gerade für die medizinischen Studien, hohen Ruhm; als „Academia Hippocratica" ward sie bald weit und breit bekannt; denn hier wurden die Werke der alten Griechen, die man aus dem oströmischen Reiche mitgeführt hatte, ins Syrische, danach auch ins Persische übertragen und noch später auch ins Arabische, als dies Volk seine Herrschaft bis hierher ausgedehnt hatte. Zu dem gastlichen persischen Volke wandten sich auch die aus Athen von JUSTINIAN vertriebenen sieben Phiosophen. Gondêschâpûr ist dann die Quelle gewesen, der die islamische Kultur ihren medizinischen Gehalt in erster Linie zu verdanken hat; schließlich war es jedoch immer wieder Griechengut, teilweise unmittelbar ins Arabische übertragen, teils auf Umwegen über das Syrische und Persische! Aber nicht nur literarischen Wert besaß das, was von dort ausging; es bestand dort auch ein bedeutendes Krankenhaus, an dem bekannte Vertreter wissenschaftlicher Medizin als Ärzte und Leiter tätig waren.

Bemerkenswert ist ferner, daß es nicht Nationalaraber gewesen sind, welchen die Medizin dieses Volkes ihre Bedeutung zu verdanken hat, sondern daß fast alle großen Mediziner der Araber Angehörige des *persischen* Volkes gewesen sind.

Antiocheia mit seiner hohen Schule war schon 638, Kaisareia mit seiner berühmten „Basilias" 640 in die Hände der neuen Herren gefallen. Damaskus machten sie zunächst zu ihrer Hauptstadt unter dem Kalifat der Umaijaden und schufen hier nach überkommenen Vorbildern Schulen und große Heilanstalten, an die sie gerade Nestorianer aus Gondêschâpûr beriefen. Seit 762 blühte unter den Abassiden die junge Hauptstadt Bagdâd auf, wo kluge Fürsten es sich angelegen sein ließen, die Kultur des stolzen, auf die Dauer noch niemals zu beugenden Perservolkes friedlich mit derjenigen der von ihnen unterworfenen Bevölkerungen zu verschmelzen. Auch hier, in einer Stadt, die auf der Höhe ihres Ruhms 2 Millionen Einwohner beherbergt haben soll, erstanden nach dem Muster von Gondêschâpûr zahlreiche großzügige Krankenhausbauten und Hochschulen; an dem größten jener Krankenhäuser, das am Ausgang des 10. Jahrhunderts begründet worden war, waren 24 Ärzte auf allgemeinen und Spezialabteilungen tätig; gelehrte Perser und Syrer, Christen und Juden wurden berufen und durften unter dem Schutze toleranter Fürsten die Wissenschaften pflegen und dem jungen Arabervolk vermitteln. Hier ist im wesentlichen die imponierende Medizin des Islam entstanden, allerdings in der Hauptsache eine Übersetzungsmedizin, die neben dem ARISTOTELES in erster Linie den GALENOS herausstellte, der in seiner ganzen Eigenart sich arabischer Denkungsart besonders anpaßte und durch die Araber, auch für Europa, erst zu seiner vollen Bedeutung erhoben wurde; indessen hat man dabei den Vergleich des von der Antike Überkommenen mit dem, was man am Krankenbette sah, nicht versäumt und hat manches Neue gesehen und erkannt, was als dauernder Gewinn zu buchen ist.

Mit der Höhe der arabischen Kultur in Bagdâd ließ sich diejenige in Spanien recht wohl vergleichen, das seit 710 in der Hand der semitischen Eroberer sich befand; hier war in der Hauptstadt Cordoba und an vielen andern Orten, Murcia, Malaga, Granada, Valencia, reges wissenschaftliches Leben erblüht; 70 öffentliche Bibliotheken und 17 höhere Lehranstalten sollen hier im 12. Jahrhundert bestanden haben. Der Fall Cordobas 1236 ebenso wie der Untergang Bagdâds 1258 unter dem Ansturm mongolischer Scharen vernichtete die politische Herrschaft des arabischen Volks; doch noch jahrhundertelang hat seine Kulturarbeit ihre Fortsetzung gefunden.

Bei den geringen Kenntnissen in der Anatomie, wie sie den Arabern zu eigen waren — autoptische Studien verbot die Religion —, war von vornherein nicht mit wesentlichen Fortschritten in der Chirurgie zu rechnen; dazu kam eine gewisse „Blutscheu" bei Vornahme notwendiger operativer Eingriffe, welche zu reichlicherer Verwendung des Glüheisens im Gegensatz zum Messer Anlaß war.

Es ist eine nicht immer erfreuliche Arbeit, aus den Werken arabischer Schriftsteller das herauszuholen, was eigentlich das Wesentliche ist; in ihrer Ehrfurcht vor dem aus der Antike Überkommenen versuchen sie die Differenzen, welche sich zwischen den einzelnen Autoren darbieten, durch spitzfindige dialektische Arbeit äußerlich zu überbrücken, so daß meist eine mehr oder weniger dicke Schicht umständlichen und nicht immer leicht zu deutenden Beiwerks abzulösen ist, ehe man zum Kern gelangt; sie ahmen darin ihre großen Vorbilder, ARISTOTELES und GALEN, getreulich nach und übertreffen sie leider in dieser Hinsicht noch. Hinzu kommt die Neigung, alles bis ins einzelnste möglichst genau zu definieren und einzuteilen, wie es leider auch immer wieder zu Unklarheiten und Spielereien Anlaß gibt.

Den Aderlaß macht der Araber im Gegensatz zu antiken Vorbildern mit Vorliebe auf der dem leidenden Teil entgegengesetzten Seite, und zwar aus theoretischen Erwägungen.

Als die wichtigsten Übersetzer griechischen Wissensgutes sind die christlichen Gelehrten HUNAIN IBN ISCHÂQ („JOHANNITIUS"), sein Sohn ISCHÂQ und sein Neffe HUBAISCH im Ausgang des 9. und Beginn des 10. Jahrhunderts zu erwähnen; mit ihnen zu nennen sind AL KINDÎ und IACHJÂ IBN MÂSAWAIH, die daneben auch Eigenes zu bieten begannen.

Der größte Kliniker der gesamte arabischen Periode der Medizin ist AR-RÂZÎ, der „Rhazes" der abendländischen Schriftsteller (850—923). Bei voller Beherrschung der antiken Literatur hat er als Leiter von Krankenhäusern zunächst in der Heimat Ray in der persischen Provinz Chorasan, dann in Bagdâd selbst mit offenem Blick um sich geschaut und das Ergebnis seiner Lebensarbeit in zahlreichen Mitteilungen aufbewahrt, die, nach seinem Tode in dem gewaltigen „al-Hâwî" zusammengestellt, von der Bedeutung dieses Mannes Zeugnis ablegen. Er ist es gewesen, der nach der längst bekannten Lepra zuerst Masern und Pocken aus der Masse der exanthematischen Krankheiten heraushob; ihm verdanken wir die erste Monographie über Kinderkrankheiten, aber auch eine solche über Krankheiten der Gelenke und eine wichtige Schrift über den Nieren- und Blasenstein. Für die Chirurgie von Wichtigkeit ist auch das 7. Buch seiner dem Fürsten seiner Heimatprovinz gewidmeten Buches (daher „al-Mansûrî").

Grundsätzlich Neues wird im allgemeinen nicht berichtet: bei Bauchwunden mit Vorfall der Därme soll man diese mit warmem Wein bähen, auch im warmen Bade versuchen sie zu reponieren, nötigenfalls die Wunde erweitern und schließlich zunähen. Über die Prognose des Carcinoms denkt er höchst skeptisch. Er bespricht dann die Entfernung von Pfeil- und Lanzenspitzen, rät, bei operativer Versorgung von Schädelverletzungen die harte Hirnhaut möglichst zu schonen. Klemmt ein Harnstein sich in der Urethra fest, so muß man, wenn es nicht anders geht, operativ vorgehen, nachdem man hinter ihm eine Ligatur angelegt hat, damit er nicht zurückgleitet. In Fällen von Nierensteinen mit schwerer Harnverhaltung hätten andere Autoren empfohlen, einen Einschnitt in der Lendengegend auszuführen, um unmittelbar auf die Niere einzugehen; er selbst halte das aber für zu gewagt. Der Blasenstein wird nach der bekannten Methode operativ entfernt. Für Brüche kennt er nur die Bandagentherapie. Die Tracheotomie empfiehlt er nach ANTYLLOS. Wichtig ist die genaue Schilderung der Spina ventosa.

Ein sehr wichtiges Buch ist lange Zeit das „Königliche Buch“ des ALI IBN AL-ABBÂS gewesen, ebenfalls eines Persers der 2. Hälfte des 10. Jahrhunderts; es war die erste Gesamtdarstellung der ganzen Medizin, die je geschrieben worden war. In ihm ist auch, im 9. Buche des Praktischen Teils, die Chirurgie zu ihrem Recht gekommen und nach dem derzeitigen Stand des Wissens behandelt, ohne daß wesentlich Neues hervorzuheben wäre. Weit überragt wird dies Buch aber an Bedeutung für Jahrhunderte durch das „Gesetzbuch der Medizin“ (el Qanûn fi ’t tibb), auch „Kanon“ genannt, des Persers IBN SÎNÂ (Avicenna), der von 980—1037 gelebt hat. Ein Riesenwerk über die gesamte Heilkunde, genau in Abteilungen und Unterabteilungen gegliedert und aus einem Gusse verfaßt! Leider führt es zugleich auch den Galenismus in seinen oft betonten üblen Seiten in höchster Vollendung herauf, mit seinem „Alles-Wissen“ und „Alles-erklären-Können“. Erst durch die Übertreibung seines Systematisierens und Schematisierens bei den Arabern ist ja GALEN im Abendlande so stark in Geltung und dann bei auflebender Kritik so sehr in Verruf gekommen. Kritischem Denken und Beobachten war durch AVICENNA eine schier unübersteigliche Mauer entgegengestellt.

Dabei sind seine Krankheitsschilderungen gar nicht übel, seine diätetischen Vorschriften sehr zweckmäßig. Seine Chirurgie bringt wenig Bemerkenswertes: er rät wieder zur Intubation des Larynx, beschreibt die Tracheotomie; das Empyem wagt er, im Gegensatz zu PAULOS und seinen Nachtretern, wieder durch Eröffnung zu entleeren, wenn auch mit gebotener Vorsicht; er beschreibt die Spina ventosa und empfiehlt für die Heilung der Knochenleiden die Ausschabung, das Brennen, die Exstirpation und Resektion.

Zu gleicher Zeit verfaßte im westlichen Teil des arabischen Weltreichss der in Zahra bei Cordova geborene Andalusier ABULQÂSIM (gest. 1013) sein „al-tasrif“, ein medizinisches Handbuch, dessen chirurgischer Abschnitt alles übertrifft, was wir an Chirurgischem aus arabischen Quellen besitzen. Gerade aus diesem Buche ersehen wir, wie stark spätalexandrinische Chirurgie auf die Arabermedizin eingewirkt hat: werden wir doch hier immer wieder mehr oder weniger unmittelbar an das Werk des PAULOS erinnert, nach 400 Jahren! Gewiß ist auch in den großen Krankenhäusern Kairos, welche neben denen von Bagdâd, Damaskus und a. O. entstanden waren, die spätalexandrinische Tradition gepflegt worden über diese Jahrhunderte hinweg.

Die Kauterisation wird hier in einer Vielseitigkeit der Anwendungsmöglichkeiten empfohlen wie nie zuvor; als Radikalverfahren bei Hernie wendet er das

Brennen in der Weise an, daß nach Reposition des Bruchinhalts bis auf den Knochen gebrannt wird; der Kranke muß dann 40 Tage lang still auf dem Rücken liegen und weitere 40 Tage eine Bandage tragen. Beim Empyem scheut er sich zu eröffnen aus Furcht, daß mit der Entleerung des Inhalts auch das Leben entfliehe. Zur Blutstillung steht neben dem Glüheisen auch die Kompression, Verwendung styptischer Mittel, Durchtrennung angeschnittener Gefäße oder Ligatur in Übung. Bei ihm finden wir zuerst die umschlungene Naht erwähnt, daneben ist die Kürschnernaht und die Achternaht zur Verschließung von perforierenden Bauchwunden erwähnt und das Nähen mit einem Faden, der jederseits eine Nadel trägt, vielleicht mit ähnlicher Technik wie CELSUS. Zur Vereinigung von Wunden des Darms nehmen, wie er erfahren habe, manche Empiriker große Ameisen, die sie an den zusammengehaltenen Wundrändern sich festbeißen lassen; dann schneidet man deren Körper ab, und die Zangen halten einige Zeit zusammen, bis die Wunde geheilt sei. Diese, vielleicht von den Indern übernommene „Ameisennaht" ist nie ganz außer Kurs gekommen und spielt noch heute im Orient, in Brasilien, in Atjeh bei den Volksärzten eine Rolle. Bei der Naht von Wunden des Bauchs unter Nabelhöhe rät er, Becken und Füße des Verletzten hoch zu lagern: die „TRENDELENBURGsche Lage"! Den Steinschnitt führt er bei Frauen von der Scheide aus. Steine in der männlichen Harnröhre werden nötigenfalls vor der Extraktion zertrümmert; er spricht auch von Steinzertrümmerung in der Blase. Von der Tracheotomie bemerkt er, daß er niemand kenne, der sie selbst ausgeführt habe. Resektionen von Knochen wegen Nekrose sind gelegentlich von Nutzen; er führt eine interessante Krankengeschichte von Tibianekrose an. Amputationen darf man nur bis zum Ellbogen- bzw. Kniegelenk ausführen, nicht darüber, vermutlich wegen der größeren Gefahr der Blutung; soll man dabei ober- und unterhalb der Operationsstelle ein Band straff umschnüren und dazwischen absetzen; die Blutung nach der Amputation wird mittelst Glüheisens gestillt, auch wohl mit Styptica; als Indication zur Amputation gilt die Gangrän. Um den Erfolg nach operativer Trennung zusammengewachsener Finger zu sichern, werden dünne Bleiplatten dazwischen befestigt bis zur Heilung. Varicen soll man, wenn sie sehr ausgedehnt sind, mit Excision von zahlreichen kleinen Schnitten aus behandeln. Eine schlecht geheilte Fraktur soll man nicht wieder brechen, sondern soll operativ die häßlichen Vorsprünge beseitigen. Schienenverbände bei Knochenbrüchen soll man der Entzündung wegen erst am 5.—7. Tage anlegen; sie werden sorgfältig gepolstert. Ist der Bruch kompliziert, schneidet man nach Anlegung des festen Verbandes im Bereich der Wunde ein Fenster in den Verband. Hat eine Frau einen Bruch des Schambogens erlitten, führe man zur Hebung der Bruchstücke eine Schafsblase in die Vagina und blase sie auf: die erste Andeutung des Kolpeurynters.

Von ganz besonderem Interesse ist, daß in den verschiedenen ALBUQÂSIM-Handschriften Abbildungen in reicher Fülle dem Text eingefügt sind, von denen hier eine Anzahl wiedergegeben sind.

Ebenfalls ein Araber spanischer Herkunft war IBN ZUHR (AVENZOAR), der 1113—1162 lebte. Sein „al-Taisîr" enthält viele wertvolle Krankengeschichten; er empfiehlt bei Lähmung des Schlundes künstliche Ernährung vermittelst Eingießens von Milch durch eine in den Schlund eingeführte Röhre; auch kann

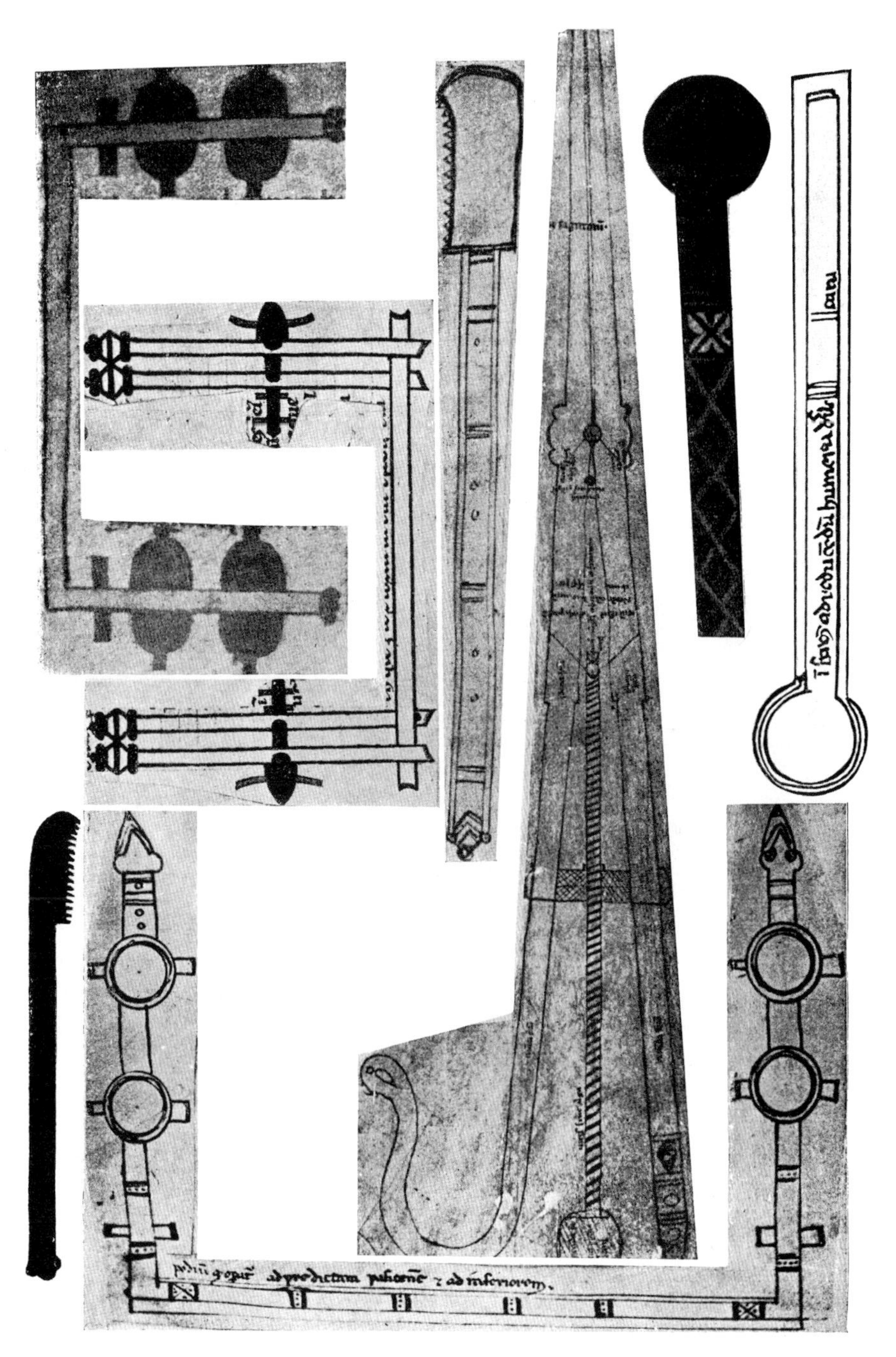

Abb. 113. Instrumentenbilder aus ABULQUASIM-Handschriften: Säge, Ambe, Einrenkungsapparat für die Wirbelsäule, Zange. (Nach SUDHOFF.)

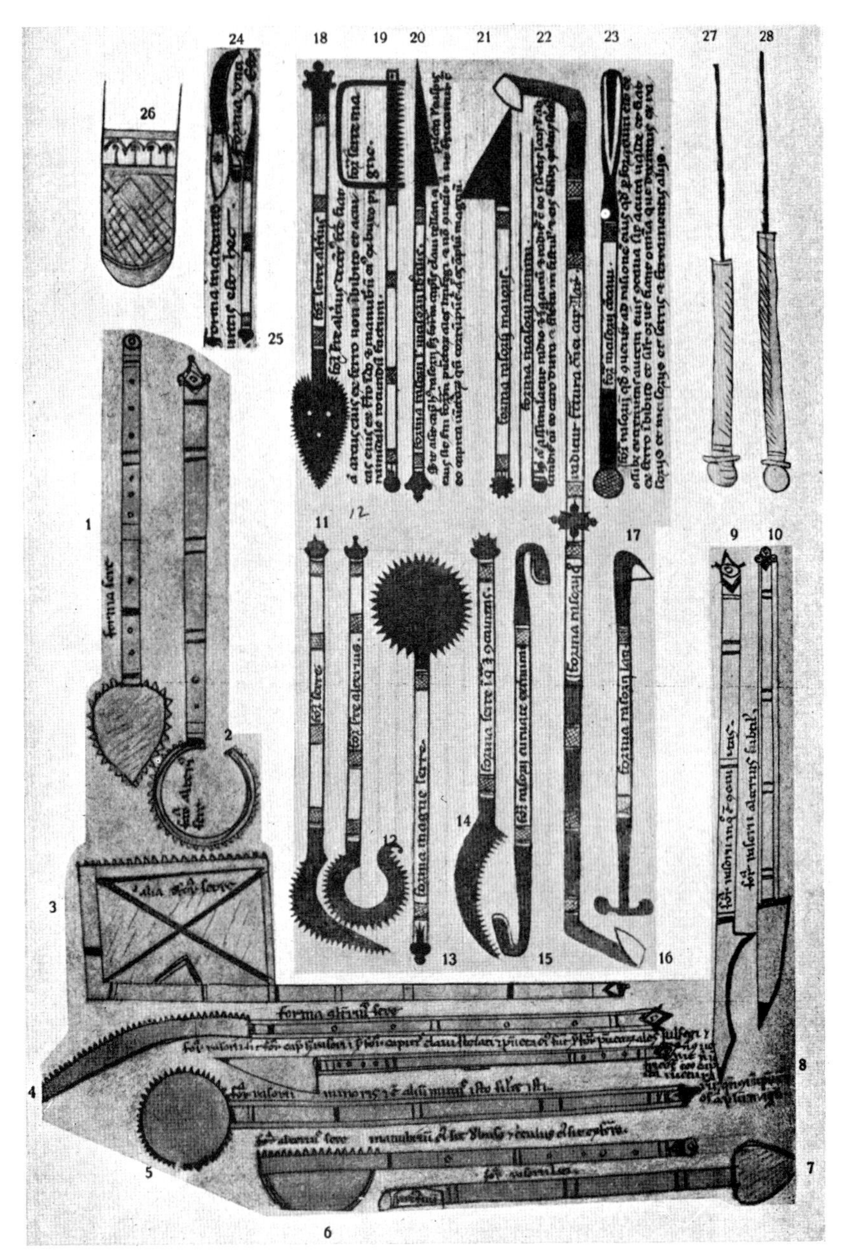

Abb. 114. Instrumentenbilder aus einer ABULQUASIM-Handschrift: Instrumente zur Amputation, Resektion und Varicenoperation. (Nach SUDHOFF.)

man Nährklistiere mit Nutzen verabreichen nach vorgängiger Säuberung des Darmes; man bindet am Halse einer Tierblase eine silberne Röhre ein und gibt damit das Klysma. Die Tracheotomie bezeichnet er als eine nützliche und notwendige Operation; er habe sie einmal experimentell an der Ziege ausgeführt.

Vom berühmten jüdischen MÛSA IBN MAIMÛN (Maimonides) aus der 2. Hälfte des 12. Jahrhunderts ist bezüglich der Chirurgie Wesentliches nicht zu ver-

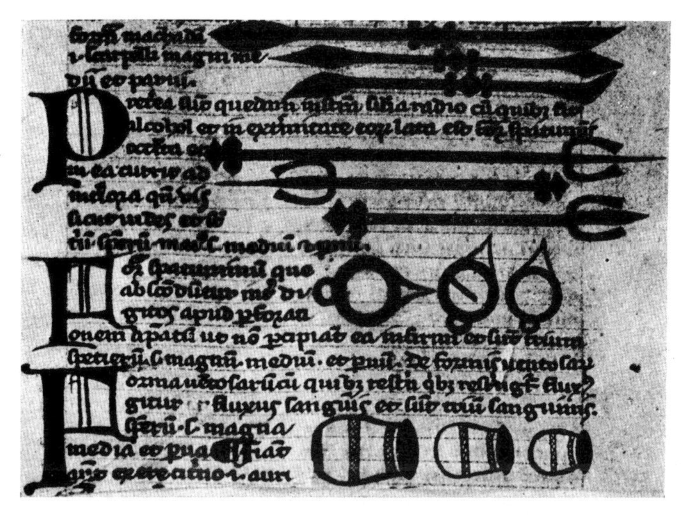

Abb. 115. Instrumentenbilder aus einer ABULQUASIM-Handschrift: Messer, Schröpfköpfe usw. (Nach SUDHOFF.)

merken, ebensowenig von dem größten Pharmakologen jener ganzen Periode, IBN AL BAITÂR aus der 1. Hälfte des folgenden Jahrhunderts.

Die rechtgläubigen Mohammedaner (Sunniten) durften nach dem Gebote ihrer Religion keinerlei Abbildungen von Menschen anfertigen; so mußte ihr Unterricht in Anatomie und Medizin völlig der Unterstützung durch Lehrgraphik entraten. Nur die persischen Schiiten waren an dies Verbot nicht gebunden; so sind denn auch hier einige Lehrbilder erhalten geblieben in persischen Handschriften in Form der charakteristischen „Hockbilder“, wie sie aus dem späten Alexandreia herstammen und in ähnlicher Form im Abendlande wieder begegnen (s. Abb. 137—146).

III. Die ersten Anfänge des Eindringens antiker Medizin in das Abendland.

Die kelto-germanische Bevölkerung war durch die Heereszüge der Römer schon seit langem, wenigstens soweit das Zepter des Imperiums reichte, mit der griechisch-römischen Heilkunde vertraut geworden; sie beschränkte sich nicht auf die Besatzung selbst und den Kreis der Beamten, sondern drang in die einheimische Bevölkerung selbst ein, wie z. B. die zahlreichen Stempel gallo-römischer Augenärzte beweisen, die vielerorts zutage gekommen sind. Ihre spätere Ausdehnung auf das ganze westliche Europa gewann die wissenschaftliche Medizin aber im Gefolge der christlichen Kirche und ihrer Träger.

Bei den *Kelten*, die in den Druiden ein ziemlich fest geschlossenes Priestertum besaßen, ist die Heilkunde schon früh in deren Hand gewesen im Gegensatz zu den *Germanen*, welche bei ihrem von jeher bekannten Hange zur Zersplitterung einer organisierten Priesterschaft entbehrten. Bei ihnen hat das Weib, wie TACITUS uns berichtet, die ärztliche Hilfe geleistet, und zwar nicht nur bei inneren Leiden, sondern gerade bei den zahlreichen leichteren oder auch ernsteren Verletzungen im Kampf oder bei der Jagd. Daneben hören wir aber auch gelegentlich von männlicher Hilfeleistung durch den Medizinmann, den „Lachner" (= Laege oder Läkare der nordischen Völker); es war wohl der Priester-Arzt, der mit dem in das Opferblut getauchten heilenden Finger, dem „Wodansfinger", Wunderheilungen zu vollbringen vermochte. Ähnliches wird uns bereits von VESPASIAN berichtet, der im Tempel des Sarapis zu Memphis Kranke durch Handauflegen heilte, genau wie biblische Überlieferung uns übermittelt hat. Dieser auch im heidnischen Germanenvolk festwurzelnde Glaube an die Heilkraft des Wodansfingers hat seine Fortwirkung erfahren in der Wunderheilwirkung der Berührung von Königshand im englischen, französischen und norwegischen Volke bis ins 18. Jahrhundert hinein: skrofulöse und andre Geschwülste am Halse galten als Leiden, welche der Heilung von Königshand in besonderem Grade zugängig erschienen.

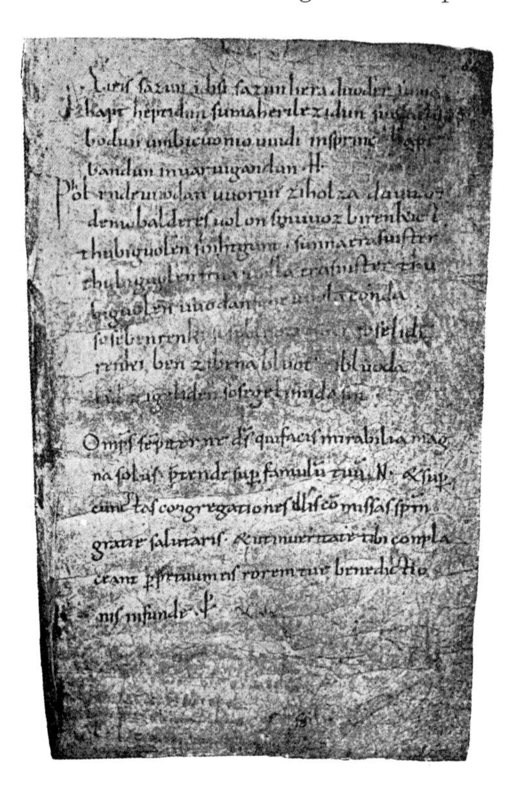

Abb. 116. Der Merseburger Zaubersegen. (Nach HOLLÄNDER.)

Der Aderlaß mit dem „Blutsax", die Kastration durch Schlag des Steinhammers war noch zu Karls des Großen Zeit in Übung; Massage mit Kneten, Streichen und Klopfen war nicht unbekannt.

Die Wundheilung unter dem Schorf galt als erstrebenswert und wurde in jeder Weise befördert; die Blutung versuchte man durch Kompression, durch heißes Pech zu stillen oder mit Hilfe von Spinnweben; Knochenbrüche hat man, wie die Ausgrabungen gelehrt haben, mit gepolsterten Schienen erfolgreich zu behandeln verstanden. Nie hat man dabei Wund- und andre Segen zu sprechen unterlassen; denn man kannte die unheimlichen Wundkrankheiten, die so oft der Heilung im Wege standen. Der uralte indogermanische Zaubersegen, wie er auch als „Merseburger Zaubersegen" bekannt ist und auf Veranlassung von FELIX DAHN über dem Eingang zum Breslauer

Operationssaal angebracht worden ist, mag manches Mal hoffnungsvoll gemurmelt worden sein:

„bên zi bêne,
bluot zi bluodo
Lid zi geliden
sôse gelîmida sîn."

Die Heilkunde in den nicht römischer Herrschaft unterworfenen oder doch zeitweise besetzten Gebieten haben wir uns recht primitiv vorzustellen, auch noch während der Blütezeit der arabischen Medizin. In dieser Periode hat die Kirche sich um die Erhaltung der Kultur, soweit sie nicht in den Stürmen der Zeit verloren gegangen war, ein unvergängliches Verdienst erworben. Sind wir auch gezwungen, uns den Bestand dieses Erbes an antikem Gut, wie es von den Mönchen verwaltet wurde, sehr bescheiden vorzustellen, so ist es doch ihnen zu verdanken, daß sie mit großer Treue dies Gut gepflegt und der Mit- und Nachwelt überliefert haben. Leichter wurde diese Arbeit ihnen allerdings, als im Norden, im Süwesten, wo Reste gallo-römischer Schulen noch gewisse Zeit sich erhielten, besonders aber in Italien selbst, wo trotz aller Zerstörung noch gewaltige Trümmer alter Herrlichkeit, auch in wissenschaftlicher Beziehung, stehen geblieben waren und, zumal unter der Herrschaft der *Ostgoten*, mit besonderer Ehrfurcht geschont und gepflegt worden sind.

Unter THEODERICH dem Großen und seinem bedeutenden Kanzler CASSIODOR, einem Römer syrischer Herkunft, erlebte Italien nach schwerster Zeit noch einmal eine längere Periode der Ruhe und einer wenn auch bescheidenen Blüte von Wissenschaft und Kunst. Die römische Medizinalverfassung der späten Kaiserzeit behielt auch jetzt noch Geltung, ein gebildeter Ärztestand war in Rom noch vorhanden, wie die Verordnung THEODERICHS über Rechte und Pflichten des Comes archiatrorum beweist. CASSIODOR selbst widmete sich, nachdem er sich um 540 ganz von seinem hohen Amte zurückgezogen hatte, in besonderem Maße der Pflege der Wissenschaften; auf seiner Besitzung am Golf von Squillace im Süden Italiens schuf er in seinem „Vivarium" eine Art Akademie zur Pflege klassischer Studien, wo wissenschaftlich befähigte und vorgebildete Männer besonders der Übersetzertätigkeit sich widmeten und griechische Handschriften, darunter eine Reihe heute noch erhaltener medizinischer Werke, ins Lateinische übertragen haben. Im Laufe des 4. und 5. Jahrhunderts begann übrigens der Pergamentkodex die alte Buchrolle mehr und mehr zu ersetzen — damit wurde die Benutzung der Bücher erleichtert. Neben all dieser literarischen Betriebsamkeit jener Epoche ist eine mehr handwerksmäßig organisierte Laienmedizin einhergegangen, von der wir Einzelheiten aber nicht erfahren; gerade wundärztliche Kenntnisse, von alter Zeit her in der Familie vererbt, wurden vom Vater auf den Sohn oder doch im Kreise der weiteren Familie weitergegeben, ängstlich als Geheimnis gehütet.

Eine medizinische Schrift aus jener Zeit besitzen wir noch: diejenige des ANTHIMUS, eines aus Byzanz vertriebenen griechischen Arztes, der eine Zeitlang als Gesandter der Ostgoten am Hofe des Frankenkönigs THEUDERICH in Metz lebte im Beginn des 6. Jahrhunderts. Neben Überlieferungen aus den älteren Schriftstellern gibt er uns aber auch Volksmedizinisches aus dem Frankenreich: so galt dort der Speck als Allheilmittel, etwa ähnlich wie der Kohl in der

Zeit des CATO CENSORIUS. Allerlei Volksmedizinisches erfahren wir auch aus dem um 410 geschriebenen Werke des MARCELLUS EMPIRICUS, eines hohen römischen Beamten, der lange in Bordeaux gewirkt hatte.

Das Ostgotenreich ging im Kampf mit Ostrom zugrunde, und die *Langobarden* bemächtigten sich Italiens. Auch dies junge, bildungshungrige germanische Eroberervolk suchte sich schnell die vorgefundene hohe Kultur zu eigen zu machen; allenthalben in ihrem neuen Reich errichteten sie Schulen und höhere Bildungsanstalten; in Benevent sollen um 850 angeblich 32 Lehrer der Profanwissenschaften („Philosophen") tätig gewesen sein. Auch langobardische Ärzte

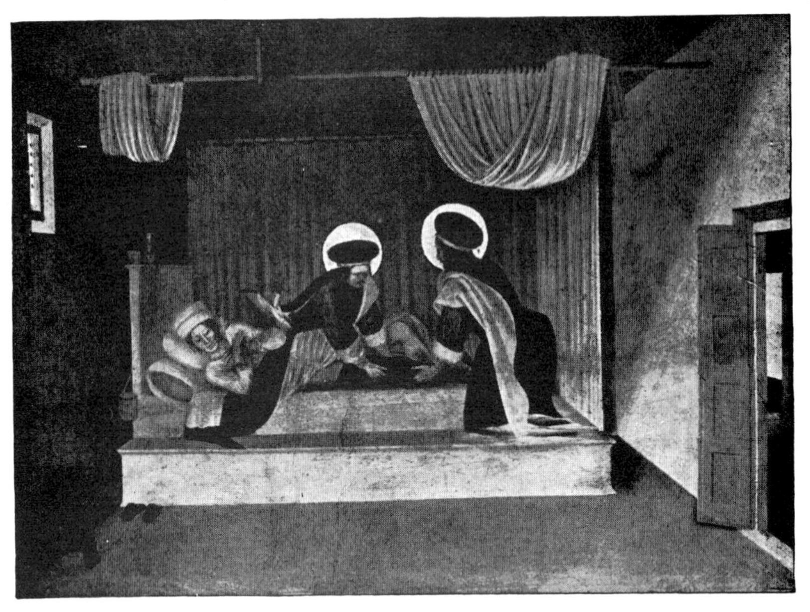

Abb. 117. Das Wunder der heiligen COSMAS und DAMIAN: Anheilen des Beins eines Schwarzen an einen Weißen. Beato Angelico in Florenz. (Nach HOLLÄNDER.)

sind aus dem 8. Jahrhundert bekannt. Wer einen andern verwundete, war nach langobardischem Gesetz verpflichtet, einen Chirurgen zu holen und ihn nach dem Gutachten Sachverständiger zu bezahlen.

Schlimmer stand es bei den *Westgoten* in Spanien; ihre Strafgesetze (um 650) erinnern fast an die grausamen Bestimmungen des Codex Chammurapi: wenn der Arzt einem Edelmann den Aderlaß macht und dieser infolgedessen stirbt, soll der Arzt mit seinem Leben den Verwandten des Edelmanns verfallen sein; der Arzt soll Kaution stellen, wenn er die Behandlung eines Kranken übernimmt; gelingt die Kur nicht, verfällt er sehr hoher Geldstrafe, wenn nicht noch schwererer Buße. — Daß hier die Heilkunst verkümmern mußte, ist selbstverständlich. — Im Geiste CASSIODORS war um die Wende des 6. zum 7. Jahrhundert der gelehrte Bischof ISIDOR VON SEVILLA tätig und hat sich bedeutende Verdienste um die Erhaltung und Pflege des medizinischen Schrifttums erworben.

Bei den *Franken* stand der Arzt nicht in besonderem Ansehen in der Merowingerzeit; als im Jahre 580 die Königin AUSTRICHILDIS ihr Ende nahen fühlte, bestimmte sie, daß im Falle ihres Todes ihre beiden Leibärzte hinzurichten seien — was denn auch geschehen ist. Immerhin hören wir von beachtlichen chirurgischen Kenntnissen der fränkischen Ärzte jener Zeit. Eine Anzahl eiserner Bruchbänder gerade aus Merowingerzeit sind vor nicht langer Zeit aus Gräbern des 5.—7. Jahrhunderts zutage gefördert worden (s. S. 110).

Wesentlich anders konstruiert ist aber ein im Jahre 1899 in Turin aus einem Grabe des 5.—10. christlichen Jahrhunderts entnommenes Bruchband, welches das Becken der Leiche noch umschloß: hier war der Bügel des Bruchbandes vorn knieförmig abgebogen, so daß die Pelotte ihren größten Umfang in vertikaler Richtung hatte.

Die *britischen* Inseln sind schon früh eine bevorzugte Stätte der Gelehrsamkeit geworden. Als einer der großen Namen ist der des BEDA VENERABILIS zu nennen an der Wende des 7. zum 8. Jahrhundert. Von dort her stammte auch ALHVINE (ALKUIN), der Berater KARLS des Großen, von dort aus wurde das nordwestliche und zentrale Europa, selbst Oberitalien, mit Wandermönchen versorgt, die zu mancher bedeutenden Gründung Anlaß gaben; Bobbio sei hier genannt und Fulda, dessen Abt HRABANUS MAURUS war; sein Schüler WALAHFRID STRABO wurde Abt auf der Reichenau. Von den großen Klosterschulen, die der Tradition medizinischen Wissens auch an ihrem Teil gedient haben, seien Tours und vor allem Chartres nicht vergessen. Vor allen andern Mönchsorden sind es die Benediktiner gewesen, die, vermutlich auf Anregung CASSIODORS, der ihnen sehr nahestand, mit besonderem Eifer wissenschaftlicher Arbeit neben der Krankenpflege sich dienstbar gemacht haben.

Es ist in dieser ganzen Zeit der Unruhe und Unwissenheit verständlich, daß der Wunderglaube allenthalben üppige Blüten trieb. Der „Tempelschlaf" der Antike fand, zumal in Seuchenzeiten, in den Kirchen seine Fortsetzung. Jetzt gewann auch der Kult der Arztheiligen COSMAS und DAMIAN erhöhte Bedeutung; ihre Verehrung scheint vom Dioskurenkult sich herzuleiten; sie kommt in byzantinischer Umgebung zuerst auf; in der 1. Hälfte des 6. Jahrhunderts läßt Papst Felix IV. für sie auf dem Forum Pacis, dort, wo die Ärzte schon in alter Zeit sich zu versammeln pflegten, wo auch GALEN gewohnt haben soll, eine Basilika errichten, und zwar mit Baumaterial, das man unzerstörten antiken Gebäuden entnahm.

Vergleicht man den mühseligen, steinigen Weg dieser Entwicklung mit dem wunderbar schnellen, üppigen Aufblühen der Heilkunde und der Wissenschaften überhaupt im Araberreich, so darf man nicht vergessen, daß dort das siegreiche Herrenvolk selbst die Initiative ergriff und dazu befähigt war durch die ungeheuren Kulturwerte, die es vorgefunden hatte, zumal in Bibliotheken und blühenden hohen Schulen; im westlichen Europa fehlte das alles vollständig; nur grobe Klötze und Felsen lagen als Material umher; schwer genug ist es der Kirche geworden, daraus mit unendlicher Mühe etwas, wenn auch noch so bescheiden, herzurichten. Daß sie, im Anschluß an die Klöster, Infirmarien für die Insassen, schließlich auch Hospize für Kranke und Hilfsbedürftige außerhalb ihrer Mauern geschaffen hat, welche den Grundstock eines überall sich verbreitenden Krankenhauswesens gebildet haben, ist eins der größten Verdienste, welche das ganze Mittelalter sich erworben hat, ein Ruhmesblatt im Kranze der Kirche, gerade zur Zeit der zu Unrecht so viel gescholtenen „Mönchsmedizin".

1. Salerno.

Sehen wir in jener frühen Periode des Mittelalters, etwa vom 5.—10. Jahrhundert, nördlich der Alpen und in Spanien zur Zeit der Westgotenherrschaft alles, was zur Wissenschaft zu rechnen war, fast ganz in der Hand des Klerikers vereinigt, neben dem in der Medizin dem Laienpraktiker der Volksheilkunde nur ein bescheidenes Plätzchen vergönnt war, so wird für Italien immer deutlicher, daß hier in höherem Maße wie dort Laienärztetum Existenzberechtigung sich erhalten hatte, gerade in der Chirurgie, seit alter Zeit.

Frühe Kunde wird uns um die Wende des 9. zum 10. Jahrhundert, daß der Ruf salernitanischer Ärzte schon damals weithin nach Norden gedrungen war, wo am fränkischen Königshofe FREDERUN, die Frau König KARLS des Einfältigen, einen Salernitaner Meister zum Leibarzt erhoben hatte; RICHER von Rheims

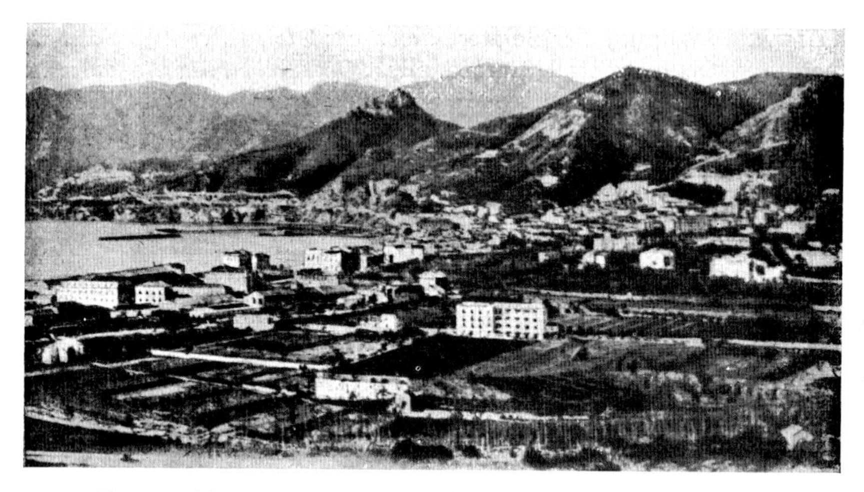

Abb. 118. Salerno, von Süden. (Nach MEYER-STEINEG und SUDHOFF.)

weiß uns in seinen „Historiae" zu berichten, wie der gelehrte Leibarzt des Königs, der Kleriker DEROLD, im Streit mit dem fremden Kollegen aus dem Laienstande jenem zum Vorwurf macht, daß er das Bücherwissen seiner Zeit nicht beherrsche, sondern „ex ingenio naturae multam in rebus experentiam habebat", demnach über eine auf Naturerkenntnis gegründete reiche Erfahrung verfüge — ein wahrhaft hohes Lob nach unsern Begriffen!

Dies Salerno, von dem uns hier die erste dunkle Kunde wird, muß demnach bereits im 9. Jahrhundert eine hochberühmte Ausbildungsstätte tüchtiger Ärzte gewesen sein. In wunderbarer Lage, an Bergeshängen, geschützt gegen Nord- und Ostwinde, hingeschmiegt am Golfe von Paestum, von Wäldern mit heilkräftigen Quellen überragt und umgeben, hat es schon früh die Augen Erholungsuchender auf sich gezogen; in römischer Zeit galt es neben Bajä als bevorzugter Kurort. Tempel von Heilgottheiten zogen die Wallfahrer von weither herbei und wandelten sich im Laufe der Zeiten in christliche Kirchen mit Gebeinen heilungskündender Märtyrer. Ein tüchtiger Ärztestand wuchs hier heran; Priester und Ärzte verstanden es klug, unnötige Kompetenzkonflikte zum beiderseitigen Vorteil zu vermeiden.

Die Anknüpfung an antike Kultur und Heilkunde war gerade hier leichter möglich als anderwärts, weil man in der „Magna Graecia" lebte, wo das Griechische, sonst fast überall in der Welt vergessen, noch in so hohem Maße Volkssprache war, daß der Hohenstaufe FRIEDRICH II. im 13. Jahrhundert seine Medizinalgesetze neben der italischen zugleich in griechischer Sprache verkünden ließ.

Hinzu trat die hohe Kultur des Islâm, der seit 827 auch Sizilien in seinen Bann gezogen und von dort aus in guten und bösen Zeiten so manches Mal seine Arme über die Meerenge von Messina bis hierher gestreckt hatte.

In diesem glücklichen Lande herrschte damals der Germane; mit besonderem Lerneifer hat das Langobardenvolk die Wissensschätze der vorgefundenen alten

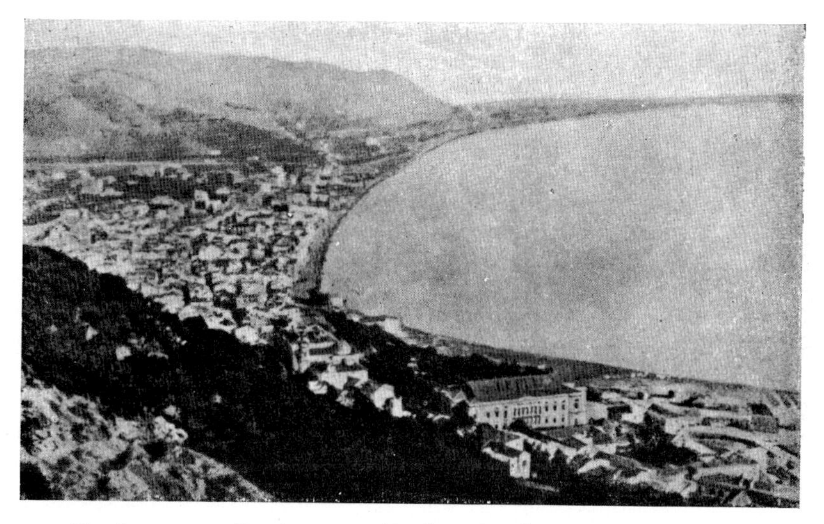

Abb. 119. Meerbusen von Paestum, von Norden. (Nach MEYER-STEINEG und SUDHOFF.)

Kultur sich anzueignen versucht; sogar literarische Versuche, wie der „Dioscurides Longobardus" und der „Passionarius Galeni" des WARBOD (Garimpot, Gariopont) sind dessen Zeugnis, mit welchem Erfolge ihnen das gelang. Allenthalben schufen sie Laienschulen, wenn auch zunächst wesentlich, um tüchtige Verwaltungsbeamte heranzubilden.

Der Geist der ganzen Zeit war der Vorbereitung eines neuen Aufstiegs in Kunst und Wissenschaften günstig, wie wir das auf allen Gebieten im 11. und besonders im 12. Jahrhundert Wirklichkeit werden sehen. Die Hochschule der alten Welt, Alexandreia, hatte ihre Bedeutung eingebüßt; CASSIODOR, der Reichskanzler des großen THEODERICH, hatte schon mit dem römischen Bischof die Gründung einer Universität in Rom erwogen, den Plan aber einstweilen zurückstellen müssen bei der Ungunst der Zeit.

So hat sich denn hier in Salerno schon früh die Ärzteschaft eine eigene Organisation gegeben, die sich mit Stolz „Civitas Hippocratica" nannte, und aus sich heraus eine Schule für ihren Nachwuchs geschaffen, die als reine Laienschule, ohne jeden hemmenden Einfluß der Kirche, früh bedeutenden Ruf erlangte. Man war überaus tolerant hier in Salerno, Nation und Bekenntnis waren kein

Hindernis für die Teilnahme am Unterricht. Auch Kleriker sind als Lehrer vereinzelt tätig gewesen. Lehrer und Schüler genossen manch wertvolles Vorrecht, so das der Steuerfreiheit.

Was an literarischen Erzeugnissen aus dieser Zeit von „Frühsalerno“ (nach SUDHOFF) bekannt ist, ist recht bescheiden und überragt in keiner Weise dasjenige, was anderswo in gleicher Zeit produziert wurde. Man bildete eben Praktiker aus in praktischer Übung und zog dabei zu Rate, was man an Resten antiken Wissens gerade zur Hand haben mochte.

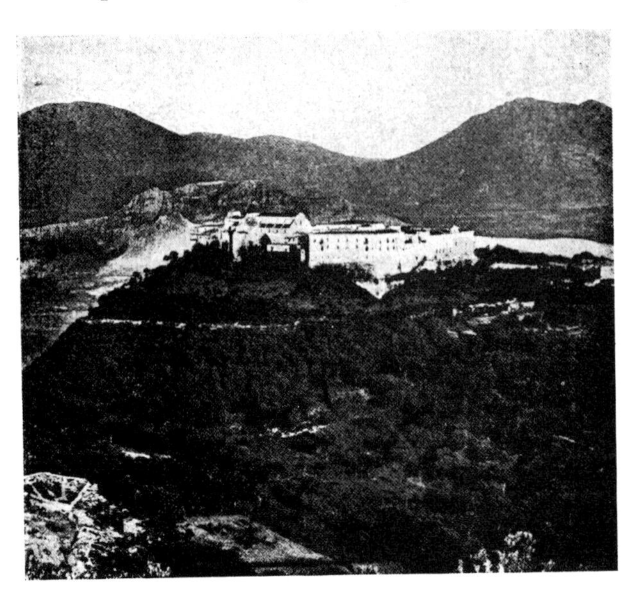

Abb. 120. Benektinerabtei zu Montecassino. (Nach MEYER-STEINEG und SUDHOFF.)

Die Kreuzzüge brachten mit dem Beginn des 12. Jahrhunderts große Mengen Kranker gerade nach Salerno; ein großer Teil der ausziehenden Streiter schiffte sich hier nach dem Heiligen Lande ein; hierher kamen die Schiffe zurück, gefüllt mit Kranken und Verwundeten, die großenteils hier Heilung ihrer Leiden abwarteten, ehe sie die Reise in die Heimat antraten.

Kurz zuvor hatte eine Einzelpersönlichkeit das gesamte geistige Leben der Ärzteschule von Salern von Grund aus verändert und höchster Blüte entgegengeführt: KONSTANTIN VON AFRIKA!

Um 1020 soll er in Karthago geboren sein und ist dann viel in den Ländern des Orients herumgewandert, bis er etwa um das Jahr 1065 nach Italien herüberkam, beladen mit Schätzen an arabischen Handschriften, deren Übersetzung er den Rest seines Lebens in der Hauptsache gewidmet hat. Ausgestattet mit der Kenntnis der lateinischen, griechischen und arabischen Sprache hat er die ärztlichen Schriftsteller früharabischer Zeit als erster in das Lateinische übertragen. Am wichtigsten wurde es, daß er das „Königliche Buch“ (al-malikî) des ALI IBN AL-ABBÂS mit seinen 10 theoretischen und 10 praktischen Büchern, von ihm „Pantegni“ = ganze Kunst benannt, der Mitwelt zugängig machte, darunter das 9. Buch des praktischen Teils und damit die Überlieferung der griechischen Chirurgie. Dies Werk erschloß zum erstenmal das gesamte ärztliche Wissen und Können des Griechenvolkes in übersichtlichem Zusammenhang, sorgfältig geordnet, der Ärztewelt seiner Zeit. Zahlreiche andre Einzelwerke der Antike machte KONSTANTIN außerdem durch Übersetzung zugängig, unter ihnen gerade Schriften des HIPPOKRATES und GALEN chirurgischen Inhalts, nicht aber den Qanûn des IBN SÎNÂ, der ihm offenbar unbekannt geblieben war.

Daß er so manches fremde Gut dabei unter eigener Flagge segeln ließ, müssen wir damaliger Zeit zugute halten mit ihrer der unsrigen oft so fremden Gesamteinstellung. Die letzten Jahre seines Lebens hat er unter den Benediktinern in Montecassino unter dem berühmten Abte, dem Lombarden GUAIFER, der als Abt sich DESIDERIUS, als Papst VICTOR III. nannte, eine Freistatt gefunden, wo er in völliger Ruhe seiner Arbeit sich hingeben konnte.

Man kann nur staunen, wie schnell und gewaltig der Einfluß gewesen ist, den dieser Mann mit seiner Arbeit auf das kaum mehr wie 150 km südlich ge-

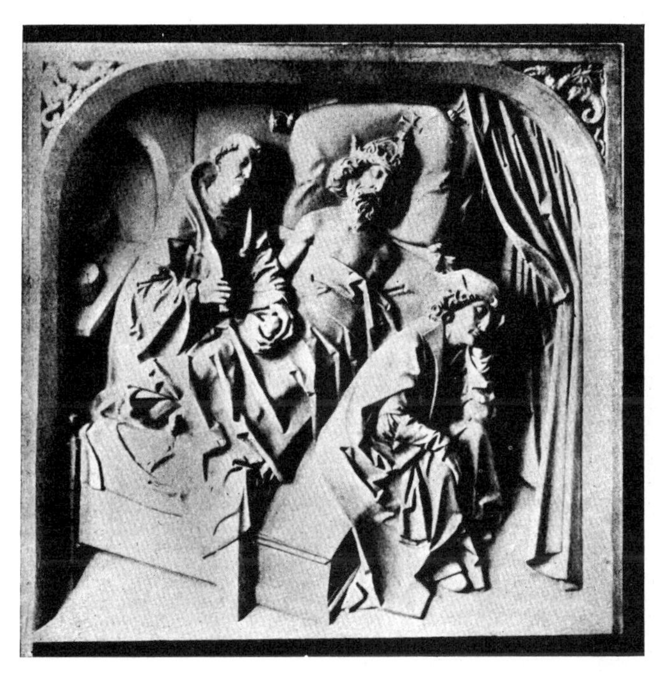

Abb. 121. Dom zu Bamberg. Kaiser HEINRICH II. wird in Montecassino im Schlafin der Kirche angeblich vom heiligen Benedikt selbst von seinem Blasenstein befreit.

legene Salerno geübt hat. Mit dem Buche „Pantegni" in der Hand machte man sich in Salerno daran, das eigene Wissen und Können zu ordnen, an Hand der zahlreichen Krankheitsfälle zu mehren in sorgfältiger Beobachtung und dann zu kodifizieren, um mit Hilfe dieser neugefundenen Methoden wissenschaftlicher Arbeit und Lehre sich und die heranwachsende Ärztegeneration auf höhere Stufe zu heben. Nun wurde Salerno sehr schnell zu „der" ärztlichen Hochschule des Abendlandes, welche jeder junge Arzt aufsuchte, der es eben ermöglichen konnte, wo jeder Patient von Rang und Vermögen Hilfe suchte, wenn man sie in der Heimat ihm nicht mehr zu bringen vermochte. Hierhin zog um 1200 der „Arme Heinrich" HARTMANNS VON AUE, um von der Lepra auf wunderbare Weise erlöst zu werden. — Inwieweit die Legende, Kaiser HEINRICH II. sei 1014 in Montecassino, angeblich vom heiligen BENEDIKT selbst, vom Blasenstein befreit worden, auf süditalische Chirurgenkunst zu beziehen ist, ist ungeklärt.

Was hier in kurzer Zeit in neuem Geiste wissenschaftlich produziert worden ist, ist im wesentlichen im berühmten „Codex Salernitanus“ enthalten, den einst HENSCHEL auf dem Boden des Breslauer Magdalenengymnasiums fand

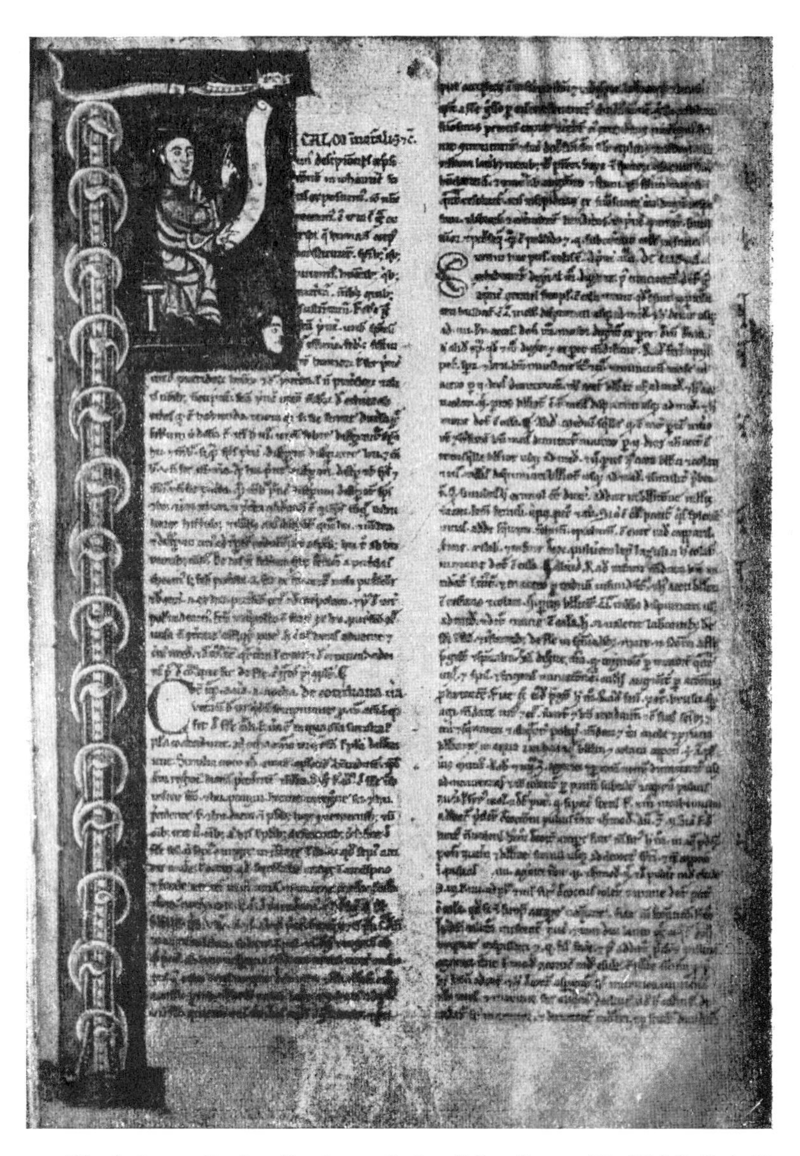

Abb. 122. Die Anfangsseite des Breslauer Codex Salernitanus (Stadtbibliothek Ms. 1302). (Nach MEYER-STEINEG und SUDHOFF.)

und der nun eine Zierde der Breslauer Stadtbibliothek darstellt. Er ist um 1160—1170 geschrieben und enthält die Quintessenz von „Hochsalerno“. DE RENZI hat mit Hilfe von HENSCHEL und DAREMBERG unter Benutzung des Inhalts dieses Codex seine fünfbändige „Collectio Salernitana“ erscheinen lassen;

SUDHOFF hat diese ganze Arbeit der notwendigen gründlichen Prüfung unterzogen und mit zahlreichen Schülern nunmehr die kostbare Handschrift vollständig herausgegeben. MAURUS und URSO sind als die bedeutendsten Meister dieser Zeit festgestellt, aus dem Urintraktat des ersteren sei ein Initial mit dem ältesten bekannten Harnschaubild hier wiedergegeben, weil es sich unverändert durch die Jahrhunderte wiederholt und stets auf den Bildern der Heiligen unsrer Chirurgenzunft, COSMAS und DAMIAN, wiederfindet; das Harnglas, zeitweise das Aushängeschild des Arztes, hat ganz konservativ seine Form bis heute bewahrt.

Neben diesen Meistern sind wert zu nennen noch die Namen des AFFLACIUS, BARTHOLOMÄUS, FERRARIUS und verschiedener Mitglieder der Familie PLATEARIUS.

Erheblichen Nutzen aus der Befruchtung Salernitaner Medizin durch KONSTANTIN zog auch eine Rezeptsammlung aus früher Zeit, ein Antidotarium, das nun stark vermehrt und geordnet unter dem Namen eines „Antidotarium Nicolai" das Vorbild für die folgenden Pharmakopöen geworden ist und auch zahlreiche Rezepte für äußerlich anzuwendende Heilmittel enthält.

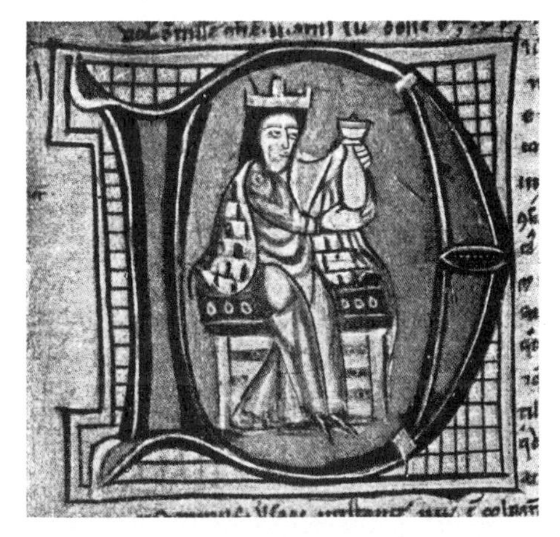

Abb. 123. Harnschaubild (ältestes bekanntes); Initial zum Urintraktat des Salernitaners MAURUS im Breslauer Codex. (Nach MEYER-STEINEG und SUDHOFF.)

Der schnelle Aufstieg Salernos bis zum Ausgang des 12. Jahrhunderts ist nun auch der *Anatomie* zugute gekommen. Wir haben da eine noch recht frühe primitive „Anatomia porci" (es wurde mangels menschlichen Sektionsmaterials hier und auf den Universitäten späterer Zeit die Anatomie noch bis ins 16. Jahrhundert am Schwein und Rind gelehrt — besser als nur nach Büchern!); dann ist aus dem Breslauer Codex eine schon besser geordnete „Demonstratio anatomica" zu nennen aus der Wende zum 12. Jahrhundert und eine dritte, beiden ähnliche Form. Auf konstantinischer Grundlage steht dann eine unter dem Namen des NIKOLAUS gehende Anatomie höheren Ranges des 12. Jahrhunderts und ein Werk, das dem RICHARDUS ANGLICUS zu Unrecht zugeschrieben wird, des 13. Jahrhunderts, in dem bereits die Wirkung des Qanûn des IBN SÎNÂ zu spüren ist. — Um die Mitte des 13. Jahrhunderts scheint Anatomieunterricht an menschlichen Kadavern unter den Auspizien des großen Staufenkaisers in Salerno eingeführt worden zu sein, doch fehlt dafür noch der letzte Beweis.

Daß die *Chirurgie* von dieser starken Bewegung in der gesamten Heilkunde nicht unbeeinflußt bleiben konnte, ist selbstverständlich. Sie hat, zusammen mit Gynäkologie und Geburtshilfe, gerade in der Luft Salernos mit seinem Laienärztetum schon früh eine ganz besonders sorgfältige Pflege genießen können im Gegensatz zu andern Gegenden, wo das Klerikertum des Arztes von vornherein diesen Teil der Heilkunst gern den Händen volksmedizinischer Laienpraktiker überließ. Wie sich wenig später klar erwies, waren manche Eingriffe der großen Chirurgie gerade hier in Italien seit alters, wenn auch als Familien- und Gildengeheimnis streng gehütet, in Übung; plastische Chirurgie und Steinschnitt, Bruchschnitt und Starstich beherrschte man zu beiden Seiten der Straße von Messina, in Bergtälern Umbriens und im Apennin südlich Bologna, wenn auch diese Meister selbst davon keine Kunde hinterlassen haben. Alte Serien von Operationsbildern haben sich mehrfach in Handschriften erhalten, und zwar ohne Begleittext, nur mit einfacher Beischrift, die sicher in die Spätantike zurückreichen; stets ist die Operation der Hämorrhoiden, der Nasenpolypen nebst Starstich vereinigt; oft gehören Serien von Brennstellenbildern dazu, wie sie aus dem Anfang des 11. Jahrhunderts im Codex Laurentianus LXXIII, 41 zu Florenz, aus dem Britischen Museum und vielfach sonst bekannt sind (s. auch Abb. 36, 125, 130).

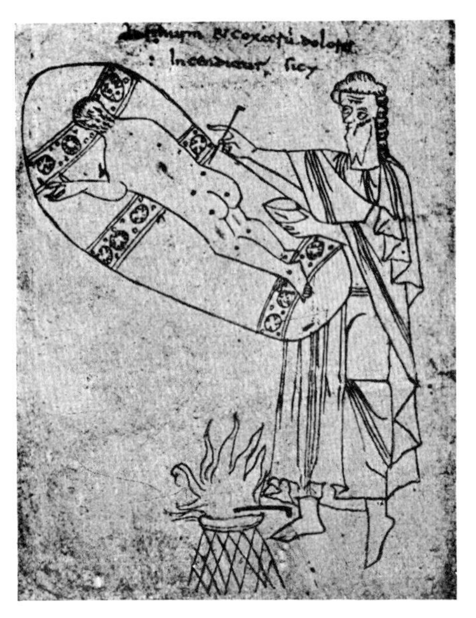

Abb. 124. Brennstellenbild aus Cod. Laurent LXXIII, 41 zu Florenz. (Nach Sudhoff.)

Im Anschluß an des Konstantin 9. Buch „Pantegni“ hat man in Salerno eine kurze literarische Bearbeitung der Chirurgie geschaffen, von der 2 Exemplare in Bamberg, eins in Cambridge aufbewahrt sind, die „Bamberger Chirurgie“; von eigenem Können findet man darin noch keine Spur (s. S. 140).

Etwas ganz anderes ist die Chirurgie des Roger Frugardi aus langobardischem Adelsgeschlecht, eines bedeutenden Praktikers und Lehrers der Salernitaner Schule. Nach Aufzeichnungen seiner Schüler hat Guido von Arezzo um 1170 des Meisters Lehrvorträge in der Ordnung a capite ad calces aufgezeichnet und Rogers Zustimmung zum Schlusse eingeholt.

Dies Werk, in der höchsten Blütezeit der Hochschule („Hoch-Salerno“ nach Sudhoff) verfaßt, ist im Fluge von den zahlreichen Schülern aus dem ganzen Abendlande überall in ihrer eigenen Heimat verbreitet worden; wo wir dort in den nächsten 100 Jahren im Zusammenhang mit Chirurgie vom „Meister“ reden hören, ist's mit Bestimmtheit stets Roger von Salern! Dieser Leitfaden, ganz einfach und schlicht in der Form, aber voll reicher praktischer Erfahrung und Beobachtung, ist schon während seiner Vorträge und mehr noch in den späteren Ausarbeitungen durch Anfügung lehrreicher Einzelfälle und wesentlicher ergänzender Bemerkungen erweitert und vermehrt worden. Das ganze folgende Jahrhundert steht im Zeichen der Roger-Glosse. Die junge Hochschule in Bologna besaß in der Bearbeitung des Rolando Capelutti aus den Jahren 1230—1240, der „Rolandina“, bald ihr eigenes chirurgisches Lehrbuch, um 1250 hat in Salerno selbst Jamatus (Jamerius) eine derartige Schrift verfaßt; aus Florenz kennen wir eine Roger-Glosse, die bereits den Einfluß des Abulqâsim und ibn Sînâ erkennen läßt. In der 1. Hälfte des 13. Jahrhunderts hat auch ein tüchtiger südfranzösischer Chirurg, der unter SIMON VON MONTFORT in den Albigenserkriegen reiche Erfahrungen gesammelt hatte, des ROGER Chirurgie seinen Ferienkursen zugrunde gelegt, die er in Montpellier im Heilig-Geist-Spital zu Weihnachten und Ostern, wenn die Professoren der Universität kein Kolleg lasen, abzuhalten pflegte: WILLEHELMUS VON CONGENIS aus Bourg. Zwei seiner Schüler haben uns ihre Aufzeichnungen aus diesen

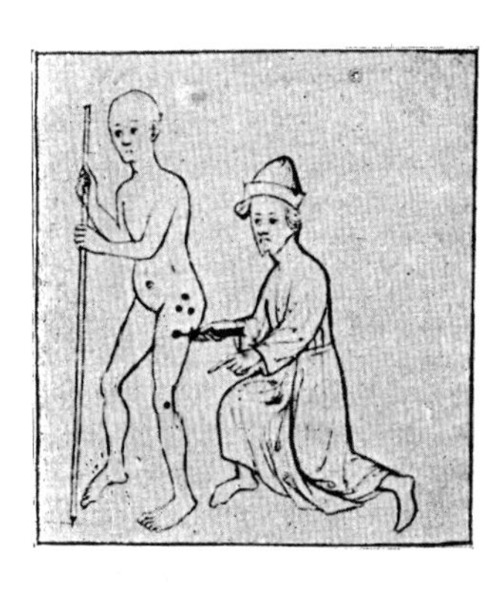

Abb. 125. Brennstellenbild aus dem Laudianus Miscellaeneus 724 zu Oxford. (Nach SUDHOFF.)

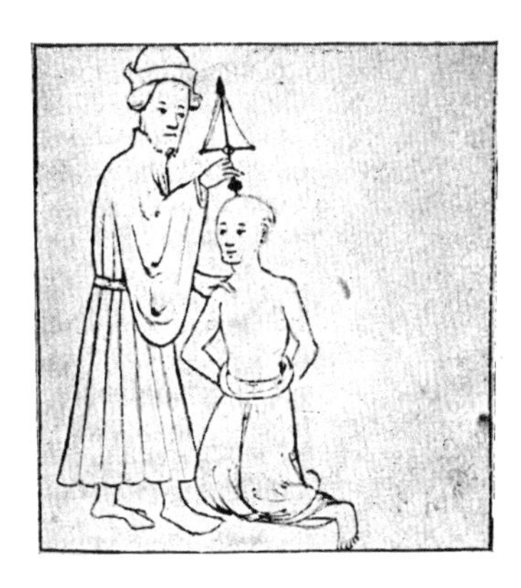

Abb. 126. Trepanationsszene aus dem Laudianus Miscellanus 724 zu Oxford. (Nach SUDHOFF.)

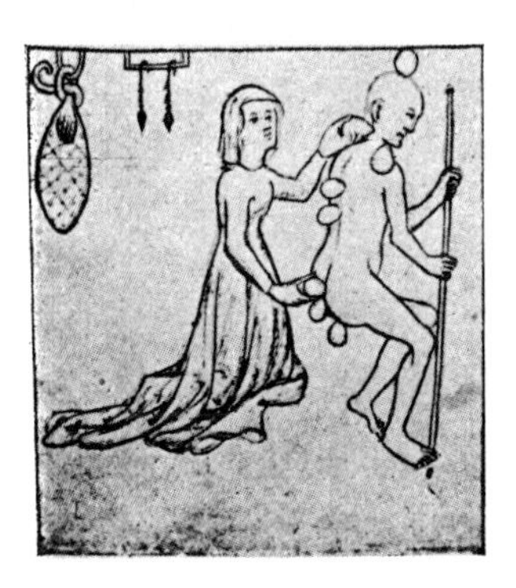

Abb. 127. Schröpfbild aus dem Laudianus Miscellaneus 724 zu Oxford. (Nach SUDHOFF.)

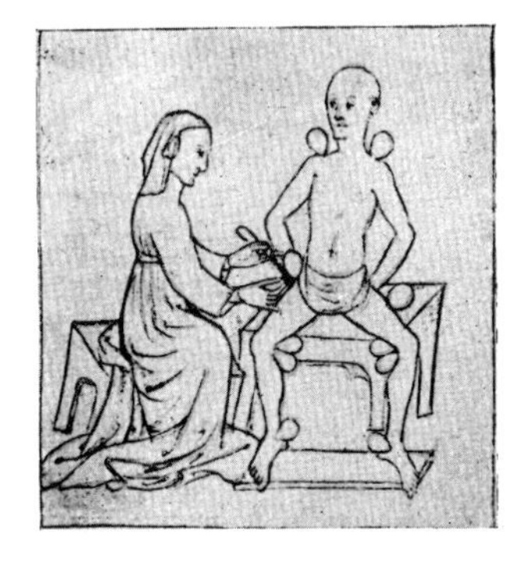

Abb. 128. Schröpfbild aus dem Laudianus Miscellaeneus 724 zu Oxford. (Nach SUDHOFF.)

Vorträgen, die zu des ROGER Werk kritische Kommentare enthalten, hinterlassen; einer von ihnen war offenbar ein Deutscher aus Höxter und hat seinem Kollegheft noch Beobachtungen aus einer Studienzeit in Paris eingefügt. Bis Flandern hin war dieser WILLEHALM bekannt; JAN YPERMAN gedenkt seiner in der 2. Hälfte des 13. Jahrhunderts. — Der Abschluß dieser Glossenarbeit am ROGER ist nach der Mitte des 13. Jahrhunderts in Südfrankreich in den sog. „Glossulae quattuor magistrorum" erfolgt; ebenda hat man um jene Zeit das Ganze mit anderm Salernitaner Gut im „Poema medicum" in Reime gebracht.

Von Einzelheiten aus diesem berühmten Kompendium des ROGER mit seiner knappen, klaren Sprache sei angeführt, daß es zwar in seiner Form die Ein-

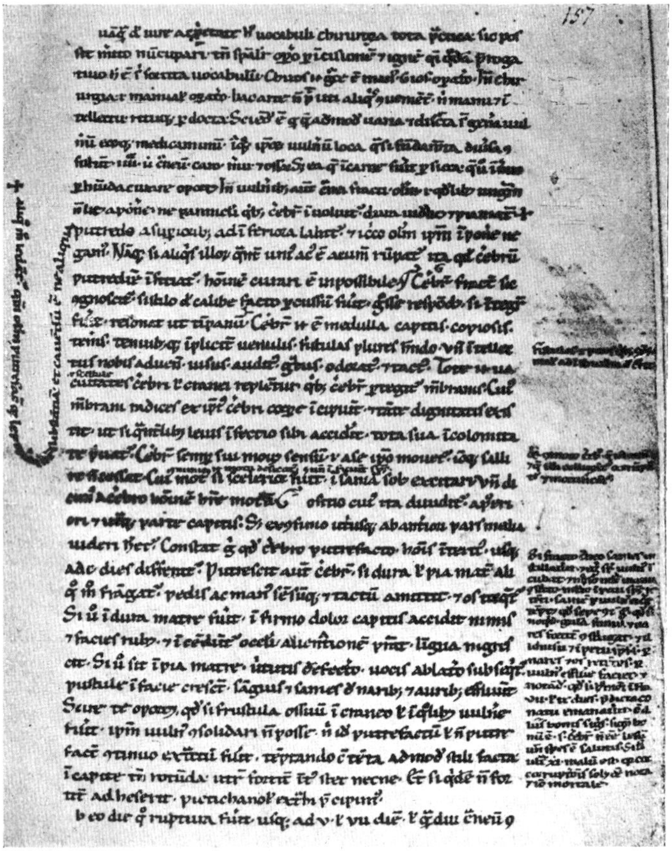

[illegible]

b eo die q ruptura fuit usq; ad v. l' vii die. l' qdiu cneū 9

a

Incipit cirlogia in qua e
flos medicine et ostendit
qui possit liberari medicamen
tis aqui nō medicas. sic fecit.
Quamquam de iure ac pro
prietate huius uocabuli chi
rurgia. totu practica sic pos
sit nuto nūcupari. tū specialit
p incisionē a ignē qi quandā
prerogatiū hoc ē sortitu uocabu
lū. Ciros ei grece latine manus.
Gios opatō. Jnde chirurgia. i. ma
nual' opatō. hac ēīo arte non
pot uti aliquis conuenienter.
nisi manu a intellectu. fituq;
peritu. Cs ciendū ē q quēad
modū intellectus nobis adue
nit uisus. auditus. gustus. o
doratus. et tactus. Omnes enī
uacuitates cerebri replentū.
et quibs cerebrū ptegit' me
branis quor mbranor medi
cos exp'i cerebri corpe incipi
ūt. a tāte dignitatis exsistit
ut si quātū libet leuis infec
tio sibi acciderit. totū sua inco
lumitate priuat'. Cerebrū eī
semp suu mouet sensū. a ase
ipso mouet'. ideoq; salire non
cessat. Cuius motus si celeri
or fuit insania solet excitari.
vn diximus a cerebro hoīe: lr

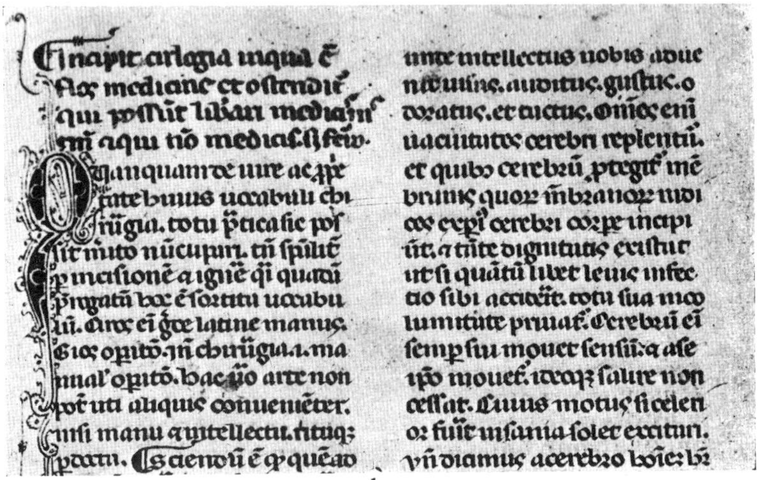

b

Abb. 129a, b. Textanfang der Chirurgie aus dem Anfang des 13. Jahrhunderts in den beiden Bamberger Handschriften. (Nach SUDHOFF.)

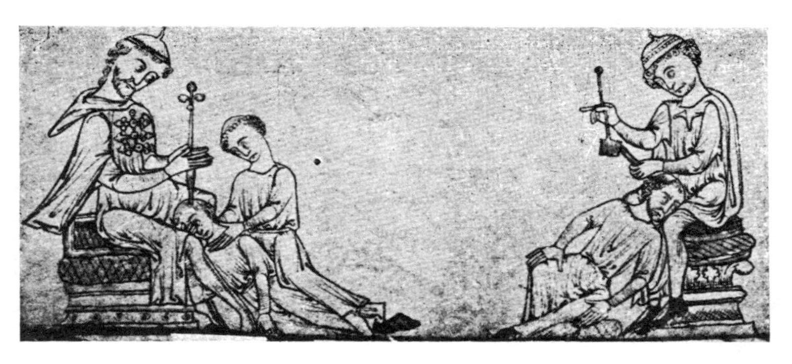

a

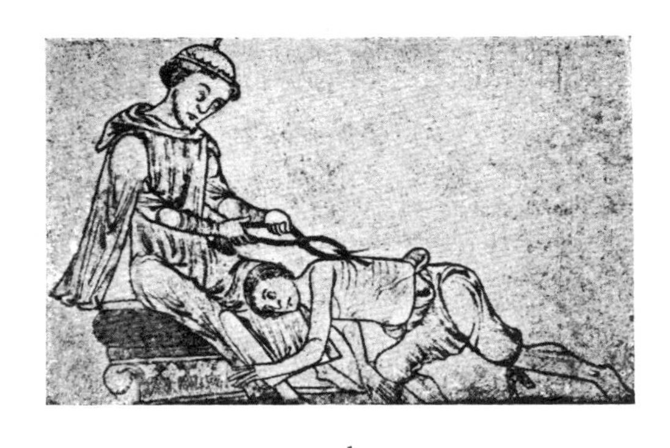

b

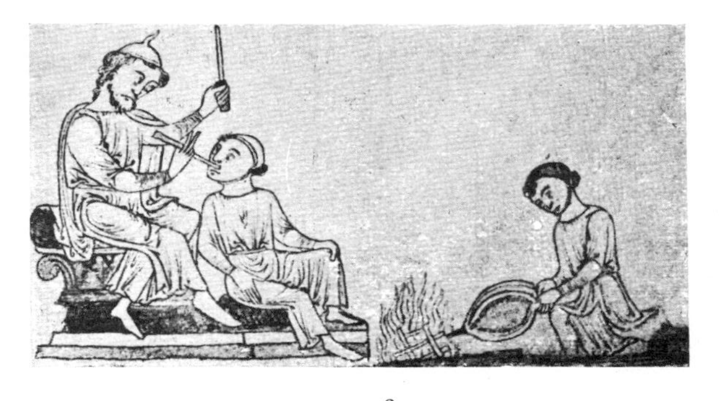

c

d

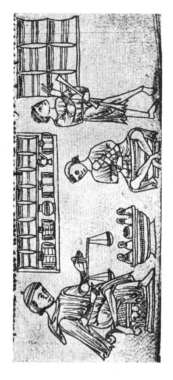

Abb. 130a—d. Federzeichnungen zur französischen Chirurgie des ROGER im Ms. O. I. 20 des Trinity College zu Cambridge. (Nach SUDHOFF.)

wirkung früharabischer Literatur nicht vermissen läßt, sich aber sachlich absolut nicht davon hat beeinflussen lassen.

Besonders sorgfältig ist das Kapitel von der Kopfchirurgie: es ist von der Fraktur durch Contrecoup ausdrücklich die Rede — zum erstenmal seit HIPPOKRATES —; sie sei sogar gar nicht selten; durch Autopsie hat man sich davon überzeugt; Schädelbrüche stellt man entweder in der seit HIPPOKRATES bekannten Weise durch Übergießen mit Tinte und folgendes Abspülen fest, oder man läßt den Verletzten bei geschlossenem Mund und Nase schnauben; dann trete gelegentlich Luft durch den Bruchspalt hindurch. Trepanation durch Anlegung zahlreicher kleiner Bohrlöcher, die man dann miteinander verbindet. Kompressen aus Leinen und aus Seide, ferner hier zum erstenmal das später beliebte „Plumasseau", das mit feinen Federn gefüllte Kissen, dienen zum Verbande. Statt der Metallsonden ist dem Finger der Vorzug zu geben; die Verletzung der Hirnhäute ist streng zu meiden. Bei zunehmendem Mond soll man nicht trepanieren, weil dann auch das Hirn an Volumen zuzunehmen pflege — eine in der chirurgischen Literatur lange Zeit wiederkehrende Behauptung. Depressionsfrakturen sind mit Spatel zu heben. Die Knopfnaht ist beliebt, die Umstechungsnaht bekannt. Er kennt die Gefäßligatur, auch die Umstechung; als styptisches Pulver war bis ins 16. Jahrhundert beliebt das „rote Pulver", dessen Bestandteile Consolida major (Schwarzwurzel), Bolus, Pech, Mastix, Drachenblut (Saft von Daemonorops Draco), Mumia (= mumifizierte menschliche Leichenteile, innerlich und äußerlich im Mittelalter und Neuzeit hochgeschätzt) und gelegentlich kleingeschnittene Hasenhaare usw. gewesen sind. Die menstruierende Frau galt von jeher als äußerst gefährlich in ihrem Einfluß auf die Wundheilung, bis in unsre Tage. Allerlei verstand man von der Kriegschirurgie in jener Zeit; auch daß gelegentlich Pfeilspitzen vollständig einheilen konnten, war bekannt. Besonders fest sitzende Geschosse kann man unter Umständen in der Weise entfernen, daß man sie mit Hilfe des Abschusses einer Armbrust herausreißen läßt. Tumoren wurden entfernt, in der Nase nötigenfalls mit Spaltung derselben; nach Excision des Krebses wurde die Wunde ausgebrannt. Auch den Kropf exstirpiert man; bei zu großer Blutungsgefahr legt man ein Haarseil durch und läßt die Geschwulst

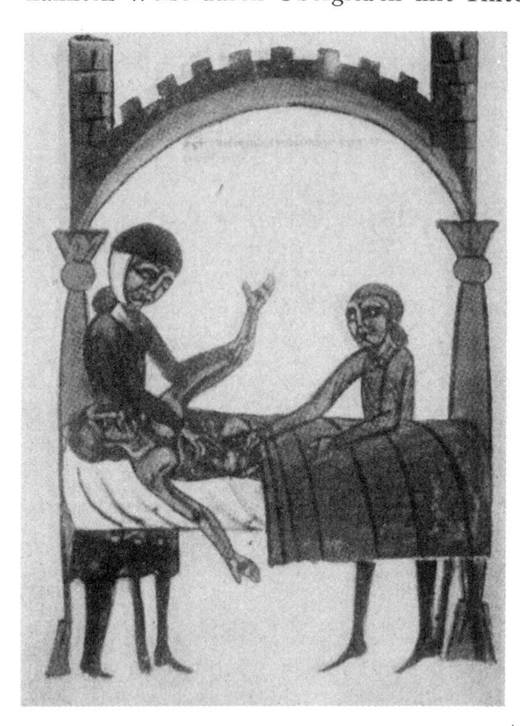

Abb. 131. Reposition der vorgefallenen Leber. Bild des 13. Jahrhunderts. (Nach PIERO GIACOSA.)

durch Eiterung sich verkleinern. Die Heilung von Königshand wird in der Viermeisterglosse gewürdigt. Sehr große Kröpfe kann man mittelst Schuhriemen abschnüren und mortifizieren lassen. In der Rolandina ist von einem Lungenprolaps die Rede, der gangräneszierte und mit Glück operativ beseitigt wurde. Das Schneiden und Brennen an der Uvula, diesem geheimnisvollen Organ, dem für die Ableitung der vom Gehirn produzierten, dem Körper vielfach schädlichen Säfte besondere Bedeutung zugemessen wurde, spielt hier, wie seit alters und bis in die Neuzeit, seine Rolle. Eine meist recht verständige Therapie waltete bei Frakturen und Luxationen; man bediente sich fixierender Verbände mit Hilfe von Mehl und Eiweiß, auch der Fensterverbände bei offenen

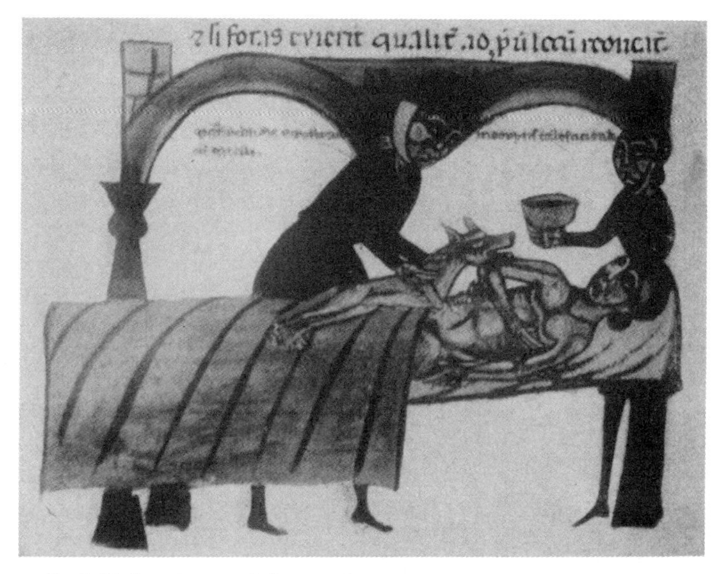

Abb. 132. **Zurückbringen vorgefallener Eingeweide vermittelst eines aufgeschnittenen lebenden jungen Hundes. Bild des 13. Jahrhunderts. (Nach Piero Giacosa.)**

Brüchen. Bei difform geheilten Frakturen scheute man sich nicht vor dem Wiederzerbrechen. Bei Bauchwunden mit Vorfall der Eingeweide empfahl man, Tiere (Katzen, Tauben) lebendig aufzuschneiden und über die vorgefallenen Organe zu legen, um sie dadurch mit tierischer Wärme zu versehen und zum Zurückgleiten zu befähigen. Darmwunden soll man über einem Stück Holunderrohr, das man sozusagen als Murphyknopf benutzt, vereinigen, in den Glossen wird dazu ein Stück Trachea empfohlen, das den Vorzug der Resorbierbarkeit habe. Von der Tracheotomie hören wir aber hier nichts. Kleine Eingeweidebrüche soll man mit Bruchbändern behandeln, größere der Radikaloperation unterziehen, die aber so wenig verständlich geschildert wird, daß man in der Annahme kaum fehlgeht, diese Operation sei schon seit einiger Zeit nicht mehr geübt worden.

Die hier reproduzierten 4 Bilder aus Giacosas „Magistri Salernitani nondum editi" aus dem 13. Jahrhundert zeigen 1. die Reposition der vorgefallenen Leber („magister et discipulus reducunt epar in intrinsecus"); 2. den Versuch, vorgefallene Eingeweide zurückzubringen („magister reducit intestina in corpus calefaciendo cum catulo" — wobei ein aufgeschnittener junger Hund Verwendung findet); 3. die Ausführung des Steinschnittes („magister extrahit lapidem") und schließlich 4. die erste Darstellung der „TRENDELENBURGschen Lagerung" zum Zweck der Herniotomie („magister incidit crepaturam" mit der Beischrift: „In primis patiens collocetur in banco et caput et humeros habens depressos ut tota intestina descendant ad pectus. Coxas vero et crura teneat elevata"). Diese praktisch so wichtige Lagerung wird, seit ROGER sie empfohlen hat, nun nicht wieder ganz vergessen und kehrt im 14., 16. und 17. Jahrhundert bei BRUNO, GUY DE CHAULIAC, PARÉ, FRANCO und SCULTETUS, wenn auch teilweise wenig klar erläutert, in der Literatur wieder.

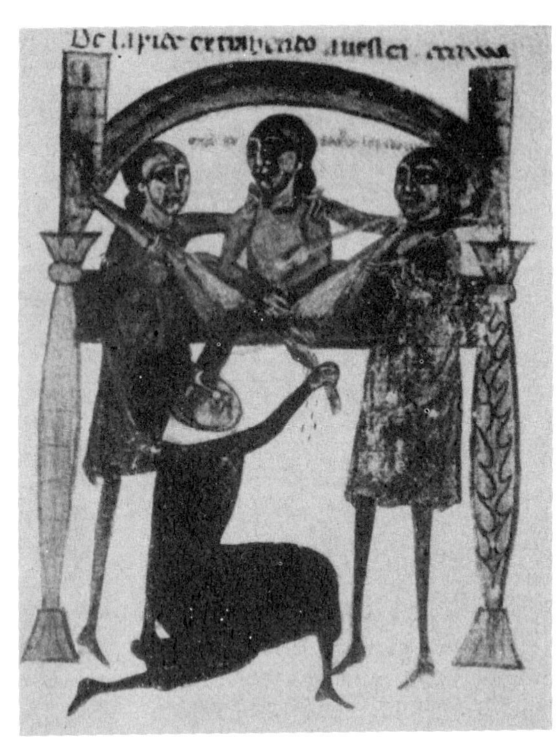

Abb. 133. Steinschnitt. Bild des 13. Jahrhunderts. (Nach PIERO GIACOSA.)

Die Lehre von der Hydrocele, den Hämorrhoiden, den Fisteln und dem Steinschnitt bietet nichts Neues; einen Versuch, kleinere Steine zur Entleerung zu bringen, kann man in der Weise unternehmen, daß man Petroleum mittelst einer Spritze in die Blase injiziert.

An manchen Stellen haben sich größere Bilderserien aus der Zeit der ROGER-Glosse erhalten, die sehr anschaulich den Chirurgen mit seinem Kranken vor uns hinstellen.

So viel steht nach SUDHOFFS Untersuchungen fest, daß das lange Jahre hochgefeierte „Regimen sanitatis Salernitanum" nicht als ein Produkt dieser Hochschule anzusehen ist; einige der darin enthaltenen Merkverse mögen bei den Studenten allerdings bekannt gewesen sein; es ist eine sehr viel spätere Zusammenstellung im wesentlichen aus dem versefrohen Südfrankreich, durch ARNALD VON VILLANOVA zu Anfang des 14. Jahrhunderts gesammelt und herausgegeben, später vielfach vermehrt.

Im Jahre 1140 bestimmte König ROGER II. von Sizilien, daß bei Gefahr schwerer Bestrafung kein Arzt in seinen Landen praktizieren dürfe ohne staatliche Approbation. 1224 erging das Gesetz Kaiser FRIEDRICHS II. bzw. seines Kanzlers DE VINEIS, daß der Approbation eine Prüfung durch die Hochschule in Salerno vorherzugehen habe; Vorbedingung war seit 1240 ein Studium der Logik mit 3 Jahren, ein Medizinstudium mit Einschluß der Chirurgie von 5 Jahren und 1 praktisches Jahr unter Anleitung eines erfahrenen Praktikers. Den angehenden Chirurgen wurden nicht ganz so schwere Bedingungen auferlegt, ein einjähriger Lehrgang (aber unter besonderer Berücksichtigung der Anatomie!) genügte für sie, doch durften sie nicht innere Krankheiten behandeln. Arme mußten unentgeltlich versorgt werden, für Zahlungsfähige waren recht anständige Taxsätze vorgesehen. — Damit hat FRIEDRICH II. erst den weltlichen ärztlichen Stand begründet! Salerno hatte dazu erheblich beigetragen — zugleich wurde es in mancher Hinsicht das Muster für die nun bald einsetzende Gründung der Universitäten, wenn diese auch sämtlich dem Schutz und der Aufsicht der Kirche sich unterstellen mußten.

2. Eindringen der arabischen Medizin ins Abendland. Aufstieg der Chirurgie in Italien und Frankreich.

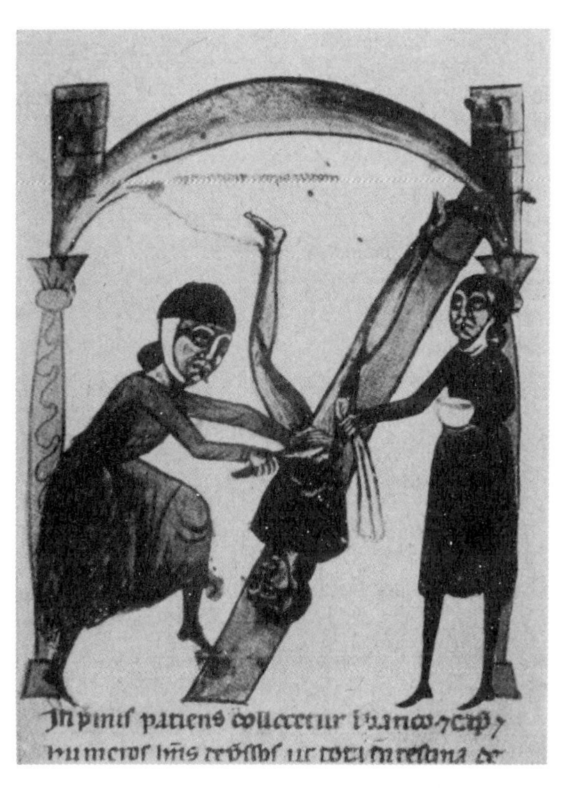

Abb. 134. Bruchoperation in TRENDELENBURGscher Lage. Bild des 13. Jahrhunderts. (Nach PIERO GIACOSA.)

Die römische Kirche hatte inzwischen nach jahrhundertelangen Kämpfen um die Macht im Abendlande die beherrschende Stellung gewonnen, mehr und mehr auch gegenüber der durch Kaiser, Könige und Fürsten repräsentierten weltlichen Gewalt. Das trat gerade in der ganzen Art wissenschaftlichen Denkens besonders klar zutage, wo die Theologie unbestritten im Mittelpunkt stand und wo der Philosophie im wesentlichen die Aufgabe zufiel, mit ihren Hilfsmitteln des Erklärens und Deutens der alles überragenden Kirche die Begründung für ihre Machtstellung zu schaffen und zu sichern. Daß auch die Rechtspflege, zumal überall, wo diese Fragen in den Bereich der Erörterung hineinreichten, der Kirche und damit dem Klerus Heeresfolge zu leisten hatte, war selbstverständlich. Das gesamte Unterrichtswesen, soweit man damals davon sprechen durfte, war allein Sache der Kirche mit geringen Ausnahmen, von denen früher die Rede war.

Der gesamte Wissenschafts- und Lehrbetrieb an den hohen Schulen des Abendlandes, die im 12. und 13. Jahrhundert in zunehmender Zahl, ohne daß man tatsächlich den Zeitpunkt so genau fixieren könnte, wie das vielfach geschieht, zu Universitäten geworden waren, hatte bereits ein stark scholastisches Gepräge, bevor die Ströme arabischen Wissens sich vor allem von Spanien her über das Land ergossen.

Hier hatte arabische Kultur höchste Blüte gezeitigt; von hier aus nahm das Abendland gerade in derjenigen Epoche am begierigsten morgenländische Kulturgüter in sich auf, in welcher ebendieselben christlichen Völker mit größter Erbitterung gegen die „Ungläubigen" zu Felde zogen! — Der „Arabismus" eroberte sich die Kulturwelt zu einer Zeit, in der die Herrschaft der Araber selbst zugrunde ging — es wiederholte sich hier fast genau dasselbe wie zur Zeit des „Hellenismus"!

Toledo wurde das Ziel für alle, welche die Schätze islamischer Kultur zu heben bestrebt waren, zumal nach seinem Falle 1085. Der Erzbischof RAYMUND hat hier eine eigene Übersetzerschule begründet; gerade auch jüdische Ärzte haben sich vermöge ihrer Sprachkenntnisse um die Übertragung arabischer Werke verdient gemacht.

Alle aber, die an diesem großen Übersetzungswerk beteiligt gewesen sind, überstrahlt der Name des GHERARDO VON CREMONA, des Lombarden, der um 1170 auf Veranlassung FRIEDRICH ROTBARTS nach Toledo zog, um den Almagest des PTOLEMAIOS heimzubringen, den die gewaltige Aufgabe, die er hier vorfand, aber bis zu seinem Ende 1187 nicht wieder losgelassen hat: mehr denn 70 arabische Werke verdanken ihre lateinische Übersetzung diesem hervorragenden Meister, darunter der Qanûn des IBN-SÎNÂ, die Chirurgie des ALBUQÂSIM, Schriften des HIPPOKRATES und GALENOS, des AR-RÂZÎ und andrer. Dazu kam 1279 noch die Übersetzung des AL-HÂWÎ vom AR-RÂZÎ durch den Juden FARADSCH BEN SALEM aus Girgenti.

Von hier aus wurde jedoch zunächst die gesamte Denkweise des Abendlandes in stärkstem Maße und in recht verhängnisvoller Richtung dadurch beeinflußt, daß die wichtigsten, bisher unbekannten Schriften des ARISTOTELES von Toledo her ihren Einzug in die abendländischen Hochschulen hielten. Sie fanden hier einen wohlvorbereiteten Boden vor; nur Salerno hat noch längere Zeit dem neuen Geiste Widerstand geleistet. Man war in der Atmosphäre der alles autokratisch beherrschenden Kirche an straffsten Autoritätendienst gewöhnt worden; Kritik war gefährlich als Häresie und kostete später manchem klugen klaren Kopf das Leben. So nahm man all das massenhafte neue Gut, das in verschwenderischer Fülle vom Morgenland in das doch recht ärmliche Abendland hereinströmte, kritiklos als etwas Gegebenes auf, nachdem die Kirche ihre anfänglichen Bedenken gegenüber dem ARISTOTELES hatte fallen lassen. Man hatte nur den einen großen Wunsch: dies gänzlich fremdartige und vielfach völlig unverstandene Wissen, dessen einzelnen Teile, je nach ihrer Herkunft noch untereinander ganz verschiedenartig, sich vielfach widersprachen, nun mit den Mitteln der „Philosophie" dieser Zeit möglichst untereinander in Einklang zu bringen. Es handelte sich dabei um Schriften, die aus der Antike den Weg über zum Teil das Syrische, Persische, Hebräische und Arabische genommen hatten, dabei vielfach erweitert und verändert worden und schließlich, im Gegensatz zu den Übertragungen durch KONSTANTIN, in ein Lateinisch von solcher Qualität übersetzt worden waren, daß man mit vollem Recht von „Barbarolatini" sprechen darf.

Diese, von unverstandenen arabischen Fachausdrücken durchsetzte neue Literatur war eine nach Form und Inhalt überaus schwerverdauliche Kost.

Wurde sie schon im übrigen schlecht vertragen, mußte sie für die Gestaltung der Forschung und des Unterrichts in der *Medizin* erst recht verhängnisvoll werden. PAGEL hat von der scholastischen Medizin gesagt, sie sei „die Tochter der Mönchsmedizin, an der Brust der arabischen Amme gesäugt".

Die Dozenten der Medizin nahmen die latinisierten Araber zur Hand, lasen ihren Studenten daraus vor und versuchten, mit den Waffen der Logik aus ihnen Belehrung darüber zu schöpfen, wie es draußen in der Natur aussehe, wie der Bau des Menschen und seine Funktionen beschaffen und begründet seien, wie Krankheit entstehe und zu bekämpfen sei. Man glaubte fest an die unfehlbare Weisheit dieser Schriften und suchte emsig Tag und Nacht nach dem Schlüssel, der die Tür der Offenbarung erschließen sollte — man vergaß dabei jahrhundertelang fast völlig, die Natur selbst zum Gegenstand der Untersuchung zu machen! Wo sie sich aber gerade dem Arzte am Krankenbett aufdrängte, da zeichnete man wohl seine Beobachtung auf, wie die zahlreichen wichtigen „Consilien" beweisen, aber man versuchte wiederum, sie in Einklang mit den „Alten" zu bringen, mit „AVICENNA", mit „GALIENUS", mit „HYPOCRAS", „RAZES" und andern angebeteten Namen.

Schillernde Dialektik war das wichtigste Mittel, im Wissenschaftsbetrieb jener Tage sich Geltung zu verschaffen; man argumentierte, definierte, kommentierte und disputierte und drehte die Dinge so lange hin und her, bis man glücklich eine Form gefunden hatte, wie sie für den vorliegenden Fall passen mochte.

Es ist die Periode der „fremden Medizin" (SIGERIST), die unweigerlich zur Sterilität verdammt war.

Es war nur natürlich, daß seiner ganzen Lage nach MONTPELLIER zunächst zur Eingangspforte für das arabische Wissensgut wurde, das von Spanien her seinen Weg nach Norden nahm; hier ist schon vor der Mitte des 12. Jahrhunderts eine ärztliche Schule nachweisbar, an der 1137 ADALBERT, der spätere Bischof von Mainz, Belehrung gesucht hat. Bald fühlte man sich hier als gleichwertiger Konkurrent des berühmten Salerno, und EGIDIUS CORBOLIENSIS (GILLES DE CORBEIL), der um 1180, von Salerno zurückkehrend, hier Salernitaner Weisheit verkünden wollte, bekam die Eifersucht der „Montispessulani" am eignen Leibe zu spüren. Spanische Juden sind hier in besonderem Maße Vermittler arabischen Schtifttums gewesen; ihnen und den Sarazenen wurden, wie in Salerno, ernste Hindernisse nicht in den Weg gelegt, wenigstens zeitweise, wie ein Edikt des Grafen WILHELM VIII. von Montpellier vom Jahre 1180 beweist.

Unter den Größen der Heilkunde dieser Hochschule, deren medizinische Fakultät lange Jahre ihre selbständige Stellung sich erhielt, ist an erster Stelle ARNALD VON VILLANOVA zu nennen, um 1235 bei Valencia in Spanien geboren, wohl die bedeutendste Ärztepersönlichkeit des ganzen Mittelalters. Als Gelehrter und Lehrer gefeiert hat der temperamentvolle kluge Mann bis zu seinem Ende 1311 eine hervorragende Rolle gespielt, in seiner letzten Lebenszeit besonders als Politiker in Missionen an fremden Höfen.

Sein Zeitgenosse ist BERNHARD GORDON gewesen, dabei ein tüchtiger Praktiker und Lehrer; er hat 1303 sein „Lilium medicinae" verfaßt, ein Kompendium der inneren Medizin, dem die „Rosa anglica" des JOHN OF GADDESDEN sich stark anlehnt.

Auch die Chirurgie hat in Montpellier eine Stätte gefunden, wenn auch 1230 bestimmt worden war, daß Chirurgen hier nicht geprüft werden sollten. Man wollte sich hier anscheinend mit der Ausbildung und Prüfung von Heilkünstlern zweiter Klasse nicht abgeben. Wir hörten schon früher von den weithin berühmten Ferienkursen des WILLEHALM VON CONGENIS aus Bourg, die er zu Beginn des

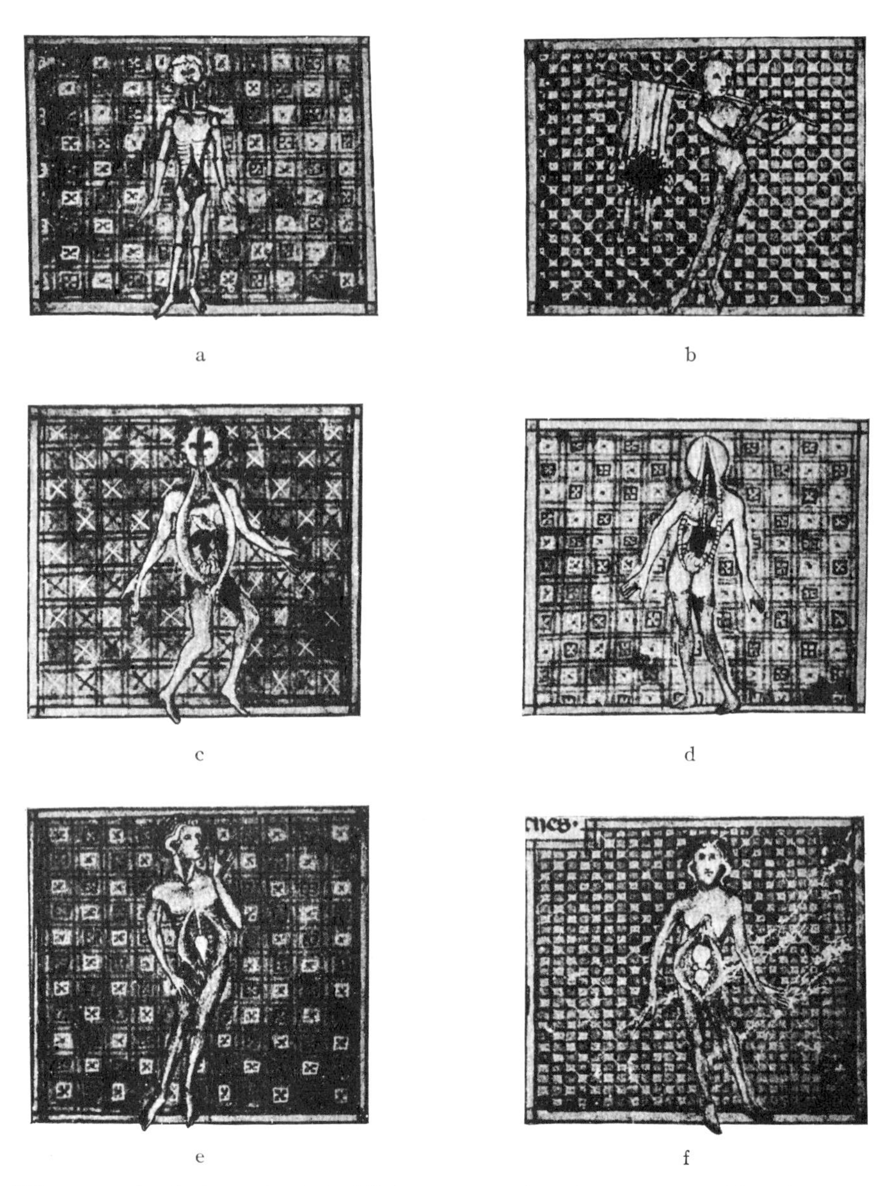

Abb. 135 a—f. Sechs anatomische Miniaturen aus einer französischen Chirurgie HENRIS D'HERMONDEVILLE. (Nach SUDHOFF.)

13. Jahrhunderts an Hand des ROGER im Heiliggeistspital abzuhalten pflegte. Hier wirkte der Sohn des bedeutendsten Wundarztes seiner Zeit, BONETO LANFRANCO, als ausübender Chirurg. Um 1304 trug hier HENRI DE MONDEVILLE

(HERMONDEVILLE) Chirurgie und Anatomie vor, der schon vorher als Kriegschirurg und als Praktiker in Paris sich bewährt hatte. Ein Schüler MONTPELLIERS ist auch GUY DE CHAULIAC gewesen, der im nahen Avignon den wichtigsten Teil seines Lebens und wundärztlichen Wirkens zugebracht hat und mit seinem bedeutenden chirurgischen Werke die gesamte mittelalterliche Chirurgie zusammenfaßt und zum Abschluß bringt. Von beiden wird noch zu reden sein. — Sehr beliebt als chirurgisches Lehrbuch war lange Jahrzehnte das „Philonium" des VALESCUS DE TARANTA, 1418 verfaßt, in dem das bisher Bekannte übersichtlich zusammengestellt war.

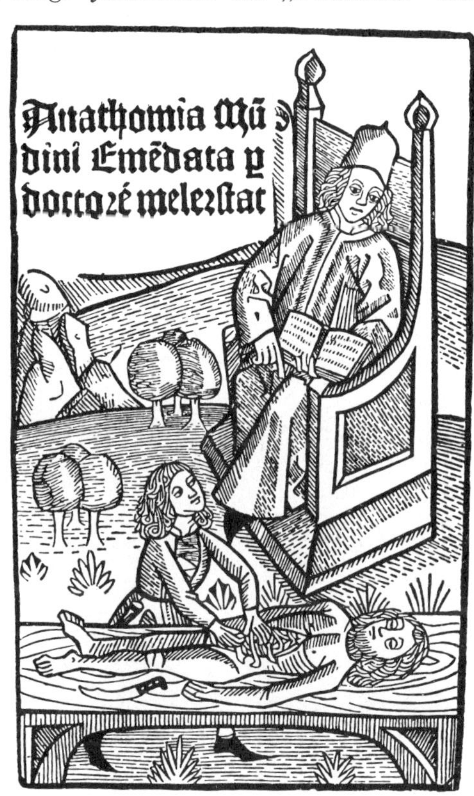

Abb. 136. Anathomia Mundini Lips., ca. 1495 emendata per doctorem MELERSTAT. Titelblatt einer Schrift MARTIN POLLICHS von Mellerstadt.

Bei ARNALD finden wir bereits bewußten Widerstand gegenüber der kritiklosen Autoritätenverehrung und der dialektischen Klopffechterei seiner Zeit. Sehr früh tritt diese Selbständigkeit in Erscheinung bei dem Schüler der schon im 11. Jahrhundert in Blüte stehenden hohen Schule in Oxford, ROGER BACON, um 1210 geboren, der die eigene Prüfung im Experiment in den Vordergrund stellte, wenn auch noch nicht in der Heilkunde, und der darum als Franziskaner lange Jahre zu strenger Klosterhaft verurteilt ward und 1292 gestorben ist. Neben ihm muß der Zeitgenosse und mindestens gleich große Deutsche ALBERT GRAF VON BOLLSTÄDT Erwähnung finden, auch ALBERTUS MAGNUS genannt; beide sind einander um die Mitte des 13. Jahrhunderts in Paris begegnet; ALBERT hat durch eigene Naturbeobachtungen an der Tier- und Pflanzenwelt Deutschlands als Provinzial des Dominikanerordens auch die gesamte Biologie gefördert; er hat eine Reihe tüchtiger Nacharbeiter gefunden.

Zu Anfang des 13. Jahrhunderts ist offenbar in Oberitalien, vermutlich in Bologna oder Padua, ein Kompendium der Medizin erschienen, das viel Anklang fand und auch allerlei Chirurgisches enthielt, ohne originell zu sein; es ist das Werk des „MESUE JUNIOR", das mit den Arabern nichts als den Namen gemein hat. In diesem Werke findet sich anscheinend zum erstenmal die Differentialdiagnose zwischen Ascites und Tympanites erwähnt: „Wenn es beim Beklopfen klingt wie ein weingefüllter Schlauch, so ist's Ascites; klingt's aber hohl, so ist Luft darin."

In diesem Zusammenhang sei auch einiger hervorragender Mediziner dieser Epoche an italienischen Hochschulen gedacht, vor allem des TADDEO ALDEROTTI, des Begründers der scholastischen Lehrmethode in Bologna, in der 2. Hälfte des 13. Jahrhunderts; des ein wenig späteren PIETRO D'ABANO, der für längere Zeit nach Konstantinopel ging, nur um Griechisch zu lernen und die großen

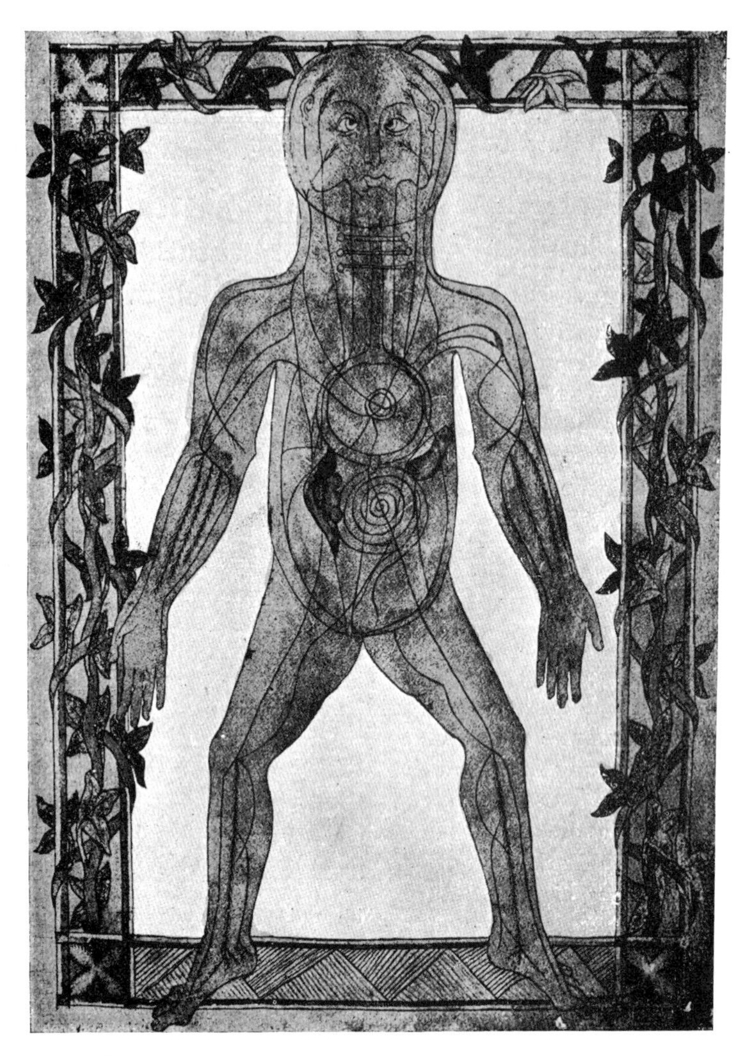

Abb. 137. Anatomische Fünfbilderserie aus dem Codex Ashmole zu Oxford: a Venensystem. (Nach SUDHOFF.)

Ärzte des Hellenentums und den ARISTOTELES in der Ursprache lesen zu können, eines der größten Vertreter der jungen Paduaner Universität; in seinen Schriften tritt nach längerer Zeit der Luftröhrenschnitt („Bronchotomie") wieder in Erscheinung; auch GENTILE DA FOLIGNO sei nicht vergessen und GIACOMO DE DONDI, Freund des FRANCESCO PETRARCA. An der Wende zum 14. Jahrhundert stehen die Verfasser zweier großer Encyklopädien, SIMON VON GENUA (S. JANUEN-

SIS), der zuerst nach fast tausend Jahren den CELSUS wieder aus der Verborgenheit ans Licht gezogen hat, und ein wenig später MATTHAEUS SYLVATICUS.

Oberitalien ist es auch gewesen, wo die menschliche *Anatomie* nach langem

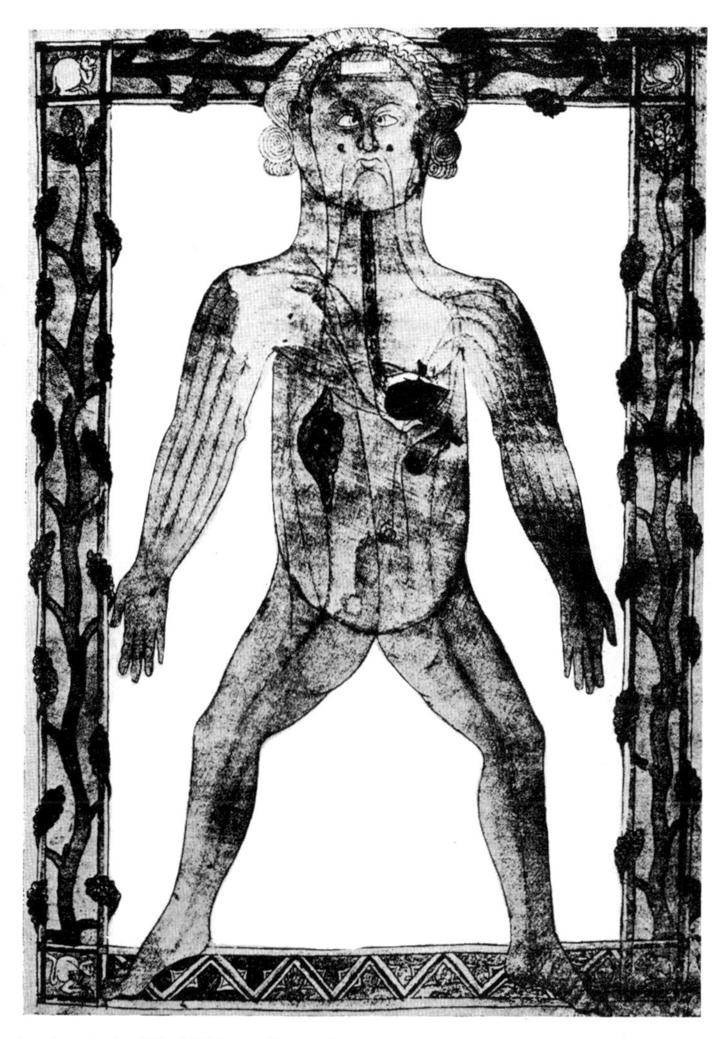

Abb. 138. Anatomische Fünfbilderserie aus dem Codex Ashmole zu Oxford: b Arteriensystem. (Nach SUDHOFF.)

Schlafe wieder zu neuem Leben erwacht ist: ein Moment in der ganzen Entwicklung von hervorragender Wichtigkeit!

Hier dürfte schon die „Anatomia vivorum" des Pseudogalenus als frühe Schulanatomie Bolognas in der 2. Hälfte des 13. Jahrhunderts ihren Ursprung gefunden haben. Hier in Bologna hat der noch zu würdigende WILHELM VON SALICETO als Einleitung seines bedeutenden chirurgischen Werkes einen Leitfaden chirurgisch-topographischer Anatomie verfaßt „per visum et operationem", auf den sein noch größerer Schüler LANFRANCO ausdrücklich hinwies, als er seine „Chirurgia magna" schrieb; er brauche darum die Anatomie in seinem eigenen Buche nicht besonders zu behandeln. Als Schüler von Bologna hat auch der spätere Lehrer der Hochschule in Montpellier, HENRI DE MONDEVILLE, 1304

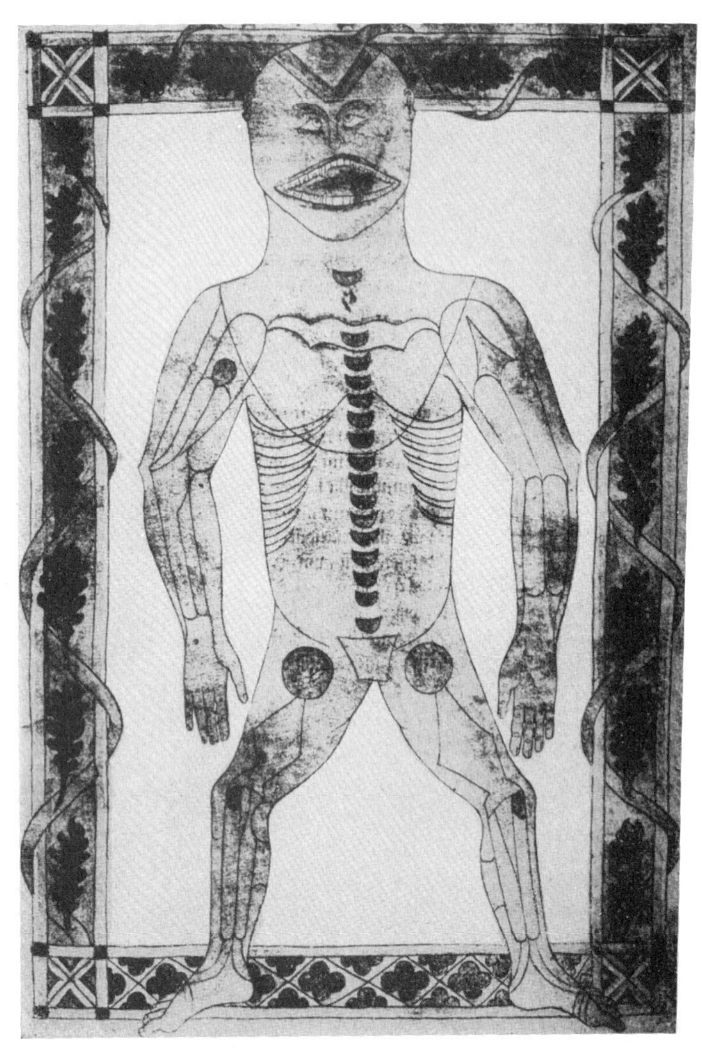

Abb. 139. Anatomische Fünfbilderserie aus dem Codex Ashmole zu Oxford: c Knochensystem (Nach SUDHOFF.)

seinen chirurgischen Lehrvorträgen solche über Anatomie hinzugefügt unter Vorweisung von Tafeln und einem Schädel (s. S. 148).

Sie alle haben aber noch nicht menschliche Leichen vor sich liegen gehabt, als sie ihre anatomischen Darlegungen niederschrieben. Diesen großen Schritt vorwärts hat erst MONDINO DE LUZZI in Bologna getan, der in seiner Heimat Bologna Professor war und von 1275—1326 gelebt hat. Nachdem 1302 die erste urkundlich beglaubigte gerichtliche Sektion, und zwar in Bologna, stattgefunden hatte, hat MONDINO im Jahre 1315 zwei weibliche Leichen sezieren können und

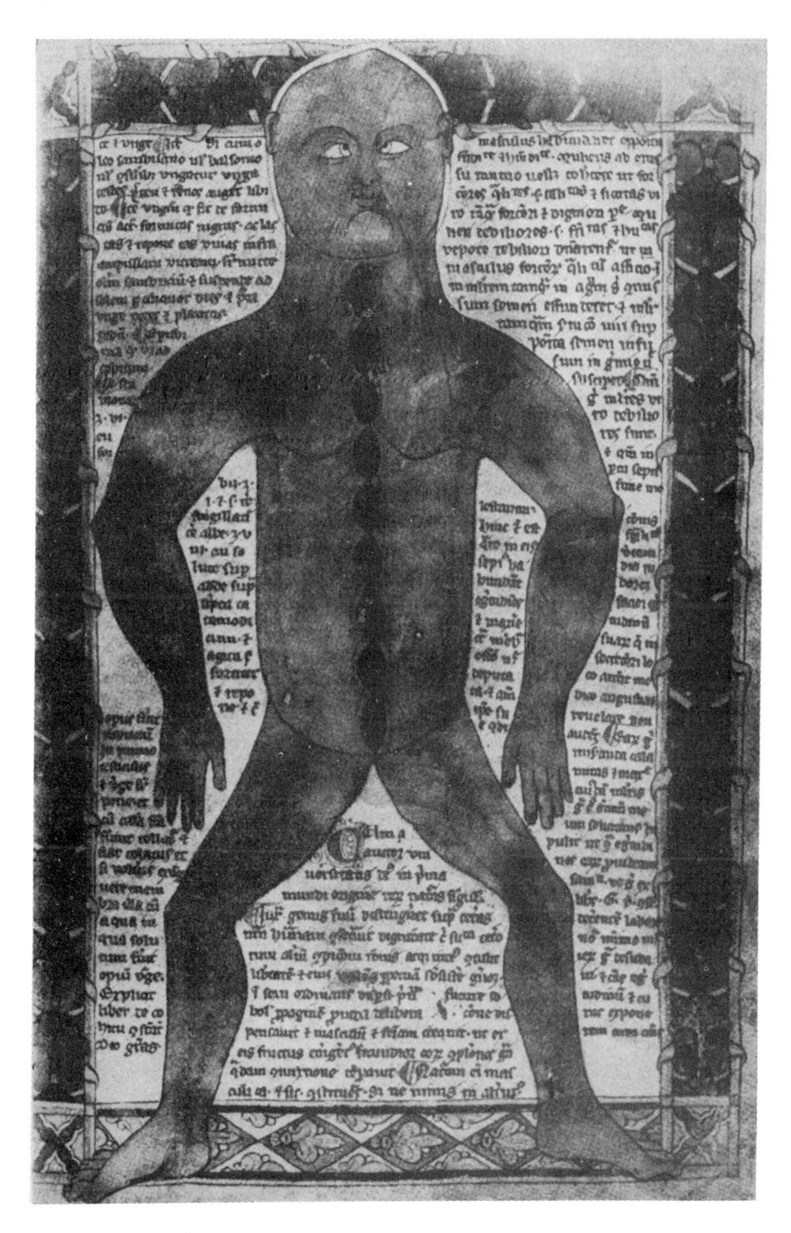

Abb. 140. Anatomische Fünfbilderserie aus dem Codex Ashmole zu Oxford: d Nervensystem. (Nach SUDHOFF.)

hat auf Grund der dabei gewonnenen unmittelbaren Anschauung eine „Anatomie" verfaßt, die bis zu VESALS „Fabrica" für den Unterricht grundleglich geblieben ist. Dabei wurden immer wieder Erörterungen über Krankheiten der vorgezeigten

Teile und ihre Behandlung eingeschoben. Seit Alexandrinerzeiten — wohl an tausend Jahre lang — waren Ärzte nicht mehr auf Grund der Befunde an Menschenleichen in der Anatomie unterrichtet worden! Man erkennt das auch recht deutlich an den „Fünfbilderserien", wie sie so manche Klosterbibliothek noch

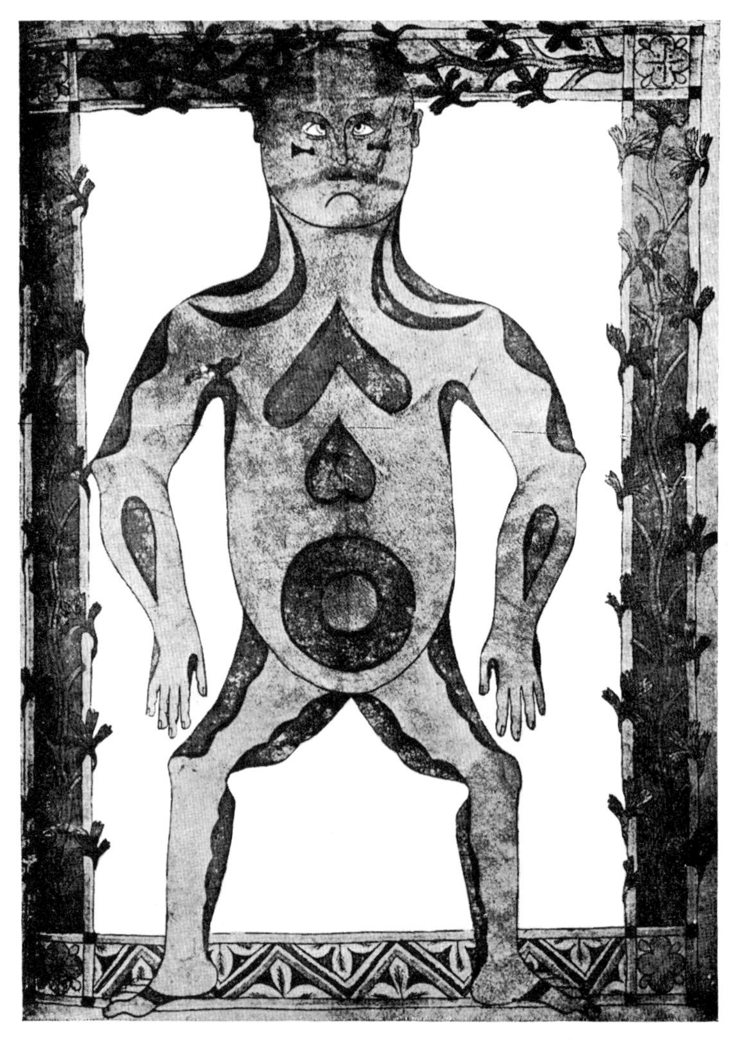

Abb. 141. Anatomische Fünfbilderserie aus dem Codex Ashmole zu Oxford: e Muskelsystem (Nach SUDHOFF.)

aufbewahrt, die im Lauf der Jahrhunderte immer ein Mönch dem andern nachgemalt hat, wie dabei — je länger, um so schlimmer — die Phantasie ersetzen mußte, was man mangels Anschauung nicht mehr begriff! — Auch MONDINO konnte der Mitwelt noch keine neue Erkenntnis bringen, weil er derartig befangen war in seiner grenzenlosen GALEN-Verehrung, daß er noch nicht sah, was da vor ihm lag, sondern weil er immer noch das sah, was GALEN ihm vorgezeichnet hatte!

Und doch muß es für immer etwas ganz Großes bleiben, daß MONDINO den Entschluß gefaßt hat, bewußt wieder menschliche Anatomie an der Leiche zu treiben.

So stark in späterer Zeit der Einfluß der Anatomie auf die Entwicklung der *Chirurgie* sich geltend gemacht, so wenig kann in den Anfängen der italienischen Chirurgie hiervon die Rede sein.

Aus späteren Berichten wissen wir, daß gerade in Italien sich hier und dort Reste alter Tradition in der operativen Chirurgie als Familien- und Gildengeheimnis lebendig erhalten hatte; aus ähnlicher Quelle mag zum Teil ROGER in Salerno geschöpft haben, der große Lehrmeister des Abendlandes über ein ganzes Jahrhundert lang. Auf diesem Boden schlichter Empirie, verbunden mit antiker Überlieferung wird auch des HUGO VON LUCCA, aus dem alten Geschlecht der BORGOGNONI, Können und Wissen erwachsen sein. Hat er auch persönlich nichts niedergeschrieben, ähnlich dem ROGER, so besitzen wir in der Chirurgie seines Sohnes THEODERICH (1206—1298), ebenfalls eines tüchtigen Chirurgen, der zugleich Geistlicher gewesen ist, die Kenntnis des Wertvollen, das HUGO der Mit- und Nachwelt zu geben hatte. Er ist 1211 als Stadtwundarzt nach Bologna berufen worden, hat dort auch als gerichtsärztlicher Sachverständiger eine Rolle gespielt und die Truppe von Bologna als Wundarzt bei ihrem Zuge ins Heilige Land begleitet; nach seiner Rückkehr 1221 hat er noch über 30 Jahre der Stadt Bologna gedient; er ist beinahe 100 Jahre alt geworden.

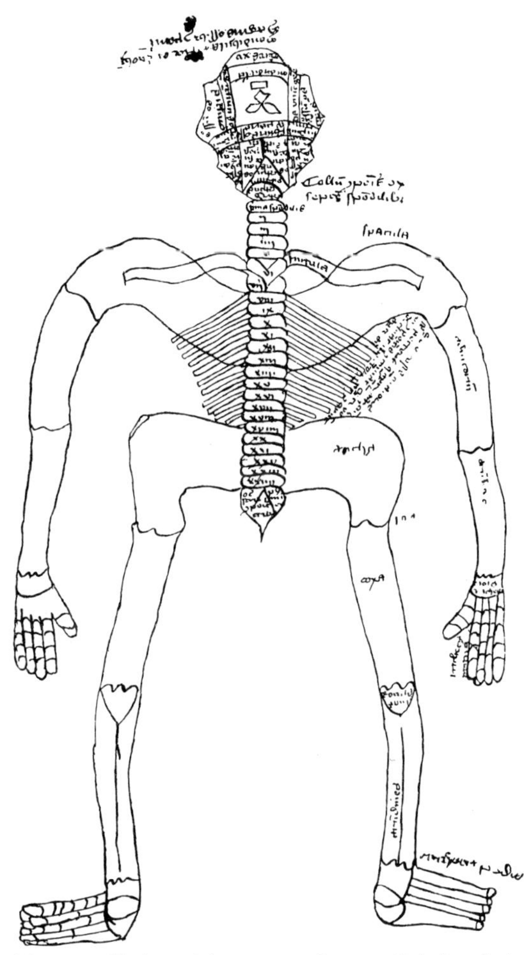

Abb. 142. Skelettzeichnung aus dem 14. Jahrhundert. Federzeichnung im Cod. lat. Monacensis. (Nach SUDHOFF.)

Wie so manches Mal gerade der Krieg es gewesen ist, der mit seiner großen Zahl vielfältiger Verwundungen und den ganz besonderen Anforderungen an den einzelnen Wundarzt die Chirurgie grundleglich beeinflußt und befruchtet hat, so dürfte das auch auf HUGO BORGOGNONI zutreffen. Völlig frei von dem Bann der auf der Mitwelt lastenden starren Überlieferung hat er die geniale Erkenntnis gewonnen, daß man in der gesamten Chirurgie seit alters her grundsätzlich falsche Wege gegangen war; hatten doch noch ROGER und seine Nachfolger

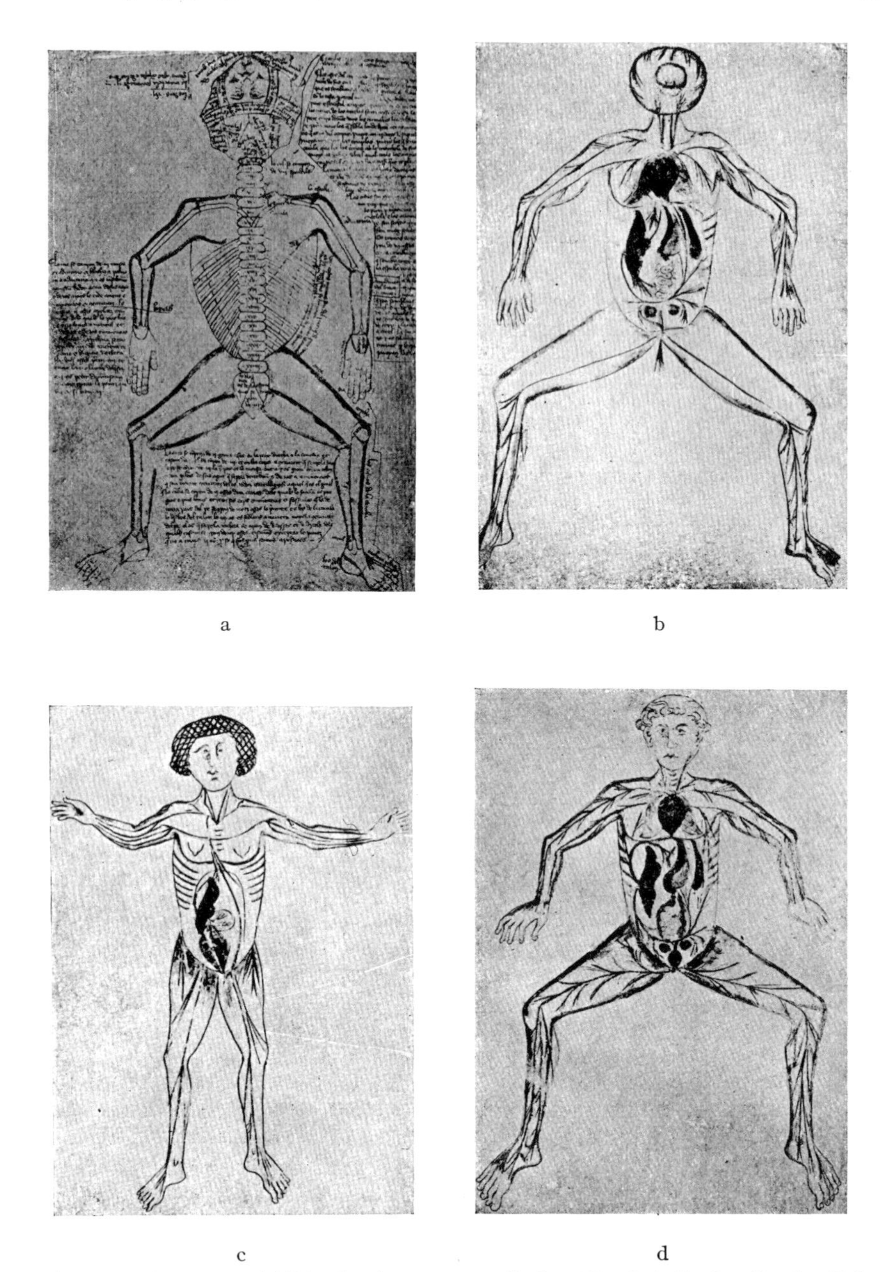

Abb. 143 a—d. Anatomiebilder in einer provenzalischen Handschrift der Baseler Universitätsbibliothek. Ende des 13. Jahrhunderts. (Nach SUDHOFF.)

den Satz stets nachgesprochen und ihm in der Praxis nachgelebt, daß die Wundheilung nur auf dem Wege der Eiterung in richtiger Weise von statten gehe.

HUGO hat ausdrücklich betont, daß Eiterung von Schaden und nach Möglichkeit zu vermeiden sei; es gelinge sehr wohl, mit Hilfe des Alkoholverbandes in der Regel eine schnelle *Heilung per primam* zu erzielen mit guter zarter Narbe und ohne die Gefahren, welche mit der Heilung durch Eiterung verbunden seien; dazu sei Sauberkeit vonnöten, jede Vielgeschäftigkeit, zumal das Sondieren, von Nachteil. „Non est enim aliud, nisi impedire naturam, prohibere conglutinationem et consolidationem." HUGO hat weiterhin die aus der Antike stammende aber zu seiner Zeit vergessene *Allgemeinnarkose* wieder in Erinnerung gebracht mit Hilfe der „Schlafschwämme": man tränkte gut getrocknete Schwämme mit Opium, Mandragora, Hyoscyamus und andern geeigneten Substanzen,

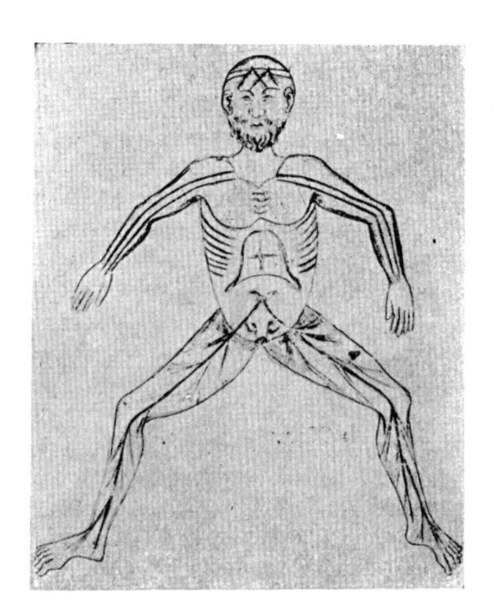

Abb. 143 e. Anatomiebilder in einer provenzalischen Handschrift der Baseler Universitätsbibliothek. Ende des 13. Jahrh. (Nach SUDHOFF.)

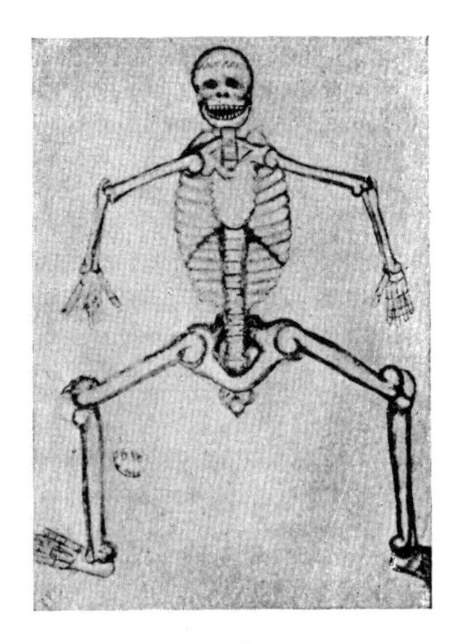

Abb. 144. Skelett. Tuschzeichnung. Dresden. Ms. C. 310 von 1323. (Nach SUDHOFF.)

trocknete sie, feuchtete sie zum Gebrauch an und hat dann sicher den zu Narkotisierenden den Schwamm in bzw. vor den Mund gelegt („naribus apponatur" sagt zwar THEODERICH, jedoch konnte keinesfalls durch Einatmen auf diese Weise Narkose erzielt werden). Auch hier dürfte der Krieg Lehrmeister gewesen sein mit der Häufung schwerer Eingriffe, unter denen die Amputation mit ihrer Durchtrennung großer Nervenstämme nebst Kauterisieren der Wundfläche samt der Nervenquerschnitte dem menschenfreundlichen Chirurgen den Gedanken sehr nahe bringen mußte, die unmenschlichen Schmerzen bei diesem Eingriff zu lindern. Ebenso setzten HUGO und sein Sohn sich für eine Vereinfachung in der Behandlung der Frakturen und Luxationen ein; daß sie noch „Wundtränke" verordneten, darf nicht wundernehmen; glaubte man doch jahrhundertelang daran, durch Getränke, zumal mit Zusatz kräftiger Alkoholica, die Wundheilung unterstützen zu können. Übrigens sei noch hervorgehoben, daß diese beiden hervorragenden Chirurgen auf eine vernünftige Verpflegung Verwundeter erhebliches Gewicht gelegt haben. In diesem Werke wird übrigens die Quecksilber-Schmierkur bei allerlei sonst hartnäckigen Hautaffektionen

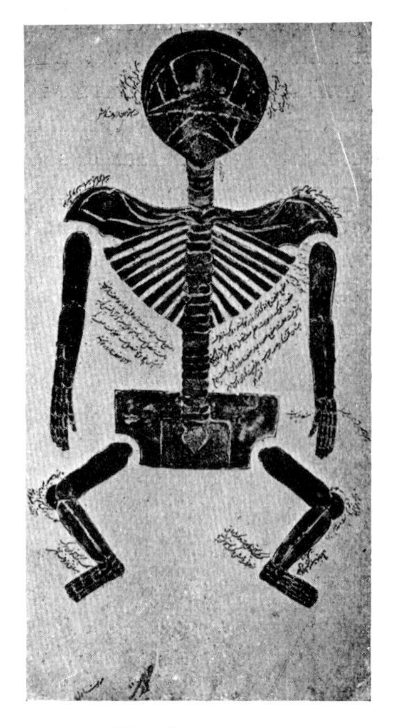

a Knochensystem.

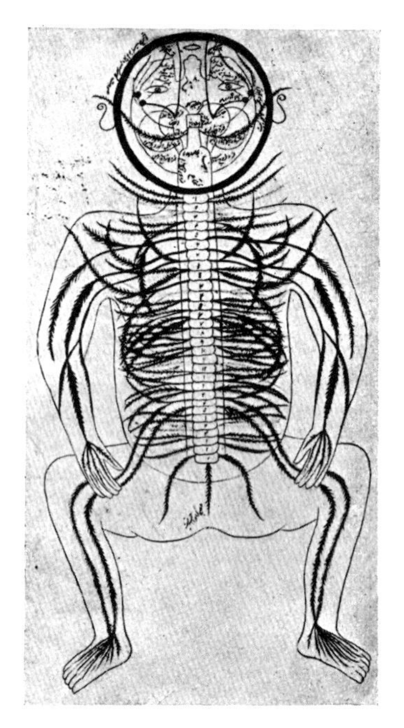

b Nervensystem.

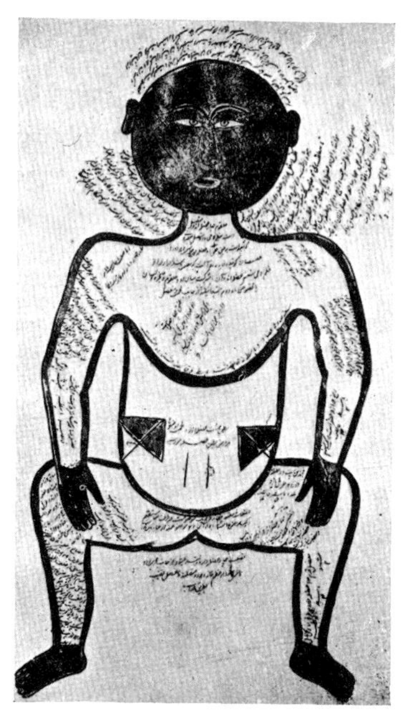

c Muskelsystem.

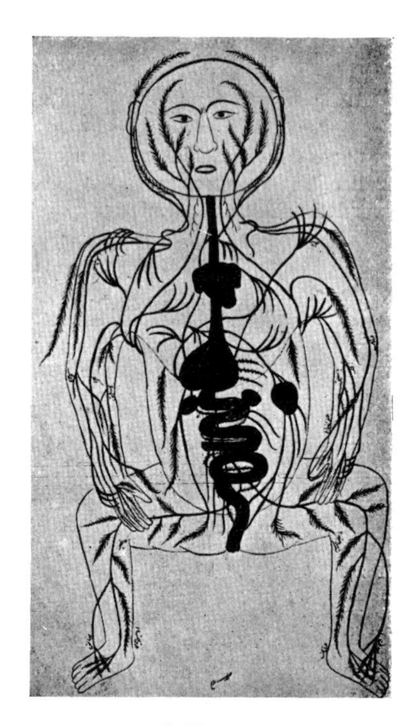

d Venensystem.

Abb. 145 a—d. Persische anatomische Sechsbilderserie des India Office in London (Nach SUDHOFF.)

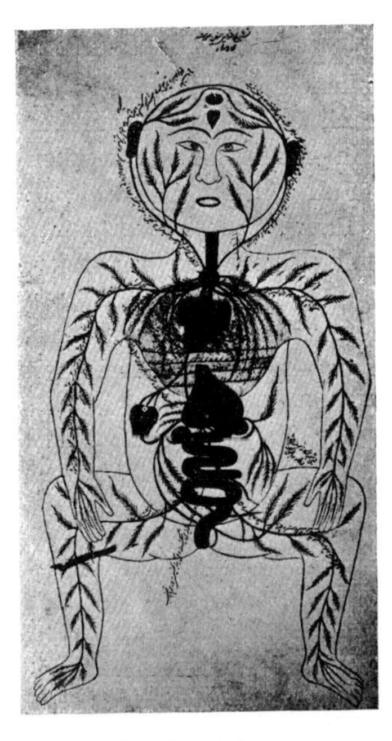

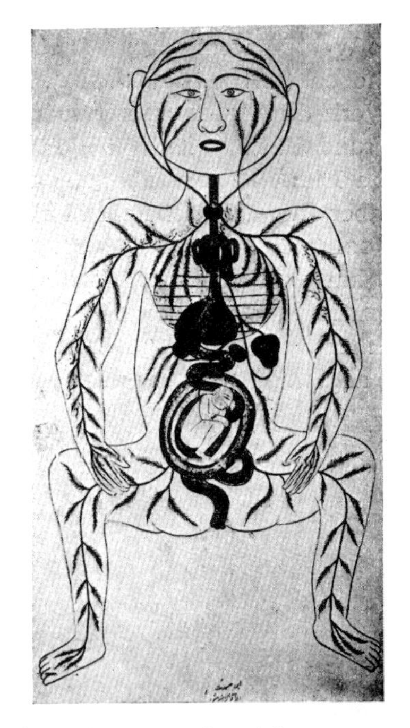

e Arteriensystem. f Arteriensystem einer Schwangeren.

Abb. 145 e, f. Persische anatomische Sechsbilderserie des India Office in London. Die Perser haben das sechste Bild der Schwangeren, das den europäischen Bilderserien (aus den Klöstern) fehlt. (Nach SUDHOFF.)

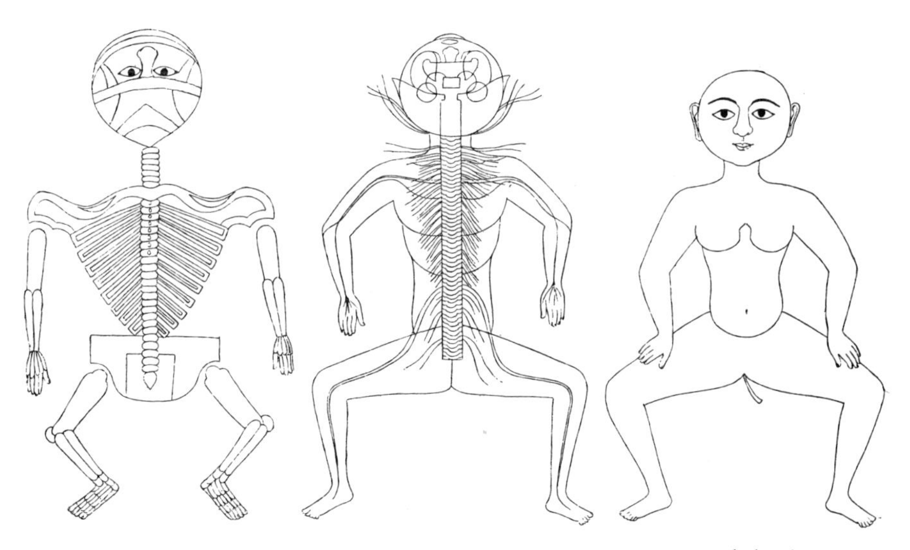

a Knochensystem. b Nervensystem. c Muskelsystem.

Abb. 146 a—c. Persische anatomische Sechsbilderserie der Bodleiana zu Oxford. (Nach SUDHOFF.)

empfohlen und auf den Speichelfluß als Folge der Therapie verwiesen. Der besondere Wert anatomischer Kenntnisse für den Chirurgen wird ausdrücklich hervorgehoben (s. Abb. 149, S. 164).

Das Werk des Theoderich, um 1270 vollendet, steht bei aller Selbständigkeit in grundsätzlich wichtigen Punkten nach Inhalt und Form bereits stark unter dem Einfluß der von Spanien her eingedrungenen arabischen Medizin. Das ist aber in weit größerem Maße der Fall bei der Chirurgie des Bruno von Longoburgo, welche dieser 1252 in Pavia oder Padua zum Abschluß gebracht hat; sie ist weiter nichts als eine Nacharbeit aus ibn Sînâ und Abulqâsim in scholastischer Manier.

Erwähnenswert ist, daß hier zuerst die Ausdrücke „Prima bzw. secunda intentio“ angewandt werden; auch wird hervorgehoben, daß man gut tue, Wun-

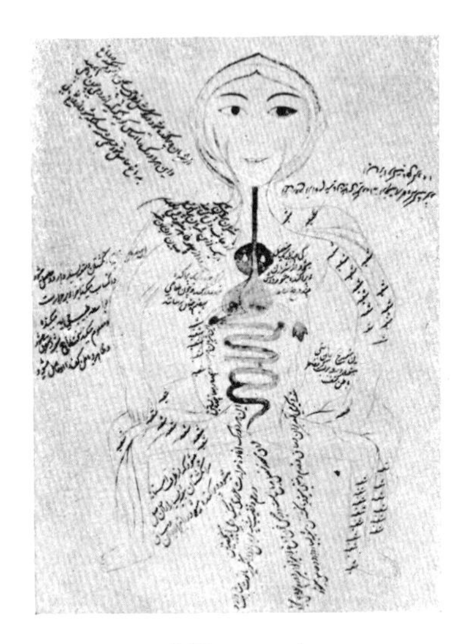

d Venensystem.

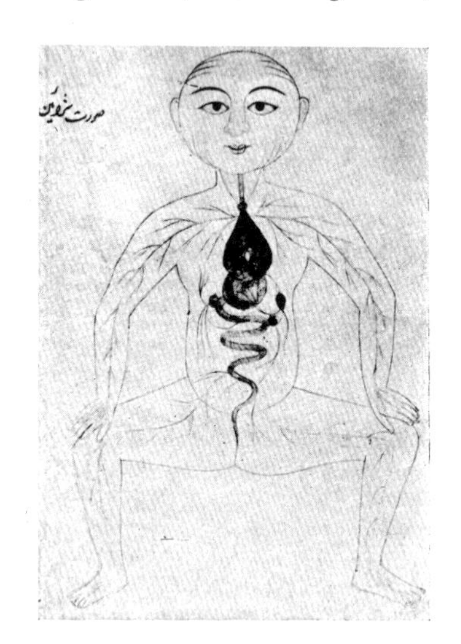

e Arteriensystem.

Abb. 146 d, e. Persische anatomische Sechsbilderserie der Bodleiana zu Oxford. (Nach Sudhoff.)

den mit austrocknenden Mitteln zu behandeln, damit man die Nähte 8 Tage liegen lassen könne. Bei der Bruchoperation nach Abulqâsim mit Anwendung des Glüheisens soll man den Kranken in „Trendelenburgsche Lage“ bringen.

In Bologna, wo Rolando nach dem Roger ein Unterrichtsbuch für die Chirurgie geschaffen hatte, wo Hugo von Lucca so lange gewirkt, ist zu gleicher Zeit mit Theoderich in Praxis und Lehre in den 60er und 70er Jahren des 13. Jahrhunderts ein Mann tätig gewesen, der seinem Jahrhundert das reifste chirurgische Werk im Jahre 1275 geschenkt hat: Wilhelm von Saliceto.

An der Hand einer großen eigenen Erfahrung, die in einer umfangreichen, eingehend geschilderten Kasuistik zutage tritt, hat Wilhelm die Werke seiner Vorgänger gründlich in sich verarbeitet und bietet in seiner Chirurgie bei der selbstverständlichen Anlehnung an jene etwas durchaus Selbständiges und Eigenes, wenn er das Fach auch mit eigentlich Neuem nicht bereichert hat. Er spricht von seinem „specialis amor“ zur operativen Chirurgie; seine Befähigung erkennen wir daraus, daß es ihm im konkreten Fall, wenn im Verlaufe eines Eingriffs die Sache anders lag, wie er angenommen hatte, keinerlei Schwierigkeiten bereitete, sein weiteres Vorgehen der neuen Situation anzupassen. THEODERICH bzw. HUGO und WILHELM ist es zu danken, daß an die Stelle des Glüheisens der blutscheuen Araber wieder das Messer in seine Recht trat. Er, tüchtiger Arzt und Chirurg zugleich, empfand es schmerzlich, daß schon zu seiner Zeit eine willkürliche unnatürliche Trennung sich vielfach vollzogen hatte. Beim Steinschnitt dringt er auf bimanuelle Untersuchung; die Beckenhochlagerung ist auch ihm vertraut bei Bruchoperationen; die Kastration wurde allerdings einerseits von der Kirche perhorresziert — aber auf der andern Seite schätzte sie allzusehr, noch auf Jahrhunderte hin, die männlichen Sopranstimmen! Die Operation wurde immer noch teils durch Zerquetschung, teils durch die gefährlichere, aber angeblich weniger schmerzhafte Excision vollzogen. Die Behandlung der Varicen entsprach etwa der heutigen; bei Schädelverletzungen legte er sehr dicke abschließende Verbände an, um den schon damals gefürchteten Einfluß der Luft auszuschalten; WILHELM kannte dabei bereits die kontralaterale Lähmung. Das Einlegen von Holunderrohr bei der Vereinigung verletzter Därme widerrät er, weil es der Natur sehr schwer werden würde, den Fremdkörper wieder auszustoßen. Er empfiehlt eher, ein Stück Tierdarm dazu zu benutzen, er beschreibt aber einen Fall mehrfacher Darmverletzung mit Austritt von Kot, in dem er durch Abwaschen mit Wein und Vereinigung durch Kürschnernaht Heilung erzielt hat. Bei Frakturen ist diagnostisch die Crepitation von besonderer Bedeutung; in ihrer Therapie kann man nicht genug vor zu fest angelegten Verbänden warnen. Von seiner im 4. Buche des Werks abgehandelten topographischen Anatomie war bereits die Rede. Auf die „durities renum“ als Ursache der Wassersucht macht er ausdrücklich aufmerksam. Er betont, daß man die Leistungen der Vorgänger genau kennen müsse, um die eigene Arbeit mit der erforderlichen Kritik bewerten zu können. Sehr zu beklagen ist allerdings, daß WILHELM, der doch in Bologna selbst neben THEODERICH praktiziert haben wird, der eiterlosen Wundbehandlung gar nicht Erwähnung tut; wir können diese Tatsache jetzt nur feststellen, ohne ihren Grund zu ahnen.

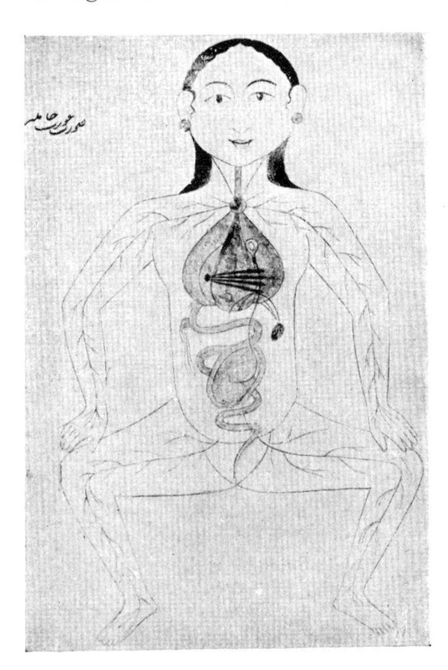

6. Arteriensystem einer Schwangeren.

Abb. 146, 6. Persische anatomische Sechsbilderserie der Bodleiana zu Oxford. (Nach SUDHOFF.)

Es ist sehr verständlich, daß in einem Lande, wo Männern wie WILHELM VON SALICETO die Heranbildung des chirurgischen Nachwuchses anvertraut war, die Wundarznei auf hoher Stufe stehen mußte, daß hier auch ihre Vertreter eine

Stellung einnehmen mußten, wie sie ihrem Stande und dessen Leistungen entsprach.

Einem Schüler WILHELMS, LANFRANCO, war es vorbehalten, die italienische Chirurgie ihrem Gipfel zuzuführen.

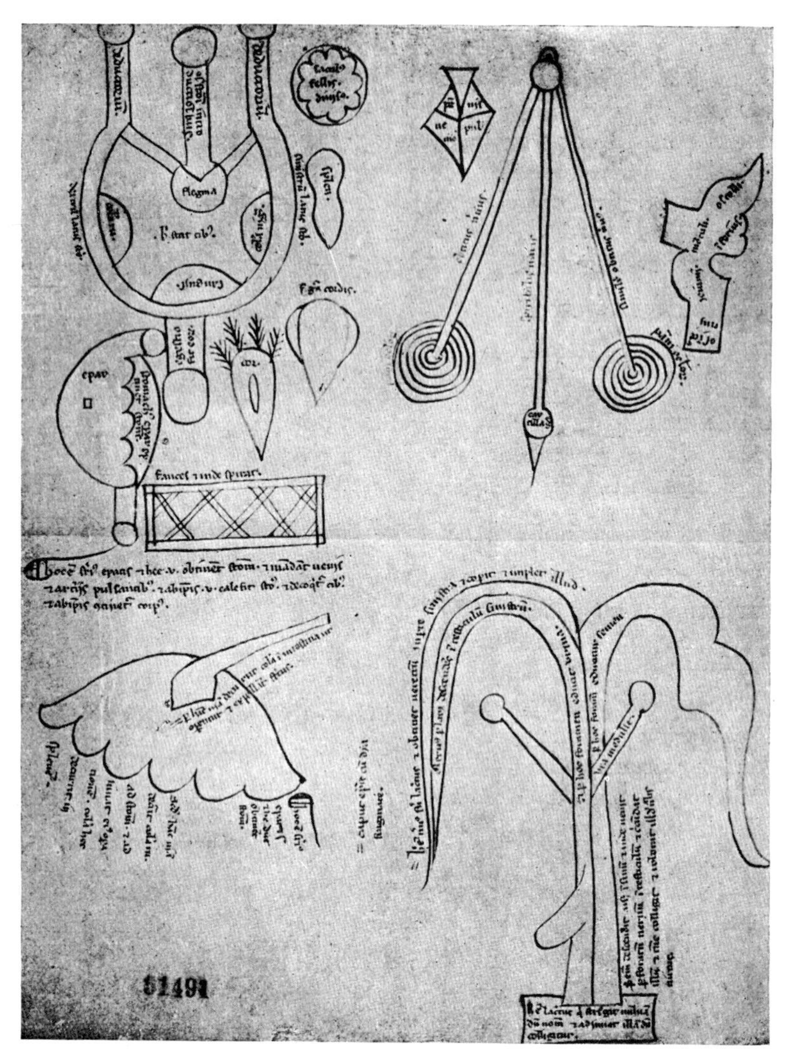

Abb. 147. Magen, Gallenblase, Herz, Lunge, Leber, Darm, Augen, Nase, Geschlechtsorgane. Anatomische Organschemata aus Cod. Roncioni 99 zu Pisa. (Nach SUDHOFF.)

Er war in Mailand geboren und hat auch nach vollendeter Ausbildung dort praktiziert; er ließ sich aber in politische Händel verwickeln und wurde um 1290 von MATTEO VISCONTI, den er befehdet hatte, verbannt. Er wandte sich zunächst nach Lyon, wo seine Chirurgia parva entstanden ist, und hat sich seit 1295 endgültig in Paris niedergelassen, eine sehr große Praxis gewonnen und eine überaus fruchtbare Lehrtätigkeit ausgeübt. JEAN PITARD, Leibwundarzt PHILIPPS des Schönen, hatte sich seiner in entgegenkommendster Weise angenommen; seiner

Fürsprache und der Empfehlung des Dekans der medizinischen Fakultät, JEAN DE PASSAVANT, war es zuzuschreiben, daß er auch von der angeblich um 1260, vielleicht aber schon früher, jedenfalls zur Zeit LUDWIGS des Heiligen, gegründeten berühmten Vereinigung der Wundärzte, der Confrérie de St. Côme et de St. Damien, später nur „*Collège de St. Côme*" genannt, in ihre Mitte aufgenommen

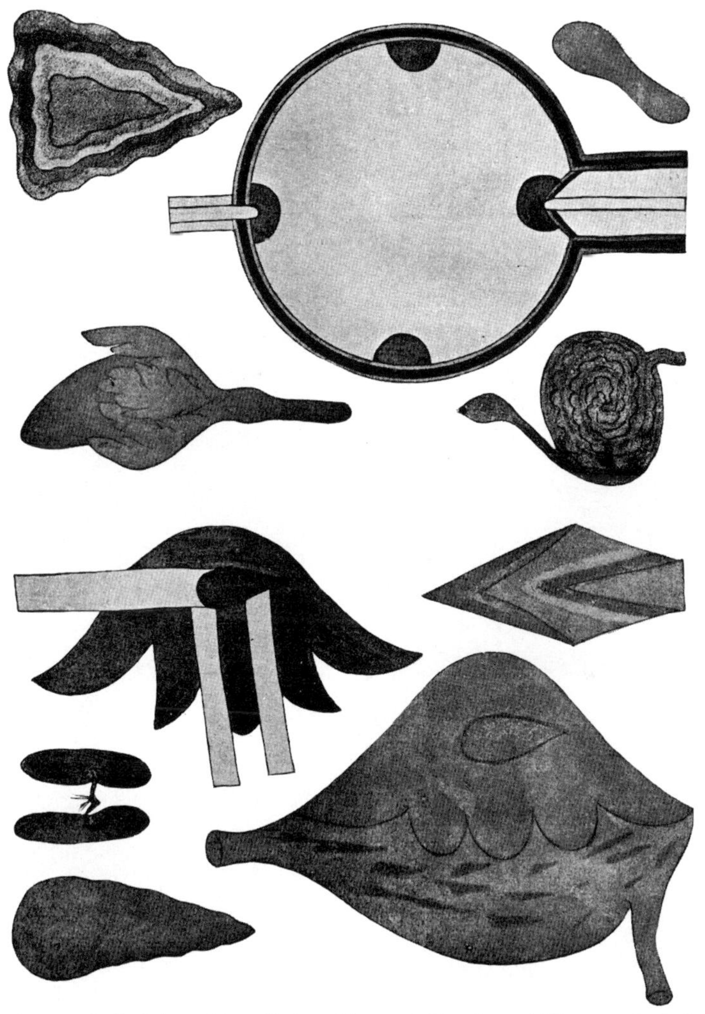

Abb. 148. Magen, Gallenblase, Herz, Leber, Nieren, Milz. Organbilder aus Cod. Ashmole 399 zu Oxford. (Nach SUDHOFF.)

wurde. Hier beendete er auch 1296 seine „Chirurgia magna", in der er seinen Meister WILHELM nach mancher Richtung hin übertraf. Sein Sohn BONETO hat, wie bemerkt, später in Montpellier des Vaters sich würdig gezeigt.

Auch LANFRANC stellt sich die Aufgabe, gleich seinem Lehrer, der praktisch-empirischen Chirurgie die wissenschaftliche Begründung zu geben und den Bestrebungen, die Chirurgie von der übrigen Heilkunde zu trennen, entgegenzuarbeiten. Auch er versteht es, seinen Vortrag durch markante Fälle der eigenen Praxis

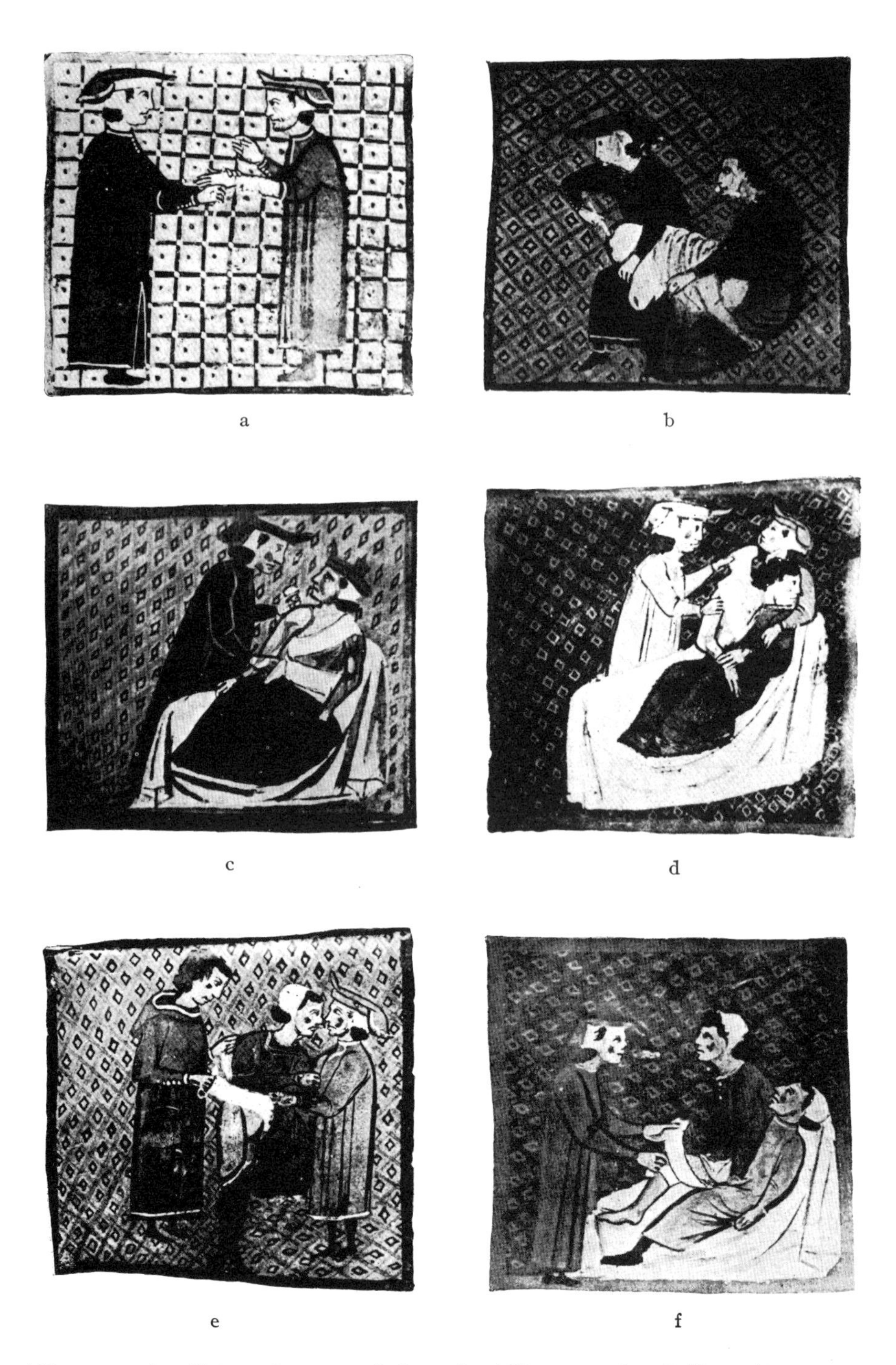

Abb. 149 a—f. Untersuchungs- und Operationsbilder aus einer Leidener THEODERICH-Handschrift. (Um 1400.) (Nach SUDHOFF.)

lebendig zu gestalten. Etwas Neues war es für die französischen Ärzte, daß LANFRANC seine Kollegen zu seinen Operationen einzuladen pflegte und an die einzelnen Eingriffe belehrende Erörterungen anschloß.

Seine Wundbehandlung ist, wie die seines Meisters, die alte, welche im allgemeinen durch Eiterung Heilung anstrebt, doch ist ihm die Heilung per primam in gewissen Fällen nicht unbekannt; Eiweiß und das altbekannte blutstillende „rote Pulver" sind die Mittel der Wundtherapie; auch er sieht in der Luft etwas der Wunde Schädliches. Außer den üblichen Nahtmethoden zieht er, zumal im Gesicht, die „trockne Naht" vor, die keine Stichnarben hinterläßt. Große Vorsicht, wie sie ganz gewiß den ganzen Verhältnissen der Wundheilung jener Tage angemessen war, zeichnet LANFRANCS chirurgische Ratschläge aus. Den offenen Krebs soll man nur dann operativ angreifen, wenn man glaubt sicher zu sein, ihn auch radikal entfernen zu können. Gegen das unnötige viele Tre-

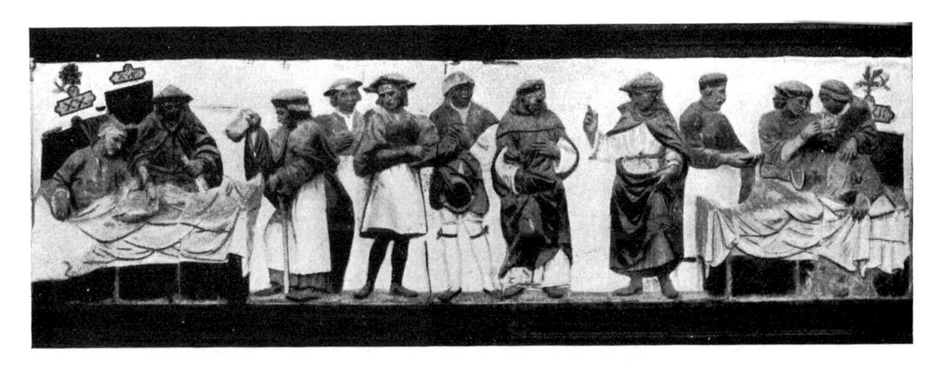

Abb. 150. Fries vom Ospedale del Ceppo in Pistoria von GIOVANNI DELLA ROBBIA. (Nach HOLLÄNDER.)

panieren äußert er sich unzweideutig und will es nur bei Depressionsfraktur und bei Symptomen der Hirnhautreizung gestatten; als charakteristische Zeichen des Schädelbruchs nennt er einen eigenartig rauhen klirrenden Ton beim Beklopfen des Schädels mit einem Stäbchen oder eine besondere Schmerzempfindung des Verletzten, wenn man mit den Nägeln an einen Faden kratzt, den er mit den Zähnen gefaßt hält. Die Erscheinungen der Gehirnerschütterung werden von ihm gut beschrieben. Die Kropfentstehung führt er schon auf das Genießen von Trinkwasser in gewissen Gebirgsgegenden zurück. Seiner, offenbar durch reiche eigene Erfahrung gewonnenen, vorsichtigen Art entspricht es, daß er vor unnötigen Operationen wegen Bruchs warnt, das Tragen von Bruchbändern anrät und auch beim Steinleiden nur dann den Eingriff für gestattet erklärt, wenn alle andern Mittel versagt haben. Bei seinen Ausführungen über den Aderlaß geht er ausführlich auf die Gegenanzeigen ein und beklagt bitter, daß dieser Eingriff, so oft zu schwerem Schaden der Menschen, den unwissenden Badern überlassen werde. Einen Kranken, an dem er eine tiefe Halsphlegmone eröffnet hatte, ernährte er, bis er wieder allein zu schlucken vermochte, mit einer Schlundsonde. Darmwunden soll man unmittelbar nähen, das Einlegen von Holunderrohr oder tierischer Luftröhre habe keinen Zweck. Bauchwunden soll man sorgfältig nähen, damit später kein Narbenbruch entsteht. Bei der Operation der Mastdarmfistel ist zu beachten, daß man nur solche Fisteln mittelst Durchschneidung auf verschiedene Weise angehe, bei denen man nicht Gefahr läuft, den Sphinkter zu durchtrennen; das ist bei sorgfältiger Untersuchung leicht festzustellen. In der Blutstillung wird neben der Unterbindung auch die Torsion nach langer Pause erwähnt. Durchtrennte Nerven wagt er im Gegensatz zu vielen Vorgängern vermittelst Naht zu vereinigen und fürchtet nicht, dadurch Tetanus zu provozieren, wie dies einer vom andern abgeschrieben hatte.

Diese „Chirurgia magna" des LANFRANC ist auch in den Nachbarländern lange Zeit das maßgebliche chirurgische Werk gewesen und, wie die meisten sonst erwähnten wundärztlichen Bücher, vielfach in die Landessprachen übertragen worden, auch ins Deutsche; bis zu PARÉS Werk behielt es die unbestrittene Führung.

Die Chirurgen des späteren Mittelalters in Italien haben die Entwicklung nicht wesentlich zu fördern vermocht; sowohl PIETRO D'ARGELLATA wie LEONARDO DA BERTAPAGLIA beschränken sich im wesentlichen darauf, die bereits bekannten Operationen erneut zu beschreiben, allerdings unter Einfügung teilweise recht wertvoller eigener Beobachtungen. Bei ARGELLATA ist bemerkenswert, daß er sich mit Geschick der Knochenresektionen bediente und nachweislich Nerven- und Sehnennähte ausführte. Besondere Beachtung verdient aber ANTONIO GUAINERIO in Pavia, gestorben um 1445, in dessen 1481 gedruckten „Opera" zuerst die Behandlung der urethralen Harnwegstörungen mit Bougies („candelae") aus Wachs, Zinn oder Silber erwähnt wird (vgl. S. 38).

Dem Italiener LANFRANCO *verdankt die französische Chirurgie die wesentlichen Grundlagen ihres Aufstiegs in den folgenden Jahrhunderten.* Mit ihm ist die Führung in der Chirurgie von Italien auf Frankreich übergegangen.

Ein jüngerer Zeitgenosse des LANFRANC, der bereits erwähnte HENRI DE MONDEVILLE (HERMONDEVILLE), um die Mitte des 13. Jahrhunderts geboren, hat ebenfalls wertvollstes Lehrgut italienischer Chirurgie von Bologna in seine französische Heimat übertragen; wäre er nicht schon um 1317—1320 gestorben, bevor er sein bedeutendes chirurgisches Werk vollenden konnte, hätte er es nicht als Torso hinterlassen müssen, so daß es erst 1892 von PAGEL im Druck zuerst herausgegeben worden ist, es wäre vielleicht der Chirurgia magna des LANFRANC in seiner Wirkung ernste Konkurrenz zu machen imstande gewesen, wenn auch anzuerkennen ist, daß die klare knappe Ausdrucksweise des LANFRANC angenehm absticht gegen die charakteristische scholastische Darstellungsweise HENRIS, von dem sein gern etwas boshafter Kritiker GUY DE CHAULIAC meint, er sei „Parisiis nutritus inter philosophos", da er auch in Paris, der Hochburg der Scholastik, den Studien obgelegen hatte.

1304 hatte er in Montpellier Chirurgie und Anatomie vorgetragen, an demselben Orte, wo etwa 100 Jahre vor ihm ein andrer tüchtiger und vielfach origineller Chirurg, der bereits genannte WILHELM VON CONGENIS, unter Zugrundelegung des ROGER Ferienkurse in der Chirurgie gehalten hatte. Die Abschnitte über Anatomie bilden die Einleitung des Werkes von HENRI; die Tafeln, mit denen er seine Vorträge zu illustrieren pflegte (vgl. S. 148), stellen einen wichtigen Fortschritt in der anatomischen Graphik dar, so wenig auch der Student aus ihnen entnehmen konnte.

Das Wesentliche des ganzen Werkes ist der Abschnitt über die Wundbehandlung! Mit starkem Temperament setzt er sich hier auf Grund der Lehren der von ihm hochverehrten beiden BORGOGNONI und seiner eigenen ausgiebigen Erfahrungen gerade als Kriegschirurg für die eiterlose Wundbehandlung ein; er geht hier noch viel weiter als seine Bologneser Meister und beteuert, daß er jegliche Wunde, auch die Quetschwunden, mit Hilfe starken Weins ohne Eiterung zur Heilung zu bringen vermöge! Die Nahttechnik beherrscht er in ihren vielerlei bekannten Formen; die Gefäßlumina des Amputationsstumpfs werden umstochen; die Pflege, zumal die Ernährung des Verwundeten, seine Lagerung je nach Art und Ort der Verleztung werden ausführlich behandelt; das Ganze ist gewiß eine sorgfältige Kompilation, wie das bei solchen Werken fast immer zu allen Zeiten war und sein wird, aber überall tritt der vielerfahrene kluge Prak-

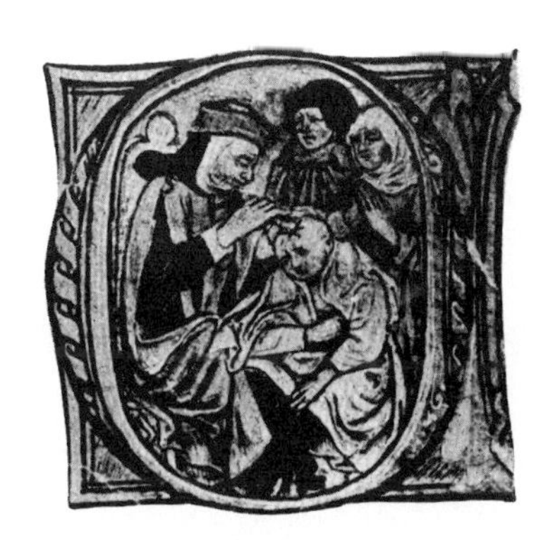

a

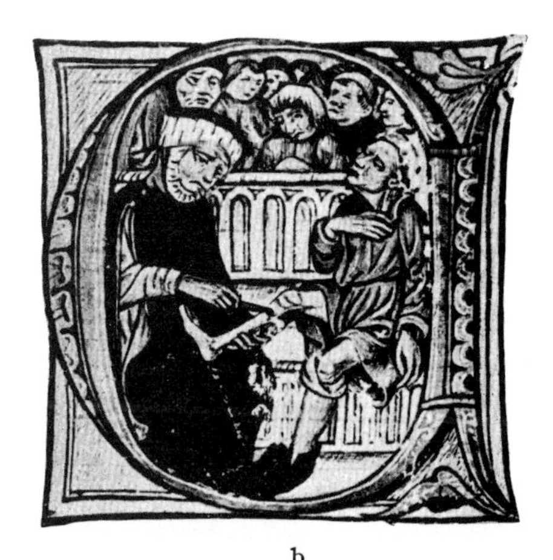

b

Abb. 151 a, b. Operationsbilder in Initialen aus Cod. Add. des Britischen Museums. (Nach SUDHOFF.)

tiker immer wieder in den Vordergrund mit seinem tüchtigen Können und seiner Liebe zu seinen Kranken. Was er sehr breit und behaglich von den Pflichten des Arztes und Chirurgen gegenüber Kranken und Kollegen zu sagen weiß, ist zum Teil höchst amüsant und redet Bände über das ganze ärztliche Standesleben jener Zeit. Mit HENRI DE MONDEVILLE ist der erste große Chirurg Frankreichs, leider vorzeitig, dahingegangen. Daß zu seinen Lehrern auch JEAN PITARD gehört hat, ist dessen höchster Ruhm.

Am Ausgange der mittelalterlichen Chirurgie steht, gleichsam als Kritiker der gesamten Vorzeit wiederum ein ganz hervorragender Mann, Arzt und Chirurg zugleich, dazu die Entwicklung lückenlos überschauend in der Literatur, ein hochbegabter Kleriker und Leibarzt verschiedener Päpste: GUY DE CHAULIAC.

Im Jahre 1300 wurde er in Chauliac, einem Dorfe im Département de la Lozère, an der Grenze der Auvergne geboren, in Toulouse, Montpellier, Bologna und Paris gebildet. Längere Zeit hat er in Lyon praktiziert und ist dann in die päpstliche Residenz Avignon übergesiedelt, wo er bis kurz vor seinem Tode 1368 gelebt und gewirkt hat, ohne je Hochschullehrer gewesen zu sein. Hier hat er auch „ad solatium senectutis, ad solum mentis exercitium" das Werk geschrieben und 1363 vollendet, das dann, gegen seinen Willen, zum Lehrbuch der Chirurgie bis über das 16. Jahrhundert hinaus geworden ist. In Venedig wurde es sogar dem Examen der Chirurgen erster Klasse zugrunde gelegt. Zu PETRARCA, dem großen Vorkämpfer des Humanismus und der Renaissance, dem erbittereten Feind der Ärzte jener Zeit, von denen er nur die Chirurgen gelten ließ, hat er in freundschaftlichen Beziehungen gestanden. Den Titel „Chirurgia magna" hat man dem Buch erst später vorgesetzt. Auch heute noch besitzt es für uns bedeutenden Wert, weil GUY darin eine sorgfältige kritische Betrachtung der Entwicklung in der Chirurgie an die Spitze gesetzt hat. Das Werk ist die reife Frucht eines dem wissenschaftlichen Studium geweihten Lebens, die beste Kom-

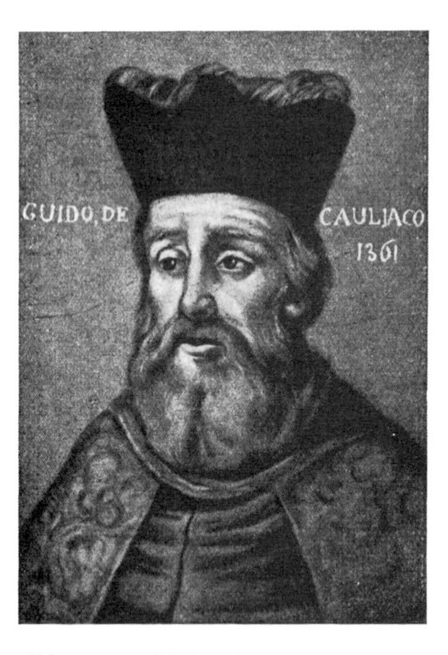

Abb. 152. Bild des GUY DE CHAULIAC, auf Holz gemalt, im Besitz der Med. Fakultät zu Montpellier. (Nach DESNOS.)

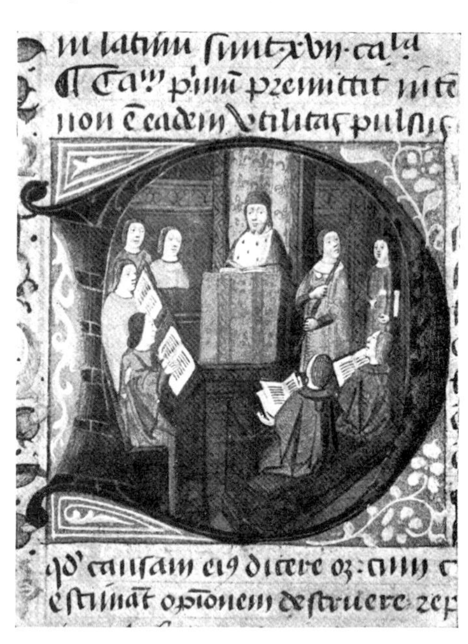

Abb. 153. GUY DE CHAULIAC als Lehrer. Initiale. (Leipziger Institut für Geschichte der Medizin.)

pilation, die wir bis dahin besitzen, voll gesunden kritischen Urteils und ganz originell trotz reichlichsten Zitierens der Vorgänger (über 3000 Zitate sind gezählt, die sich auf etwa 100 Autoren beziehen).

Im anatomischen Abschnitt spricht er unter Bezugnahme auf MONDEVILLES Vorträge in Montpellier das Wort, daß Abbildungen niemals die Anschauung an der Leiche zu ersetzen vermögen. Von großem Interesse ist seine lebendige Schilderung der Epidemie des „Schwarzen Todes", die auch in Avignon 1348 ihren Einzug hielt; GUY harrte damals im Gegensatz zu vielen Kollegen mutig aus, erkrankte schließlich selbst, genas aber. Der größte Verlust ist auch bei ihm, daß er die eiterlose Wundbehandlung, die ihm aus der Literatur wohlbekannt ist, verwirft; ihre Erfolge bezeichnet er als „fabulae". Auch sonst ist manches Defizit gegenüber den Vorgängern zu buchen, wie z. B. in der Therapie der Aneurysmen, der Hydrocele und Varicen. Gedankenlos wiederholt er die alte Mär, daß eine Verzögerung der Einrichtung einer Unterkieferluxation zum Tode führen müsse. Amputationen will er in der Weise bewirken, daß er das Glied mit in Pech getränkten Binden an der Grenze des Gesunden abschnürt, bis es von allein abfällt. Andres wiederum scheint zu beweisen, daß GUY im Gegensatz zu mancher entgegenstehenden Meinung tatsächlich ein tüchtiger Praktiker gewesen ist: er schließt sich LANFRANC an in der Anweisung, verletzte Nerven direkt zu nähen — das habe mit Tetanus gar nichts zu tun; bei der abweichenden Stellungnahme unter seinen Vorgängern bezüglich des Verhaltens gegenüber penetrierenden Brustwunden sagt er: ist eine Mitverletzung der Lunge offenbar oder ein Erguß im Brustraum vorhanden, soll man nicht nähen, sondern den Verwundeten auf die verwundete Seite lagern; andernfalls aber soll man den Versuch wagen, primär zu nähen. Er nennt wieder die Intubation bei Atemnot und rät wieder zur Tracheotomie, von der bei WILHELM, LANFRANC und MONDEVILLE nicht mehr die Rede gewesen war. Sein Standpunkt gegenüber der Bruchoperation, wo er an LANFRANC sich anlehnt, entspricht dem eines vernünftigen Praktikers jener Zeit; ebenso schließt er sich ihm an in der vorsichtigen Indikationsstellung bei der Operation von Mastdarmfisteln; hier erfahren wir zuerst von der Hohlsonde, deren er sich dabei zu bedienen anrät. Noch niemals mit genügender Klarheit ist hervorgehoben worden, daß die Behandlung der Frakturen mit permanenter Extension zum ersten Male hier Erwähnung findet — das „Glossokomion“ des HIPPOKRATES und seine zahllosen Nachfolger kam für eine sachgemäße Therapie von Frakturen, wie denen das Oberschenkels, ernstlich gar nicht in Frage. Glänzend ist seine ganz originelle Beurteilung der angeblichen „Luxationen“ im Hand- und Fußgelenk; er hat klar erkannt, daß hier etwas grundsätzlich andres vorliegt als sonst bei Verrenkungen; er rät darum, hier ausnahmsweise Schienenbehandlung anzuwenden, weil sonst die „Verrenkung“ sonderbarerweise stets sofort wieder eintrete. Die permanente Extension will er vor allem bei Oberschenkelfraktur und nach Reposition von Luxationen im Hüftgelenk angewendet wissen, weil hier häufig Abbruch der Hüftpfanne vorliege und nur auf diese Weise richtige Heilung möglich sei. Die Wundtränke verwirft er als unnütz und schädlich. Nach diesen und andern Proben darf man wohl nicht mehr daran zweifeln, daß GUY als Schriftsteller und Praktiker gleichbedeutend gewesen ist, falls nicht etwa erwiesen werden sollte, daß die großen Fortschritte, die er nennt, Verdienste andrer wären. Von Wert ist auch seine Beobachtung, daß Kopfwunden im allgemeinen in Avignon besser zu heilen pflegten als in Paris (v. BRUNN).

Von bisher weniger beachteten wundärztlichen Schriftstellern im Italien des 14. und 15. Jahrhunderts seien nur die Namen des BONGIANUS DE ORTO, des WILHELM VON BRESCIA (GUGLIELMO CORVI), des PETER DE TUSSIGNANO oder JOHANNES DE MEDIOLANO(?), des PAGANUS DE LAUDE, MAFFEUS DE LAUDE und JACOBUS DE PRATO hier registriert.

Im Anschluß an diese Schilderung des großen Aufstiegs und Blühens der Chirurgie in Italien und dann in Frankreich sei hier noch in kurzen Zügen ihrer wesentlich bescheideneren Entwicklung in den Nachbarländern in jener Zeit gedacht.

Ein Schüler des LANFRANC, der Niederländer JAN YPERMAN, gestorben 1330, hat zu Beginn des 14. Jahrhunderts in seiner Heimat, in Ypern sich niedergelassen; er hat als Praktiker solchen Ruhm gewonnen, daß sein Name noch heute im Volksmunde dort weiterlebt. Er schrieb einen Traktat über die Chirurgie auf Grund sorgfältigen Literaturstudiums und tüchtiger eigener Erfahrung, mit allerdings bescheidenen anatomischen Abbildungen und Zeichnungen von Instrumenten versehen, der den Schüler LANFRANCS nicht ganz verleugnet. Die Wunden nähte man schon damals gern mit einem „gewichsten" Faden, um seine vorzeitige Zerstörung durch den Eiter zu verhindern (ähnlich wie wir das noch heute bei der Schuhmacherarbeit sehen können). Das Werk, ursprünglich lateinisch abgefaßt, ist uns in flämischer Sprache erhalten.

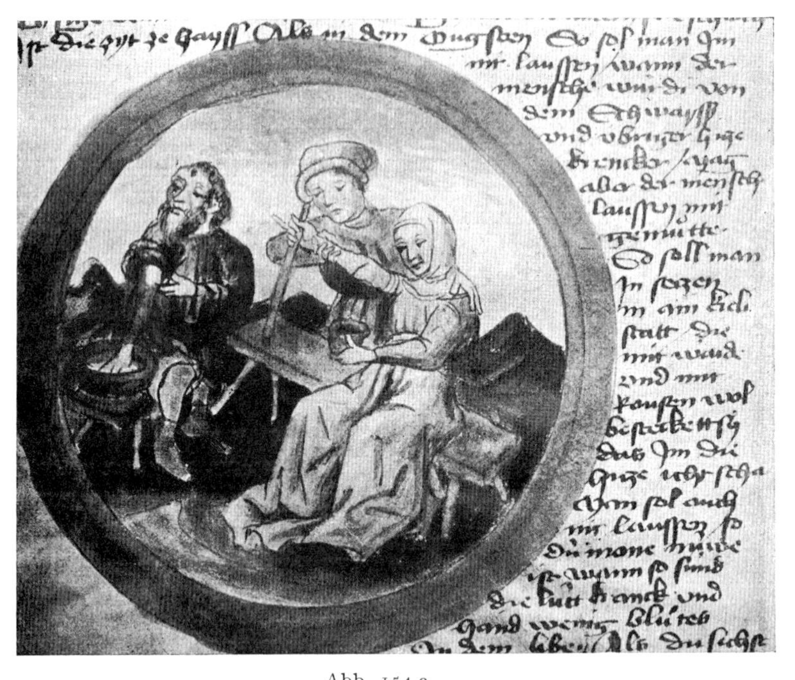

Abb. 154 a.

Abb. 154 a, b. Aderlaßbilder aus deutschen Handschriften. Cod. Germ. 28 der Münchener Staatsbibliothek. (Nach SUDHOFF.)

Ein andrer Wundarzt, der in Namen (Namur) einige Jahrzehnte später eine chirurgische Schrift verfaßt hat, ist THOMAS SCELLINC UMBRA aus Thenismonde.

Ein englischer Zeitgenosse des GUY, JOHN ARDERNE, war 1307 geboren und soll bis 1380, nach andern bis 1399 gelebt haben. Wahrscheinlich in Montpellier gebildet, wirkte er als Feldchirurg im englischen Heere und nahm an der Schlacht bei Crécy 1346 teil; dann hat er in der Heimat, zuletzt in London die Praxis geübt. Seine handschriftlich erhaltene „Practica" ist erst zum Teil gedruckt; sie zeichnet sich aus durch reiche Kasuistik und verständige einfache Behandlungsmethoden. Ein Spezialgebiet ARDERNES war die Therapie der Fisteln, insbesondere der Mastdarmfisteln; er meint, darin seinerzeit ein unerreichter Meister gewesen zu sein; entweder schnitt er sie entlang einer Sonde oder starkem eingeführtem Seidenfaden durch oder, zumal bei messerscheuen Kranken, zog er ein allmähliches Durchschnüren vor, das manchmal mehrere Monate dauerte. Besonders schwierige Fälle wurden mit Durchspritzungen der Fistel behandelt. Diese Methoden waren damals aber keineswegs neu, wie er meinte.

Aber auch bei uns in Deutschland war es nicht ganz so still in der Chirurgie, wie wir selbst bis vor kurzem angenommen hatten und wie die etwas bissigen Bemerkungen des GUY DE CHAULIAC es vermuten ließen. Ein beträchtlicher Abschnitt in SUDHOFFS Beiträgen zur Chirurgie im Mittelalter II hat da große Bereicherung gebracht.

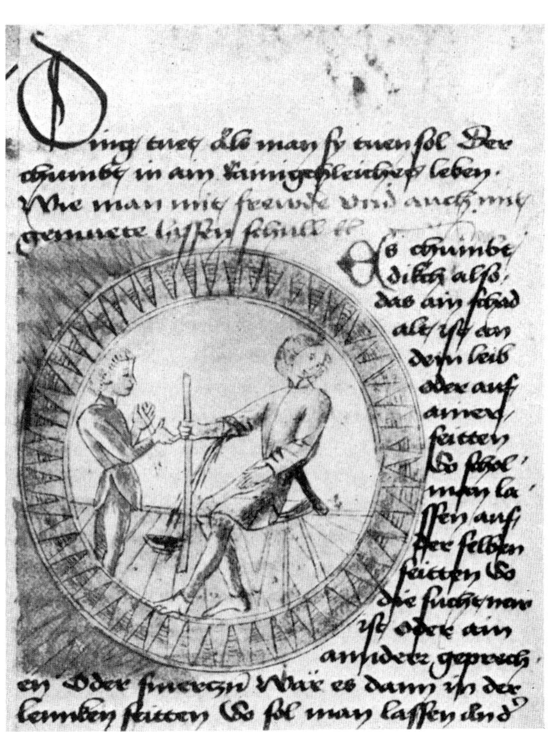

Abb. 154 b. Aderlaßbild.
(Inst. f. Gesch. d. Medizin Leipzig.)

Außer allerhand älteren kleinen Bruchstücken hat man zahlreiche deutsche Übersetzungen des ROGER in Händen gehabt und seiner Glossenliteratur, den BRUNO und THEODERICH, den WILHELM VON SALICETO, den LANFRANC sowohl hoch- wie niederdeutsch, MONDEVILLE, GUY und ARGELLATA sowie den noch zu erwähnenden JOHANN DE VIGO; man hatte auch deutsche Bearbeitungen teils auf Grundlage fremder Texte, teils aus eigener Empirikererfahrung heraus, meist in deutscher Sprache, wie Texte über schlafmachende Mittel, über Kopfwunden, Verschwärung, Krebs und alte Schäden, eine Chirurgie nach Meister NIKOLAUS VON MONPOLIR, gesammelte lateinische Chirurgentexte ULRICH EBERHARDS VON KONSTANZ, eine „Cyrologie" des PANKRATIUS SOMMER VON HIRSCHBERG, eine Kopenhagener „Cirologia probata" nebst dem wundärztlichen Abschnitt im „Fasciculus medicinae" des JOHANN „DE KETHAM" (KIRCHHEIM), eine deutsche „Practica chirurgiae" des Meisters JOAHNNES BERIS in Metz (genannt JOHANN VON PARIS), der zuerst von Büchsenschußwunden zu berichten weiß, eine prächtige Schrift „Cyrurgia" des Meisters JOHANN SCHENCK VON WÜRZBURG von 1481, der, ebenso wie sein späterer Kollege BRUNSCHWIG, die Narkose kennt und den „dollen dranck" herzurichten lehrt, unter dessen Einwirkung man schmerzlos operieren kann; erwähnenswert die PETERS VON ULM; sehr beachtlich ist die Schrift des Bruders RÜDIGER (Rutgerus) ZUR DIJCK VOM NIEDERRHEIN, der sich besonders mit der Kur hartnäckiger Beingeschwüre befaßte und bei variköser Ätiologie des Leidens zwei Handbreit über dem Knie die Vena saphena freilegt, in Fingerlaänge zweimal unterbindet und das Zwischenstück exstirpiert, wie diese Handschrift von etwa 1500 uns berichtet: eine durchaus moderne

Therapie! BRUNNER hat uns mit der Handschrift des Schweizers HANS V. TOGGENBURG aus dem Ende des 15. Jahrhunderts bekannt gemacht; dieser deutsche Meister hat den 1490 verstorbenen König MATHIAS CORVINUS durch Entfernung eines seit einiger Zeit in ihm steckenden Pfeils geheilt, was den damals in Ungarn vorhandenen Chirurgen nicht gelungen war. Die Handschrift enthält aber kaum mehr als eine Kopie des gleich zu besprechenden Werkes von PFOLSPEUNDT,

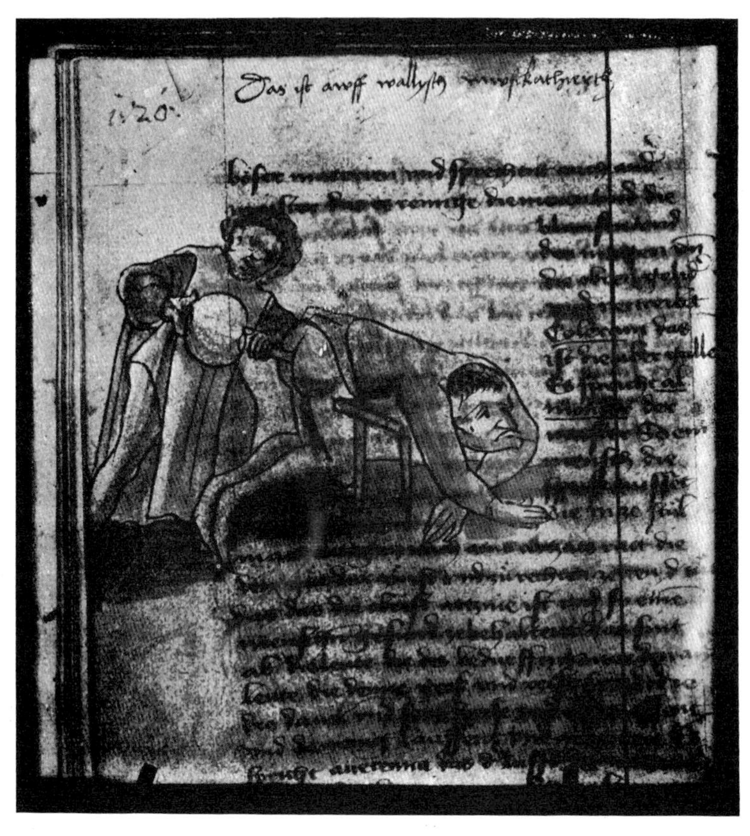

Abb. 155. Klistier in Knie-Ellenbogenlage aus Cod. 760 der St. Galler Stiftsbibliothek. (Nach MARTIN.)

und zwar von 1477. — Von einer Handschrift des ANTONI TRUTMANN vom Jahre 1390 hat ebenfalls BRUNNER Kunde gegeben. Ein kurzes knappes Handbüchlein für den Wundarzt ist uns, ebenfalls aus dem Ende des 15. Jahrhunderts, erhalten vom Meister HANS SUFF (SEYFF, SIFF) von Göppingen; er ist ein berühmter tüchtiger Meister seines Faches gewesen; denn als der 78 Jahre alte Kaiser FRIEDRICH III. im Jahre 1493 zu Linz an der Donau an arteriosklerotischer Gangrän erkrankt war, wurde Meister SUFF mit dem HILARIUS VON BASSO unter den 5 anwesenden Wundärzten auserwählt, die Amputation des Unterschenkels auszuführen; sie verlief zunächst günstig, nach 6 Wochen war der Stumpf mit Granulationen bedeckt; da endete ein Schlagfluß das Leben des Kaisers.

Als das älteste deutsche chirurgische Werk galt bis vor nicht langer Zeit die „Bündth-Ertzney“ des Deutschordensritters HEINRICH VON PFOLSPEUNDT (oder PFALZPAINT, an der Altmühl) vom Jahre 1460. Auf ähnliche Werke beziehen sich vermutlich die boshaften Bemerkungen des GUY DE CHAULIAC über die wundärztlichen Leistungen „fere omnium theotonicorum militum et sequentium bella, qui cum conjurationibus et potionibus et oleo et lana atque caulis folio procurant omnia vulnera, fundantes se super illo, quod deus posuit virtutem suam in verbis et lapidibus“. — Gewiß ist es ein Laie, ein schlichter Ritter, der, in vielfachen Kämpfen gegen die Polen im Schlagen und Heilen von Wunden erfahren und weit herumgekommen in der Welt, hier seine Erfahrungen zusammenstellt zum Heil und Frommen seiner Ritterbrüder und der Feldschere seiner Zeit; sein Wissen erhebt sich keineswegs über dasjenige der Wundärzte seines Jahrhunderts, und doch hat er uns einiges Bemerkenswerte zu berichten; wir haben von ihm — nach seinem Meister (der aber von Geschossen noch nichts erwähnt) JOHANN VON BERIS — zuerst Nachricht über Schußverletzungen mit Pulver und Blei und hören von dem Verfahren, die Kugel aus der Wunde zu entfernen; ihm ist die Methode, vermittelst Allgemeinnarkose schmerzlos Operationen auszuführen, wohlbekannt; er weiß uns aus eigener Anschauung sehr ausführlich zu berichten von der seit Jahrhunderten völlig vergessenen Rhinoplastik, und zwar aus dem Arm, die er bei einem „Walen“ = Welschen, höchstwahrscheinlich in Italien, gesehen hat; auch von Lippenplastik weiß er zu berichten. Im übrigen steht seine Kenntnis vielfach auf niedriger Stufe: zur Blutstillung wird Schweine- und Eselskot empfohlen; Wundtränken wird Bedeutung beigemessen; bei Darmwunden soll man eine silberne Kanüle einbinden; zur Naht der Wunden sei ein Faden aus grüner Seide zu verwenden, den man 7 Tage liegen lasse. — Es sind verschiedene Handschriften dieses Werkes vorhanden, zum Teil mit primitiven Instrumentenbildern ausgestattet.

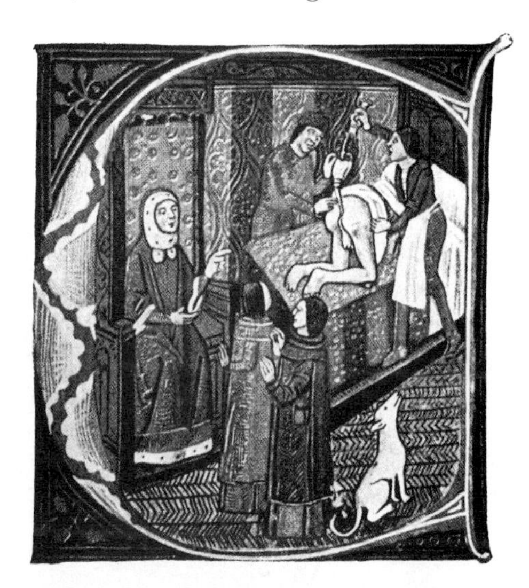

Abb. 156. Mastdarmeinlauf in Knie-Ellenbogenlage im Dresdener lateinischen Galentext. C-Initial. (Nach SUDHOFF.)

In diesem Zusammenhang sei auch zweier tüchtiger deutscher Meister der Wundarztkunst gedacht, die durchaus noch dem Mittelalter angehören, HIERONYMUS BRUNSCHWIG und HANS VON GERSDORFF (SCHYLHANS geheißen), beide aus Straßburg, wohin auch der vorher erwähnte HANS VON TOGGENBURG (DOCKENBURG) zu rechnen ist.

Hier in Straßburg, gegen Ende des Mittelalters einer der bedeutendsten Reichsstädte, galt der Wundarzt und Barbier niemals als „unehrlich“. Hier blühte dies Handwerk und stand im Volke in hoher Gunst. Noch bis zur Mitte des 19. Jahrhunderts fehlte in den Kalendern der Aderlaßmann oder das „Laßmännlein" nicht, hier ließen sich noch bis in unsre Zeit hinein regelmäßig die Bauern „die Ader schlagen" und sich Schröpfköpfe setzen als bestes Vorbeugungsmittel für allerlei Gebresten. Hier in dieser kerndeutschen Stadt ist auch stets ein hoher Bildungsgrad den Chirurgen eigen gewesen, und ihr Verhältnis zu den gelehrten Medici war immer ein befriedigendes.

Beide Chirurgen haben in deutscher Sprache ihre Bücher abgefaßt. BRUNSCHWIG beschränkt sich in seinem zuerst 1497 in vorgerücktem Alter niedergeschriebenen Buche im wesentlichen auf die Verwundungen mannigfachster Natur, Frakturen und Luxationen, Trepanation und Amputation; zum Auswaschen der Wunden, gerade der Schußwunden, nimmt er Ziegen- und Kuhmilch und lauwarmes Öl (vor PARÉ!); er gibt Anweisungen zum Entfernen der Kugeln („Büchssen-Klötz") aus Schußwunden, geht im übrigen aber über die Chirurgie der Griechen und

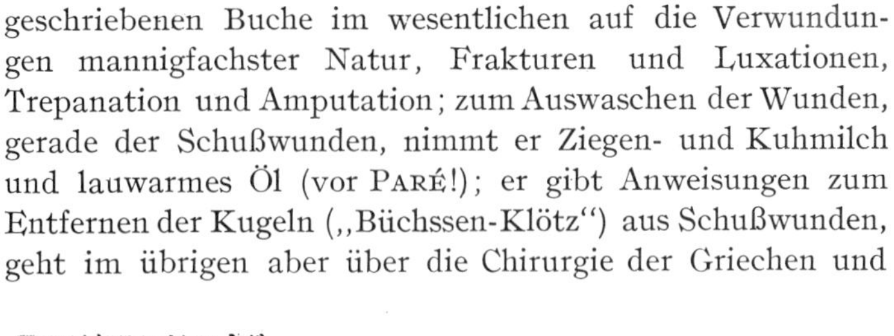

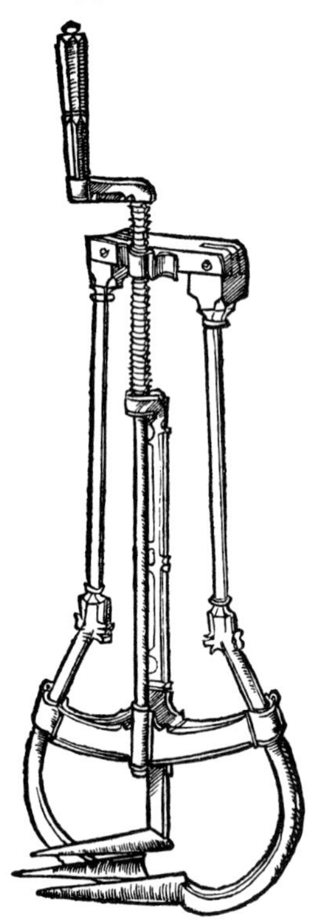

Abb. 157. Speculum. (Nach GERSDORFF.)

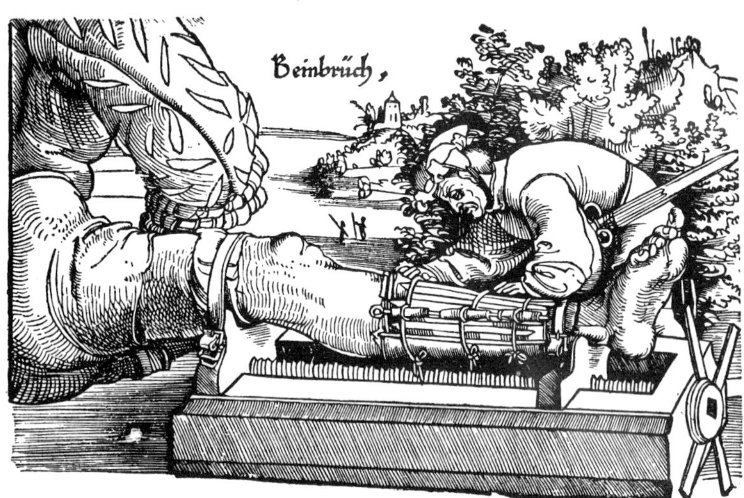

Abb. 158. Apparat zur Einrichtung der Beinbrüche. (Nach GERSDORFF).

Araber kaum hinaus, wie die Schriftsteller vor ihm. GERSDORFFS „Feldbuch der Wundt-Ertzney" wurde 1517 zum erstenmal gedruckt; seine Erfahrungen sammelte er in den Schlachten bei Grandson, Murten und Nancy 1476/1477; beide Chirurgen raten, Amputationen im Gesunden vorzunehmen, teils im Gelenk, teils in der Kontiniutät, man soll dabei so verfahren, daß man nach dem Eingriff den Stumpf bequem mit Haut decken kann; GERSDORFF gibt den Rat, diese Wunden primär zu nähen; die Blutstillung dabei wird noch mit Glüheisen und Ätzmitteln besorgt, G. zieht zum Schluß eine angefeuchtete Rindsblase darüber; er gibt auch Instrumente an zur Hebung niedergedrückter Schädelpartien, cachierte Messer, die in der Tiefe nach zwei Seiten den Schußkanal erweitern behufs Extraktion der Geschosse, die ersten bekannten Streckapparate für verkrümmt geheilte Arme und Beine und Apparate zur Einrichtung gebrochener und verrenkter Glieder. Beide Autoren nennen auch das Verfahren der Allgemeinnarkose bei der Amputation, jedoch bemerkt GERSDORFF ausdrücklich, daß er es bei zahlreichen derartigen Eingriffen nie angewandt habe. Er amputierte oft bei den Antonitern in Straßburg („in Anthonienhoff"). Bei ihm taucht auch das Speculum für die Untersuchung von Anus und Vagina

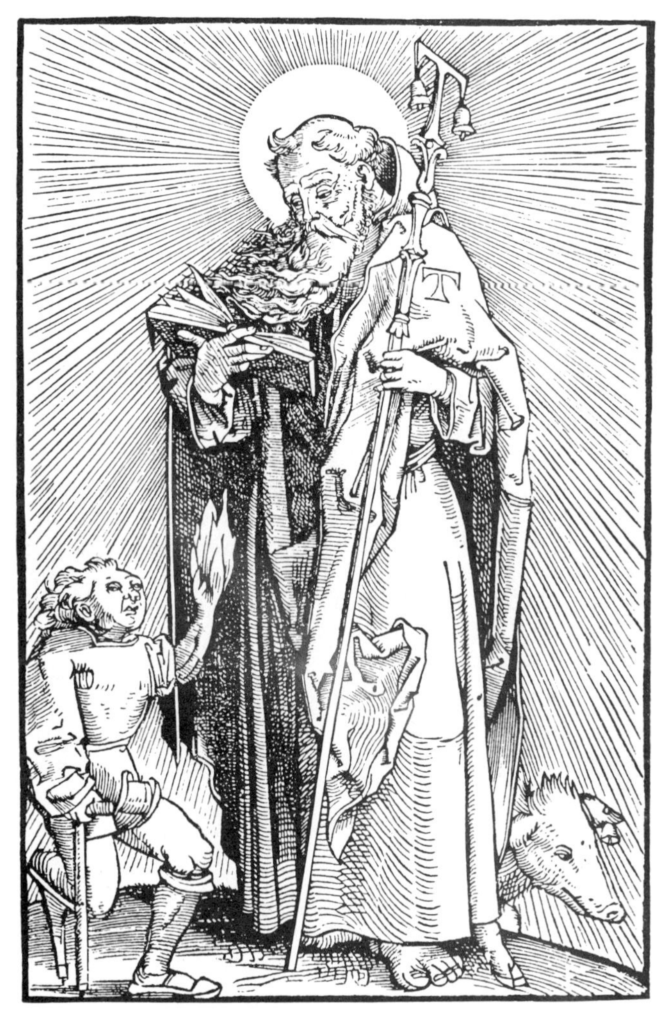

Abb. 159. ST. ANTONIUS (man beachte das charakteristische T an Stab und Mantel) mit einem vom „Heiligen Feuer" Befallenen, dessen Gehbänkchen für jene Zeit typisch ist. (Nach GERSDORFF.)

wieder auf, das lange Zeit vergessen war, dessen Bezeichnung in den alten Autoren man nicht mehr verstanden hatte. Übrigens sind die Werke beider mit zahlreichen Illustrationen in Holzschnitt ausgestattet. BRUNSCHWIGS Chirurgie ist das älteste deutsche chirurgische Werk im Buchdruck.

Es sei hier daran erinnert, daß die Ritterorden, darunter der Orden der Johanniter, gegründet 1090, und derjenige der Deutschritter, der Krankenpflegeorden der Lazaristen und der gegen Ende des 12. Jahrhunderts geschaffene Orden vom Heiligen Geiste, in der Krankenfürsorge Hervorragendes geleistet und auch vielfach mangels genügend zahlreicher ausgebildeter Wundärzte in der Hilfe für ihre verwundeten Brüder und Knappen kriegschirurgische Kenntnisse sich angeeignet und betätigt haben. Von den mönchischen Vereinigungen hat die *St. Antoniusbrüderschaft* in den schweren Seuchenzügen des Ergotismus („Ignis sacer") sich der an Mutterkornbrand Leidenden angenommen und sie durch Amputation vielfach der Heilung zugeführt. In Isenheim, das durch Meister GRÜNEWALDS wundervollen Altar Weltruf gewonnen hat, war eine ihrer wichtigsten deutschen Niederlassungen.

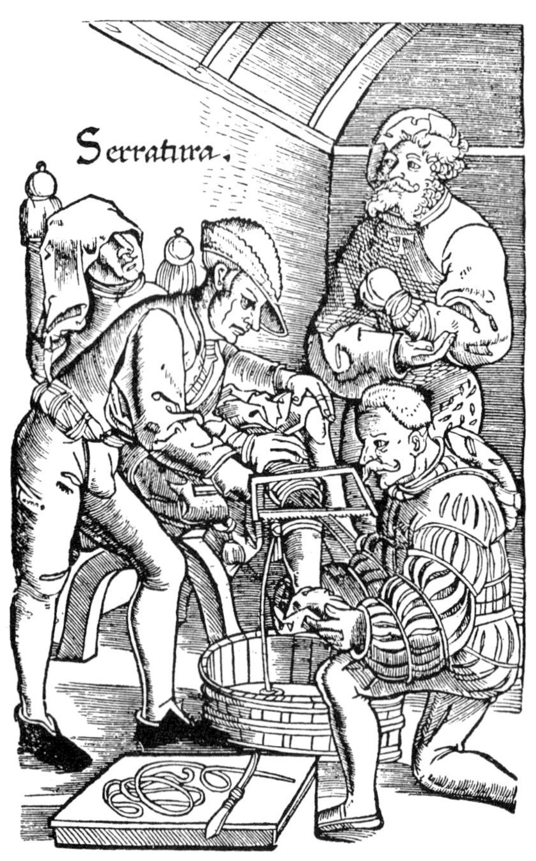

Abb. 160. Erste bekannte Abbildung einer Amputation. (Der dabei Stehende hat das Antoniter-T auf der Brust. (Nach GERSDORFF.)

Im Anschluß an die Erzählung PFOLSPEUNDTS von der Nasenplastik, welche er in Welschland als ängstlich gehütetes Familiengeheimnis selbst ausführen sah, von der er auch berichtet, daß er nur 2 Ordensbrüdern dies Geheimnis anvertraut habe, dürften einige Bemerkungen über *mittelalterliche italienische Empirikerchirurgie* am Platze sein.

Frühe Nachricht haben wir darüber bereits aus dem 12. Jahrhundert: Mitglieder bestimmter Familien aus den Ortschaften Norcia und Contado sowie Castello delle Preci in der umbrischen Provinz Perugia haben in langen Generationen die Kunst des Stein- und Bruchschnitts und des Starstichs als Geheimnis in ihren Familien gehütet und vererbt; bis ins 18. Jahrhundert hinein haben „Norciner" und „Precianer", zum Teil in öffentlicher Anstellung, in den größten Städten Italiens gewirkt und vielfach auch ganz Europa mit ihrer Kunst durchwandert und überall, trotz des strengen mittelalterlichen Zunftzwanges, Anerkennung gefunden, gerade bei den Wundärzten selbst, wenn auch so mancher Pfuscher unter dem Vorgeben, zu jenen Familien zu gehören, Schaden angerichtet und zu berechtigtem Unwillen Anlaß gegeben hat. FABBRI in Bologna, der sich eingehend mit der Geschichte dieser berühmten Empirikerfamilien beschäftigt hat, nennt 27 derartige hochangesehene Familien aus Norcia und Preci, unter ihnen die MENSURATI, die an 150 Jahre in Graz ansässig waren und von denen GREGOR ASCANIUS M. sogar 1747 dort in die Landschaft aufgenommen worden ist. Von einem Norciner Meister hat GERMAIN COLLOT in der 2. Hälfte des 15. Jahrhunderts den Steinschnitt gelernt: es ist der Anfang der Geschichte dieser Operation in Frankreich oder doch ihres Aufstiegs zur Höhe in diesem Lande. 1474 führte G. COLLOT den Eingriff zuerst aus, und zwar mit vollem Erfolge.

Von ganz besonderem Interesse ist aber von jeher die Tatsache gewesen, daß die *Rhinoplastik*, seit der Zeit der indischen Autoren niemals wieder erwähnt, hier wieder auftaucht, anscheinend als ganz neue Erwerbung, jedenfalls ohne irgend eine nachweisbare Tradition. Ein Wundarzt BRANCA in Catania auf Sizilien scheint die Methode neu erfunden zu haben, wie unsre früheste Quelle, der Geschichtsschreiber BARTOLOMMEO FAZIO, 1457 verstorben, zu berichten weiß. Es war die Sitte, zur Strafe Verbrechern die Nase abzuschneiden, wieder eingeführt worden und gab dadurch der Chirurgie Gelegenheit, ihr Können in der Plastik neu zu bewähren. Da es sich stets um Verlust der häutigen bzw. knorpligen Nasenteile gehandelt hat, waren befriedigende Erfolge eher möglich als heute, wo in der Regel gerade der Ersatz des knöchernen Gerüsts Mühe macht. Der ältere BRANCA nahm die neuen Nasen „ex ore", also aus dem Gesicht, vielleicht aus der Wange, wie SUŠRUTA lehrte, oder aus der Stirn, entsprechend dem jüngeren indischen Verfahren. Um die hierbei unvermeidlichen entstellenden Narben zu verhüten, hat sein Sohn ANTONIO BRANCA die Plastik aus dem Oberarm vorgenommen, und zwar genau so, wie diejenige Methode es will, welche fast 400 Jahre später CARL FERDINAND V. GRAEFE als „Deutsche Methode" neu erfunden hat. Das Verfahren weicht in wichtigen Punkten ab von dem durch TAGLIACOZZO 1597 mitgeteilten und kann als das bessere gelten. PFOLSPEUNDT hat diese Methode des jüngeren BRANCA ausführlich beschrieben; ein zweiter Gewährsmann ist — neben andern — der Bischof PIETRO VON RANZANO. Von hier aus ist die Kenntnis der Methode, mit deren Geheimhaltung es nicht gar so arg gewesen ist, über den Golf von Messina hinübergegangen nach Kalabrien, und zwar

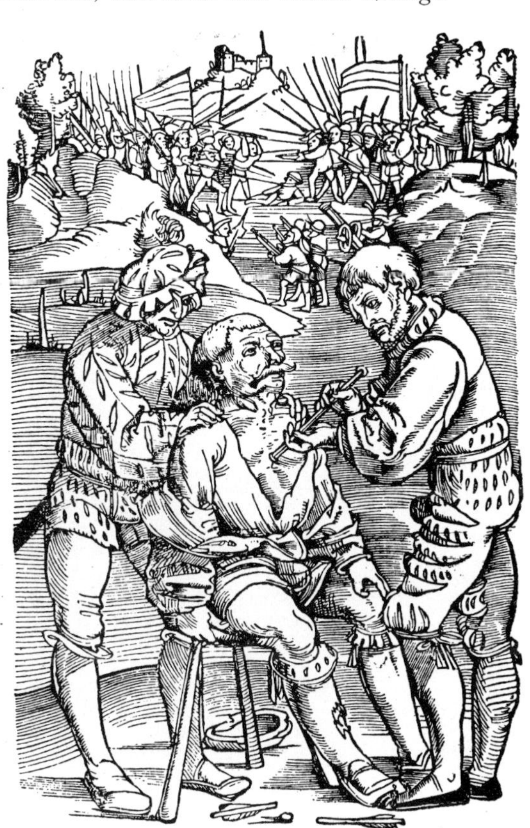

Abb. 161. Ausziehung eines Pfeils während der Schlacht. (Nach GERSDORFF.)

nach den kleinen Städten Maida und Tropea am Golf von Sta. Eufemia, wo Vertreter der Familie VIANEO (auch BOJANO geheißen) als Künstler der Nasenplastik bekannt sind; der bedeutende FALLOPIA erwähnt sie beispielsweise, und CAMILLO PORZIO schreibt 1561 begeistert dem Kardinal SERIPANDO von der wundervollen neuen Nase, die man ihm dort angesetzt habe. Nach dem Zeugnisse eines Zeitgenossen, des polnischen Leibarztes WOJCIECH OCZKO, vom Jahre 1581 hat ARANZIO in Bologna, den er selbst operieren sah, mehrfach recht gute Nasenplastiken

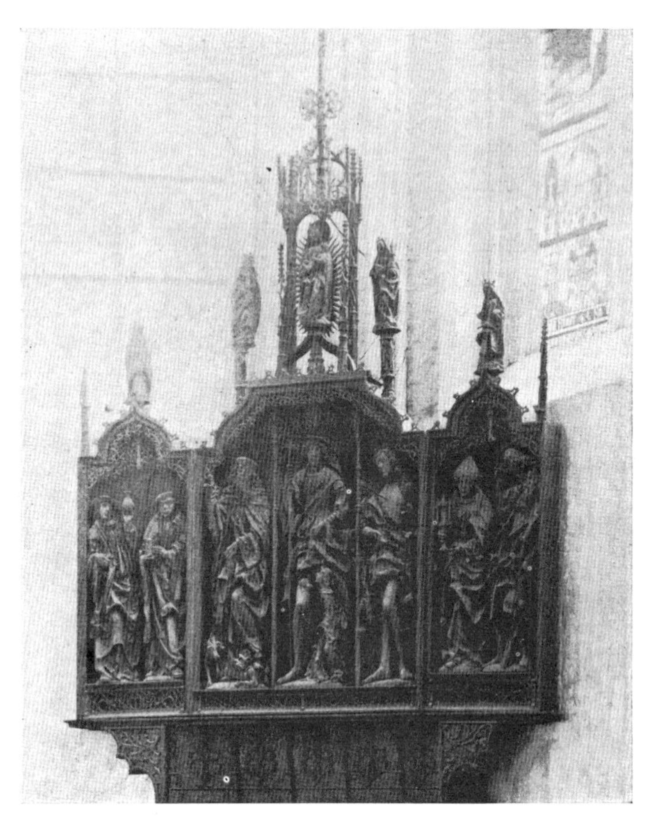

Abb. 162. Rochusaltar in der Marienkirche in Rostock, Ende des 14. Jahrh. Stiftung der Gilde der Wundärzte. (Nach v. BRUNN).

vom Arm gemacht nach einem besseren Verfahren als dem von VESAL empfohlenen, und zwar vor 1569. Hieraus geht hervor, daß TAGLIACOZZO, von dem noch zu reden sein wird, zwar als erster das Verfahren in aller Form öffentlich bekanntgegeben, aber keineswegs erfunden hat, wie es jahrhundertelang angenommen worden ist.

Die *Kriegschirurgie* des Mittelalters haben wir uns noch recht primitiv vorzustellen. Die Nahkampfwaffen brachten natürlich sehr schwere blutige Verletzungen zustande. Dazu kamen die Verwundungen durch Lanze und Pfeile, deren Spitzen oft mühsam zu extrahieren waren; auch andre Wurfgeschosse wurden mit Schleudern geworfen. Feuerwaffen spielten noch eine verhältnismäßig unbedeutende Rolle, auch die der Artillerie, für die Gesamtzahl der Verwundungen.

Dazu kamen schwere Verbrennungen durch siedendes Öl oder griechisches Feuer. Es sind immer nur vereinzelte Ärzte bzw. Wundärzte in Begleitung der Truppen ins Feld gezogen; vor allem hatten die Heerführer und Standesherren ihre eigenen ärztlichen Hilfskräfte stets bei sich, die gewiß auch, soweit es möglich war, den übrigen Verwundeten Hilfe geleistet haben. Daß auch Städte, wie im 13. Jahrhundert Bologna (HUGO), im 14. Jahrhundert Ypern (YPERMAN), ihrem Kon-

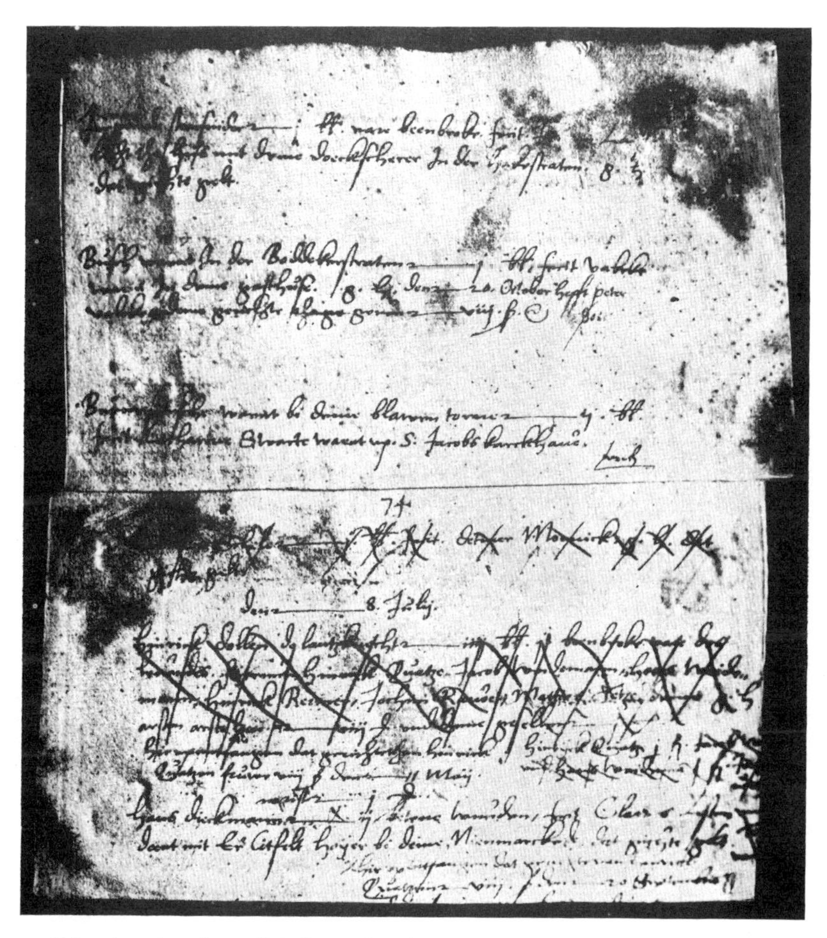

Abb. 163. Aus dem Gichtbuch des Stralsunder Ratschirurgen von 1568. (Nach v. BRUNN.)

tingent einen oder einige Wundärzte mitgaben, ist sicher keine Einzelerscheinung gewesen. Doch ist der einzelne Kämpfer in der Hauptsache auf die Unterstützung der Kameraden angewiesen gewesen, wie zur Zeit des alten Rom. Im großen Troß der damaligen Heere sind sicher auch immer Persönlichkeiten verschiedenster Qualifikationen gewesen, die aus der Behandlung der Wunden mehr oder weniger ein Geschäft machten — so wie das Kriegshandwerk für den Soldaten meist Beruf und Geschäft war. In der englischen Flotte und dem Heer begegnen wir erst gegen Ende des 16. Jahrhunderts angestellten Ärzten und weit geringer besoldeten Chirurgen. Schon 1337 hatte jede von 40 genuesischen Galeeren je 1 Barbier mit Gehilfen, der Admiral aber einen „maestro di cirurgia".

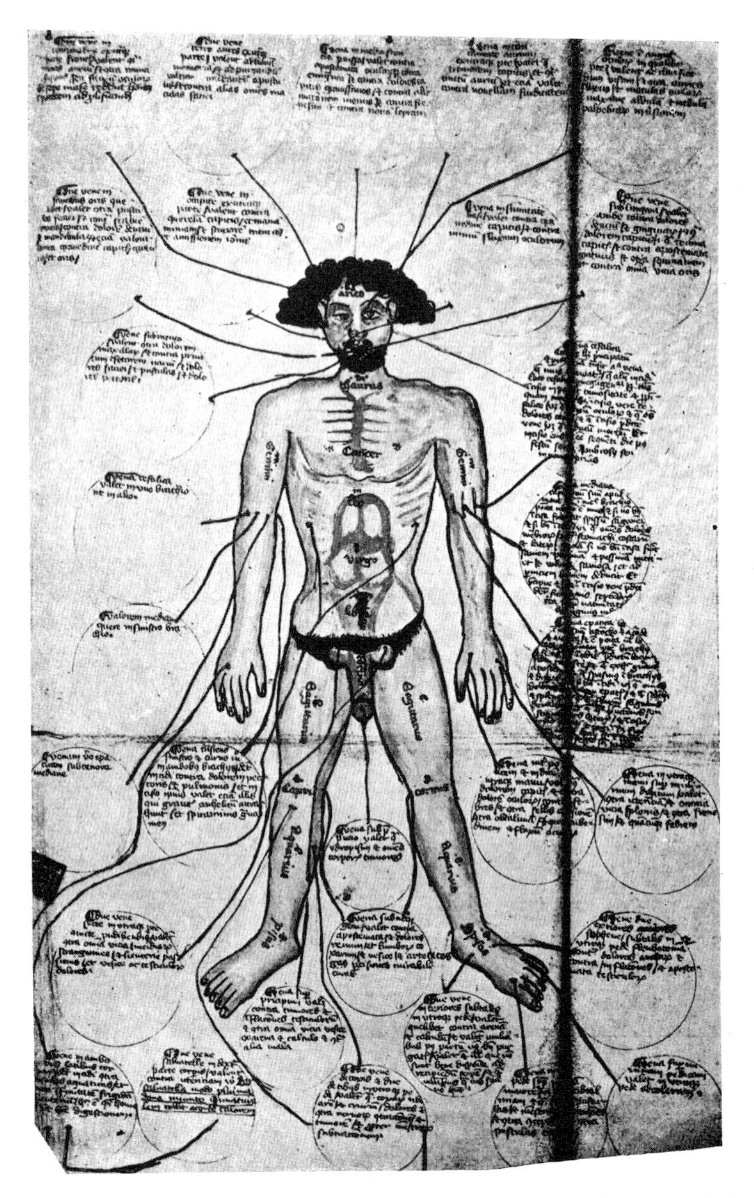

Abb. 164. Laßstellenmann aus der Münchener Hof- und Staatsbibliothek. (Nach SUDHOFF.)

Die für die Gesamtentwicklung in der Medizin höchst bedauerliche *Abtrennung der Chirurgie* von der übrigen Heilkunde ist nicht etwa, wie das oft genug geschehen ist, damit zu begründen, daß die Kirche den Satz prägte: „ecclesia abhorret a sanguine" oder „ecclesia non sitit sanguinem".

Es ist die ganze eigenartige mittelalterliche Art des Wissenschafts- und Lehrbetriebes, wie sie in ihren Wurzeln schon recht weit zurück zu verfolgen ist, welche den wissenschaftlich strebenden und gebildeten Menschen jener Zeit mehr und mehr von allem, was Beschäftigung mit der Natur in ihrem ganzen Umfang mit sich brachte, fortzog in die Hörsäle und Konferenzräume. Für die Dinge der einfachen nüchternen Wirklichkeit verlor man mehr und mehr das Verständnis; man hatte übergenug damit zu tun, sich in die Riesenmenge der überkommenen Literatur einzuarbeiten und zu versuchen, im Einzelstudium oder in langatmigen Disputationen sich mit dem großenteils wenig verständlichen Material der schlecht übersetzten arabisierten Werke der Alten auseinanderzusetzen, aus denen man weit besser und schneller Schätze der Erkenntnis, auch in bezug auf die praktische Heilkunde, heben zu können glaubte, als auf dem mühseligeren Weg eigener Beobachtung. Dies Sichzurückziehen vom praktischen Leben da draußen wurde für jeden zur Notwendigkeit, der sich diejenigen Literaturkenntnisse erwerben wollte, deren er zur Erlangung angesehener und gut dotieter Stellungen bedurfte. Ein Mensch, der aus der Reserviertheit der Studierstube hinaustrat und, wie etwa in Italien, selbst Hand anlegte, wenn Eiter zu entleeren oder Stuhlverstopfung zu beheben oder Eingriffe vorzunehmen waren, bei denen man sich Hände und Kleidung mit Blut beschmutzte, war kein „feiner Mann" im Sinne der Anschauungen wissenschaftlich gebildeter Kreise jener Zeit. So schied sich immer mehr der dem Volke näherstehende „Schnittarzt" vom „Bucharzt" oder auch „Maularzt", wie er im Volke hieß.

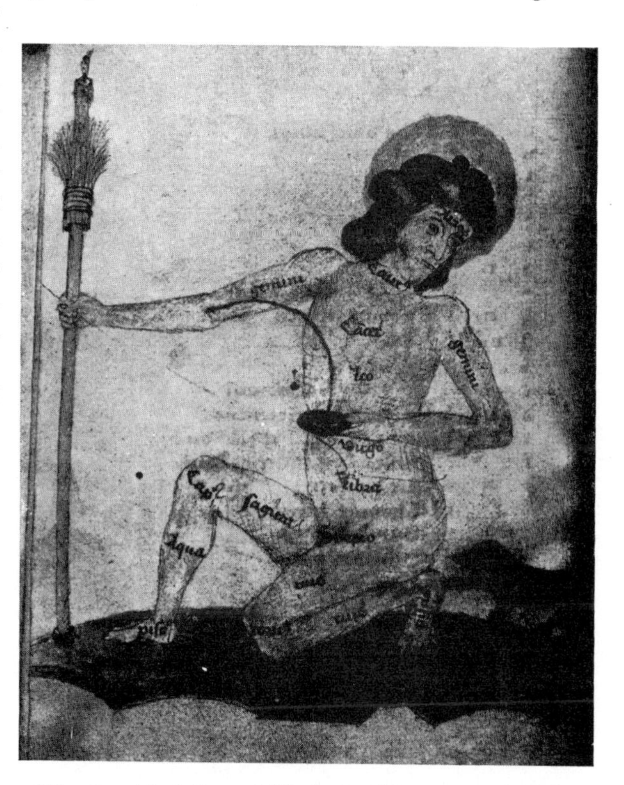

Abb. 165. Aderlaß- und Tierkreiszeichenmann. Cod. Bruxellensis (Institut für Geschichte der Medizin, Leipzig).

Aus den Reihen der Wundärzte nahmen in deutschen Landen mit Vorliebe die Städte ihre „Stadtärzte", die in ihrer Stellung und ihren Funktionen den medici publici Roms und Griechenlands glichen; sie hatten vor den gelehrten Ärzten die Erfahrung in der Chirurgie voraus, standen der großen Menge der Bevölkerung in Herkunft und sozialer Stellung näher und waren wohl auch mit bescheidenerer Besoldung zufrieden.

Hinzu kam natürlich, daß es mit dem Dogma der Kirche nicht zu vereinigen war, daß ein Mensch durch die Hand eines Geistlichen den Tod erlitt, und wenn es auch nur infolge eines noch so gut ausgeführten operativen Eingriffs geschah. Der Geistliche wurde „irregulär" durch Blutvergießen, mußte aus seinen kirchlichen Ämtern scheiden und verlor dazu seine Pfründe — auch dies hat mit dazu beigetragen, die Trennung zu beschleunigen. Lehrer und Schüler waren ja fast ausnahmslos Kleriker (wenn auch oft nur nominell), im Gegensatz zur arabischen und vorher zur griechischen Zeit; in Heidelberg z. B. wurde erst 1498 der erste verheiratete Lehrer der Medizin angestellt.

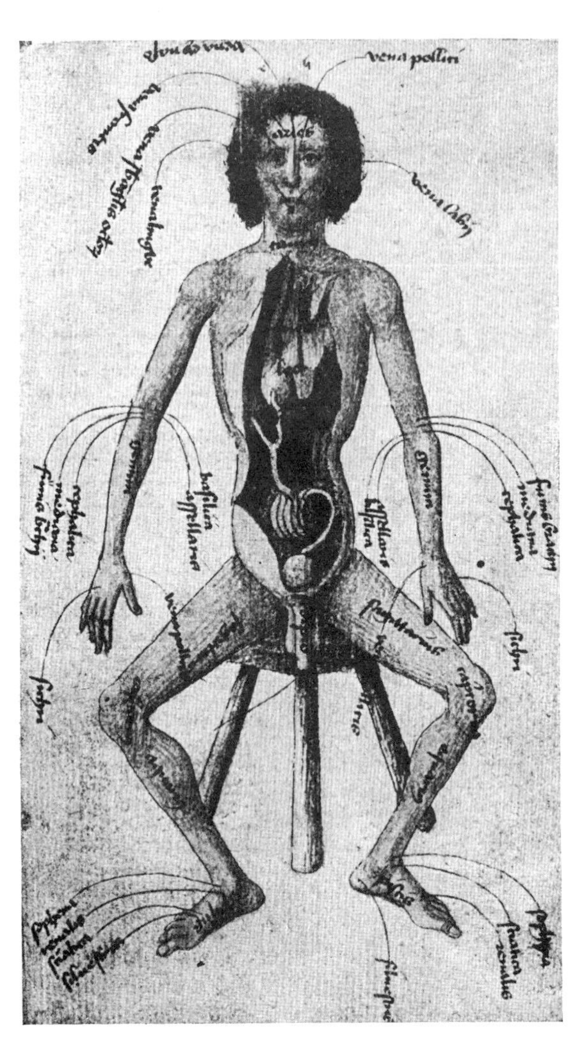

Abb. 166. Anatomischer Aderlaßmann. Handschriftenmalerei in Wolfenbüttel aus der Mitte des 15. Jahrh. (Nach SUDHOFF.)

Papst ALEXANDER III. verbot nach Mitte des 12. Jahrhunderts den Mönchen die Ausübung ärztlicher Praxis, HONORIUS III. dehnte das Verbot zu Anfang des 13. Jahrhunderts auf den ganzen Klerus aus bei Androhung des Kirchenbanns. Aus dem Umstande, daß seit Anfang des 12. Jahrhunderts das Verbot der Ausübung der Chirurgie durch Kleriker bis zum Ausgang des 13. Jahrhunderts auf zahlreichen Konzilien immer wieder erneut ausgesprochen wurde, ist unzweideutig zu ersehen, daß es immer wieder übertreten worden ist; auch wurde vielfach Dispens erteilt, wie z. B. THEODERICH, dem Sohne HUGOS als Bischof von Cervia; auch GUY DE CHAULIAC; schließlich hat es sich aber doch durchgesetzt. Da nun ausreichend vorgebildete Laienärzte damals nur in sehr geringer Zahl zur Verfügung standen — gute Ärzte jüdischen Glaubens gab es zwar eine ganze Reihe, auch, trotz aller Verbote, als Leibärzte der Fürsten und selbst der geistlichen Herren —, so war die Entstehung eines eigenen Chirurgenstandes ganz von selbst gegeben. Da er nicht dieselbe gelehrte Bildung seinen Mitgliedern zu geben vermochte, wie sie den Ärzten eigen war, hatte er von vornherein darunter zu leiden, als minderwertig zu gelten. Dazu trug noch der Umstand bei, daß sich diesem minder geachteten Berufe viele Leute widmeten, die nicht die Vorbildung und Mittel besaßen, um wissenschaftlichem Studium sich zu widmen, viele auch, die ihrer Herkunft nach dazu nicht berechtigt gewesen wären. Der Klerikerarzt hat auch wohl einen seiner Hörigen mit der Vornahme von Eingriffen der niederen Chirurgie betraut; in den teilweise noch von Wenden be-

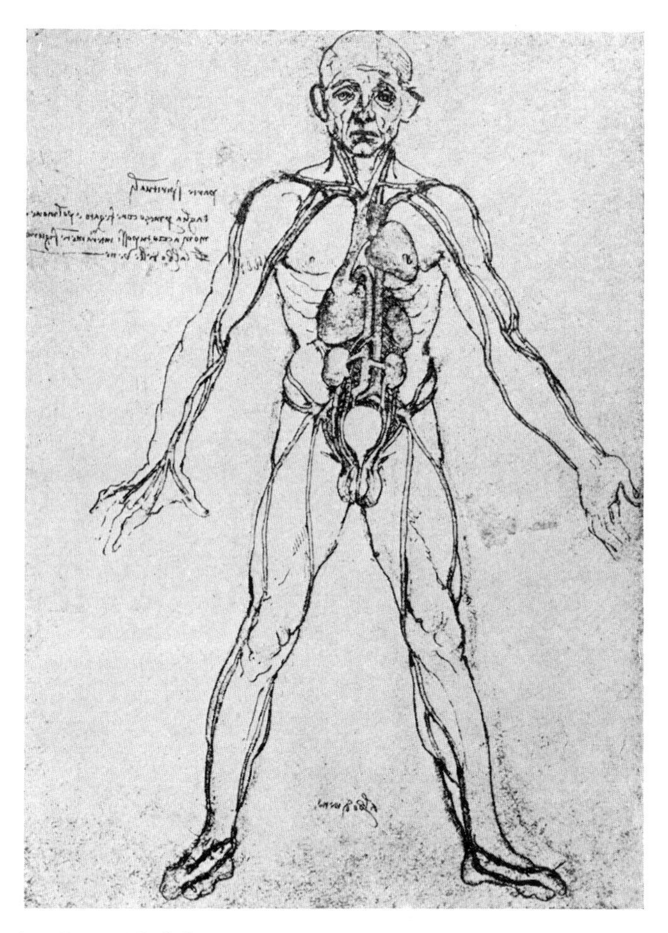

Abb. 167. Der „Aderlaßmann" von Lionardo da Vinci. (Nach Sudhoff.)

siedelten Teilen Deutschlands sind aus der Zahl dieser minder geachteten Volksgenossen viele Vertreter der Volksmedizin, Bader und Heilgehilfen niederen Ranges hervorgegangen. „Barbier-Chirurgen" treffen wir hier seit der Mitte des 12. Jahrhunderts. Eine strenge Trennung bestand auch jahrhundertelang nicht gegenüber dem Scharfrichter (dem von der Tortur her die Technik, verrenkte Gelenke zu reponieren, geläufig war) und Schinder, denen manche Funktionen, wie das Einrichten gebrochener und verrenkter Glieder und die Kur alter Schäden, ausdrücklich gestattet waren. So kann es nicht wundernehmen, daß aus verschiedenen Gründen die Chirurgie und ihre Vertreter als Heilkundige zweiter

Klasse betrachtet wurden und ihr Beruf als „unehrlich“ galt; 1406 erteilte zwar Kaiser WENZEL den Chirurgen ein Privileg, 1548 erklärte KARL V. die Barbiere ausdrücklich für „ehrlich“; aber RUDOLPH II. sah sich genötigt, diese Erklärung 1577 zu wiederholen, und trotzdem hat es in praxi noch lange gedauert, bis das Vorurteil schwand; die mindere Achtung dieser Heilpersonen sprach sich schon äußerlich in der Kleidung aus und der vielfach wiederholten Bestimmung, daß kein Schnittarzt eine größere Operation unternehmen durfte, ohne daß der Medicus, der in der Regel so gut wie nichts davon verstand, dazu die Genehmigung erteilt hatte, dafür sein Honorar einstrich und durch seine Anwesenheit dem Eingriff höhere Weihe verlieh; ähnlichen Auffassungen kann man selbst heute noch begegnen; bis zum Anfang des 19. Jahrhunderts hatte diese Sitte sich noch in vielen Ländern allgemein erhalten. — Schon HENRI DE MONDEVILLE und GUY DE CHAULIAC wehrten sich gegen diese Zumutung, die beide sowohl Ärzte wie Chirurgen gewesen sind; auch sonst scheinen die Chirurgen sich oft hiervon emanzipiert zu haben.

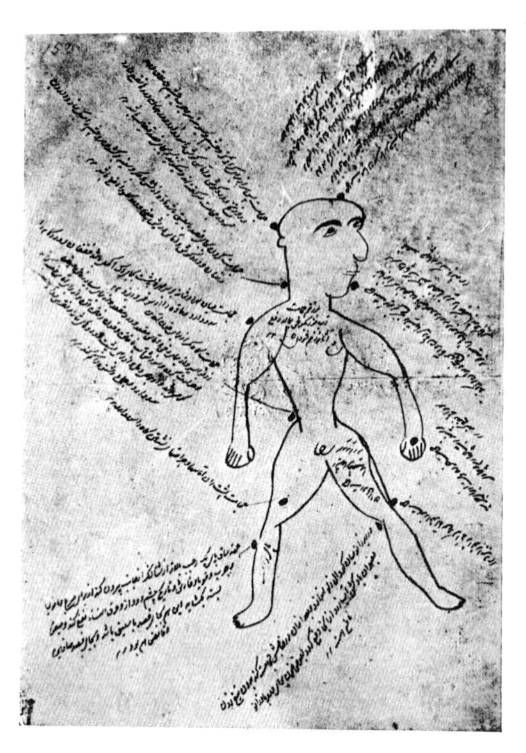

Abb. 168. Schröpfstellenmännlein a. d. persischen Cod. PETERMANN. (Nach SUDHOFF.)

Am günstigsten lagen für die Chirurgie und ihre Jünger die ganzen Verhältnisse in *Italien*, wo sie volle Gleichberechtigung genossen in Ausübung und Lehre.

Am schwierigsten gestalteten sich die Dinge in *Frankreich*, zumal in Paris, wo einerseits frühzeitig ein hervorragend geschulter und selbstbewußter Chirurgenstand sich herausgebildet hatte und wo andrerseits die Universität als die Hochburg der Scholastik in ganz Europa bekannt war und, im Gegensatz z. B. zu Montpellier, zu allen Zeiten als rückständig, verknöchert und hochmütig mit Recht gegolten hat; ihre medizinische Fakultät hat mit allen Mitteln immer aufs neue versucht, die Chirurgen zu drücken und zu deklassieren. Sie haben sich angeblich bereits im 12. Jahrhundert, wahrscheinlich aber erst um 1260 zu einer eigenen Organisation zusammengeschlossen, der Confrèrie de St. Côme et St. Damien, bald „Collège de St. Côme“ genannt, auch mit dem Ziele, eine geordnete Ausbildung sich zu verschaffen und auf Grund strenger Prüfung durch gewählte Vertrauensmänner ihrem Nachwuchs eine äußerliche Anerkennung und gehobene soziale Stellung zu gewinnen. Durch mehrfache königliche Privilegien im Laufe des 14. Jahrhunderts gefördert, wollten sie 1390 durchsetzen, daß nur noch Lateinkundige in ihre Reihen aufgenommen werden dürften und solche, die um 2 Goldgulden das Recht des Diploms als Baccalaureus erwerben würden. Das rief die Fakultät auf den Plan. In dem Bestreben, die verhaßten Emporkömmlinge zu vernichten, scheute die Fakultät sich nicht, mit den Barbieren, welche im Laufe des 14. Jahrhunderts als besondere Zunft zu Ansehen gelangt waren, ein Bündnis gegen die Chirurgen zu schließen; die Medici sandten nun alle chirurgischen Fälle zu den Barbieren und schädigten durch diesen Boykott die Chirurgen erheblich. Noch ein andrer Grund war hier maßgebend: im Jahre 1452 war vom

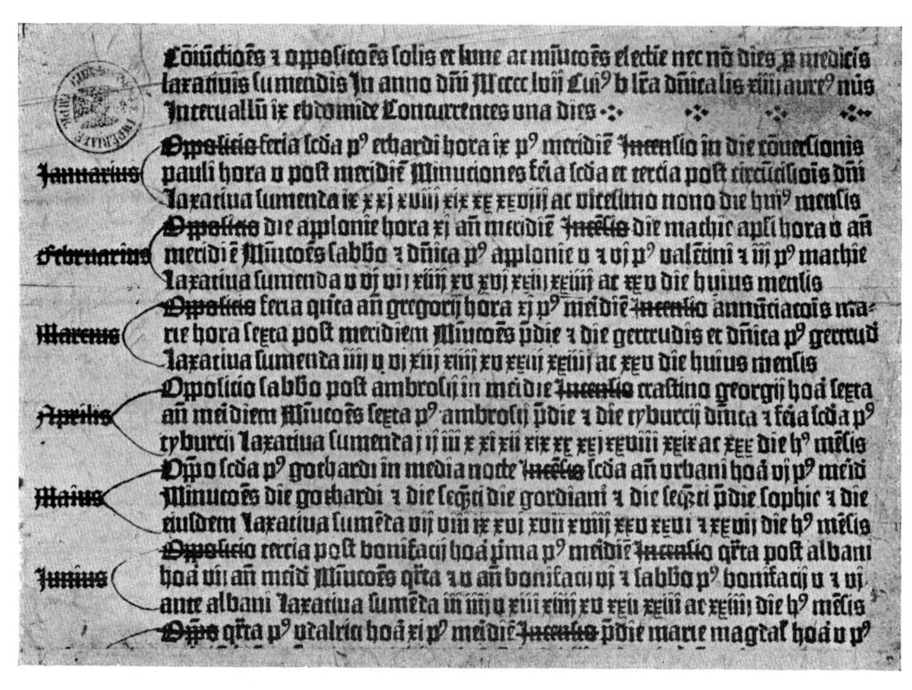

Abb. 169. Aderlaß- und Laxierkalender GUTTENBERGS auf das Jahr 1457. Pariser National-Bibliothek. (Nach SUDHOFF.)

Kardinal D'ESTOUTEVILLE den Fakultätsmitgliedern gestattet worden zu heiraten; damit fielen die geistlichen Pfründen weg, von denen sie bisher gelebt hatten; in der nun betriebenen Privatpraxis waren ihnen die im wesentlichen gleichberechtigten Chirurgen im Wege; es war für sie bequemer, sich der Barbiere als untergeordneter Heilgehilfen zu bedienen; das Barbierhandwerk war im Laufe des 13. Jahrhunderts aufgekommen mit der Mode, den Bart sich scheren zu lassen. Von den Baccalaurei der Medizin wurde im Jahre 1350 ein Eid verlangt, daß sie sich mit Chirurgie nicht befassen wollten. Die Chirurgen haben sich nun das ganze 15. Jahrhundert tapfer gewehrt, mußten aber schließlich erliegen. 1505 gründeten die Barbiere die Korporation der Barbier-Chirurgen; 1515 wurden die Chirurgen zur Unterwerfung genötigt und saßen von nun an zusammen mit den Barbieren im Unterricht zu Füßen der Fakultätsmitglieder. Das Collège de St. Côme bestand dabei weiter und war vornehm und klug genug, tüchtige Barbiere von Ruf, wie HABICOT, RIVIÈRE, PARÉ und FRANCO, als Mitglieder aufzunehmen. Die Fakultät beharrte aber weiter in ihrer Opposition gegenüber den Chirurgen, obwohl oft genug die Herrscher diese auszeichneten. Schließlich machten die Barbiere sich von der Fakultät los und schlossen sich mit den Chirurgen zusammen. Erstere hatten „Chirurgiens de robe longue", auch „Maîtres chirurgiens jurés" geheißen. Letztere „Chirurgiens de courte robe" nach der ihnen offiziell zukommenden Kleidung. Dies Recht zum Tragen besonderer Berufs-

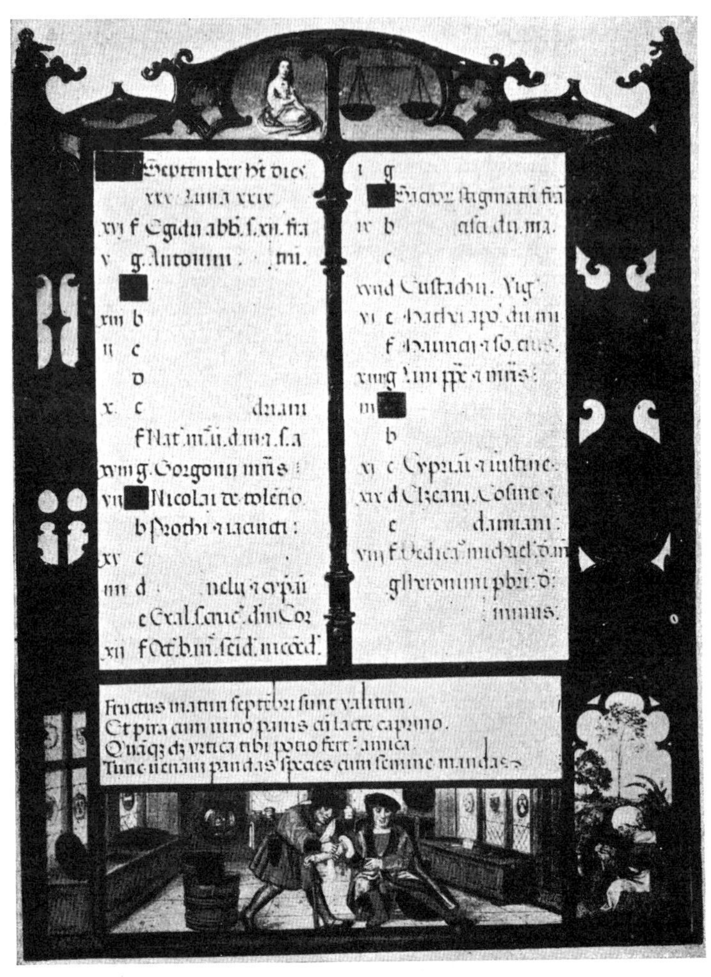

Abb. 170. Aderlaßkalender aus Breviarium Grimani (Venezia). 16. Jahrhundert.

kleidung ward ihnen 1660 genommen, nachdem zunächst 1634 ein besonderer Lehrstuhl für den chirurgischen Unterricht in lateinischer Sprache geschaffen und beide Berufsgruppen 1656 gemeinsam unter die Jurisdiktion des ersten Barbiers des Königs gestellt worden waren. Trotzdem hat das Collège weiter bestanden, man hat dort sogar ein eigenes anatomisches Theater eingerichtet für den Unterricht; die Barbiere wurden trotz Protests der Fakultät 1725 ausgeschlossen, und im Jahre 1731 ging aus ihm die Académie de Chirurgie hervor als Gründung von LA PEYRONIE und unter Leitung von MARESCHAL.

Der scharfe Konkurrenzkampf dieser langen Jahre hat wohl ein gut Teil dazu beigetragen, die französische Chirurgie als solche zu derjenigen Höhe zu führen, die sie im 17. und 18. Jahrhundert erklommen hat.

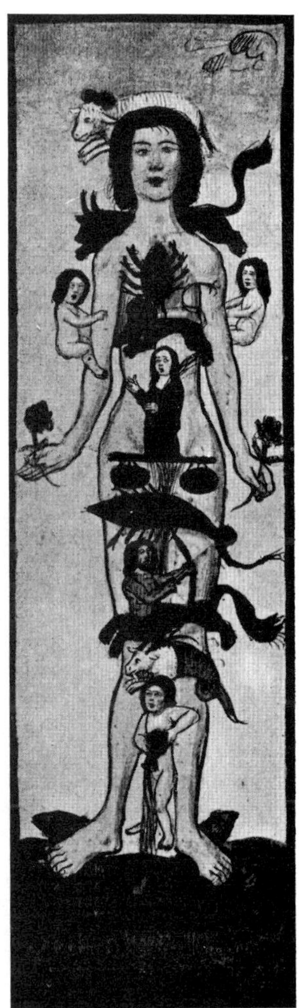

Abb. 171. Tierkreiszeichenmann. Aus Calendrier des Bergiers. Paris 1495. (Inst. f. Gesch. d. Med., Leipzig.)

In *England* ist eine ähnliche Entwicklung berichtet, wenn auch in weit gemäßigteren Formen. Hier hießen die Heilkundigen, nachzuweisen seit 1300, die etwa den „Chirurgiens-Barbiers" entsprachen, „Plasterers" in früherer Zeit, dann „Barber-surgeons" und „Surgeons" (aus „Chirurgeons" entstanden). Seit 1461 war die Zunft der Wundärzte mit der der Barbiere vereinigt, sie haben sich dann aber wieder getrennt.

Gründungen eigener „Ämter" (oder „Zünfte", wie sie später geheißen haben) sind für die Wundärzte überall in Europa bekannt, auch gerade in *Deutschland*; hier hat es Kämpfe, ähnlich denen in Frankreich (d. h. Paris!) nicht gegeben; wir wissen es aus unendlich vielen Urkunden, daß es gewiß Kompetenzkonflikte überall gab und Konkurrenzneid, so wie früher und heute und in Zukunft; aber im allgemeinen gingen Arzt und Wundarzt neben- und miteinander, mochte auch der Medicus ein wenig herablassend auf den Chirurgus, der (wenigstens oft) „nicht einmal Lateinisch konnte", herabsehen. Gerade in den Städten der Hanse galten die Wundärzte als einflußreiche Männer; zumal der Ratswundarzt oder Ratsbarbier war ein hochgeachteter Bürger, dem das Recht zustand, bei jeder Verwundung den ersten Verband anzulegen, davon sein Honorar zu erheben, und der die Verpflichtung hatte, dem Rate der Stadt gegenüber jeden Fall zu berichten, in dem die Schuld eines Dritten in Frage kam und damit für die hohe Obrigkeit die Aussicht auf mehr oder weniger hohe Strafgelder für die Stadtkasse. Diese „Gichtung" der Verletzungen stammt aus dem altgermanischen Recht. (Abb. 162 und 163.) Auch in diesen Akten finden wir allenthalben die Streitigkeiten wieder mit den Badern, mit dem Scharfrichter oder Schinder und vor allem mit den „Böhnhasen", den Außenseitern, die bei der eng begrenzten Zahl der zugelassenen Meister des edlen Handwerks immer die Möglichkeit des Geldverdienens sahen und mit bitterem Haß verfolgt wurden. — An den deutschen Universitäten, deren erste Prag im Pestjahr 1348 gegründet worden ist, ist meist überhaupt erst spät eine medizinische Fakultät entstanden; Unterricht in der Chirurgie ist im Laufe des 15. Jahrhunderts kaum irgendwo abgehalten worden. Der heute selbstverständliche Zusammenhang zwischen

Universität und Krankenhaus fehlte noch vollständig; waren doch zudem die Spitäler zunächst Siechenheime und kaum für Kranke eingerichtet, wenn es auch Ausnahmen gegeben hat.

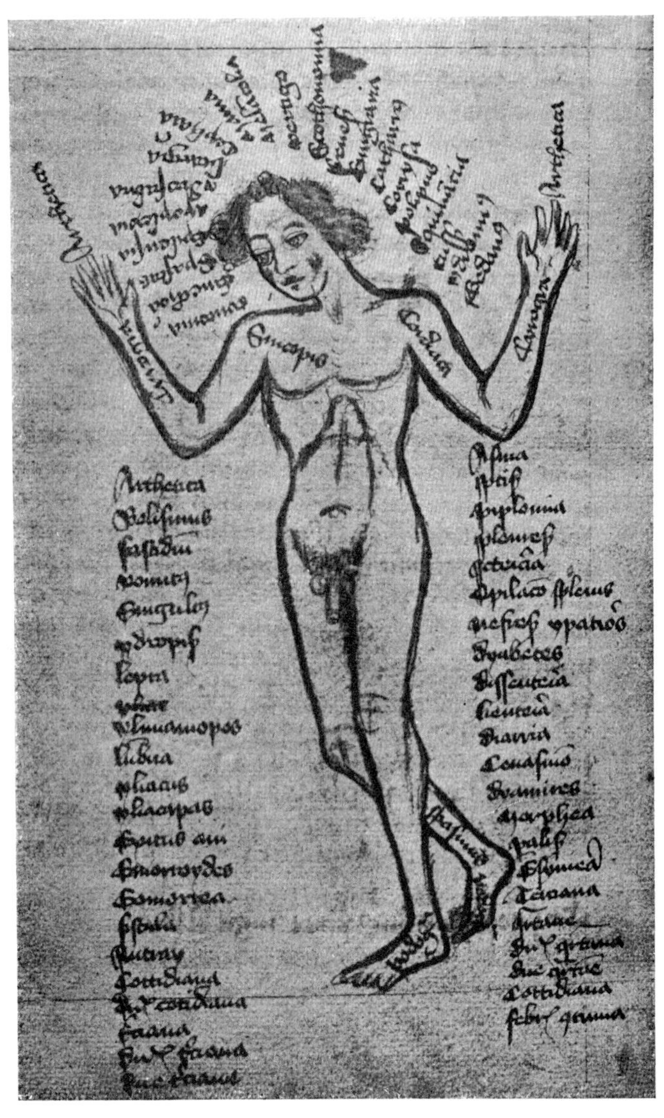

Abb. 172. Krankheitsmann aus Dresdener Cod. P. 34. (Inst. f. Gesch. d. Med., Leipzig.)

Das Mittelalter hat seine Handschriften sehr gern mit *Abbildungen* verziert, meist in lebhaften Farben, wie sie in SUDHOFFS Archiv und Studienheften in schier unerschöpflicher Fülle wiedergegeben sind; so wurden beispielsweise die Initialen oft mit sehr hübschen Bildchen geschmückt, die auf den Text Bezug hatten (s. Abb. 123, 151). Sehr beliebt sind die Serien von *Brennstellen* in dieser ganzen Zeit gewesen (Abb. 124, 125, 130); mancher lächelt beim Anblick dieser Bilder gewiß, auf denen man sieht, wie fast jedes Leiden seine Stellen zum Brennen hat, ähnlich wie bei den Moxen der Chinesen! Das erinnert uns daran, daß die chinesische Medizin eben tatsächlich, nur lange Zeit früher, etwa bis zur Entwicklung unseres Mittelalters, vorgeschritten war, als sie zum Stillstand kam und erstarrte. Auch wollen wir nicht vergessen, daß erst vor wenig Jahren der bedeutende Klinker QUINCKE in Kiel bekanntgab, daß das Ferrum candens in manchen sonst kaum der Linderung zugängigen Krankheitsfällen unzweifelhaft erhebliche Besserung der Beschwerden herbeigeführt habe, wenn man auch nicht immer sagen könne, warum.

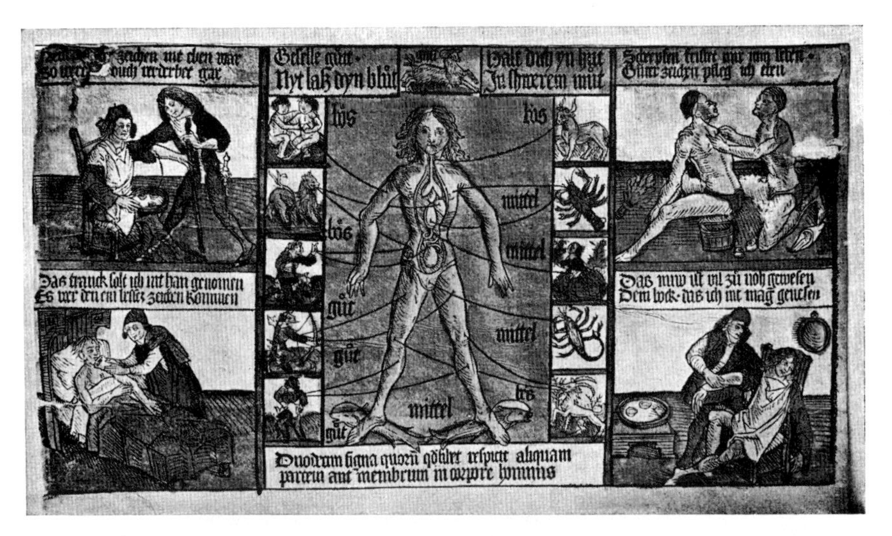

Abb 173. Tierkreiszeichenmann aus dem Baseler Kalender von 1499. (Institut für Geschichte der Medizin, Leipzig.)

Einer ganz besonderen Beliebtheit hat sich in der Antike und im Mittelalter und bis in die neue Zeit hinein die Operation des *Aderlassens* erfreut. Auf äußerst zahlreichen Handschriftenbildern wiederholt sich die Darstellung, auf welcher der oder die Kranke den meist von der Aderlaßbinde umschnürten Arm von sich streckt, während die Hand einen Stab umfaßt, damit stärkerer Blutfluß entstehe, wie bekannt war; aus der Ellbogengegend spritzt eine eröffnete Vene, das Blut entleert sich im Strahl in ein Gefäß, in dem dann Farbe, Gerinnungszeit und -art genau studiert wird, weil man daraus sehr wichtige diagnostische und prognostische Schlüsse glaubte ziehen zu können (s. Abb. 154, a u. b; 165). — Da man nun nicht ahnen konnte, wie sehr der Inhalt des ganzen Blutgefäßsystems eine Einheit bildet, und da man mit Blutentziehung an verschiedenen Körperstellen ganz differente Wirkungen glaubte erzielen zu können, hatte man bestimmte Indicationen für den Aderlaß an den 30 und mehr dafür vorgesehenen Punkten. Um im konkreten Fall nicht fehlzugehen, hat man schon im frühen Mittelalter, vielleicht schon im Ausgang der Antike, die Form des „*Laß-*

stellenmannes" gefunden, der in mancherlei Gestalt sich wiederholt. (Abb. 164, 166, 167, 168.) Man schuf bald auch Aderlaßkalender, die noch bis ins 19. Jahrhundert Geltung hatten, in denen genau angegeben war, an welchen Tagen es gut oder nicht geraten sei, zur Ader zu lassen, und zwar aus Ursachen, die in der Astrologie ihre geheimnisvolle Begründung hatten. Ebenso hatte man Laxierkalender usw., so daß das ganze Leben in hohem Maße reglementiert war, schlimmer fast als zur Zeit der Brot-, Fleisch- und Fettkarten. (Abb. 169, 170.)

Eine andre Art von Abbildungen, die ebenfalls der praktischen Chirurgie dienstbar gemacht wurde, war der ,,*Wundenmann*". Der Wundarzt als Gutachter

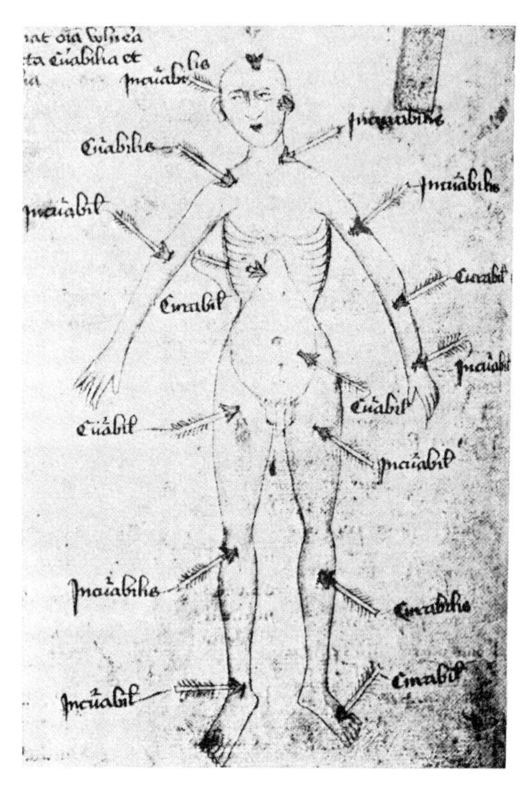

Abb. 174. Schemata zur Beurteilung von Wunden aus der Fürstlich LOBKOWITZschen Bibliothek zu Raudnitz in Böhmen. (Nach SUDHOFF.)

sollte über die Schwere und Heilbarkeit bzw. Tödlichkeit einer Wunde möglichst schnell Auskunft geben, damit der Übeltäter umgehend in die entsprechende Strafe genommen werden konnte. Auch hier bildete sich bald ein Schema (Bezeichnungen ,,curabilis", ,,incurabilis") heraus, das, wie der ,,Laßmann", später in die Frühdrucke übernommen wurde. (Abb. 174, 175, 176.)

Es hat sich dann noch ein ,,*Krankheitsmann*" herausgebildet und, im Anschluß an die jahrhundertelang beliebte, ja, heute wieder im Zeitalter des mystischen ,,Rummels" angebetete Astrologie, ein ,,*Tierkreiszeichenmann*", von denen ich je ein und zwei Exemplare beifüge. (Abb. 171, 172, 173.)

Bemerkenswert ist, daß hier und da der Zeichner die Gelegenheit wahrgenommen hat, ganz schüchtern, nach Illustrationen, die er einmal gesehen hat, oder auch nach Erinnerungen an den Situs beim Schlachttier, am eröffneten Leibe des betr. „Mannes" Andeutungen von inneren Organen zu skizzieren: wichtige Anfänge anatomischer Graphik! (Abb. 166, 167, 173, 175.)

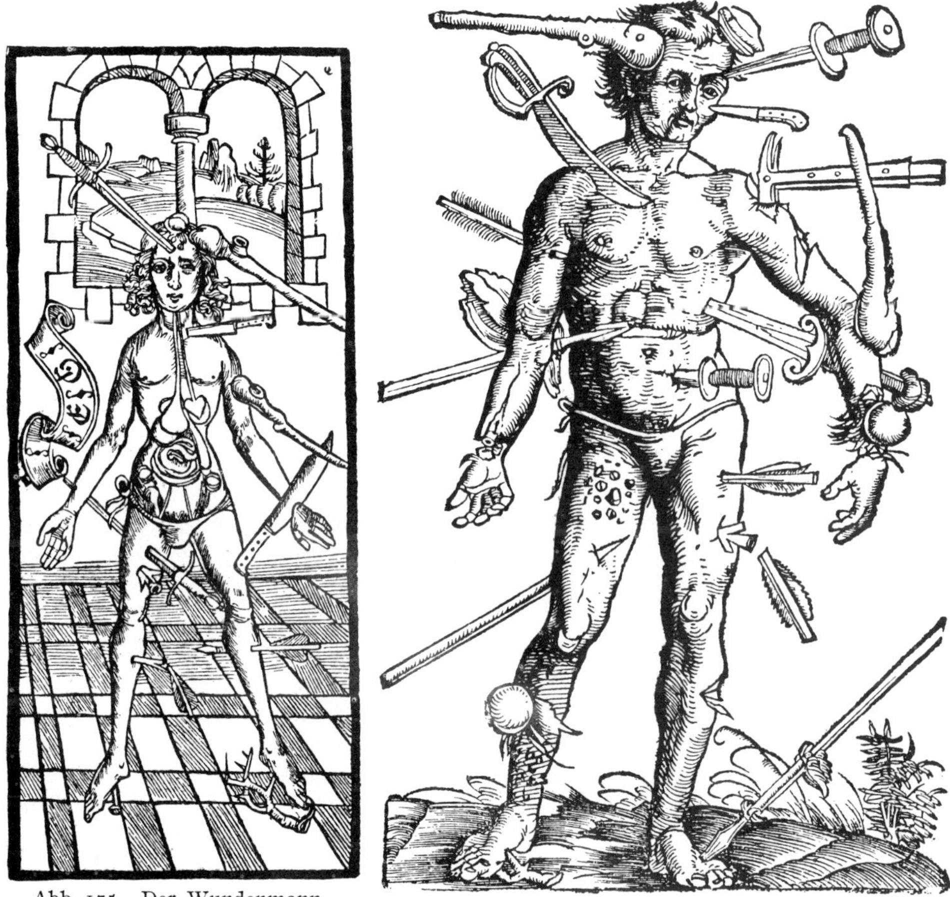

Abb. 175. Der Wundenmann. (Nach BRUNSCHWIG.)

Abb. 176. Wundenmann. (Nach GERSDORFF.)

IV. Der Aufschwung der Heilkunde und mit ihr der Chirurgie im 16. Jahrhundert.

Der Arabismus in der Heilkunde hatte seine Geltung großenteils eingebüßt, wenn wir seinen Spuren auch noch lange begegnen; man war bestrebt, die alten griechischen Autoren im Urtext kennen zu lernen anstatt in arabischem Gewande mit allen den Zusätzen und zahllosen Änderungen, die im Laufe der Jahrhunderte das ursprüngliche Gut vielfach kaum noch herauszufinden ermöglichten. PETRARCA, der Bannerträger der neuen Zeit, hat im 14. Jahrhundert die Schwächen des Arabismus und die Unfruchtbarkeit der arabistischen Medizin scharf gegeißelt.

Ein Hindernis bildete indes die Unkenntnis der griechischen Sprache fast überall auch in den wissenschaftlich gebildeten Kreisen; so kam es, daß neue lateinische Übertragungen, diesmal aber unmittelbar nach griechischen Handschriften gearbeitet, zu den wichtigsten Leistungen des 16. Jahrhunderts in der Medizin geworden sind; schon im 12. Jahrhundert hatten HENRICUS ARISTIPPUS in Catania und BURGUNDIO in Pisa derartige Übertragungen geschaffen, im 13. Jahrhundert gefolgt von WILHELM VON MOERBEKE, einem Dominikaner flamländischer Herkunft, und schließlich Erzbischof von Korinth; einer der fruchtbarsten, wenn auch nicht besten Übersetzer war im 14. Jahrhundert NICOLÒ DI DEOPREPIO aus Reggio geworden, der den Werken des Corpus HIPPOCRATICUM und des GALEN seine besondere Fürsorge widmete. Handschriftenmaterial strömte ja von Byzanz her in steigendem Maße dem Westen zu, seit der Türke das oströmische Reich immer mehr in seiner Existenz bedrohte; aber auch noch nach dem Falle Konstantinopels (1453) gelang es, wertvolle Handschriften zu bergen, so z. B. auf Kreta 1495 den kostbaren Niketaskodex der Laurentiana in Florenz.

Indessen war mit der Kenntnis der alten Griechen im Urtext erst ein, wenn auch wesentlicher Schritt vorwärts getan; ein andrer mußte sich anschließen: der Kritik der Form mußte diejenige des Inhalts folgen; dies geschah denn auch in steigendem Maße, zumal durch die große Zahl der ,,philologischen Mediziner", wie sie gerade in Deutschland im 16. Jahrhundert den Humanismus der Medizin dienstbar gemacht haben, JOHANN WINTHER VON ANDERNACH, JOHANN CORNARIUS aus Zwickau, ANUTIUS FOESIUS aus Metz, LEONHARD FUCHS in Tübingen, vor allem auch KONRAD GESNER in Zürich und viel andre bei uns und auch im Auslande.

Indes vermochte auch all der Fleiß dieser bedeutenden Männer allein eine neue Zeit nicht heraufzuführen; im Gegenteil lag die Gefahr nahe, daß man in seiner Begeisterung für das wiedergewonnene schöne antike Gut allzusehr die überragende Geltung der alten Autoritäten betonte und darüber die eigentliche Aufgabe der Medizin, die kranken Mitmenschen zu heilen, aus den Augen verlor! Die Renaissance des Griechentums, wie sie damals in Wissenschaft und Kunst wieder einmal heraufkam, bedeutete an sich noch keinen wesentlichen Fortschritt der Heilkunst. Der Übergang ist ein allmählicher; Kultur und mit ihr die Heilkunde machen sich im Verlaufe des 16. und 17. Jahrhunderts fast durchweg nur Schritt für Schritt vom mittelalterlichen Geiste frei. Es lag sogar bis zu gewissem Grade die Gefahr vor, manches bescheidene Eigengut, wie es das Abendland im Mittelalter sich erarbeitet hatte, wieder zu verlieren. — Der Fortschritt konnte nur auf *einem* Wege gewonnen werden, der schon seit mehreren Jahrhunderten, wenn auch zaghaft, gewiesen worden war: auf dem Wege eigener unvoreingenommener Erkenntnis!

Gerade in diese Zeit des Erwachens, Umsichschauens fällt nun eine Erfindung von ganz außerordentlicher Tragweite, deren Bedeutung auch für die Medizin kaum zu hoch angeschlagen werden kann: die *Buchdruckerkunst!* Zwar hatte bereits die allmähliche Ersetzung der umständlich zu handhabenden Buchrolle durch das Buch, den Kodex, um die Wende des 4. zum 5. Jahrhundert einen erheblichen Fortschritt bedeutet; aber er war nur recht bescheiden und relativ bedeutungslos im Vergleich zu dem, was der Buchdruck mit beweglichen Lettern, um 1436 erfunden, zu leisten imstande war! Papier aus Lumpen hatte man seit Ende des 13. Jahrhunderts herstellen gelernt und damit die Vervielfältigung von Büchern verbilligt und erleichtert; und doch waren Bücher immer noch so kostbar, daß die Pariser medizinische Fakultät um die Mitte des 14. Jahrhunderts deren nur 9 besaß! Das Abschreiben, wie es übrigens noch vielfach über diese Zeit hinaus üblich geblieben ist, war mühselig, ergab immer nur je 1 neues Exemplar und war vor allem noch sehr kostspielig: die Wissenschaft war bis dahin aus diesen Gründen ausschließlich ein Privileg einer ganz dünnen Oberschicht geblieben; ging ein Kodex verloren, war es unter Umständen um das ganze Werk für immer geschehen! Das wurde mit einem Schlage anders: es konnte nun kaum noch ein im Druck erschienenes Werk ganz verloren gehen; auf wohlfeile Weise wurde es weiten Kreisen zugänglich; die Wissenschaft, neue große Gedanken wurden mehr und mehr zu einem Gute der Allgemeinheit; der Kreis der Mitarbeiter erweiterte sich mächtig; über Länder und Meere hinweg ging der Gedankenaustausch in gegenseitiger Befruchtung.

Das älteste Druckwerk medizinischen Charakters, das wir besitzen, ist einer der beliebten Aderlaß- und Laxierkalender, mit den Typen der 36zeiligen Bibel in Mainz im Jahre 1456 hergestellt (s. Abb. 169). Die ersten Werke heilkundlichen Inhalts sind 1471 erschienen, darunter das beliebte Antidotarium NICOLAI Salernitaner Herkunft. Von chirurgischen Büchern kam zuerst WILHELMS VON SALICETO „Summa conservationis“ 1475 in die Presse, 1478 auch der nach langer Vergessenheit wiedergefundene CELSUS, dessen frühes Erscheinen im Druck um so wesentlicher war, als dies vortreffliche Werk, da es lateinisch abgefaßt war, sofort von jedermann im Urtext verstanden werden konnte; im gleichen Jahr kam auch das damals modernste Handbuch der Chirurgie des GUY DE CHAULIAC heraus und die Anatomie des MONDINO, die den Beginn selbständigen anatomischen Forschens bedeutet nach Jahrhunderten unkritischen Nachbetens ohne den Versuch eigener Anschauung. An erster Stelle marschieren die Erzeugnisse der beiden Venediger Verlagsdruckereien von ALDUS und GIUNTA, die „Aldinen“ und „Juntinen“; sehr bald folgen aber deutsche Bücher, gedruckt in Augsburg, Nürnberg, Straßburg, Köln usw.

Einen frischen Zug in das gesamte wissenschaftliche Streben, gerade in den Naturwissenschaften und der Medizin, brachten die großen Entdeckungen dieser Zeit, wie sie mit COLUMBUS' Fahrt 1492 ihren Anfang nahmen. Eine Menge Kenntnisse der Sitten und Gewohnheiten, auch der Krankheiten fremder Völker regten die Gelehrten des Abendlandes in reichem Maße an; Ärzte, namentlich spanischer Nationalität, gingen hinaus in diese fremde neue Welt und brachten ihre dort gewonnenen wissenschaftlichen Schätze mit heim, wie z. B. der bedeutende FRANCISCO HERNANDEZ.

Als man erst einmal die Augen aufzumachen und um sich zu schauen gelernt hatte, glaubte man bald, manche „neue“ Krankheit entdeckt zu haben, während man sich doch tatsächlich nur frei gemacht hatte vom Schauen durch die Brille, welche man jahrhundertelang sich von der Tradition hatte immer aufs neue aufsetzen lassen. Zwar hat es wirklich eine solche „neue“ Krankheit damals gegeben, den „englichen Schweiß“, der 1485 zuerst sich zeigte, 1529 mit verheerendem Ausbruch auf das Festland übergriff, um 1551 endgültig, offenbar für immer, zu verschwinden — aber sonst ist von den „neuen“ Krankheiten nichts übrig geblieben; auch die Syphilis, von der man immer wieder gelehrt hat, daß sie von den Columbus-Leuten aus Amerika zum erstenmal zu uns eingeschleppt worden sei, gilt jetzt so gut wie allgemein als ein uraltes Leiden auch der Alten Welt, das man nur in seiner Eigenart bis dahin nicht genügend zu erkennen vermocht hatte.

GIROLAMO FRACASTORO (1483—1553), der den Namen „Syphilis" prägte, begründete auch die Lehre von der Ansteckung überhaupt; mit ihm kommt die Idee von der Kontagion auf.

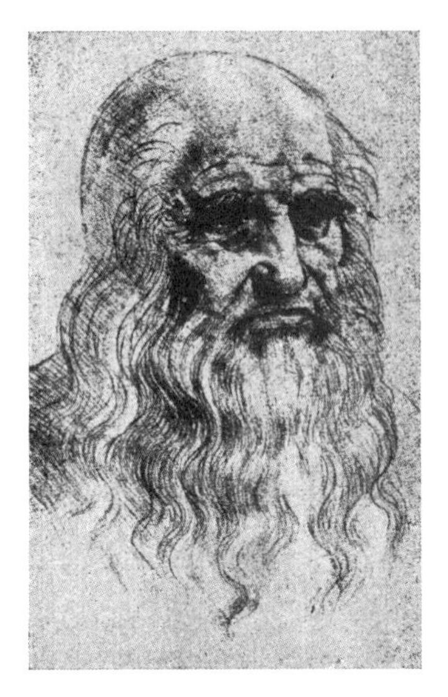

Abb. 177. LEONARDO DA VINCI. Selbstporträt. (Nach MEYER-STEINEG und SUDHOFF.)

Die Kritik begann sich überall zu regen, am intensivsten dort, wo seit langem der Schwerpunkt heilkundlichen Forschens sich befunden hatte, in Oberitalien; hier war im Jahre 1492 das Buch des NICCOLÒ LEONICENO aus Vicenza erschienen „De Plinii et aliorum medicorum erroribus". Man hatte öffentlich gewagt, den Alten „Errores" vorzuhalten — damit war der Bann gebrochen!

Kein Stand hat in jener Zeit des Erwachens stärkeren Anteil am Aufrütteln der Geister genommen, als der der Ärzte!

Grundleglich für die ganze Folgezeit in der Entwicklung der Heilkunde wurden die Leistungen, welche die *Anatomie* in dieser Periode hervorgebracht hat, wie SIGERIST kürzlich mit Recht hervorgehoben hat, wenn sie auch *zunächst* nur in geringem Maße die Medizin beeinflußt haben.

Die Anfänge dieser Entwicklung reichen ja in den Anfang des 14. Jahrhunderts zurück bis zu MONDINO; im folgenden Jahrhundert haben Männer wie ALESSANDRO ACHILLINI in Bologna und GABRIELE ZERBI in Verona und Padua wichtige Forschungsergebnisse in verschiedener Hinsicht zu buchen, ebenso um die Wende zum 16. Jahrhundert ALESSANDRO BENEDETTI in Padua, der erfolgreich Fragen der pathologischen und topographischen Anatomie zu lösen sich bestrebte. Das Neue war, daß der Professor selbst das Skalpell in die Hand nahm und nicht, wie vordem, im Lehnstuhl ein GALEN-Kapitel vortrug, während ein Barbier in roher Weise die Leiche zerschnitt! (Abb. 136.) Der Bedeutendste unter diesen Anatomen, die zugleich die Chirurgie zu vertreten hatten und aus ihr stets von neuem Anregung zu anatomischer Forschung schöpften, ist BERENGARIO DA CARPI gewesen, der im Alter von 60 Jahren 1530 in Bologna verstorben ist; mehrere hundert Leichen will er seziert haben und hat an ihnen manche wertvolle Entdeckung gemacht. Auch WINTHER VON ANDERNACH verdient Erwähnung und JACQUES DUBOIS (SYLVIUS), beide in Paris als Lehrer tätig, VIDUS VIDIUS und GIAMBATTISTA CANANI aus Ferrara, der zuerst 1546 in der Vena azygos Klappen gesehen und beschrieben hat (s. S. 76). Nicht vergessen sei auch LEONARDO DA VINCI (1452—1519), vielleicht das umfassendste Genie seiner Zeit, der zunächst ganz als schaffender Künstler, dann, unterstützt von seinem Freunde, dem Anatomen MARCANTONIO DE LA TORRE, auch aus Freude an dem Objekt selbst den menschlichen Körper studiert und durch Zergliederung von mehr denn 30 Leichen zu erforschen sich bemühte. Zwar war auch er, wie alle die genannten Ärzte, als Kind seiner Zeit

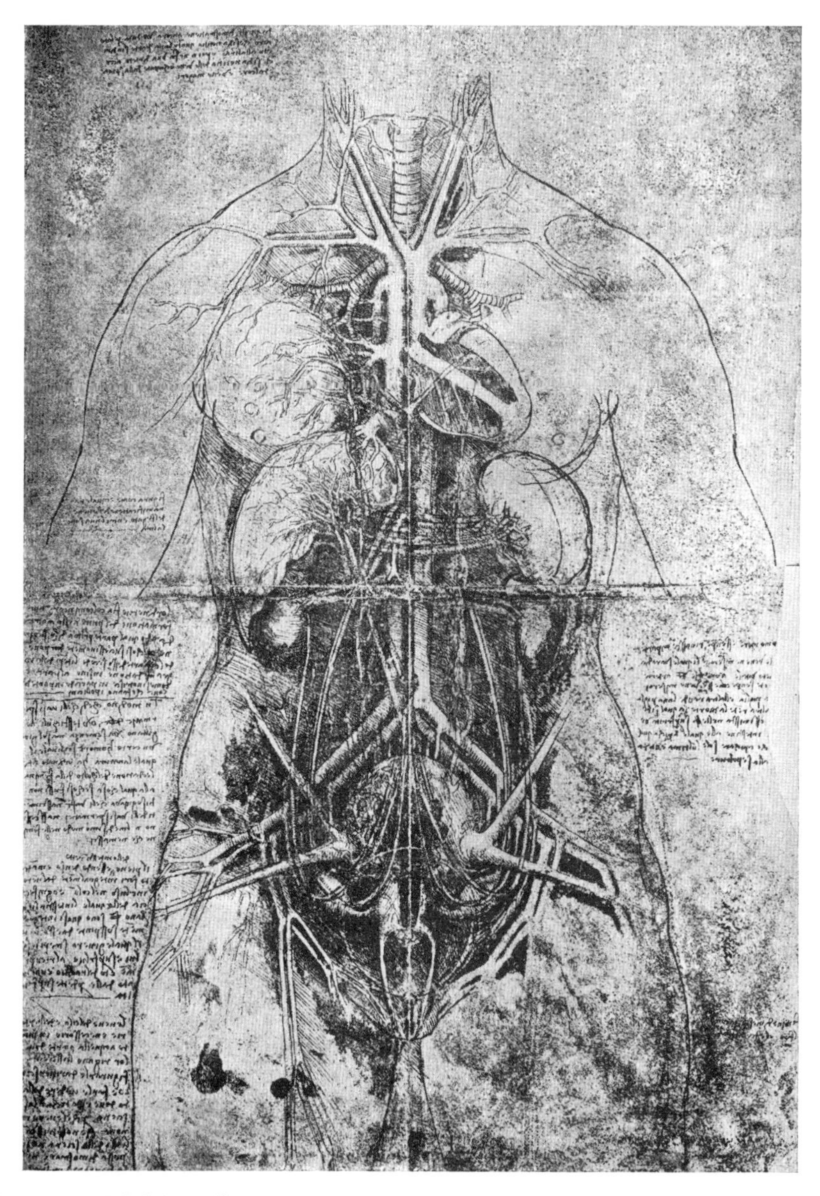

Abb. 178. Weiblicher Eingeweidesitus nach einer Zeichnung des LIONARDO DA VINCI (Nach SUDHOFF.)

in Abhängigkeit von der Tradition des GALEN und AVICENNA, so wie man vielfach noch jahrhundertelang vom Schauen durch diese gefärbten Gläser sich nicht freizumachen imstande gewesen ist — aber staunend bewundern wir die Riesenleistung LEONARDOS in anatomischer und biologischer Forschung, wie sie in gewaltigen Studienheften jetzt vor uns liegt! Seiner Zeit ist dies sein Werk offenbar ganz oder so gut wie ganz verborgen geblieben, sonst müßte die Erneuerung der Anatomie und der Heilkunde wesentlich auf ihn zurückgeführt werden. Neben all dem kindlich Unbeholfenen, wie es traditionell teilweise aus Alexandrinerzeit bis hierher mitgeschleppt und sogar noch 1499 und 1501 von PEYLIGK und HUNDT in Leipzig in Druck gegeben worden ist, wirkten LEONARDOS Zeichnungen wie eine Offenbarung. Nur eins seiner Blätter hat ALBRECHT DÜRER gesehen und kopiert — möglich, aber durch nichts bewiesen, daß auch VESAL etwas davon zu Gesicht bekommen haben mag; doch täte auch das seinem alles weit überragendem Ruhm nicht den geringsten Eintrag.

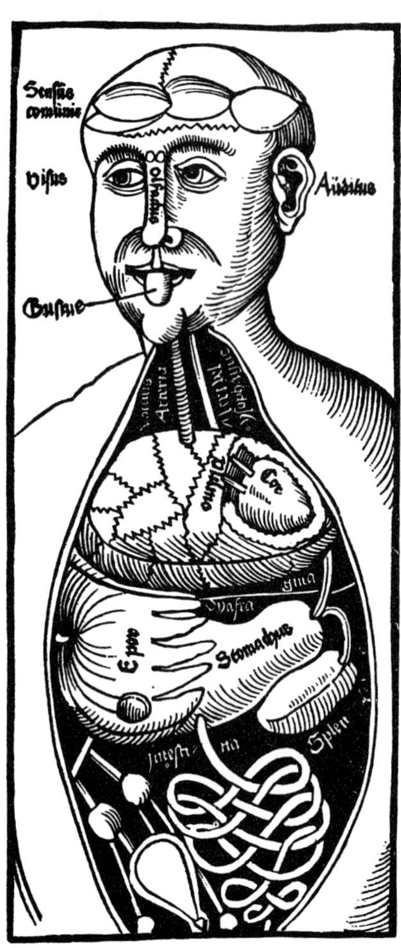

Abb. 179. Situsbild aus PEYLIGKS „Compendiosa declaratio" von 1516. (Nach SUDHOFF.)

ANDREAS VESALIUS aus niederdeutscher, von Wesel stammender Familie, 1515 in Brüssel geboren, hat schon früh anatomische Studien an Tieren getrieben; er studierte in Paris bei WINTHER und DUBOIS, doch ergänzte er deren fast nur theoretischen Unterricht durch Studien am Hundekadaver und an menschlichen Leichen, auch an Skeletteilen, die er auf Friedhöfen und auf dem Richtplatz sammelte. Nach kurzer Tätigkeit in Löwen wandte er sich nach Oberitalien, wo er 1537, noch nicht 23jährig, Professor der Chirurgie in Padua wurde. Für den anatomischen Unterricht, den er zugleich zu erteilen verpflichtet war, stellte er 1538 sechs „Tabulae anatomicae" her, die noch seine starke Gebundenheit an galenische Tradition beweisen — nur die Skelettbilder lassen schon eigenes kritisches Schauen erkennen. Für die große GALEN-Ausgabe des nächsten Jahres hatte er den anatomischen Teil zu bearbeiten; dies führte ihn zur eingehenden Prüfung des Textes und gab ihm Veranlassung zum Vergleich des Inhalts mit dem Befund an der Leiche; diese Studien führten ihn zu der Erkenntnis, daß des GALEN Anatomie nicht auf Befunden am Menschen, sondern an Affen beruhe, und zwangen ihn, eine ganz neue Anatomie des Menschen zu schaffen, die „De humani corporis fabrica libri septem" des Jahres 1543, zu Basel verlegt von JOH. OPORINUS, dem Schüler des großen HOHENHEIM. Dies Werk und sein kürzerer, teilweise wiederum verbesserter Auszug, die „Epitome", sind nun die Grundlage der modernen Anatomie geworden; die darin niedergelegte Forschungsmethode VESALS wurde richtunggebend für Jahrhunderte, so erbittert auch zunächst der Widerstand gewesen ist, dem die neue Lehre gerade an den Universitäten vielfach begegnete. Auf mehr denn 300 hervorragend schönen Holzschnitten, die allermeist dem Tizianschüler STEPHAN VAN KALKAR ihre Entstehung verdanken, war das neue Wissen dargelegt und im Text klar erläutert: wie aus einem Guß stand plötzlich die menschliche Anatomie vor den Zeitgenossen. 1564 ist VESAL auf einer Reise verstorben. Wir wissen übrigens, daß VESAL ein tüchtiger Praktiker, auch als Chirurg, gewesen ist; doch ist eine unter seinem Namen gehende und ziemlich verbreitete „Chirurgie“, übrigens ein recht unbedeutendes Buch, ihm zu Unrecht untergeschoben; immerhin scheint er als erster 1544 nach dem Zeugnis des DAZA CHACÓN die Amputation des Oberarms ausgeführt zu haben.

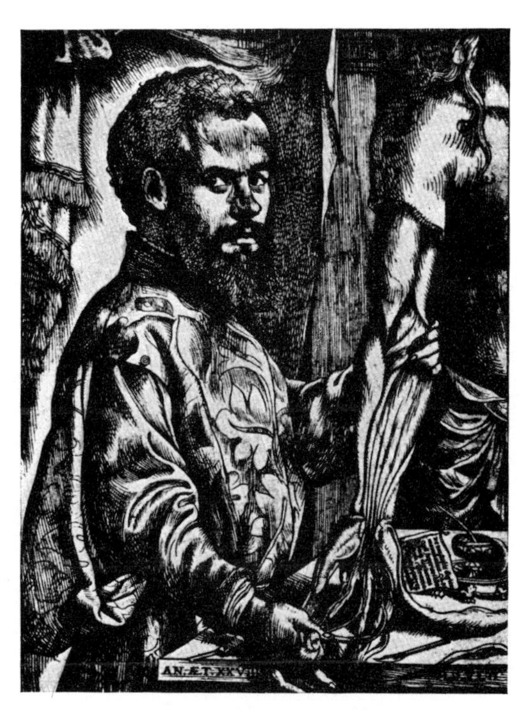

Abb. 180. ANDREAS VESALUS.
(Nach MEYER-STEINEG und SUDHOFF.)

Gewiß war manches an des VESAL Werk noch zu ergänzen, ja zu verbessern; FALLOPIA muß hier an erster Stelle genannt werden, dann EUSTACCHI, INGRASSIA; der von Charakter wenig erfreuliche Prosektor VESALS, REALDO COLOMBO, weiter VESALS Schüler ARANZIO, dann VAROLI, BOTALLA, der Niederländer VOLCHER COITER und der vorzügliche Chirurg und Anatom FABRICI D'ACQUAPENDENTE (1537—1619), der in Padua auf eigene Kosten ein anatomisches Theater errichten ließ, das fast 2 Jahrhunderte danach noch dem Begründer der pathologischen Anatomie, MORGAGNI, als Arbeitsstätte diente. Im 16. und 17. Jahrhundert haben in Italien, den Niederlanden, in der Schweiz, in Deutschland andre Männer auf dieser Grundlage weitergebaut, CASSERI, VESLING, VAN DEN SPIEGHEL, PLATTER, BAUHIN, ALBERTI und PIETER PAAW.

Diese neu gewonnene anatomische Erkenntnis blieb aber jetzt nicht, im Gegensatz zu früherer Zeit, ein Teil der Naturwissenschaften — sie wurde, wenn auch erst im Laufe der Zeit, zur gesamten Heilkunde in Beziehung gesetzt: das war etwas ganz Neues; dieser Schritt hat ungeahnte Folgen für die Entwicklung der Medizin nach sich gezogen: der anatomische Gedanke in der Medizin ist die Grundlage geworden, auf der die gesamte Entwicklung der Heilkunde bis heute sich aufgebaut hat.

Noch von einer andern Seite wurden die Stützen der galenischen Lehre unterhöhlt: die Physiologie begann sich schüchtern zu regen. Zwar erkennt der gelehrte und fortschrittlich gesinnte Spanier Juan Luis Vives in der ersten Hälfte des 16. Jahrhunderts den Galen in physiologischen Fragen immer noch als absolute Autorität an, aber schon sein bedeutender Landsmann und Zeitgenosse Miguel Serveto, der um seiner vom strengen Kirchenglauben etwas abweichenden Lehre 1553 den Feuertod erlitt, spricht in seiner im selben Jahre erschienenen Schrift „Christianismi restitutio" die Behauptung nicht mehr nach, daß Luft durch die Lungenvene ins Herz einströme; er ist der Entdecker des kleinen Kreislaufs geworden, offenbar auf Grund von Tierexperimenten. Fast gleichzeitig und vielleicht unabhängig von ihm gewann dieselbe Erkenntnis der bereits erwähnte Colombo, Vesals Prosektor und Nachfolger. Fabrici ab Acquapendente untersuchte das Venensystem aufs gründlichste mit Bezug auf das Vorhandensein von Klappen; alle diese Männer und manch andrer tüchtige Untersucher und Denker dazu sind Vorläufer Harveys gewesen.

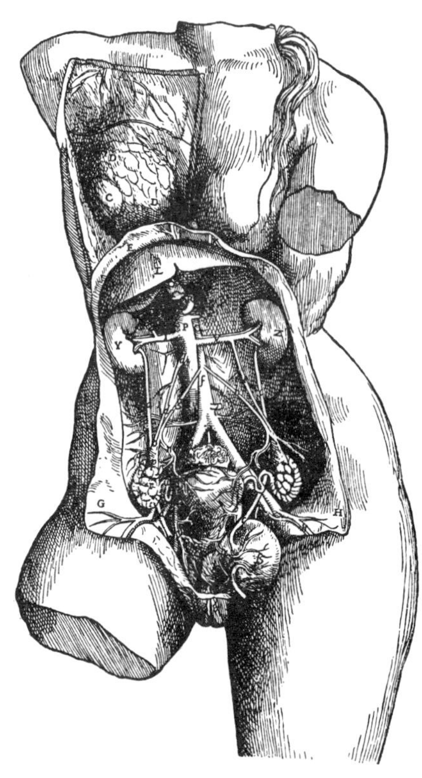

Abb. 181. Weiblicher Situs aus der „Falerica" 1543.

Aber dies ganze Jahrhundert hat der Kampf noch gewogt, zuerst gegen die Araber und für den Galen, dann auch gegen Galen und für den durch ihn verdeckten Hippokrates. Noch 1530 hat der als tüchtiger Praktiker und Schriftsteller bekannte Lorenz Fries in Colmar sich verpflichtet gefühlt, in einem besonderen Buche für den Avicenna und die ihm anhängenden Ärzte einzutreten! Von allen Seiten trat man nun gegen die Araber in die Schranken: in Oberitalien Manardi, Mondella, Brassavola, Fracastoro, in Frankreich Brissot und Symphorien Champier, des Serveto Freund und Beschützer, in Deutschland vor allen Leonhard Fuchs und Johannes Lange, Melanchthons Schwiegersohn. Die schließlich zu ganz unangemessener Wichtigkeit erhobenen Methoden der Pulsbeurteilung und der Harnschau mit ihren kleinlichen Tüfteleien wurden zuerst 1512 von Clementius Clementinus, dann von Bruno Seidel in Erfurt und Pieter van Foreest in Alkmaar der notwendigen Kritik unterworfen. Gegen Galen selbst traten in offene Opposition Jean Fernel in Paris und Laurent Joubert in Montpellier, scharf bekämpft noch von der Überzahl der am Alten hängenden maßgebenden Ärzte und Universitätslehrer.

Von großer Bedeutung wurde jetzt auch der Kampf um den Aderlaß, den der erwähnte Pariser Professor Pierre Brissot (1478—1522) entfesselte: er hielt die Methode der Araber, an demjenigen Arm zur Ader zu lassen, der dem leidenden Teil entfernt lag („Revulsion"), für verkehrt und riet zum „derivatorischen" Verfahren des HIPPOKRATES, zum Aderlaß am Arm der leidenden Seite selbst, und zwar auf Grund seiner Erfahrungen am Krankenbett! Von ihm stammt auch zuerst der Gedanke, daß der Entzündungsprozeß der Heilung dienlich sei (1525).

In diese Zeit fällt auch die Schöpfung des Unterrichts am Krankenbett, die auf MONTANUS (GIAMBATTISTA DA MONTE) in Padua zurückgeht in der ersten Hälfte dieses Jahrhunderts; BOTTONI und ODDI setzten diese Lehrweise fort, und von hier nahmen 2 Holländer sie mit in ihre Heimat, SCHREVELIUS und VAN HEURNE, wo damit der Grund gelegt ward zur Bedeutung holländischer Medizin des 17. und 18. Jahrhunderts.

Aus den „Consilia", „Consultationes", „Enarrationes" und wie man diese Form der Literaturprodukte sonst noch in scholastischer Zeit zu betiteln pflegte, wurden nun die „Observationes", zwar zum Teil noch Zusammenstellungen von Beobachtungen aus früheren Werken, aber doch hin und wieder auch Sammlungen von interessanten Fällen der eigenen Praxis mit mancher wertvollen neuen Erkenntnis. BENIVIENI in Florenz und VALLERIOLA in Turin, FRANCISCO VALLES in Spanien, der erwähnte PIETER VAN FOREEST, später in Leiden, sind da besonders zu nennen, in Deutschland der Freund LUTHERS und MELANCHTHONS CRATO VON KRAFFTHEIM, auch JOHANN SCHENCK VON GRAFENBERG, Stadtarzt in Freiburg i. B.

Allmählich begann man auch auf pathologisch-anatomisch interessante Fälle aufmerksam zu werden, vor allem auf Mißbildungen, Monstren; man drängte hier und da auf Sektion Verstorbener, deren Todesursache im Dunkel lag.

Ärzte waren es, die mutig in edler Selbstverleugnung zuerst gegen den grauenhaften Hexenwahn zu Felde zogen, selbst dabei immer in Gefahr, in solche Prozesse hineingezogen zu werden; unter ihnen wird JOHANN WEYER (VIERUS) am Niederrhein nicht vergessen werden und sein eigenartiger Lehrer und Meister AGRIPPA von Nettesheim.

Ganz anders aber freilich als alle vor ihm fuhr ein Mann mit wahrem „Furor teutonicus" in das ganze Gewirr von Dialektik und Eitelkeit, von tönenden Phrasen und Scheinwissen hinein, mit dem viele Jahrhunderte die schlichte Wahrheit oft bis zur Unkenntlichkeit umsponnen hatten: PHILIPPUS THEOPHRASTUS BOMBAST VON HOHENHEIM, PARACELSUS genannt, aus schwäbischem Adelsgeschlecht, in Einsiedeln in der Schweiz gegen Ende 1493 geboren. Sein Vater, selbst Arzt und ein Schüler jenes LEONICENO, der zuerst öffentlich auf die „Errores" der Alten mit dem Finger gewiesen, gab ihm den ersten Unterricht. Er ist dann, wie der Vater, nach Ferrara gezogen und hat hier und anderwärts seine akademischen Studien vollendet, zugleich aber überall in der Welt, wohin er auch kam, alles begierig in sich aufgenommen und verarbeitet, was irgend von Wert zu sein schien, gleichgültig, woher er stammen mochte. Schon als Kind hatte er unter Leitung des Vaters sich tüchtige Kenntnis der Heilpflanzen angeeignet und in den Schmelzhütten in Schwatz, wo der Vater später als Arzt wirkte, sich mit dem chemischen Wissen und der scheidekundlichen Technik seiner Zeit gründlich vertraut gemacht; hierdurch war er später befähigt, mit so großem Erfolge die Chemie der inneren und äußeren Therapie dienstbar zu machen. Zugleich aber war ihm in diesen Lehr- und Wanderjahren klar geworden, auf wie schwachen Füßen die gesamte Wissenschaft seiner Zeit stand, auch in der Heilkunde; er durchschaute den Schwindel des ganzen galenischen Systems und den Betrug, den man mit ihm an der Menschheit immer aufs neue beging. Aber er stellte nicht etwa einfach die unvoreingenommene Anschauung neben und vor das überkommene System, sondern er hat mit tüchtiger philosophischer Schulung sich weidlich gemüht, sich ein Bild von Leben und Werden mit ihren vielfachen Zusammenhängen zu verschaffen; daß er dabei als Kind seiner Zeit manchen Irrtum beibehielt — wer wollte ihm das verübeln? Darum bleibt PARACELSUS doch der größte Arzt seit dem großen HIPPOKRATES! „Experimenta ac ratio" blieb die Grundlage seines Handelns und Strebens. — Schwer genug ist diesem Feuerkopf sein Kampf um die Wahrheit gemacht worden; man verstand ihn nicht und konnte ihn auch vielfach noch nicht verstehen; dazu kam sein heftiges, aufbrausendes, herrisches Wesen, das ihm überall Feinde schaffen mußte. So ist er, zermürbt vom ewigen Kampf, schon 1541 in Salzburg nach jahrelangem unstetem Wanderleben dahingegangen. SUDHOFF hat das bleibende Verdienst, HOHENHEIM uns für immer so dargestellt zu haben, wie er war und was er noch jetzt uns bedeutet.

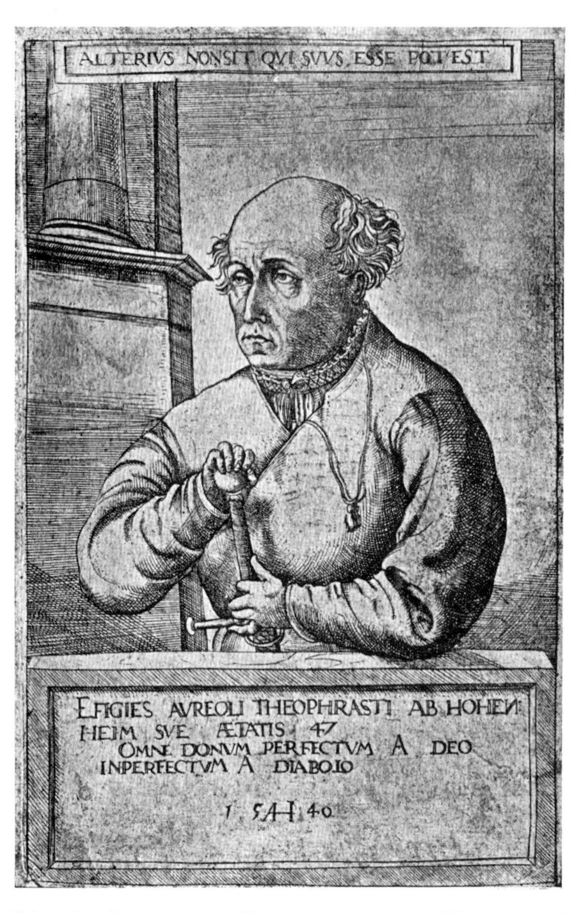
ALTERIVS NONSIT QVI SVVS ESSE POTEST
EFIGIES AVREOLI THEOPHRASTI AB HOHEN
HEIM SVE ÆTATIS 47
OMNE DONVM PERFECTVM A DEO
INPERFECTVM A DIABOLO

Abb. 182. PARACELSUS (THEOPHRASTUS VON HOHENHEIM). (Nach MEYER-STEINEG und SUDHOFF.)

Auf das Schaffen dieses gewaltigen Geistes im ganzen kann an dieser Stelle begreiflicherweise nicht eingegangen werden. Mit der eigentlichen operativen Chirurgie scheint er sich zwar nicht befaßt zu haben; er ist zwar mit ihr wohlvertraut, aber nur insoweit, als der gelehrte Arzt seiner Zeit sie mit seiner Kenntnis der Literatur und seiner Anwesenheit bei Operationen beherrschte, wenn er auch gelegentlich mit Kriegschirurgie sich praktsich befaßt zu haben scheint. HOHENHEIM tadelt die unnatürliche Trennung der Medizin von der Chirurgie („Lernts beyde oder laß bleiben!"). Verwundete soll man gut und nicht allzu knapp ernähren. Bei alten Geschwüren empfiehlt er den Kompressivverband mit Pflasterstreifen. Von ihm stammt der Rat her, verwundeten Darm in die Bauchwunde zu lagern, da der Mensch mit Kunstafter sehr wohl leben könne.

Um so wichtiger ist seine Kenntnis der akzidentellen Wundkrankheiten, denen das erste Buch seiner „Großen Wundarznei“ gewidmet ist, dieses im Jahre 1536 im Druck erschienenen Werkes, eines der ganz wenigen, deren Erscheinen er noch erleben durfte, entstanden wohl auf Grund seiner Ausarbeitungen für die Vorlesungen der kurzen Baseler Zeit 1527/28. Da geht zumal aus den Absätzen des II. Kapitels eindeutig hervor, daß PARACELSUS sich über das Wesen der Wundinfektion und der verschiedenen daraus ent-

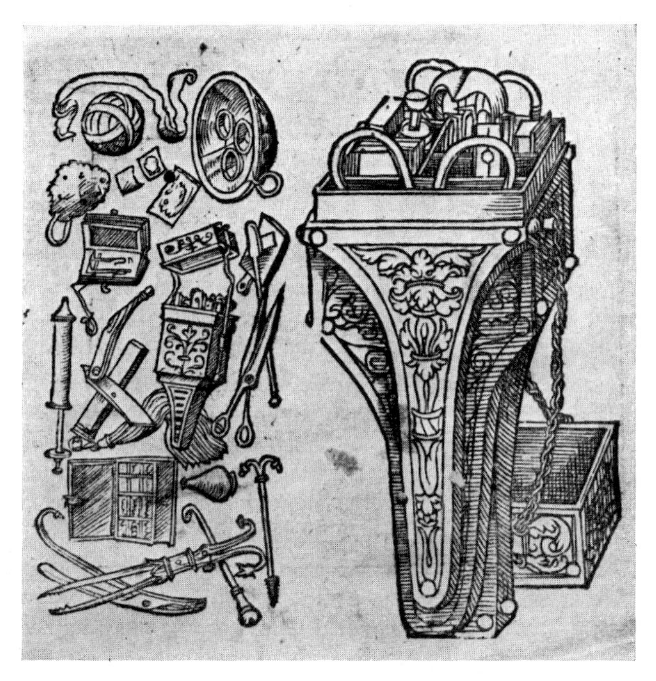

Abb. 183. „Bindtfutter“ (Instrumententasche mit Inhalt) der Wundärzte des 16. Jahrh. (Aus einer ill. Ausgabe der Großen Wundarznei des PARACELSUS.)

stehenden Krankheiten völlig im klaren ist; er vergleicht den menschlichen Körper mit einem Hühnerei und dessen Schale mit der Haut des Menschen; die Verletzung selbst ist noch keine Krankheit — aber genau so wie der kleinste Spalt in der Eierschale durch Eindringen äußerer Einflüsse den Inhalt des Eis der Zersetzung zuführt, so wird der Körper des Menschen in gleicher Weise geschädigt, wenn äußere Einflüsse durch kleinste Verletzungen hindurch wirksam werden. Es ist die „Luft“, welcher er in besonderem Maße die Schädigung zuschreibt, durch welche die Wunden „vergiftet“ werden. Es ist eine ganz neue wissenschaftliche Wundbehandlung mit Maßnahmen aseptischer und antiseptischer Natur, welche PARACELSUS hier vorträgt! Mag der praktische Nutzen auch vielleicht zunächst recht gering gewesen sein, weil man den Sinn des Ganzen noch nicht begreifen konnte — darum bleibt es doch etwas Bedeutendes für die wundärztliche Erkenntnis. Das Buch wurde übrigens eifrig gekauft; die Tendenz, wie sie hier und in andern seiner chirurgischen Schriften zutage trat, die Wunden möglichst einfach zu behandeln und nicht zu nähen (was bei dem damaligen Stand der Erkenntnis sehr vernünftig war), fand bei einigen, wenn auch zunächst nur wenigen Chirurgen Anklang, so z. B. bei FELIX WIRTZ in Zürich und JACQUES GUILLEMEAU in Paris, dem bedeutendsten Schüler PARÉS; in den Niederlanden setzt sich der Wundarzt PETER VOLCK in Delft, ein Holsteiner, für seine Lehre ein. Hart ist der Kampf für und wider HOHENHEIM entbrannt und jetzt endlich hoffentlich auf immer für ihn entschieden.

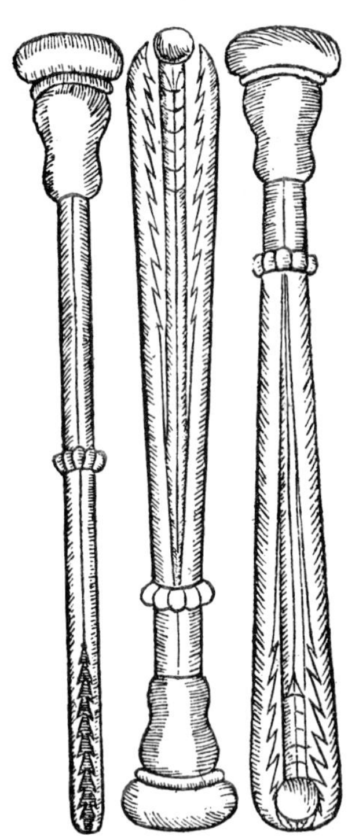

Abb. 184. „Alphonsinum", Kugelpinzette des A. FERRI. 1552. (Nach MEYER-STEINEG und SUDHOFF.)

So wie in diesem Zeitalter LUTHER mit der altüberkommenen Tradition der Kirche gebrochen hatte, wie zu gleicher Zeit VESAL die Augen aufgegangen waren und er der neuen Zeit die neue anatomische Denkform in der Medizin geschenkt hatte, wie der gewaltige Denker und hemmungslose Stürmer HOHENHEIM jahrhundertealte Grundpfeiler geheiligter Lehre umriß und den alten Bau in Trümmer zu schlagen versuchte, so hat auch die *Chirurgie* in vieler Hinsicht eine Erneuerung erfahren. Sie war den umstürzenden Gewalten der Zeit nicht in gleichem Maße preisgegeben, wie die übrige Heilkunde, weil sie ihrem ganzen Wesen nach niemals den schlichten Weg der Empirie in ähnlicher Weise hatte verlassen können wie ihre Schwesterdisziplinen, die bei den Mängeln diagnostischen Könnens und der unkritischen Überfülle arzneilicher und technischer Mittel und Mittelchen allzu leicht in Gefahr waren, sich in dialektischen Künsteleien und therapeutischer Polypragmasie zu verlieren.

Sie war, teils wohl zu ihrem Glück, in der Zeit der Scholastik ganz den Händen der Empiriker überlassen geblieben, außer in Italien, wo der tüchtige Arzt die Wundarzneikunst stets als einen besonders wertvollen Teil ärztlichen Könnens gewertet, geübt und gefördert hat; der Primat in der Chirurgie ist ja von hier mit LANFRANC nach Frankreich hinübergewandert.

Aber trotzdem ist eine Fortentwicklung der Chirurgie auch in ihrem alten Mutterlande *Italien* zu verzeichnen. Es sei vor allem zunächst des Steinschnittes gedacht, der in BATTISTA DA RAPALLO um die Mitte des 15. Jahrhunderts einen hervorragenden Meister gefunden hatte. Sein Sohn, GIOVANNI VIGO, der um 1520 im Alter von etwa 60 Jahren starb und als päpstlicher Leibchirurg zu Ansehen gelangte, hat zu Unrecht lange Zeit besonderer Beachtung sich zu erfreuen gehabt; sein Buch ist weiter nichts als eine Kompilation; VIGO steht in trauriger Erinnerung insofern, als er den Gedanken aussprach, daß die Schußwunden mit Pulver und Blei „verbrannt und vergiftet" seien und darum mit Brenneisen und siedendem Öl behandelt werden müßten; unendliches Unglück ist jahrzehntelang für

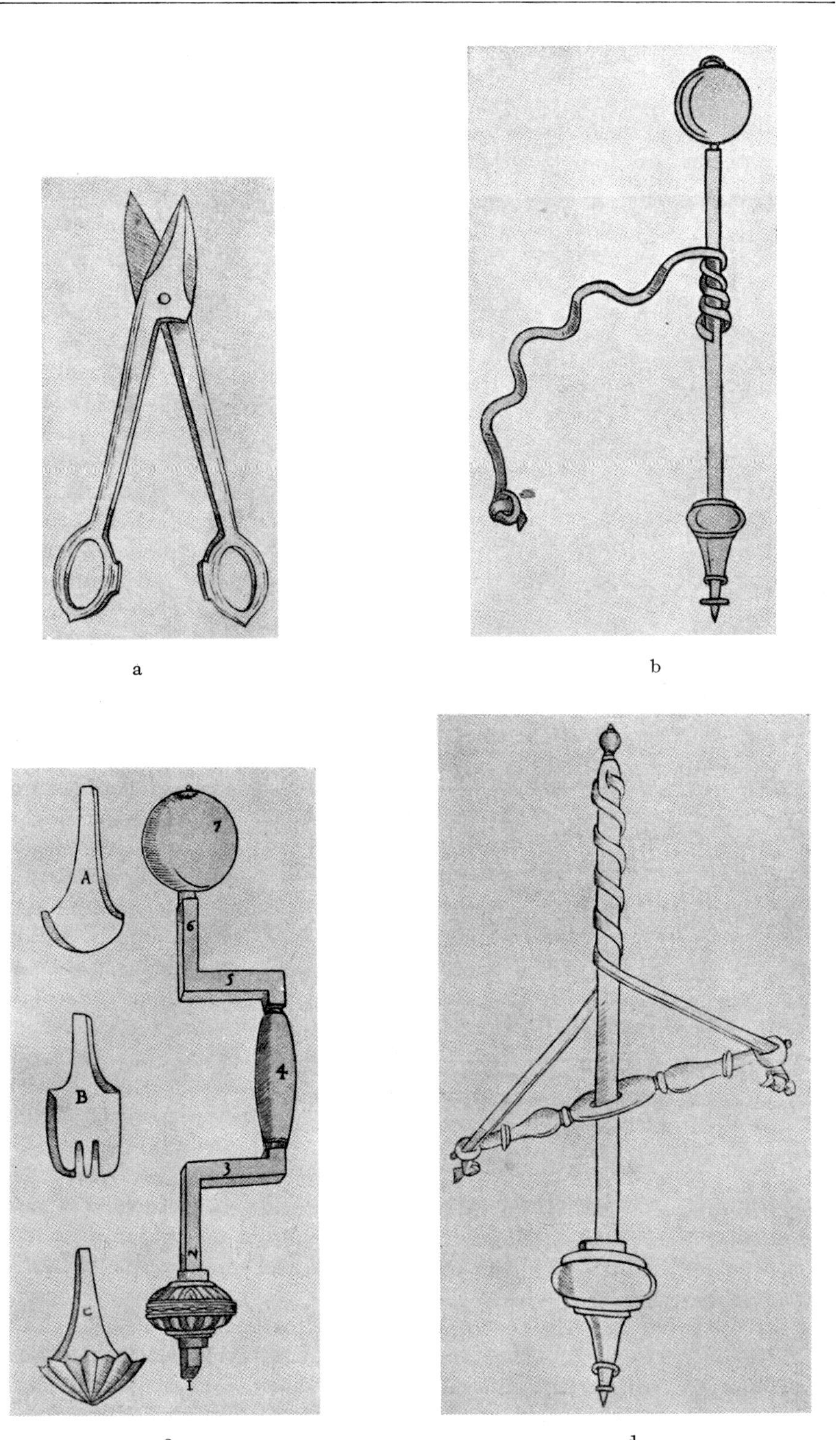

Abb. 185a—d. Schere und Trepane des 16. Jahrh. (Inst. f. Gesch. d. Med., Leipzig.)

unzählige Tausende Verwundeter die Folge gewesen! Denn ein andrer, tüchtigerer Landsmann, der Neapolitaner ALFONSO FERRI, der etwa von 1500—1560 gelebt hat, nahm diese Irrlehre auf und sorgte weiterhin für ihre grausame Befolgung. (Von ihm stammt auch eine besondere Form der Pinzetten zur Kugelextraktion, das „Alphonsinum"; auch war er sehr geschickt in der Behandlung von Harnröhrenstrikturen mit Bougies verschiedenster Konstruktion, worüber er 1552 eingehend berichtet hat.) Es ist ein Ruhmesblatt italienischer Chirurgie dieser Zeit, daß FERRIS Zeitgenosse BARTOLOMMEO MAGGI (1516—1552) an Hand zahlreicher Schießversuche, die in ihrer ganzen Anordnung völlig modern anmuten, diese Behauptungen als irrig erwiesen und nachweislich bereits 1544 die Schußwunden schonend und erfolgreich behandelt hat; in der Veröffentlichung dieser Ergebnisse ist er allerdings hinter dem Erscheinen des Büchleins von PARÉ ein wenig zurückgeblieben (MAGGI hat auch die Amputation im Gesunden gelehrt). Der auch als Anatom bedeutende LEONARDO BOTALLO, von dem ein recht unzweckmäßiger Vorschlag, Amputationen vermittelst eines Fallbeils auszuführen, herrührt, stellte sich sofort auf seine Seite. Übrigens hat keiner der früher genannten deutschen Wundärzte das von VIGO angeratene Verfahren adoptiert — aber die französischen Chirurgen hatten es übernommen, und hier konnte erst PARÉS Protest dieser verderblichen Methode ein Ende bereiten.

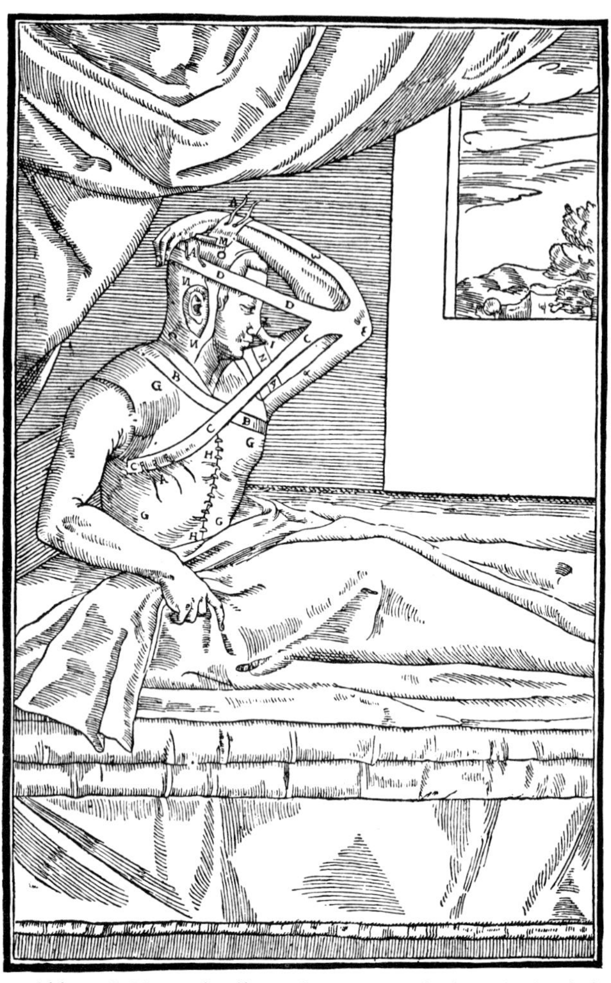

Abb. 186. Nasenplastik aus dem Arm nach einem Holzschnitt. (Nach TAGLIACOZZO. 1597.)

Was die vorhin angedeutete Operation des Steinschnitts betrifft, so soll schon 1474 ein nicht genau zu belegendes Mitglied der berühmten Lithotomistenfamilie COLLOT, GERMAIN C., die Methode von einem Norciner gelernt und an einem zum Tode Verurteilten und dann Begnadigten mit glücklichem Ausgang ausgeübt haben. Unter den Norcinern genoß damals ein JACOPO DI NORCIA besonderes Ansehen als Lithotomist; am Ausgang des Jahrhunderts weiß FABR. AB ACQUAPENDENTE von einem tüchtigen Bruchschneider HORATIO VON NORCIA zu berichten. Die von GIOVANNI DI ROMANIS stammende Methode der „großen Gerätschaft" (so benannt, weil man ein großes Spezialinstrumentarium brauchte, um zunächst auf gerinnter Sonde einzuschneiden, dann mit Spreizinstrument die Blasenwunde offen zu halten und mit Zangen verschiedener Konstruktion den Stein je nach Größe und Gestalt zu entfernen oder zu zerbrechen) ist von seinem Schüler MARIANO SANTO DI BARLETTA, der übrigens auch die Blutgefäßumstechung in der Kontinuität gekannt hat, weiter ausgebildet und veröffentlicht worden. Dies Verfahren lernte ein jüngeres Mitglied der Steinschneiderfamilie COLLOT, LAURENT C., von OCTAVIANIUS DE VILLA kennen und brachte es 1566 zum französischen Hoflithotomisten.

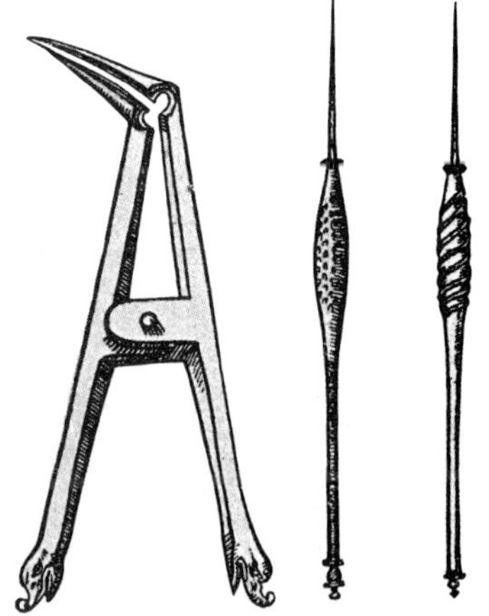

Abb. 187. Speculum zur Steinausziehung der weiblichen Harnblase und Starnadeln des PIERRE FRANCO. (Nach MEYER-STEINEG u. SUDHOFF.)

Noch eine andre Operation hat im 16. Jahrhundert die Augen nach Italien hingelenkt: die Nasenplastik! Sie war, wie früher geschildert, im 14. Jahrhundert in Süditalien neu erdacht und ausgebildet und weiterhin von italienischen Operateuren geübt; GASPARE TAGLIACOZZO hat das Verdienst, im Jahre 1597 diesen Eingriff wissenschaftlich dargestellt zu haben; er bildete auch neue Ohren aus der Halshaut und Lippen aus dem Arm.

Von andern Leistungen sei erwähnt, daß der früher genannte BENIVIENI Ende des 15. Jahrhunderts nach langer Zeit der erste gewesen zu sein scheint, der wieder eine Tracheotomie (damals „Bronchotomie" genannt) ausgeführt hat; er fand dann bald in FABRICI AB ACQUAPENDENTE, SANTORIO SANTORO und andern Nachfolger. ANDREA DALLA CROCE bildete die Technik der Trepanation weiter aus, nachdem schon BERENGAR VON CARPI der Tradition zuwider gewagt hatte, im Bereich der Schädelnähte und der Schläfenbeine den Trepan anzusetzen. Von LEONARDO FIORAVANTI wird berichtet, daß er 1549 einer Frau eine 32 Unzen schwere Milz mit glücklichem Erfolge entfernt hat. Auch hat die Wundbehandlung mit warmem Wasser, anknüpfend an alte Tradition, in BIONDO einen neuen Fürsprecher gefunden.

Ihren Höhepunkt erreichte aber die Chirurgie in *Frankreich*, nicht etwa durch die Pflege des Faches auf den Hochschulen (FRANZ I. schuf 1530 das Collège de France mit einem Lehrstuhl für Chirurgie, der dem Florentiner GUIDO GUIDI, bekannt unter dem Namen VIDUS VIDIUS, einem hervorragenden Kenner griechischer Medizinschriftsteller, anvertraut wurde), sondern durch die Leistungen zweier Meister, die aus dem einfachen Wundarztstande hervorgegangen waren PIERRE FRANCO und AMBROISE PARÉ.

FRANCO war ein Sohn der Provence, in den ersten Jahren des 16. Jahrhunderts in Turriers (Dép. Basses-Alpes) geboren. Er hat die Blüte seines Lebens im Dienste der Stadt Bern und in Lausanne verbracht und ist später in die Heimat nach Orange zurückgekehrt, 1573 aber wieder in Lausanne; bald danach scheint er verstorben zu sein. Er war und blieb ein Empiriker allerbesten Schlages und hat auf Grund eigener Erfahrung die Chirurgie ein tüchtiges Stück vorwärts gebracht. 1556 machte er im „Petit traité" zuerst Mitteilung von seinen Fortschritten in der Bruchbehandlung; zwar kam er in der Radikalbehandlung der Brüche nicht wesentlich weiter wie seine Vorgänger, er übte auch die Umschnürung des Samenstranges einschließlich des Bruchsackes mit Golddraht (Point doré); als zweckmäßig unter damaligen Verhältnissen kann man bezeichnen, daß er empfahl, gelegentlich den Bruchsack uneröffnet zurückzuschieben und die Wunde in geeigneter Weise heilen zu lassen. Er gedenkt auch der Verwachsungen des Bruchinhalts im Bruchsack. Er übt Kritik an dem altüberlieferten Glauben an die „Zerreißung" des Bauchfells beim Bruch. Auch erfand er ein Lithotome caché, wie es 200 Jahre später Frère Côme benutzte. Etwas ganz Neues ist aber seine Mitteilung über operatives Eingreifen beim eingeklemmten Bruch! Das größere Werk des Jahres 1561 bringt vor allem Fortschritte auf dem Gebiete des Steinschnittes: er kennt und übt sowohl die ältere wie die neuere Methode (mit der „kleinen" und der „großen" Gerätschaft), er gibt aber auch seine Erfindung der Sectio alta bekannt, zu der er in höchster Not sich gezwungen sah, als es ihm nicht glückte, von der Dammwunde her bei einem kleinen Kind einen allzu großen Stein zu entfernen! Hervorragend war sein Können in der plastischen Chirurgie der Lippen- und Gaumenspalten; am liebsten aber beschäftigte er sich mit dem Starstich, den er an 200 mal ausgeführt haben will, angeblich mit 90% Erfolg.

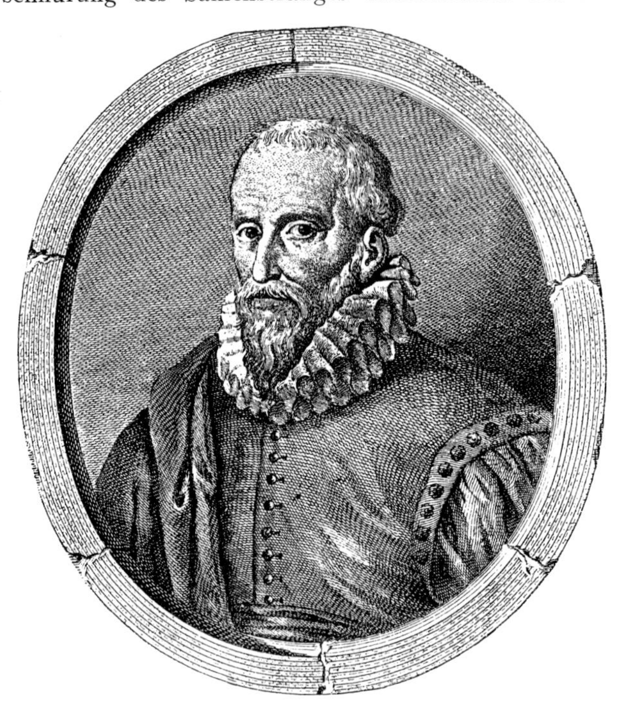

Abb. 188. Ambroise Paré. (Nach Gurlt.)

Kaum größer als er, wenn auch nach außen hin der Ruhmvollere, war Ambroise Paré, 1510 in der Bretagne geboren, 1590 als Oberwundarzt des Hôtel-Dieu und erster Chirurg des Königs in höchsten Ehren gestorben, ein edler, vornehmer, bescheidener Mann bis zuletzt. Armer Leute Kind ist er die Stufenleiter vom Barbierlehrling an heraufgestiegen und hat durch Bewährung als

Wundarzt in verschiedenen Feldzügen schon früh sich durchzusetzen verstanden. Gewaltiges Aufsehen erregte es, als er 1545 auf Grund eigener Erfahrung das überall in Frankreich übliche Ausbrennen der Schußwunden für unnütz und schädlich erklärte; schon 1537 im italienischen Feldzug war ihm eines Tages das siedende Öl ausgegangen; er sah sich gezwungen, seine Verwundeten mit Eigelb, Rosenöl und Terpentin zu versorgen; vor Gewissensqual ob seiner unsachgemäßen Therapie vermochte er die Nacht nicht zu schlafen; aber der nächste Tag und der weitere Verlauf belehrten ihn darüber, daß sein mildes Verfahren das bessere und die offizielle grausame Methode nur vom Schaden war. Trotz Widerstrebens der Pariser medizinischen Fakultät wurde er, der „Barbier-Chirurg", auf Veranlassung seines Königs 1554 mit allen Ehren in das Collège de St. Côme aufgenommen; es wurde damit eine der Schranken durchbrochen, welche der Entwicklung der französischen Chirurgie im Wege gestanden hatten. Es folgten nun eine Reihe Werke geburtshilflichen und chirurgischen Inhalts, die bedeutendsten im Jahre 1572. Am wichtigsten und wohl am bekanntesten ist seine Empfehlung, die Gefäßstümpfe bei Amputationen zu unterbinden, geworden; und doch war es ja nichts an sich Neues; die Gefäßligatur ist seit CELSUS um Christi Geburt bekannt; MONDEVILLE hat die blutenden Gefäßlumina bei Amputationen durch Umstechung geschlossen; trotzdem war es ein bedeutsamer Schritt, daß diese größte Autorität in der Chirurgie seiner Zeit zur Unterbindung riet an Stelle der styptischen Mittel und des Brennens. Es dauerte ja noch sehr lange, bis dies auch bei PARÉ noch recht unvollkommene Verfahren, das bei der Vereiterung fast aller Wunden und den unvermeidlichen Nachblutungen seine besonderen Gefahren hatte, auch beträchtliche Schmerzen wegen Mitfassens der Nervenstämme zur Folge hatte, sich endlich durchsetzte. PARÉ verlangt die Amputation im Gesunden, wie MAGGI: ein großer Fortschritt!

Seine Therapie der Verletzungen von Kopf und Brust steht auf hoher Stufe; die schlechte Heilungstendenz der Kopfwunden in Paris im Vergleich zur Provinz fällt ihm auf, ähnlich wie schon dem GUY; er führt sie auf die feuchtere Luft der Hauptstadt zurück; die Thorakocentese empfiehlt er wieder; den Steinschnitt übte er nicht selbst aus und verläßt sich darin auf FRANCOS Angaben; sehr beachtlich ist, daß er zur Radikaloperation der Hernien nicht glaubt raten zu dürfen, sondern daß er Bruchbandbehandlung empfiehlt; die mit der Operation meist verbundene Kastration sei nicht zu verantworten. Er adoptiert des FRANCO Vorschlag, beim eingeklemmten Bruch operativ einzugreifen. In der Plastik der Lippen- und Gaumendefekte war er Meister; er kennt die Nasenplastik aus dem Arm und geht näher ein auf einen ihm bekannt gewordenen, mit vollem Erfolg operierten Fall bei einem französischen Edelmann; indessen gibt er der Ansicht Ausdruck, daß es weit bequemer und ebenso wirksam sei, Prothesen zu tragen. Gaumendefekte, wohl meist infolge Syphilis, schließt er mit goldenen oder silbernen Platten. Er hat zuerst den Schenkelhalsbruch diagnostiziert, lehrt die Gelenkmäuse und den Scirrhus der Prostata kennen; die orthopädische Chirurgie hat er in vieler Hinsicht durch praktische Prothesen und Apparate bereichert; vom „kleinen Lothringer", einem 1560 in Paris lebenden Schlosser, ließ PARÉ prächtige Kunstbeine und Kunstarme anfertigen; letztere hatte man ja schon seit dem 15. Jahrhundert, vielleicht schon früher; richtige Kunstbeine statt der Stelzfüße aber treten hier zum erstenmal nach langer Zeit auf; nur das 3. Jahrhundert v. Chr. konnte ähnliche Leistungen aufweisen, wie früher ausgeführt worden ist (s. S. 109).

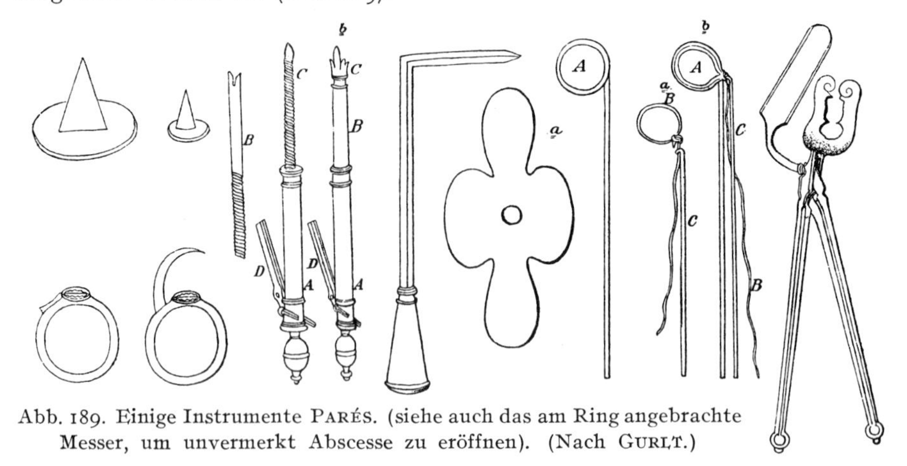

Abb. 189. Einige Instrumente PARÉS. (siehe auch das am Ring angebrachte Messer, um unvermerkt Abscesse zu eröffnen). (Nach GURLT.)

PARÉ hat, wie FRANCO, seine Schriften in der Landessprache, nicht etwa in lateinischer Sprache, veröffentlicht, genau wie die früher genannten Wund-

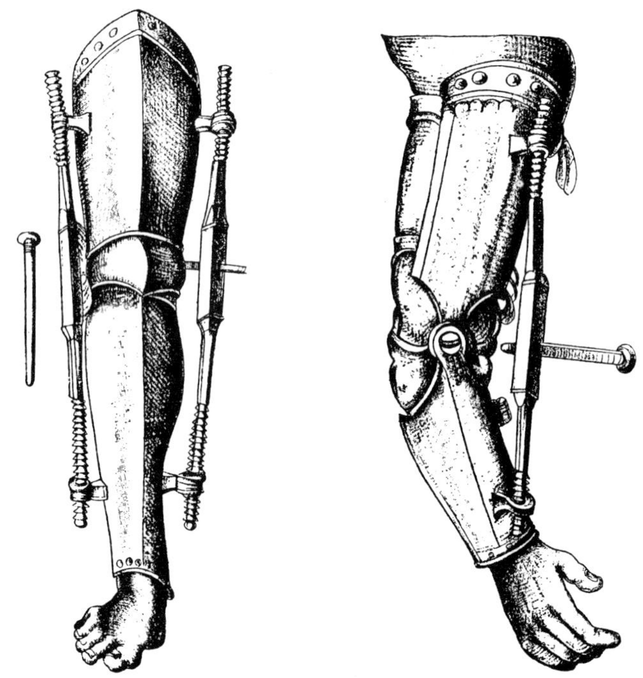

Abb. 190. Harnischapparate von PARÉ zur Stellungsverbesserung der Gliedmaßen. (Nach GURLT.)

ärzte deutscher Zunge; sie hatten das Latein, die Gelehrtensprache, ja nicht gelernt; dieser Umstand hatte den großen Vorteil, daß ihre Berufsgenossen ohne weiteres die von ihren Führern errungenen Fortschritte sich dienstbar machen konnten; andererseits ist hierdurch aber eine Entwicklung der Heilkunde im nationalen Sinne eingeleitet worden, die in ihrer Abgeschlossenheit der einzelnen Länder gegeneinander dem Fortschritt der Wissenschaft in der Medizin in mancher Beziehung nicht förderlich war.

Von der großen Zahl tüchtiger französischer Chirurgen dieser Zeit seien nur einige wenige ausdrücklich hervorgehoben: HABICOT, welcher der Tracheotomie mit zur Anerkennung verhalf; ROUSSET, der durch Anfüllung der Blase vor der Sectio alta diese Operation wesentlich gefahrloser als vordem auszuführen lehren und über die ersten tatsächlich ausgeführten Operationen bei Brucheinklemmung berichtet; ferner neben der Lithotomenfamilie der COLLOT, die das Geheimnis der Technik ängstlich zu wahren bestrebt waren, PINEAU, einer ihrer Verwandten und tüchtiger Meister der Kunst; endlich PARÉS bedeutendster Schüler JACQUES GUILLEMEAU aus Orléans (1550—1630), der seines Meisters Kunst mit der Wissenschaft der Alten verband.

Besondere Erwähnung verdient die Tatsache, daß 1597 bei der Belagerung von Amiens auf Veranlassung des Ministers SULLY die ersten Feldspitäler errichtet worden sind, denen die Verwundeten durch bewegliche Ambulanzen zugeführt wurden, wie man sie vorher schon in Spanien antrifft.

Die *deutsche* Chirurgie hat in diesem Zeitraum vergleichsweise nur bescheidenere Leistungen aufzuweisen, wenn sie andrerseits auch keinen Grund hat, diesem Vergleiche sich zu entziehen. Von HIERONYMUS BRUNSCHWIG und HANS VON GERSDORFF, den beiden tüchtigen Meistern Straßburger Schule um die Wende zum 16. Jahrhundert, war an andrem Orte die Rede; sie haben die Kriegschirurgie ihrer Zeit vorzüglich beherrscht, auch in der orthopädischen Nachbehandlugg der Gliedmaßen; bedeutender als sie ist der Züricher Wundarzt FELIX WIRTZ (1518—1574), dessen Buch allerdings weit später, im Jahre 1563, herausgekommen ist; er ist gerade in der Chirurgie eifriger PARACELSUS-Anhänger, lehnt alles gewaltsame Eingreifen in der Behandlung der Verletzungen an Weichteilen und Knochen ab, auch im allgemeinen die Naht; von der eigentlichen operativen Chirurgie scheint er sich ziemlich ferngehalten zu haben. Er amputierte nicht früher als 6 Monate nach der Verwundung; von ihm stammt allerdings die erste Mitteilung über eine von ihm ausgeführte Oberschenkelamputation; bemerkenswert ist sein Rat, einen Verwundeten wie eine „Kindbetterin" zu behandeln. Bezeichnend für seine Hochschätzung ist es, daß der gelehrte CONRAD GESNER zu WIRTZ in innigem Freundschaftsverhältnis stand. WIRTZ ist auch unter den „Scherern" zu finden, die mit den Eidgenossen in den Krieg zogen, um ihnen bei Verwundungen zu helfen; wirkliche Medici sind dagegen nirgends in den Listen der schweizerischen Feldärzte zu finden. Des Meisters FELIX prächtiges Buch hat jahrzehntelang in berechtigtem Ansehen gestanden. Weniger bedeutsam ist sein etwas jüngerer Landsmann FELIX PLATTER, von dem wir wissen, daß er für den hohen Steinschnitt sich einsetzte und für den Bauchschnitt beim Ileus. Im übrigen gibt uns die Schrift des sonst als Staroperateur bekannten GEORG BARTISCH über den Steinschnitt ein gutes Bild von der damals geübten Technik. Zu den Leistungen schweizerischer Chirurgie dürfen wir auch rechnen, daß um 1500 der Schweinschneider NUFER im Thurgau an seiner Frau mit vollem Erfolg den Kaiserschnitt ausgeführt dat. Neuerdings ist nun in der Handschrift des CASPAR STROMAYR, „Schnitt- und Augenarztes" in Lindau i. B., vom Jahre

1559 ein bedeutsamer Fund ans Licht gebracht worden, der den hohen Stand ärztlicher Ethik, diagnostischen Könnens und technischer Vollendung deutscher Chirurgen jedenfalls bei der Behandlung der Hernien und verwandter Krankheits-

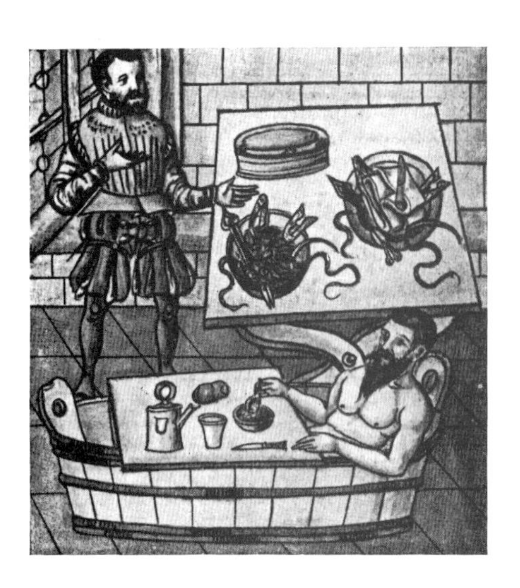

a

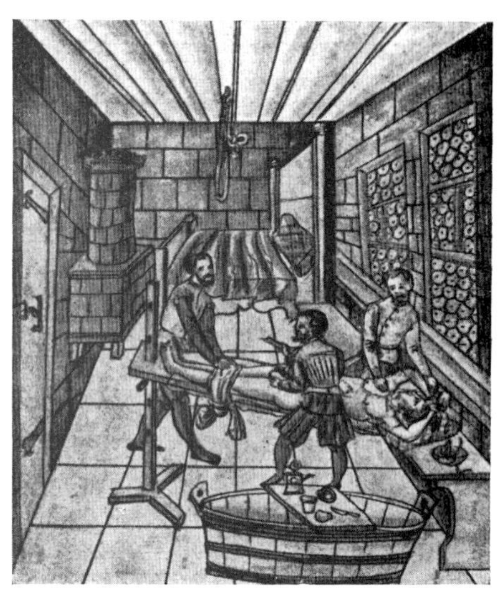

b

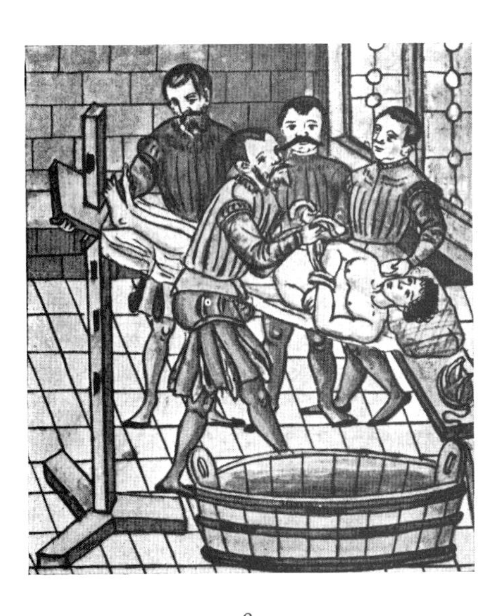

c

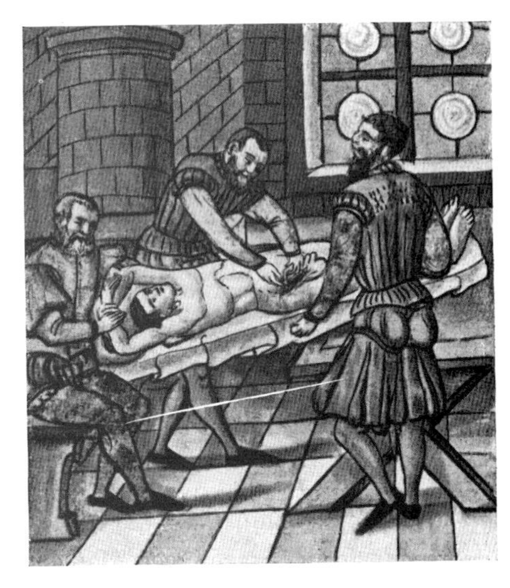

d

Abb. 191 a—d. Abbildungen (im Orginal farbig) aus der Handschrift des CASPAR STROMAYR über den Bruchschnitt vom Jahre 1559. (Nach v. BRUNN.)

zustände schlagartig beleuchtet, zumal durch die reiche Illustration in 186 farbigen Bildern; in der Radikaloperation der Brüche ist gegenüber FRANCO der wichtige Schritt vorwärts getan, daß nicht mehr vom unteren Pol des Scrotums her im Dunkeln gearbeitet wird, sondern vom Schnitt über den Bruchring die topographischen Verhältnisse klargelegt werden und weit besser als vordem die Heilung angebahnt wird unter Schonung des Hodens, soweit irgend möglich;

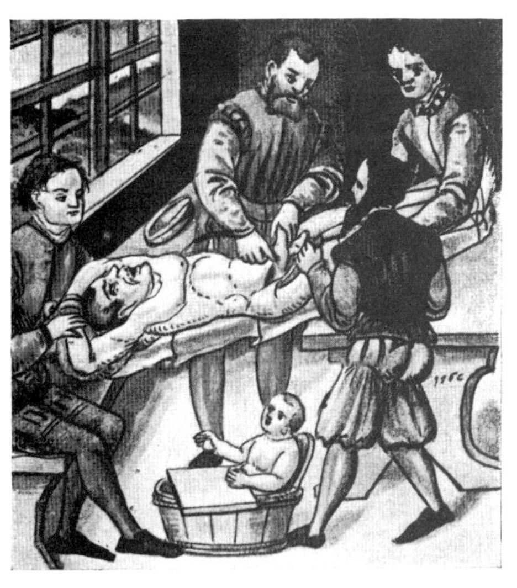

e

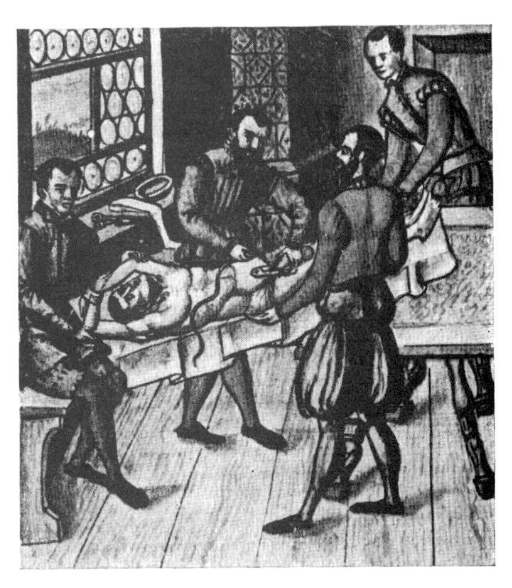

f

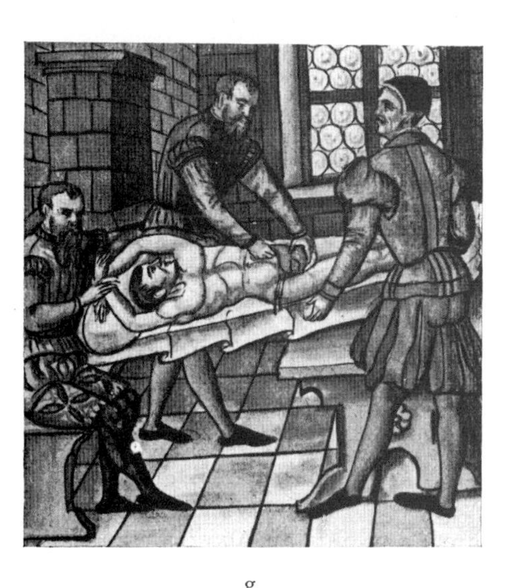

g

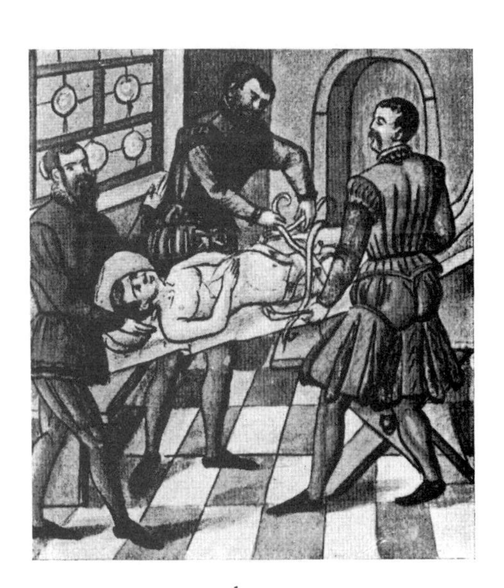

h

Abb. 191e—h. Abbildungen (im Original farbig) aus der Handschrift des CASPAR STROMAYR über den Bruchschnitt vom Jahre 1559. (Nach V. BRUNN.)

ebenso wird die Bruchbandtherapie ausführlich behandelt, auch stählerne Bruchbänder von hervorragender Vollkommenheit abgebildet und beschrieben, wie man sie bisher erst aus dem 17. Jahrhundert gekannt hatte.

Übrigens ist auch, wie SUDHOFF gezeigt hat, der Gaumenobturator, den PARÉ allerdings selbständig erfunden hat, nicht von ihm zuerst 1561 bekanntgegeben, auch nicht, wie man vielfach liest, von dem Hispano-Portugiesen AMATUS LUSITANUS im Jahre 1560, sondern die Priorität dieser wichtigen Erfindung gehört dem Stadtwundarzt von Nürnberg, FRANZ RENNER, der schon 1566 seine neue Erfindung veröffentlicht hat.

Der bedeutendste deutsche Chirurg dieses und des folgenden Jahrhunderts ist aber FABRY VON HILDEN gewesen, auch FABRICIUS HILDANUS geheißen, 1560 zu Hilden bei Köln geboren, 1634 gestorben; aus der handwerksmäßigen Wundarztlehre heraus hat er sich wissenschaftliche Kenntnisse zumal in der Anatomie zu verschaffen gewußt, er beherrschte die lateinische Sprache und ist in der Schweiz seßhaft geworden, wo er in Genf an dem Chirurgen GRIFFON einen hervorragenden Lehrer und Freund gefunden hat, von dem sein Schüler uns berichtet,

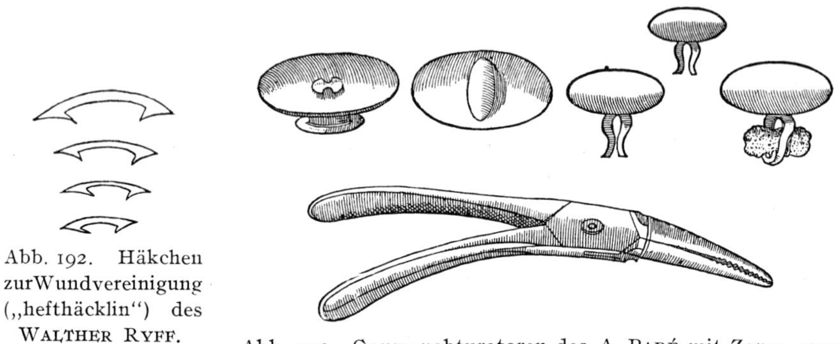

Abb. 192. Häkchen zur Wundvereinigung („hefthäcklin") des WALTHER RYFF. (Nach GURLT.)

Abb. 193. Gaumenobturatoren des A. PARÉ mit Zange zum Einführen. (Nach SUDHOFF.)

daß er 1592 einem Mädchen die von einem Hunde abgebissene Nase nach TAGLIACOZZIS Methode ersetzt habe. Jahrzehntelang ist er einer der bedeutendsten Consiliarii im ganzen deutschen Reich gewesen auf zahlreichen Reisen und schließlich als Stadtarzt in Bern gestorben. 600 wertvolle Einzelbeobachtungen hat er in seinen „Observationes" verarbeitet, hat über Gangrän, Verbrennungen, Schußwunden usw. bedeutsame Schriften hinterlassen. Das wundärztliche Instrumentarium hat er wesentlich bereichert und zur Blutleere bei Amputationen eine mit Knebel versehene Binde angegeben; die erste Oberschenkelamputation ist nicht von ihm, sondern von WIRTZ oder CLOWES (1588 mitgeteilt) ausgeführt worden; auch soll er zum ersten Male, und zwar auf Rat seiner Frau, einen Eisensplitter durch Magnetextraktion aus dem Auge entfernt haben. Beim Brustkrebs lehrt er, vergrößerte Achseldrüsen zugleich zu entfernen. — Sein Zeitgenosse war in Italien der schon genannte FABRICIUS AB ACQUAPENDENTE.

Auch *Spanien* hat tüchtige Wundärzte in jener Periode geliefert. Unter ihnen ist in erster Linie FRANCISCO ARCEO zu nennen, der eine Vereinfachung der Wundbehandlung anstrebte und die sachgemäße Therapie des Empyems förderte, die von ANDRÉS ALCÁZAR weiter vervollkommnet worden ist. BARTOLOMÉ HIDALGO DA AGÜERO setzte das Werk des ARCEO fort, versuchte, durch Schutz der trocken zu behandelnden Wunde eine prima intentio herbeizuführen und bediente sich gern der Wundnaht. Die Urologie erfuhr bedeutsame Förderung durch Francisco Díaz, und Dionisio Daza Chacón, welchem wahrscheinlich 1544 die Ergebnisse der Schießversuche Bartolommeo Maggis bekannt geworden waren, hat die Behandlung der Schußwunden in Spanien in ähnlichem Sinne beeinflußt wie Paré; auch war er ein Freund der Gefäßligatur. Lopez de León hat die neuen Lehren der Chirurgie des 16. Jahrhunderts in die Neue Welt verpflanzt.

Die *Kriegschirurgie* im 16. Jahrhundert unterschied sich noch wenig von der früherer Zeit. Trotz Erfindung und Gebrauch der Feuerwaffen überwogen doch die Verwundungen mit blanken Waffen bzw. Pfeilen bei weitem. Trotzdem ist jene Erfindung, die, je weiter man sie vervollkommnete, um so mehr zu Massenverwundungen, großenteils schwerer Natur, geführt hat, von wesentlicher Bedeutung auf die gesamte Chirurgie geworden Von den Wandlungen in der Therapie der Schußwunden war bereits die Rede. Mit der Schaffung der Landsknechtsheere unter der Regierung Maximilians I. wurde auch die Versorgung der Verwundeten durch Feldschere, welche die Truppe zu begleiten hatten, geregelt; auch die Reiterei und Artillerie erhielt Feldschere, die dem Obersten Feldarzt unterstellt waren. Früh schon, in der Mitte des 15. Jahrhunderts, haben die Schweizer ihren Kriegsmannen Scherer mitgegeben. Schlimm stand es aber noch lange Zeit um das Schicksal der in der Schlacht Gefangenen, auch wenn sie verwundet waren; noch weit ins 16. Jahrhundert hinein hat der Sieger sich ihrer massenweise durch Töten entledigt! Auch Zwingli wurde, 1531 in der Schlacht bei Kappel, obschon schwer verwundet, da er sich weigerte, katholisch zu werden, einfach totgeschlagen — so geschah es fast allgemein! Um die Verwundeten der eigenen Partei aber war man in der Schweiz treu besorgt; man bewilligte ihnen im 15. Jahrhundert nach Heilung der Wunden Badekuren, um möglichste Besserung ihres Zustandes herbeizuführen, man gab ihnen den Sold während der Kurzeit weiter und sorgte für Witwen und Waisen, wenn

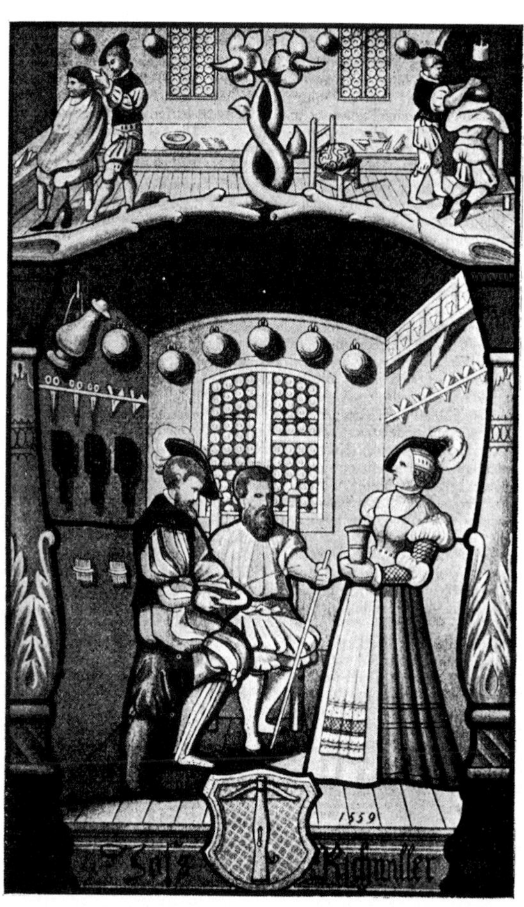

Abb. 194. Glasfenster aus der Schweiz mit der Jahreszahl 1559. Musee Cluny zu Paris. Schweizerische Schererstube. (Nach Gurlt.)

der Tod eingetreten war. BRUNNER hat sehr anschaulich darüber berichtet. Eigene Militärspitäler sind zum erstenmal unsers Wissens 1491 bei der Belagerung von Granada durch den Kardinal XIMENEZ DE CISNEROS und dann 1597 unter HEINRICH IV. und seinem Minister SULLY in Frankreich errichtet worden.

Die *Standesverhältnisse* haben sich in diesem Jahrhundert nicht wesentlich gegenüber der Zeit vordem geändert; hier und dort gewann der Chirurg Ansehen und Vermögen durch erfolgreiche Behandlung der Syphilis, die ihm allgemein anvertraut war; auch der Unterricht, soweit er nicht handwerksmäßig erteilt wurde, geschah in alter Weise: der Student schrieb das, was ihm vom Lehrer „vorgelesen" wurde, nach, und zwar im 15. und 16. Jahrhundert oft genug noch auf Wachstafeln, auf Stroh am Boden des Vorlesungssaals sitzend, gelegentlich auch schon auf Bänken; das Lumpenpapier, obwohl weit billiger als Pergament und der z. B. in der päpstlichen Kanzlei noch lange Zeit verwendete Papyrus, war immer noch verhältnismäßig kostspielig und setzte sich für diese Zwecke erst allmählich durch. War der Unterricht in der Chirurgie zwar im wesentlichen noch handwerksmäßig, zumal in deutschen Landen, so wurde doch mehr und mehr auf ein Mindestmaß von Kenntnissen behördlich Wert gelegt, was sich in amtlichen Prüfungen kundgibt, die teilweise nicht leicht zu bestehen waren, wie berichtet wird (z. B. Regensburg). Der Unterricht am Krankenbett ist zu dieser Zeit nur in Padua im ersten Entstehen. Der Aberglaube spielte immer noch eine gewaltige Rolle, gerade in der Chirurgie; kein Wunder, da man bei der Unwissenheit über den Ausgang einer Verletzung oder einer Operation wegen mangelnder Beherrschung der Wundheilung für den Erfolg auf das blinde Walten des Schicksals angewiesen war. Die „Heilung durch Königshand" spielte auch noch eine bedeutende Rolle: ANDRÉ DULAURENS (1550—1609), Leibarzt HEINRICHS IV. und Kanzler der Universität Montpellier, berichtet, daß sein König alljährlich gegen 1500 Kropfleidende durch Handauflegen geheilt habe; daneben ist allerdings auch bei ihm von häufigen Operationen wegen dieser Krankheit die Rede.

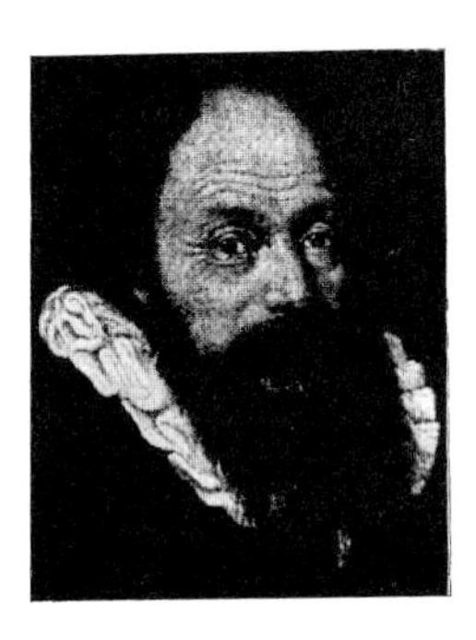

Abb. 195. WILHELM FABRY VON HILDEN. (Nach MEYER-STEINEG und SUDHOFF.)

V. Aufbau der modernen Heilkunde auf der im 16. Jahrhundert gewonnenen Grundlage.

1. Das 17. Jahrhundert.

Selbständige Beobachtung und Verwertung der dadurch gewonnenen Erkenntnisse vermittelst unvoreingenommenen Denkprozesses hatten die bedeutenden Errungenschaften des 16. Jahrhunderts in der Medizin ermöglicht. Immer klarer tritt das Ziel heraus, von den Zufälligkeiten empirischen ärztlichen Könnens unabhängig zu werden, die Gesetze des Naturgeschehens zu ergründen und mit ihrer Hilfe zu einer wissenschaftlichen Heilkunde zu gelangen.

„Experimenta ac ratio“ schufen nunmehr mit Hilfe der neugewonnenen anatomischen Forschungsweise die *Physiologie* und brachten die langerstrebte völlige Klarheit über den Blutkreislauf. Diese große Entdeckung WILLIAM HARVEYS (1578—1657), die er erst 1628 zu veröffentlichen wagte, nachdem er bereits nachweislich 1616 die Erkenntnis gewonnen, immer wieder aufs neue, zumal in Tierversuchen prüfend, ob sie auch irgendwie angreifbar sei, hat nicht etwa nur ihre Bedeutung an sich — sie ist das Muster aller induktiver Forschungsmethodik für die Zukunft geworden, wie sie zwar schon in der Antike Geltung gehabt hat und zu allen Zeiten Erfolge zeitigte, wie sie aber gerade um diese Zeit von HARVEYS Landsmann und Zeitgenossen FRANCIS BACON VON VERULAM in seinem „Novum Organon“ der Mitwelt in ihrer Bedeutung besonders nahegebracht worden ist. Schon die Vorläufer SERVET und COLOMBO waren diese Bahn gegangen, HARVEY gab in seiner „Exercitatio anatomica de motu cordis et sanguinis in animalibus“ die Lösung. Hatte im 16. Jahrhundert der Idealismus im Humanismus die kräftebindenden Fesseln gelöst, so war es dem 17. Jahrhundert vorbehalten, dem Realismus mit straffer Denkmethodik zum Erfolge zu verhelfen. Neben BACON tritt da RENÉ DESCARTES (CARTESIUS) in den Vordergrund, dessen Lehre das Jahrhundert unendlich viel verdankt; daneben sei des „BACON der Deutschen“, JOACHIM JUNG, gedacht, der in Rostock, Helmstedt und Hamburg im gleichen Sinne wirkte.

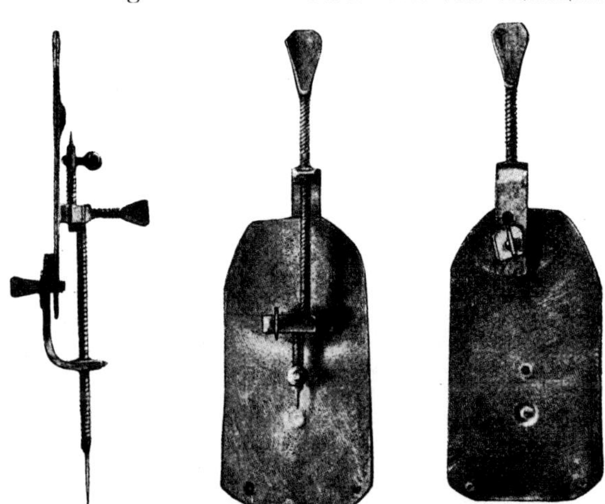

Abb. 196. Mikroskop von LEEUWENHOEK. (Nach MEYER-STEINEG und SUDHOFF.)

Es war die Zeit, in der Mathematik und Physik Triumphe feierten, die Periode der GALILEI, KEPLER, MARIOTTE, TORRICELLI, GUERICKE, NEWTON, ROBERT BOYLE und HUYGENS; der Niederländer JOHANN BAPTISTA VAN HELMONT, Anhänger HOHENHEIMS, führte den Begriff der „Gase“ in die Wissenschaft ein, und ROB. BOYLE begründete 1661 mit seinem Werke die moderne Chemie.

Von großem Einfluß wurde jetzt auch die Methode der *mikroskopichen* Untersuchung; wem die Erfindung des zusammengesetzten Mikroskops zuzuschreiben ist, ist noch nicht völlig geklärt; GALILEI hat das um 1600 konstruierte Fernrohr ohne Zweifel bereits zur Vergrößerung und Untersuchung kleiner Tiere, Fliegen usw. benutzt; der Holländer CORNELIUS DREBBEL ist nicht ohne Verdienst um die Ausbildung des Instruments; das zusammengesetzte Mikroskop dürfte um 1600 von dem Holländer ZACHARIAS, fälschlich JANSEN genannt, geschaffen sein. Mit diesem Hilfsmittel gelang ANTONY VAN LEEUWENHOEK 1675 der Nachweis der Infusionstierchen, der Jesuit ATHANASIUS KIRCHER sah damit „Würmer“ in den von ihm untersuchten Ausscheidungen und brachte diese in Zusammenhang mit der Ätiologie der Krankheiten — das wurde der Beginn der modernen Mikrobiologie, die Pathologia animata nahm von hier einen starken Auftrieb; auch im übrigen hat LEEUWENHOEK mit der neuen Methode äußerst fruchtbringend die Naturwissenschaften bereichert. 1661 sah MARCELLO MALPIGHI auch zuerst die Capillaren, deren Existenz HARVEY zwar als sicher angenommen, jedoch noch nicht hatte beweisen können. MALPIGHI sah und beschrieb auch 1665 die Blutkörperchen und, zugleich mit ROBERT HOOKE, im gleichen Jahre die Pflanzenzellen. Eine Entdeckung folgte nun der andern, RUYSCH vermittelte durch feine Ausbildung der Injektionstechnik eine gründliche Kenntnis des Blutgefäßsystems; das Lymphsystem wurde bekannt, die Drüsen des Körpers erforscht und auf Grund der Arbeiten eben jenes WILLIAM HARVEY 1651 der bedeutungsvolle Satz aufgestellt: „Omne animal ex ovo“. Im Anschluß hieran traten FRANCISCO REDI und SWAMMERDAM der uralten Annahme von der Generatio aequivoca entgegen. Die Muskelbewegung ward von einer Reihe der besten Forscher, wie BORELLI, STENSEN, WILLIS und BAGLIVI, zum Gegenstand ihrer Untersuchungen gemacht.

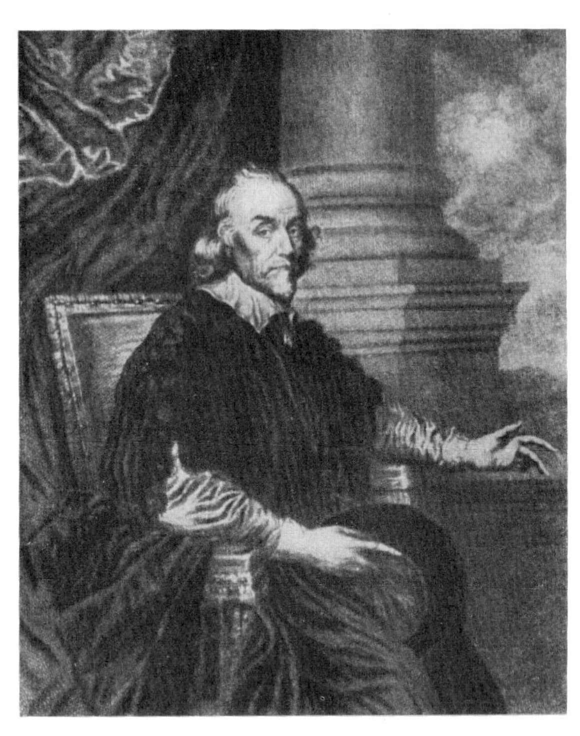

Abb. 197. WILLIAM HARVEY.
(Nach MEYER-STEINEG und SUDHOFF.)

Unbefriedigend blieben vorläufig noch die Versuche, der Physiologie der Atmung und namentlich der Ernährung auf den Grund zu kommen; man war in den chemischen Untersuchungsmethoden, welche letzten Endes HOHENHEIM der Heilkunde nutzbar zu machen sich bestrebt hatte, noch nicht weit genug, um auf diesem Gebiete damit greifbare Erfolge zu erzielen; so kam es, daß einer der bedeutendsten Ärzte seiner Zeit, FRANZ DE LE BOE (SYLVIUS), ein ungemein geschickter und beliebter Lehrer, der übrigens in Leiden geordneten klinischen Unterricht einführte, es unternahm, nahezu alle Lebensvorgänge als chemische Prozesse darzustellen; sein System hatte zwar gewaltige Lücken, er verstand aber, sie mit großer Geschicklichkeit durch kluggewählte Worte und Begriffe zu überbrücken und fand damit großen Anklang. Sein System lehnte sich stark an die alte galenische Viersäftelehre an. Zu den Vertretern der „Chemiatrik“ gehörten nach ihm der tüchtige englische Gehirnforscher und Physiologe THOMAS

WILLIS, der Chemiker BOYLE und von Deutschen die hervorragenden Ärzte J. C. BRUNNER, J. BOHN und der gelehrte HERMANN CONRING.

Zwischen den Vertretern dieser Richtung, den Iatrochemikern, und den Theoretikern der „Physiatrik", den Iatrophysikern, die vor allem in der Philosophie des DESCARTES und in der großen Entdeckung HARVEYS ihren Rückhalt hatten, ist nun während vieler Jahrzehnte dieses Jahrhunderts ein erbitterter Streit entbrannt, der uns sehr an die Kämpfe in Alexandreia und im kaiserlichen Rom erinnert.

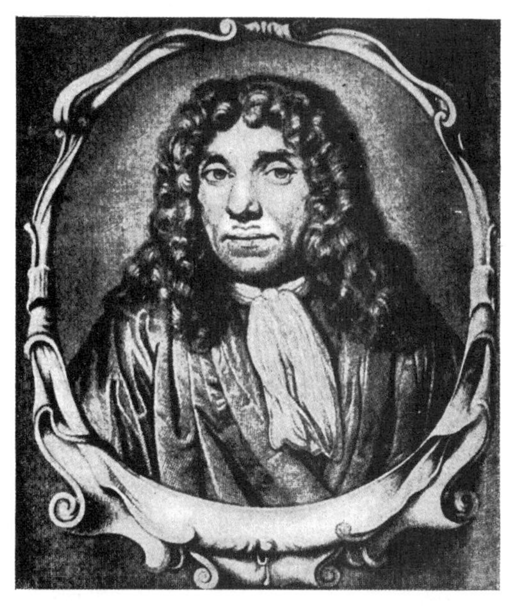

Abb. 198. ANTONY VAN LEEUWENHOEK. (Nach MEYER-STEINEG und SUDHOFF.)

Die Iatrophysiker konnten sich vor allem auf die experimentellen Ergebnisse des bedeutenden SANTORIO SANTORO berufen, der durch ungemein gewandt erdachte und gewissenshaft durchgeführte Methoden der Wägung und Messung bereits zu Beginn des 17. Jahrhunderts den Stoffwechsel zu ergründen versucht hatte und schon zu recht beachtenswerten Resultaten gelangt war. BORELLI und sein Schüler BELLINI hatten, anknüpfend an die Entdeckung HARVEYS, Theorien der Krankheitsentstehung aufgestellt, die sich auf Störungen in der Durchströmung der Capillaren und der als hohl angenommenen Nerven bezogen. Am weitesten ging darin GIORGIO BAGLIVI, der den ganzen Körper als eine Summe von Maschinen ansah.

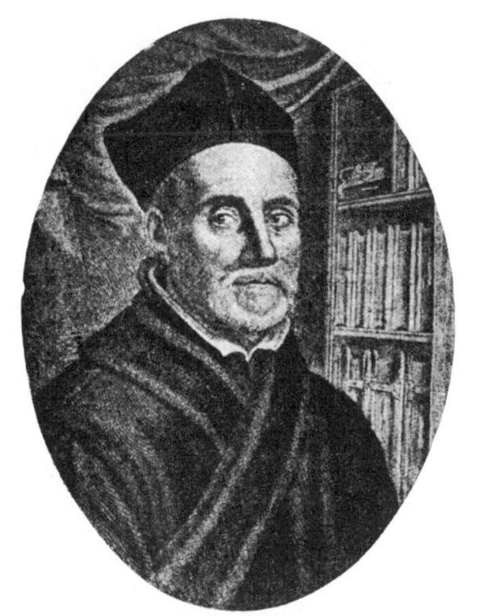

Abb. 199. ATHANASIUS KIRCHER. (Nach GARRISON.)

So wurden die Iatrochemiker zu Streitern für die Humoralpathologie, die Iatrophysiker aber zu Anhängern der Solidarpathologie, in vieler Hinsicht ähnlich den Vertretern der Schule der Methodiker.

Ein Gutes hatte dieser äußerlich recht häßliche Streit, daß von beiden Seiten mit großer Anstrengung und teilweise mit beträchtlichen dauernden Ergebnissen daran gearbeitet wurde, den jeweiligen Standpunkt wissenschaftlich zu begründen. Im übrigen ist es genau so wie zu allen Zeiten gewesen, daß die Vertreter beider feindlichen Lager, sobald sie am Krankenbett standen und der vornehmsten Aufgabe des Arztes, dem Leidenden zu helfen, gegenüber-

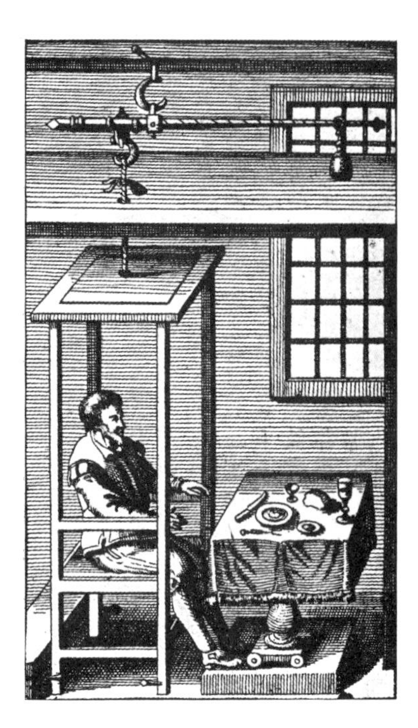

Abb. 200. SANTORIO SANTORO sitzt in seinem Versuchskasten, um an sich selbst die Probleme des Stoffumsatzes zu lösen. (Nach MEYER-STEINEG und SUDHOFF.)

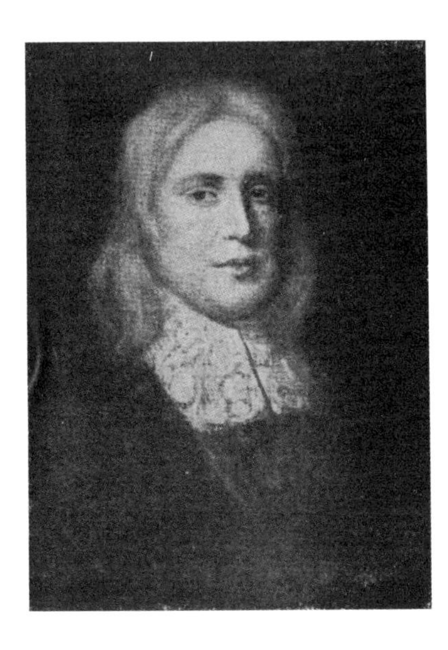

Abb. 201. THOMAS SYDENHAM. (Nach GARRISON.)

standen, unter Nichtachtung ihrer Theorie im allgemeinen recht gute Praktiker gewesen sind — wie ehedem und heute.

Eine Frucht der HARVEYschen Erkenntnis wurden die schon um die Mitte des Jahrhunderts aufgenommenen Versuche, durch Einspritzung medikamentöser Stoffe in die Blutbahn Heilwirkungen auf den gesamten Körper zu erzielen und die kurz darauf unternommenen Eingriffe, die bezweckten, kranke Menschen durch Einführung von Tierblut ins Gefäßsystem der Genesung zuzuführen; es wird davon noch zu sprechen sein.

Die Zänkereien zwischen den zwei genannten feindlichen Parteien verhallten nun ziemlich plötzlich, und zwar infolge der Einführung eines ganz neuen Arzneimittels in die Alte Welt: der Chinarinde. Es ist auffallend, daß dies ungemein wirksame Mittel erst etwa 150 Jahre nach der Entdeckung Amerikas den Weg zu uns gefunden hat. Die prompte Wirkung des Chinins, deren Erklärung weder mit dem einen noch dem andern System möglich war, hatte die Folge, daß die Anhänger beider feindlichen Lager schleunigst verstummten. Hinzu trat, daß ein ganz Großer unter den Ärzten aller Zeiten erstanden war, ein Mann, der sich bemühte, seine Berufsgenossen vom Kampfplatz unfruchtbaren Redens wieder dahin zu führen, wo der große HIPPOKRATES die wirkliche wissenschaftliche Heilkunde begründet hatte: an das Krankenbett! THOMAS SYDENHAM (1624—1689) ist nie Hochschullehrer gewesen, hat nur verhältnismäßig wenig publiziert — und doch wird er immer unter den Allergrößten genannt sein. Er hat zuerst richtig erkannt, daß man vor allem den kranken Menschen zu behandeln habe, dessen Krankheit je nach den Umständen und den einzelnen Stadien in recht verschiedener Weise ablaufen kann; der Begriff der Disposition bzw. Konstitution ist bei ihm gut herausgearbeitet; die Krankheitsursachen sucht er im Gegensatz zu den meisten seiner Zeitgenossen besonders im Körper der Menschen selbst, in Störungen ihres Stoffwechsels. Das Fieber ist ihm ein in der Regel der Genesung dienliches Symptom, das er nur ausnahmsweise zu bekämpfen sich genötigt sieht. Aderlaß, Brech- und Abführmittel sind bei ihm beliebt, er ist sonst aber ein Anhänger einfacher und vorsichtiger Medikation und ein Freund diätetischer Kuren. Er hat weithin gewirkt; seine Lehre, ganz an die Gedanken des HIPPOKRATES sich anlehnend, ist ungemein fruchtbar geworden; die Selbsthilfe der Natur stand bei ihm im Vordergrunde.

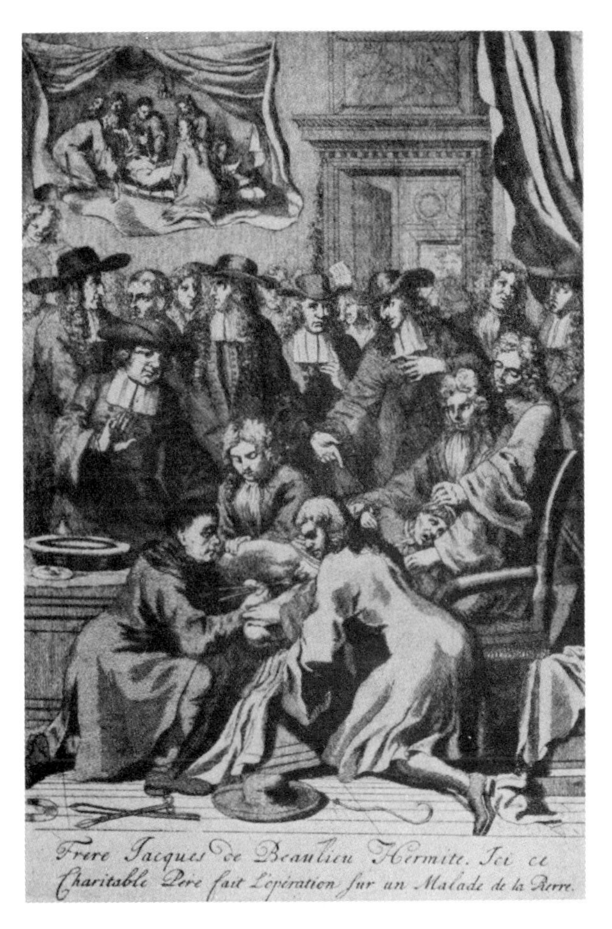
Frere Jacques de Beaulieu Hermite. Ici ce
Charitable Pere fait L'operation sur un Malade de la Pierre.

Abb. 202. Steinschnittszene des FRÈRE JACQUES. (Nach DESNOS.)

Die *Chirurgie* bleibt in diesem Jahrhundert auffallend hinter den Fortschritten der übrigen Medizin zurück; daran war in erster Linie die unangemessene soziale Stellung ihrer Vertreter in fast allen Ländern schuld und der mangelhafte Unterricht, weiterhin aber vielleicht auch der Umstand, daß die tüchtigsten Jünger der Heilkunde sich mit Macht zu denjenigen Stätten hingezogen fühlten, wo Schlag auf Schlag aufsehenerregende Ergebnisse anatomischer und physiologischer Untersuchungen bekanntgegeben wurden.

Berechtigte Beachtung fand das Eintreten CESARE MAGATI'S (1579—1648) für eine einfachere Methode der Wundbehandlung; man solle nicht mehr, wie bisher, Tampons („Meißel") in die Wunden schieben und mit Fleiß Eiterung zu erregen suchen, sondern im allgemeinen nur alle paar Tage den Verband wechseln und der Natur mehr, wie vordem, die Heilung überlassen: Vorschläge, entstanden auf Grund der Anschauungen des PARACELSUS, wie sie einige Jahrzehnte früher schon der Spanier AGÜERO gemacht hatte mit Empfehlung trockener Wundbehandlung und Anstrebens der prima intentio; der Franzose BELLOSTE hat zu Beginn des 18. Jahrhunderts hieran wiederangeknüpft. Alle diese Bestrebungen sind allerdings ohne wesentlichen und dauernden Nutzen geblieben, da man die Grundlagen der Wundheilung nicht kannte und sie selbst mit ihren Komplikationen nicht zu beherrschen verstand. Ein tüchtiger praktischer Chirurg ist MARC AURELIO SEVERINO gewesen; aus seinen Schriften ersieht man, daß die Trepanation auch in dieser Zeit noch sehr gern geübt wurde, daß man bei Unterschenkelgeschwüren die umgebenden dilatierten Venen durchschnitt und bei den damals grassierenden Diphtherieepidemien des Luftröhrenschnitts sich gern bediente. Er hat — vielleicht zuerst — die Schenkelarterie dicht am Lig. Pouparti unterbunden, und zwar in der ersten Hälfte des 17. Jahrhunderts. Die Lithotripsie fand erneut in CIUCCI einen Vertreter. Nach flüchtiger Erwähnung dieser Behandlungsmöglichkeit bei BENEDETTI (1502) und ähnlichen Bemerkungen bei SANTORO (1626) ist hier eine wirklich durchgebildete gebrauchsfähige Methode beschrieben, die der von CIVIALE nahesteht (um 1650).

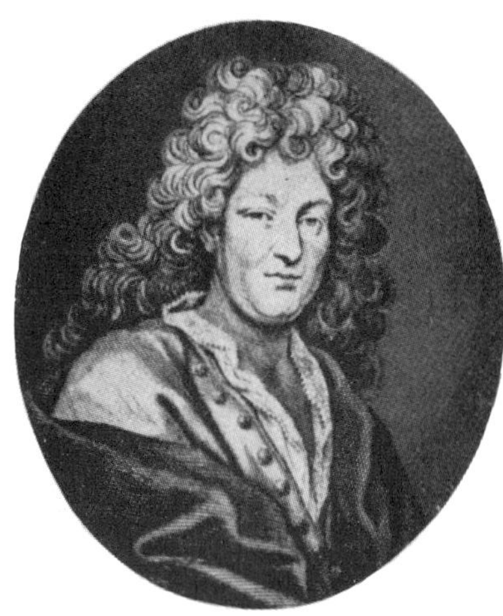

Abb. 203. PIERRE DIONIS. (Institut f. Gesch. d. Med. Leipzig.)

Frankreich behielt auch weiterhin die Führung. Dazu trugen nicht zum wenigsten die zahlreichen Kriege LUDWIGS XIV. und seiner Nachfolger bei. Auch bemühte man sich hier in besonderem Maße um die Ausbildung der Chirurgen. Hier ist unter den zahlreichen Vertretern des Faches PIERRE DIONIS ohne Zweifel der bedeutendste, dessen „Cours d'opérations de chirurgie" seit 1707 in einer Reihe von Auflagen das maßgebende Lehrbuch gewesen ist. DIONIS setzte sich auch wieder für die Sectio alta ein. Man versuchte, den Bruchschnitt zu verbessern und leistete Erhebliches im Steinschnitt, wo der Empiriker JACQUES BEAULIEU (auch „FRÈRE JACQUES" geheißen) der Ausbildung des Seitensteinschnitts sich widmete und innerhalb 30 Jahren seiner Angabe nach 4500 Steinkranke erfolgreich behandelt hat. Um die Ausbildung dieser Operation hat auch JEAN MÉRY (1645—1722) am Hôtel Dieu sich verdient gemacht. MOREL erfand 1674 zur

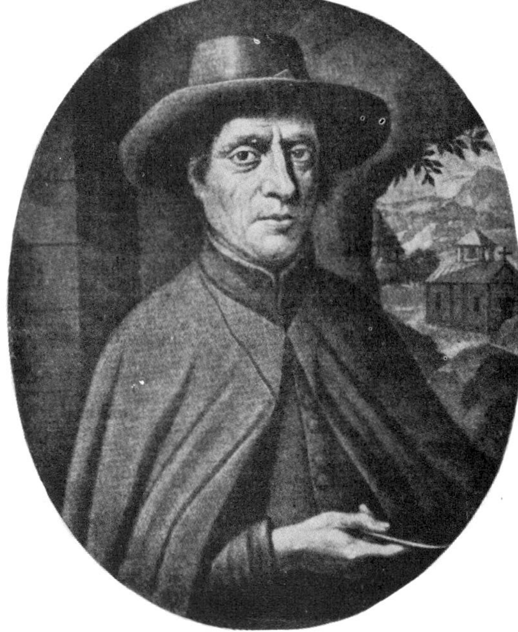

Abb. 204. JACQUES DE BEAULIEU, genannt FRÈRE JACQUES (1651—1714). (Nach DESNOS.)

Blutsparung bei Amputationen das Knebeltourniquet, dessen Anfänge auf FABRY V. HILDEN zurückgehen. SCULTETUS hat übrigens bereits 1631 bei JOH. MOSER in Ulm die Schraube zur Aderkompression in Gebrauch gesehen.

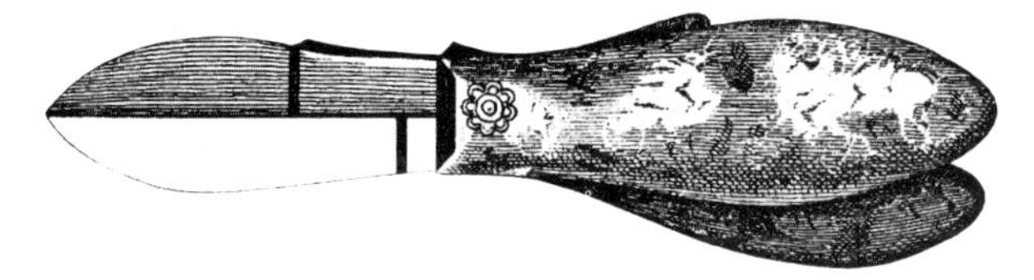

Abb. 205. Das von COLOT benutzte Lithotom. (Nach DESNOS.)

Die Sectio alta war aus der Mode gekommen trotz der Bemühungen von DIONIS. Neu ist die Erwähnung der Ösophagotomie bei Fremdkörper durch

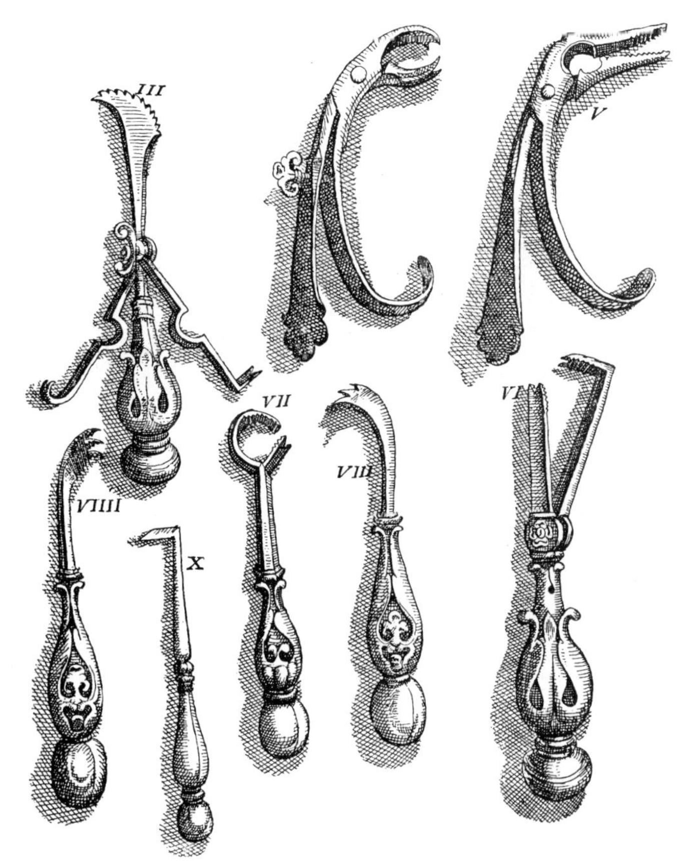

Abb. 206. Zahninstrumente des JOH. SCULTETUS (SCHULTES). (Nach SCULTETUS, Armamentarium chirurgicum.)

JEAN BAPTISTE VERDUC; Längswunden der Därme nähte man mit Kürschnernaht, Querwunden behandelte man mit Anheftung der Lumina an den Wundrändern der Haut.

In *Deutschland* überragte in den ersten Dezennien noch FABRY VON HILDEN alle Zunftgenossen; neben ihm verdient JOH. SCULTETUS (SCHULTES) in Ulm (1595—1645) Beachtung, der das reiche Instrumentarium seiner Zeit in einem besonderen verbreiteten Werke abgebildet und beschrieben hat. In der 2. Hälfte des Jahrhunderts und darüber hinaus ist der Kriegschirurg des Großen Kurfürsten und nachmalige Stadtarzt von Breslau, MATTHIAS GOTTFRIED PURMANN

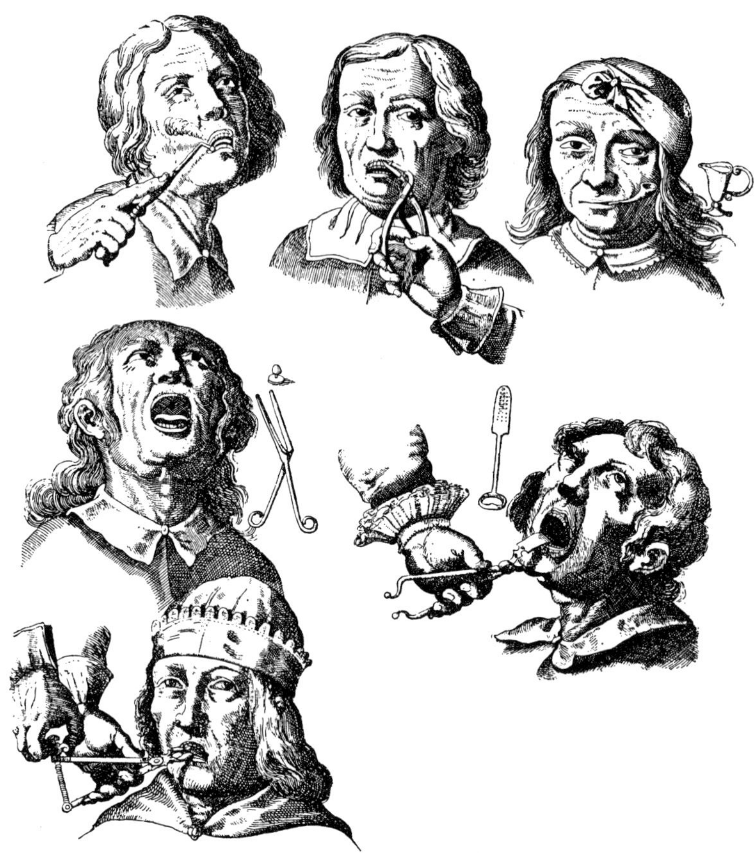

Abb. 207. Mundoperationen nach JOH. SCULTETUS (SCHULTES). (Aus Armamentarium chirurgicum.)

(1648—1721) führend, der seinem Vaterland die Fortschritte der französischen Chirurgie zu vermitteln strebte. Dieser prächtige Mann, ohne eigentliche wissenschaftliche Bildung, hat diesen Mangel durch eisernen Fleiß ausgeglichen. Die Knochenspäne bei der Trepanation bläst er mittelst eines Röhrchens fort; erfolgreiche Nasenplastiken sind ihm wohlbekannt, indessen rät er, man solle sich dazu einen andern als Spender kaufen, weil es sehr schmerzhaft und lästig sei; ein Aneurysma am Arm hat er mit Glück totalexstirpiert (1694); bei der Tracheotomie scheut er sich nicht vor der Verletzung der Knorpel; den Brustkrebs entfernt er wie seine Zeitgenossen mit einem einzigen Schnitt, nachdem er die ganze Mamma an 2 kreuzweise hinten durchgeführten starken Fäden emporgehoben hat; die Ameisennaht bei Darmwunden verspottet er und bezeichnet sie als zwecklos; auch soll man keine Röhrchen zur Naht in das Darmlumen einlegen; beim Bruch soll man den Inhalt reponieren, den Sack öffnen, innen zusammenheften, den Hoden aber schonen; die Methode des Point doré ist praktisch; der Kaiserschnitt, um 1500 von NUFER anscheinend zuerst an der Lebenden geübt, nach PARÉ und GUILLEMEAU bald verlassen, wurde von ihm einmal mit Erfolg ausgeübt, vorher 1610 einmal durch JEREMIAS TRAUTMANN. Kennzeichnend für ihn ist es, daß er sich zweimal Arzneistoffe in seine Venen ein-

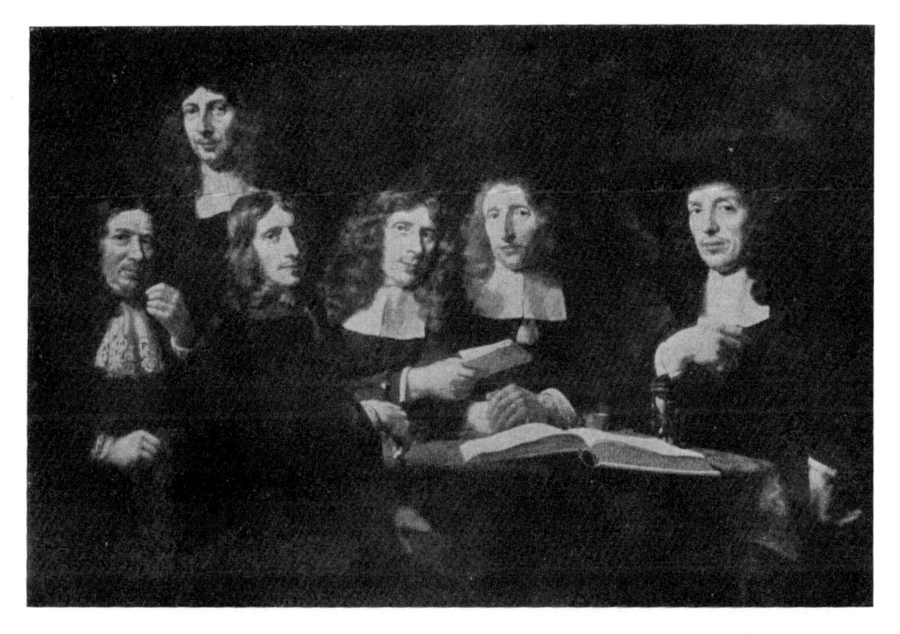

Abb. 208. Die Chefs der Chirurgengilde. NICOLAS MAES. Amsterdam, 1680. (Nach HOLLÄNDER.)

spritzen ließ, um über diese neue und in ihrer Bedeutung strittige Methode Klarheit zu gewinnen (Abb. 210).

Die Behandlung der Brüche mit innerer Naht des Bruchsacks ohne Kastration hat PURMANN dem FABRICIUS AB AQUAPENDENTE entnommen, der diese Operation die „königliche Naht" benannte, weil er seinem König damit viele Soldaten erhielt.

Verletzte Sehnen an der Hand band PURMANN mit Darmsaiten zusammen, die in Alkohol gelegen hatten.

In den *Niederlanden,* welche parallel mit ihrem wirtschaftlichen Aufschwung auf der Höhe ihrer Macht auch in ihrer gesamten Kultur einen gewaltigen Auftrieb erfuhren, hat die Chirurgie hieran ihren Anteil gehabt. ARNOLDUS BOOT lieferte 1649, ein Jahr vor GLISSON, aber 2 Jahre nach THEOPHILE DE GARENCIÈRES, eine ausführliche gute Beschreibung der Rachitis. Die Durchschneidung des Kopfnickers zur Korrektur des Schiefhalses hat schon vor 1652 ISAAK MINNIUS vorgenommen, 1668 der holländische „MEISTER FLORIAN" und andre. Hatte noch der bedeutende DIONIS, im Anschluß an PARÉ, das Anstechen prall geblähter Därme empfohlen, um sie nach Verletzungen des Leibes mit Vorfall zurückbringen zu können, so verurteilt JAN PALFYN, der von der Geschichte der Geburtszange vorteilhaft bekannte holländische Wundarzt, diese Maßnahme durchaus und rät dringend, die Bauchwunde in solchen Fällen zu erweitern. Die Trepanation, die „Mode"-Operation früherer Jahrhunderte, war allerdings noch sehr beliebt; glaubte man vordem aber, sie ohne Lebensgefahr an einem Patienten nur einmal ausführen zu dürfen, so bewies der auch als Anatom be-

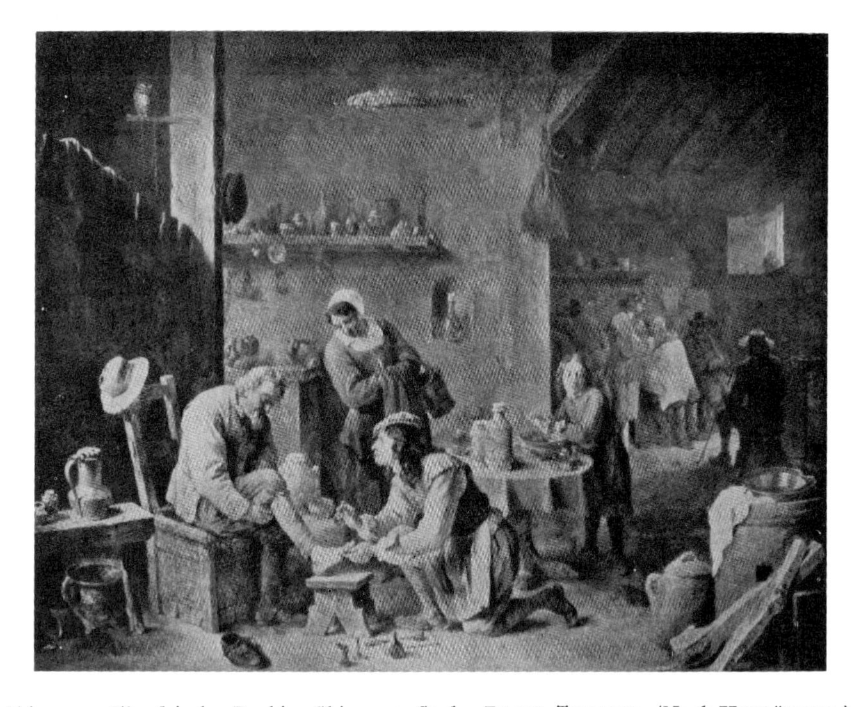

Abb. 209. Flandrische Barbier-Chirurgen-Stube DAVID TENIERS. (Nach HOLLÄNDER.)

kannte ADRIAN VAN DEN SPIEGHEL, daß man nach 7maligem Trepanieren einen Menschen heilen könne, und STALPAART VAN DER WYL konnte diesen „Rekord" sogar mit 27 Trepanationen an einem und demselben Kranken überbieten. CORNELIS VAN SOLINGEN, der auch als Orthopäde Geschickte, übte wieder die Sectio alta; zur Vermeidung einer Verletzung des Bauchfells füllte er die Blase mit Luft, und zwar vermittelst Blasebalgs. Er hat auch berichtet, mehrfach wegen Extrauteringravidität den Bauchschnitt ausgeführt zu haben. Ihm ist es auch zu verdanken, daß die chirurgischen Instrumente einfacher und praktischer hergerichtet wurden unter Verzicht auf den jahrhundertelang üblichen Zierat, der nur als Schmutzfänger diente. Die Gefäßligatur konnte sich noch nicht durchsetzen: JOHANN MUNNIKS in Utrecht, von dem eine Reihe Amputationen berichtet werden, bediente sich zur Blutstillung ausschließlich der Styptika, des Eiweißes, Alauns usw.

In diese Zeit fällt auch die Herstellung des Trokars: SANTORIO SANTORO hat zuerst die Hohlnadel mit einer eingeführten Nadel versehen, und der Niederländer PAUL BARBETTE ließ diese Nadel aus Stahl fertigen und mit dreikantiger Spitze versehen.

Der geborene Badener JOH. JAK. RAU verbesserte den Steinschnitt durch Einführung der gerinnten Sonde in Amsterdam und will 600 Steinkranken damit geholfen haben.

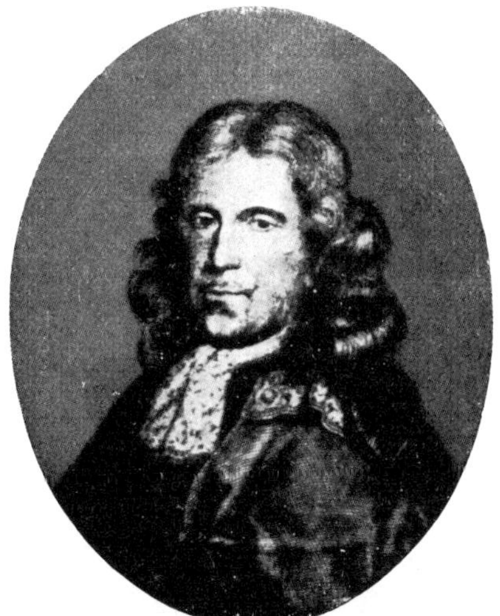

Abb. 210. MATTHIAS GOTTFRIED PURMANN. (Inst. f. Gesch. d. Med., Leipzig.)

Nachdem JESSENIUS À JESSEN von dem „böhmischen Messerschlucker" berichtet hatte, dem 1602 aus dem mit der Bauchwand verklebten Magen ein verschlucktes Messer erfolgreich entfernt worden war, ist von Bedeutung, daß, anscheinend im Jahre 1635, der Wundarzt DANIEL SCHWABE in Königsberg mittelst bewußt ausgeführter Laparotomie aus dem unverklebten Magen seines Patienten ein langes Messer entfernt hat; der Operierte hat den Eingriff um eine Reihe von Jahren überlebt.

Die *Schweiz* hat in der gleichen Zeit in JOH. VON MURALT einen angesehenen Vertreter, England in RICHARD WISEMAN, der sich zusammen mit FABRY VON HILDEN um die Ausbildung der Amputationstechnik verdient machte, im Gegensatz zu jenem aber der primären Absetzung bei schweren Zerschmetterungen das Wort redete, auch ist WISEMAN mit Nachdruck für die vereinfachte Methode der Wundbehandlung nach MAGATI eingetreten (Abb. 214).

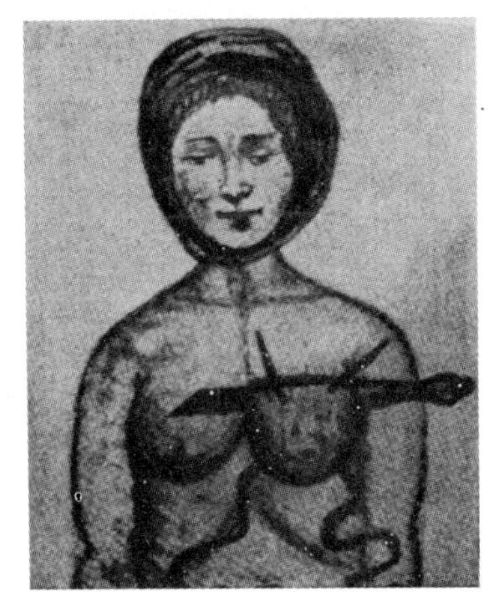

Abb. 211. Mamma-Amputation. (Aus Handbuch der ges. med. Praxis — Ms. um 1650 — mit etwa 300 Illustrationen. Franziskaner als Ärzte. Autor nicht genannt.) (Inst. f. Gesch. d. Med., Leipzig.)

Versuchen wir uns an einigen Beispielen ein flüchtiges Bild vom Stand der Chirurgie in der Praxis am Ende des 17. Jahrhunderts zu entwerfen, so wäre es etwa folgendes:

War man auch von unnötigen Kompliziertheiten in der Wundbehandlung zurückgekommen, so war die Eiterung mit allerlei Wundkomplikationen doch die Regel. Der Alkohol war als Mittel für die Wundbehandlung recht beliebt. Der Wundnaht bediente man sich hier und da, wenn auch nicht jeder sie anwandte; außer mancherlei Nahtmaterial wurden auch Häkchen benutzt, wie GUY DE CHAULIAC sie beschreibt und W. RYFF sie abbildet, ganz ähnlich den MICHELschen Klammern (s. Abb. 192). Eine besondere Rolle spielte die Trepanation, die man bei Kopfverletzungen gar nicht früh genug vornehmen konnte, die aber auch bei hartnäckigen Kopfschmerzen und Geisteskrankheiten beliebt war.

Der Luftröhrenschnitt, von ASKLEPIADES zuerst empfohlen, vielleicht auch von ihm, jedenfalls aber von ANTYLLOS und PAULOS VON AIGINA geübt, geht im Mittelalter nie wieder verloren, wenn es auch fraglich ist, ob man ihn in praxi ausgeführt hat. Sicher ist das wieder bei ANTONIO BENIVIENI der Fall ausgangs des 15. Jahrhunderts und bei BRASSAVOLA ein wenig später. SANTORO, der Er-

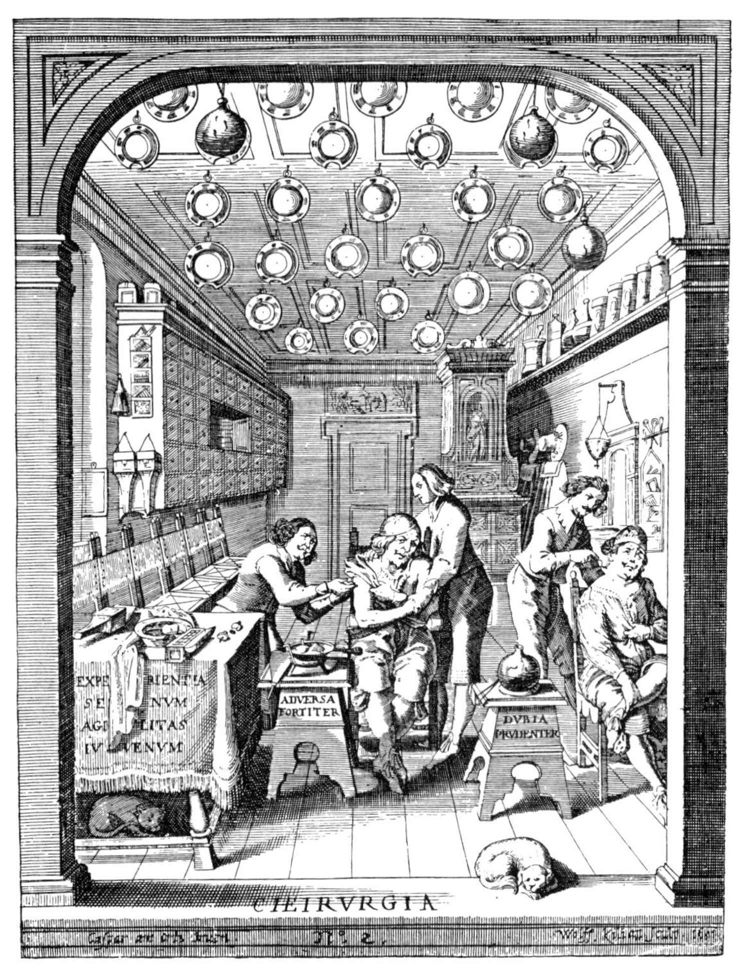

Abb. 212. Barbierstube des 17. Jahrhunderts. (Nach MALACHIAS GEIGER.)
(Inst. f. Gesch. d. Med., Leipzig.)

finder des Trokars, wie wir ihn heute kennen, verwandte sein Instrument auch für die Tracheotomie, um die Blutung beim Schnitt zu vermeiden, DEKKERS in Leiden machte es ihm nach; die Röhre ließ er gleich in der Trachea liegen. Daß der Eingriff während des Mittelalters praktisch verloren gewesen sein sollte, erscheint fraglich; PARÉ scheint mit ihm vertraut gewesen zu sein.

Den Brustkrebs entfernte man, wenn er nicht allzu weit vorgeschritten war, durch den Schnitt, und zwar durch möglichst einzeitigen Schnitt unter Vorziehung der ganzen Mamma vermittelst gekreuzter großer, an der Basis durchgestochener Nahtfäden oder besonderer Bindenzügel (s. Abb. 211). Die Nasenplastik hält DIONIS für unmöglich; PURMANN weiß, daß sie zu seiner Zeit mehrmals erfolgreich ausgeführt wurde. Die Nasenpolypen werden gern mit allerlei Mitteln behandelt, das Zäpfchen ist ein beliebtes Objekt der Therapie. Wasser- und Eiteransammlungen in der Brusthöhle werden meist durch Zwischenrippenschnitt mit Einlegen metallener Röhrchen behandelt. Wunden des Dickdarms kann man

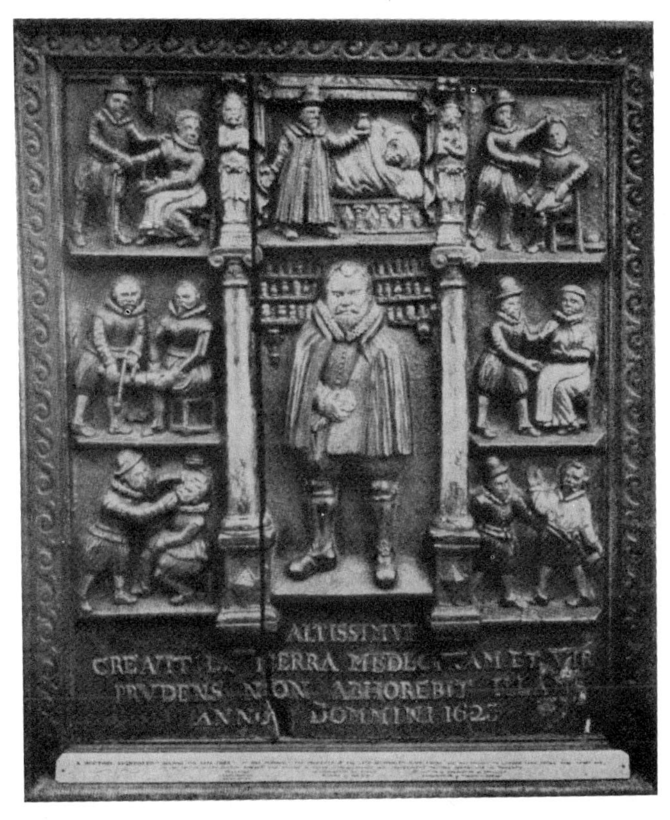

Abb. 213. Aushängeschild eines Chirurgen 1623. (Nach HOLLÄNDER.)

der Naht meist nicht unterwerfen, weil man diese Darmpartie nicht genügend vorziehen kann; man begnügt sich mit Einlegen von Rohren und Spülung; Dünndarmwunden werden in der Regel mit Kürschnernaht verschlossen; Darmwunden näht man gern an die Bauchwunde an; die Ameisennaht lehnt PURMANN als lächerlich ab. Die Bauchdeckenwunden werden genäht, auch wenn sie perforieren; vorliegender geblähter Darm wird mehrfach angestochen, wenn seine Reposition auf Schwierigkeiten stößt, doch wird auch direkt hiervor gewarnt! Brüche soll man möglichst ohne Kastration radikal operieren, wobei der Bruchsack am Hals eröffnet und sein Lumen zugenäht wird, ohne die Samenstranggefäße zu umschnüren; die Methode des „point doré" wird auch viel geübt (daß die alte Methode der gleichzeitigen Entfernung von Bruchsack und Hoden aber bei den Praktikern, zumal den wandernden Bruchschneidern, fast durchweg üblich war, ist vielfach bezeugt noch bis ins 18. Jahrhundert hinein). Die zuerst 1559 von STROMAYR erwähnten und abgebildeten Bruchbänder mit federndem Stahlbügel waren bereits, zumal in Frankreich, stark verbreitet. An die Entstehung der Brüche durch „Ruptur" glaubte man trotz FRANCOS Ablehnung immer noch, bis zur Zeit PETITS. Von der operativen Behandlung eingeklemmter Brüche ist trotz FRANCO erst wenig die Rede. Viel geübt wurde der Steinschnitt, teils nach alter Methode, teils nach dem neueren Verfahren des FRÈRE JACQUES mit seinen Verbesserungen. Bei Amputationen wurde die Haut hochgezogen, dann mit einem Band zirkulär festgebunden, so daß auch die Blutung gehemmt wurde, und abgesetzt; der Lappenschnitt wurde hier und da geübt, zuerst wieder nach langer Vergessenheit 1679 durch LOWDHAM; es werden zwar Stimmen laut, die energisch die Absetzung im Gesunden fordern, doch wird dies von verschiedenen Seiten abgelehnt wegen der ungeheuren Schmerzen und der Blutungsgefahr. Das Tourniquet war erfunden, wurde auch zu Amputationen benutzt, von PURMANN sogar einmal zur Exstirpation eines Aneurysmas. Sowohl DIONIS wie PURMANN raten zur Unterbindung der Blutgefäße an Stelle des Brennens, doch ist ihre Anwendung durchaus nicht allgemein.

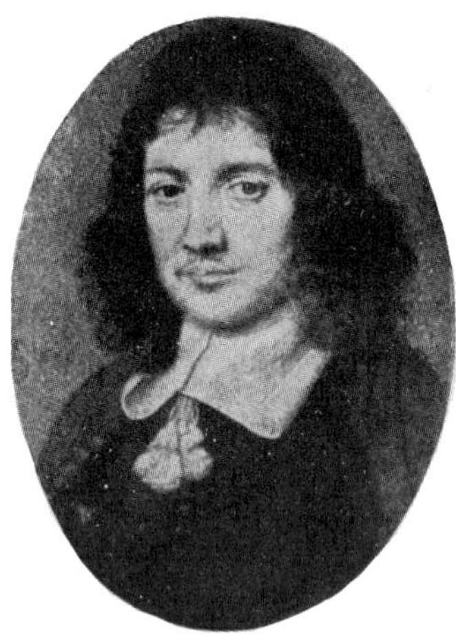

Abb. 214. RICHARD WISEMAN (1622—76.) (Nach GARRISON.)

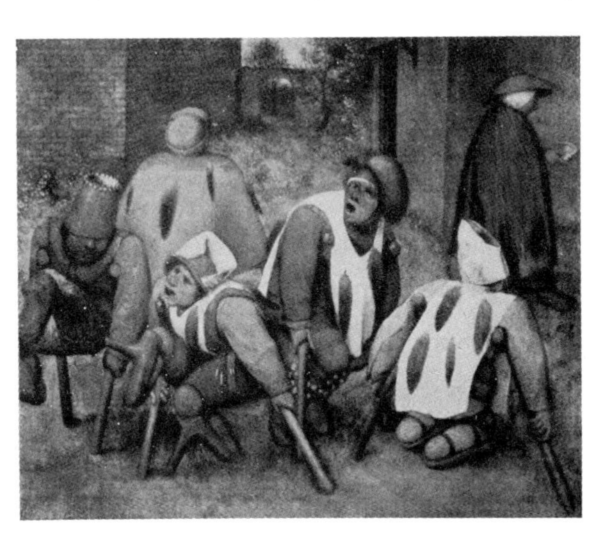

Abb. 215. Amputierte und Krüppel. P. BRUEGHEL d. Ält. Louvre, Paris. (Nach HOLLÄNDER.)

Die *Kriegschirurgie* hat gegenüber dem vorigen Jahrhundert kaum Fortschritte zu verzeichnen. Mit den stehenden Heeren, wie sie in dieser Zeit überall in die Erscheinung treten, geht die Organisation eines geregelten Sanitätsdienstes einher. Der Krieg ist auch jetzt noch und für lange Zeit die hohe Schule der Chirurgie überhaupt. Die Art der Verletzungen hat sich nicht wesentlich geändert; sind auch diejenigen durch Feuerwaffen mit ihrer Eigenart in Zunahme begriffen, so darf doch nicht vergessen werden, daß diese Waffe wegen des überaus langsamen und umständlichen Ladens eigentlich nur die Einleitung zum Gefecht mit blanker Waffe bildete; auch hatte z. B. der Große Kurfürst noch ein Drittel seiner Fußtruppen allein mit Piken ausgerüstet. Die Verwundetenpflege, Transport, Unterkunft usw. müssen wir uns immer noch recht dürftig vorstellen trotz redlicher Bemühungen im einzelnen. Prothesen für verloren gegangene Gliedmaßen gab es zwar in mannigfacher Ausführung, wie uns heute noch Museumsstücke beweisen; doch gehörten sie zu den Ausnahmen: Ersatzstücke für Arm und Hand blieben schwerfällig und teuer; das Bedürfnis war gering, weil die erhaltene Hand die Funktion der Schwester mit übernahm; die kunstvollen Beine in Harnischausführung waren ebenfalls zu teuer und viel zu schwer; der einfache Stelzfuß war leicht, billig und bequem und sicherer als die kosmetisch schönere Prothese.

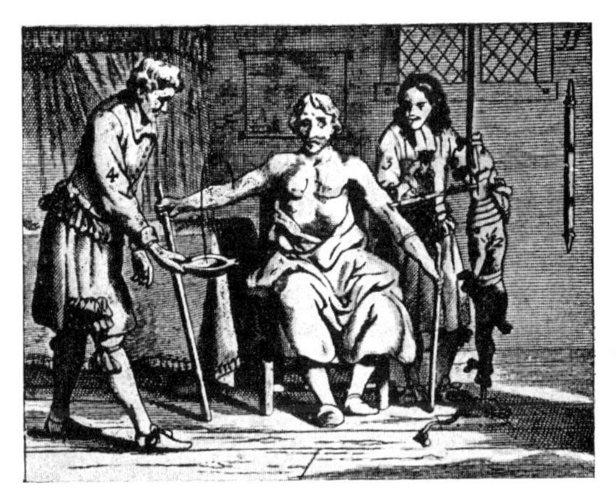

Abb. 216. Bluttransfusion im 17. Jahrhundert. (Nach MEYER-STEINEG und SUDHOFF.)

Das 17. Jahrhundert hat auch den Gedanken der Blutübertragung zur Tat werden lassen. Um die Jahrhundertwende spricht CARDANUS davon, 1604 rät MARTIN PEGELIUS in Rostock dazu. Der berühmte ANDREAS LIBAVIUS schreibt 1615 darüber. HARVEYS Entdeckung brachte den Gedanken zur Reife. Nach Versuchen mit Infusion medikamentöser Substanzen von WREN (1656), BOYLE und CLARKE gelang RICHARD LOWER 1665 die erste Transfusion von Tier zu Tier am Lamm; JEAN DENIS führte sie 1667 vom Lamm zum Menschen aus, bald darauf KING in England, PURMANN und andere. Doch blieb der erhoffte Nutzen aus, bedrohliche Mißerfolge machten stutzig, so daß der Eingriff in Frankreich behördlich untersagt wurde.

Man begann, einzelne Abschnitte der Chirurgie gesondert zu bearbeiten: VERDUC behandelte Frakturen und Luxationen, DUVERNEY Knochenkrankheiten, DIONIS die Operationslehre usw.

Die Standesverhältnisse haben sich in diesem Jahrhundert kaum verändert. In Frankreich, das seine Führerrolle seit PARÉ behauptete, verharrte die Fakultät in Opposition zu den Chirurgen, die vom König vielfach ausgezeichnet wurden; die von der Fakultät protegierten Barbiere wandten sich von ihr ab und schlossen sich den Chirurgen an. Durch einen klugen Schachzug brachte die Fakultät die Verbündeten unter ihre Botmäßigkeit: sie errichtete 1634 einen Lehrstuhl für sie zum Unterricht der Chirurgie in lateinischer Sprache, stellte sie unter die Aufsicht des ersten Barbiers des Königs und ließ ihnen 1660 untersagen, Robe und Barett zu tragen; sie waren damit öffentlich deklassiert; doch gaben sie den Kampf nicht verloren.

Aber die Trennung der Chirurgie von der übrigen Medizin blieb in aller Schärfe bestehen, auch in Deutschland, obwohl einflußreiche Männer wie JESSENIUS À JESSEN und andre das Unheilvolle dieser Scheidung laut betonten. Die bürgerliche Stellung der Wundärzte hob sich indessen zusehends, am Niederrhein war sie z. B. recht gut; doch ernährte der Beruf oft den Mann nicht, so daß mancher Chirurg gezwungen war, durch Nebenverdienst, wie Gastwirtsgewerbe usw., den Finanzen aufzuhelfen. Ärzte gab es ja noch wenig im Lande; wird doch berichtet, daß zu Anfang des 17. Jahrhunderts die 5 mecklenburgischen Herzöge und eine große Zahl der benachbarten Städte keinen einzigen Arzt besaßen; so war man froh, wenigstens tüchtige Chirurgen zur Hilfe zu haben.

2. Das 18. Jahrhundert.

Der Umschwung, der besonders im 16. Jahrhundert sich angebahnt hatte und in den gewaltigen Bereicherungen der gesamten Naturwissenschaften während des folgenden Jahrhunderts zur Geltung gekommen war, hatte auf diesem Gebiete den traditionellen Vorrang der Philosophie zwar nicht auszuschalten vermocht, aber doch stark in den Hintergrund gedrängt.

Sie ließ sich aber noch lange nicht die Hegemonie ganz entwinden, so sehr auch die junge Naturwissenschaft und mit ihr die Heilkunde ihr Recht auf Eigenleben bereits bewiesen hatten. Sie versuchte gerade im 18. Jahrhundert und zu Beginn des 19., das ungeheuer angewachsene empirische Beobachtungsmaterial auf dem Wege der Deduktion miteinander zu verschmelzen, ja sogar, sie mit allen übrigen Wissenschaften unter ihrem eigenen Zepter zu einer Einheit zu formen.

In Deutschland, dem „Lande der Denker", gelangte diese Bewegung zu höchster Blüte; hier war das System von LEIBNIZ und seinem Schüler CHRISTIAN WOLF zu hohem Ansehen gelangt und hielt die Gemüter in seinem Bann.

Von den sogenannten „Systematikern" in der Medizin dieser Periode knüpfte GEORG ERNST STAHL (1660—1734) an die Beobachtung an, daß der Leib, ohne sonst merkbar die geringste Einbuße zu erleiden, in demselben Moment zu zerfallen beginnt, in welchem der Tod eintritt. Die „Anima" ist es, welche die Einheitlichkeit des Ganzen darstellt, ähnlich, wenn auch nicht gleich der φύσις des HIPPOKRATES, dem „Archaeus" des PARACELSUS und VAN HELMONT. Die Blutüberfülle, die „Plethora", ist die Ursache der meisten Krankheiten, sie macht sich Luft durch Blutungen aus den verschiedensten Körpergegenden. Die Entzündung ist nach ihm der Ausdruck höchster Funktion der Blutgefäße. STAHLS Anschauungen bildeten eine begreifliche Reaktion gegenüber der grobmaterialistischen Einstellung der Iatrochemiker und Iatrophysiker des vorigen Jahrhunderts; der biologische Gedanke wird in seiner Bedeutung immer höher bewertet; er ist von hier nach Montpellier übertragen worden und ist zu Anfang des 19. Jahrhunderts zum Leitmotiv der dortigen vitalistischen Schule geworden.

War STAHL ein Eiferer, ein wegen der Schärfe der Form wenig beliebter Mann, so verstand es sein Alters- und Studiengenosse FRIEDRICH HOFFMANN (1660—1742), der lange Zeit neben ihm in Halle dozierte, in besonderem Grade, durch Liebenswürdigkeit die Sympathie der Mitwelt zu gewinnen. Anknüpfend an das allgemein bekannte LEIBNIZsche System der Monadenlehre, gelang es ihm in sehr geschickter Weise, in glänzenden Vorträgen ein auf die Bedürfnisse der Praxis zugeschnittenes System zu vertreten, das aus den Lehren der Chemiatrie und Physiatrik dasjenige entnahm, was am ehesten geeignet war, Verständnis zu finden. Der allgegenwärtige, weltdurchdringende Äther schloß das System zur Einheit. Eine kluge individuelle Behandlungsweise („Hoffmannstropfen“, Gebrauch der Mineralwässer) erhöhte seinen Ruhm (Abb. 219).

Der dritte dieser „Systematiker“ verdient diesen Titel nicht im eigentlichen Sinne des Worts — und darin liegt gerade die hervorragende Bedeutung dieses größten Arztes und berühmtesten Lehrers seiner Zeit: HERMANN BOERHAVE (1668—1738). In einem kleinen Vorort von Leiden geboren, ist er dieser Universität sein ganzes Leben treu geblieben trotz lockender Rufe an andre Hochschulen. Seine Größe beruht in der Durchbildung des klinischen Unterrichts,

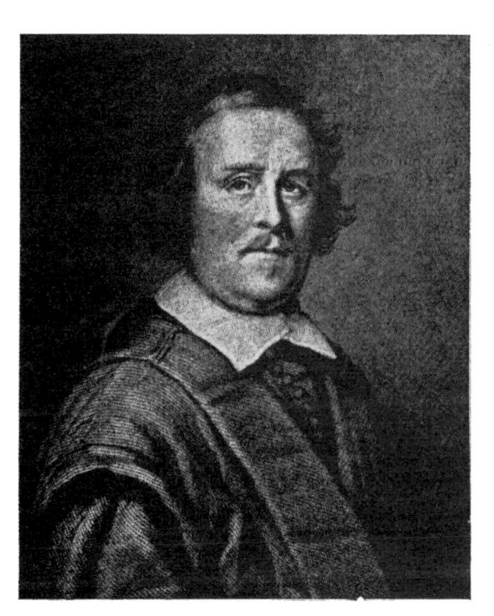

Abb. 217. HERMANN BOERHAVE. (Nach GARRISON.)

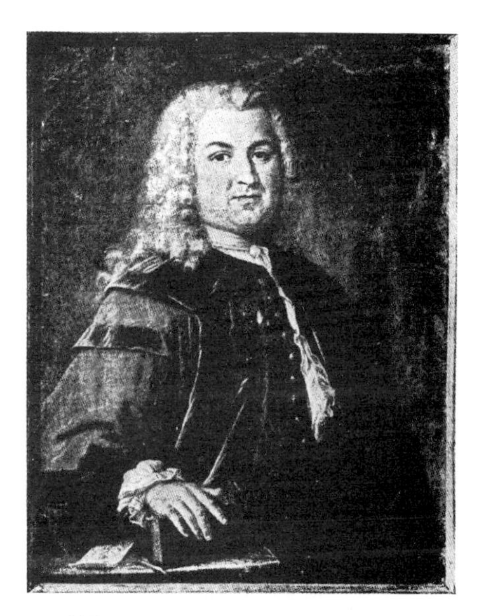

Abb. 218. ALBRECHT V. HALLER. (Nach GARRISON.)

der von hier aus vorbildlich wurde für die ganze Welt, dessen schüchterne Anfänge von Padua hierher übertragen wurden und hier in Leiden durch SYLVIUS eine bescheidene Pflege erfahren hatten. Mikroskop und Thermometer machte er der klinischen Untersuchung dienstbar und stellt die Chemie in den Dienst der Klinik. Die systematische Gestaltung des Unterrichts ist sein bleibendes Verdienst; die systematische Betrachtung war ihm aber stets nur Mittel zum Zweck.

Dem einen seiner großen Schüler, ALBRECHT VON HALLER, 1708 in Bern geboren, ist es gelungen, die moderne biologische Forschung dadurch einzuleiten, daß er zum erstenmal in der Geschichte Lebenserscheinungen durch das Experiment zielbewußt geklärt hat. Dieser Polyhistor, dessen ungeheurem Fleiße zahlreiche Werke entsprangen, darunter die große bibliographische „Bibliotheca chirurgica“, war bereits 1746 zum leuchtenden Stern der kürzlich errichteten Göttinger Hochschule geworden; er ward zum Lehrmeister der Welt, wie vor ihm sein großer Lehrer in Leiden. 1777 ist er in der schweizerischen Heimat verschieden. Seine Großtat war der eindeutige Nachweis der Irritabilität als spezifischer Eigenschaft der Muskelsubstanz, der er die Sensibilität der Nerven gleichzeitig gegenüberstellte.

Hatte man vor ihm alle organische Bewegung auf irgendwelche geheimnisvollen „Kräfte" zurückgeführt, denen man von HIPPOKRATES bis zu STAHL die verschiedensten Namen zuwies, so war nun erkannt, daß solche Phänomene des Lebens in funktioneller Abhängigkeit von ganz bestimmten Strukturverhältnissen stehen können. HALLER schuf 1747 bzw. 1757 auch das erste Lehr- und Handbuch der Physiologie.

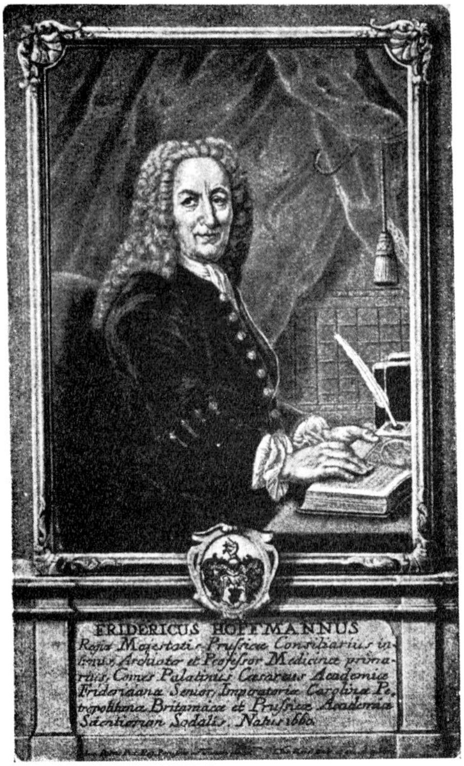

HALLERS Entdeckung ist auch auf die gesamte Krankheitslehre begreiflicherweise von erheblichem Einfluß gewesen. Sein Studiengenosse, auch Schüler von BOERHAVE, HIERONYMUS DAVID GAUB, benutzte die neue Erkenntnis, um eine zusammenhängende Darstellung der Pathologie zu geben; er tat das unter Zuhilfenahme der Krasenlehre und des STAHLschen Animismus in recht geschickter Form; sein weit verbreitetes Buch, mochte kritische Betrachtung auch manches daran auszusetzen finden, trug dazu bei, die deutsche Medizin dem Vitalismus zuzuführen.

Abb. 219. FRIEDRICH HOFFMANN. (Nach MEYER-STEINEG und SUDHOFF.)

Weitere Ausgestaltung fand die vitalistische Lehre in der Schule von Montpellier, die — im Gegensatz zu der von Paris — stets hippokratischen Tendenzen gehuldigt hat. Hier waren es im Anschluß an FRANÇOIS BOISSIER DE LACROIX DE SAUVAGES (1706—1767), der an STAHL sich anlehnte und mit SYDENHAM sympathisierte, THÉOPHILE DE BORDEU und sein Schüler JOSEPH BARTHEZ, welche, beseelt vom Animismus STAHLS und von HALLERS Lehren durchdrungen, das Sekretionsvermögen der Drüsen neben die Irritabilität und Sensibilität stellten und durch sorgsame Analyse der Krankheitsbilder die Erkenntnis förderten, auch eine Lokalisation der Funktionen im Gehirn statuierten, ohne zunächst den Beweis erbringen zu können.

Parallel mit dem Vitalismus kam in England auf der Basis von HOFFMANNS Theorie und von HALLERS Entdeckung eine Richtung zur Ausbildung, die „Nervenpathologie" WILLIAM CULLENS. Diese im Jahre 1777 veröffentlichte Lehre, die zumal in der Heimat viel Beifall fand, besagt, daß die Nervenkraft den Tonus der festen Teile und die von ihnen bewerkstelligten Bewegungsvorgänge bedinge; diese Lehre wurde nun für die Erklärung der Krankheiten und ihrer Heilung in etwas einseitiger Form nutzbar gemacht. Im Anschluß hieran bildete der Schüler CULLENS, JOHN BROWN, wie Jener Schotte von Geburt, ein System aus, das in mancher Hinsicht an die gerade heute wieder oft erörterte Reiztheorie erinnert; Leben ist nach BROWN durch Reize erzwungen, nur durch Reize erhalten; aus Reizen und Erregbarkeit wird Erregung, ihr mittlerer Grad entspricht der Gesundheit. Bis in das 19. Jahrhundert hinein hat diese Lehre, gerade in Deutschland, in Ansehen gestanden.

Kurz hingewiesen sei noch auf die Auswirkungen der Nervenpathologie zusammen mit dem Animismus in Deutschland, wo man teils in emsiger Forscherarbeit, teilweise auch in mittelalterlich-spekulativer Weise den Begriff der „Lebenskraft" herauszuarbeiten und mit seiner Hilfe zur Erkenntnis zu gelangen

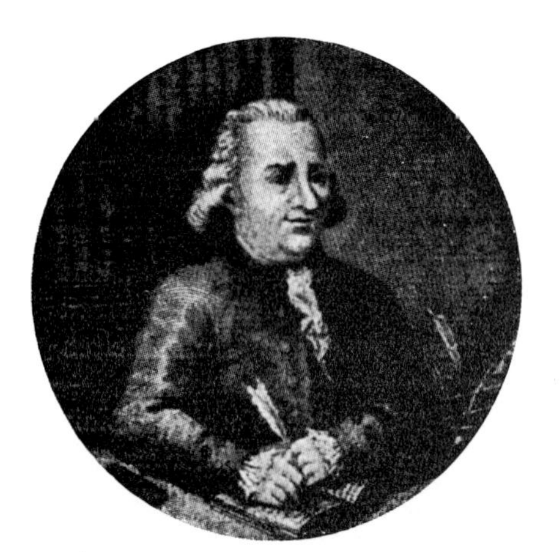

Abb. 220. JOHN BROWN.
(Nach MEYER-STEINEG und SUDHOFF.)

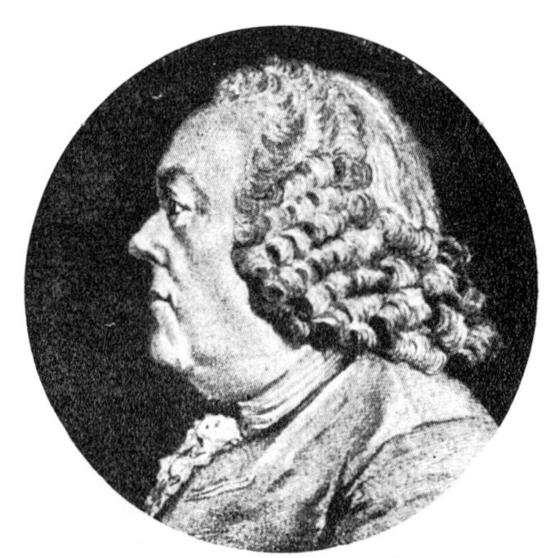

Abb. 221. GERHARD VAN SWIETEN.
(Nach MEYER-STEINEG und SUDHOFF.)

sich bemühte; die Namen BLUMENBACH, REIL und der ausgezeichnete Praktiker HUFELAND seien wenigstens genannt.

Während in HALLER der wissenschaftliche Teil der Gesamtpersönlichkeit BOERHAVES eine weit über den Meister hinauswachsende Fortsetzung gefunden hatte, ist er gerade in seiner Haupteigenschaft als klinischer Lehrer und Praktiker durch seinen Schüler und langjährigen Gehilfen GERHARD VAN SWIETEN (1700 bis 1772) Begründer der bedeutenden ersten Wiener Schule geworden. In seiner Anspruchslosigkeit hat VAN SWIETEN, der Reformator des österreichischen Gesundheitswesens, sich darauf beschränkt, die Lehren des Meisters kommentiert herauszugeben, und berief seinen talentvollen tatkräftigen ehemaligen Mitassistenten ANTON DE HAËN (1704—1776) zum Leiter der von ihm eben nach dem Leidener Muster geschaffenen Wiener Klinik; er ließ dem glänzend begabten und befähigten, aber anmaßenden, unduldsamen Kollegen jede Förderung zuteil werden; DE HAËN stellte die klinische Erfahrung allem übrigen weit voran und vereinigte mit seinem nüchternen, skeptischen Wesen diejenigen Eigenschaften in sich, durch welche die Wiener Klinik jetzt und im nächsten Jahrhundert ihren Ruhm sich schuf. Gewissenhafte Untersuchung unter besonderer Berücksichtigung thermometrischer Messungen und Nachprüfung am Sektionsbefunde bildeten die Grundlage seiner Forscher- und Lehrtätigkeit. Sein Nachfolger, MAXIMILIAN STOLL, hat es verstanden, auf dieser Basis durch sein besonders liebenswürdiges persönliches Wesen und hervorragendes Lehrtalent am Ende des Jahrhunderts die Klinik auf den Gipfel ihres Ruhms zu führen. ANTON STOERCK, seinem Zeitgenossen, bleibt das Verdienst, die experimentelle Prüfung der Arzneimittel systematisch ins Werk gesetzt zu haben. JOHANN PETER FRANK (1745—1821) endlich ist als Kliniker und Organisator zu Ehren gelangt; ihm verdanken wir das erste vollständige Lehrbuch der Hygiene.

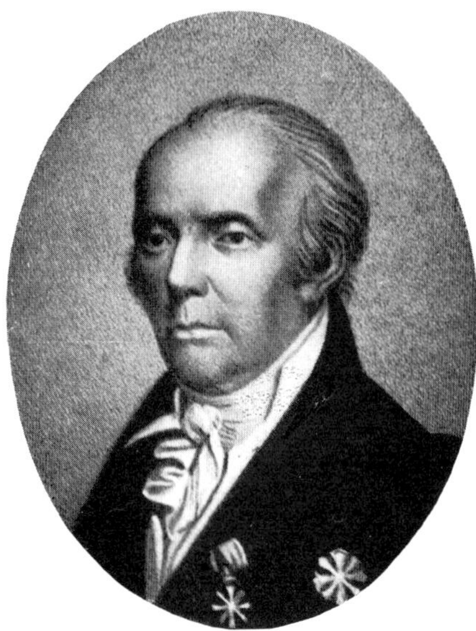

Abb. 222. JOHANN PETER FRANK. (Inst. f. Gesch. d. Med. Leipzig.)

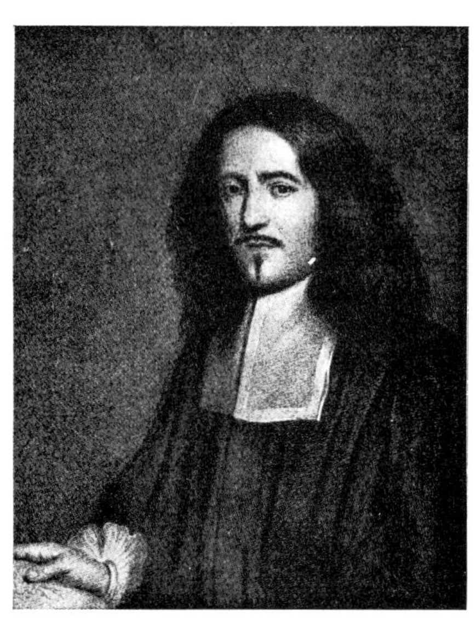

Abb. 223. GIOVANNI BAPTISTA MORGAGNI. (Nach GARRISON.)

Eine ganz außergewöhnliche Leistung, zu ihrer Zeit allerdings kaum beachtet, war dieser ersten Wiener Schule noch vorbehalten: 1761 erschien eine unscheinbar kurze Schrift eines Assistenten, LEOPOLD AUENBRUGGER (1722—1809), betitelt „Inventum novum ex percussione thoracis humani ut signo abstrusos interni pectoris morbos detegendi", nachdem er bereits 7 Jahre zuvor klar erkannt hatte, daß es möglich sei, den Zustand der Atemwerkzeuge aus den Schallphänomenen beim Beklopfen des Thorax mit erheblicher Genauigkeit zu erschließen; er hatte sogar Versuche an der Leiche herangezogen. Obwohl AUENBRUGGER durch treffsichere Diagnosen und erfolgreiche Therapie vielfach den hohen Wert seiner Lehre erwies, wäre sie infolge Gleichgültigkeit der maßgebenden Autoritäten vielleicht, wie so manches früher, der Vergessenheit anheimgefallen, hätte nicht der vornehme und tüchtige Leibarzt des ersten NAPOLEON, CORVISART, sie zu neuem Leben erweckt und dem greisen Autor kurz vor seinem Ende zu wohlverdienter Anerkennung verholfen.

Dasselbe Jahr 1761 bleibt noch durch eine andere Schrift für immer denkwürdig, durch die Anwendung der anatomischen Denkmethodik auf die pathologische Anatomie, wie sie GIOVANNI BAPTISTA MORGAGNI (1682—1771) in seinem

Werke „De sedibus et causis morborum per anatomen indagatis libri quinque" inauguriert hat. Gewiß hat er hier das vielfach verstreute Material zusammenzustellen unternommen, wie es zumal im „Sepulchretum Boneti" durch THÉOPHILE BONNET in Genf 1679 gesammelt vorlag, aber er führte als etwas Neues ein die Methode, an Hand des Befundes an den Organen der Leiche die einzelnen Symptome zu prüfen, welche der Tote zu Lebenszeiten geboten hatte; mit dem Studium der pathologischen Anatomie hat er von vornherein dasjenige der pathologischen Physiologie verbunden. MORGAGNIS Bedeutung darf hier mit VIRCHOWS eigenen Worten gekennzeichnet werden: „,. . . Und daher können wir sagen, daß erst mit und durch MORGAGNI der Dogmatismus der alten Schulen gänzlich gebrochen ist und daß mit ihm die neue Medizin beginnt."

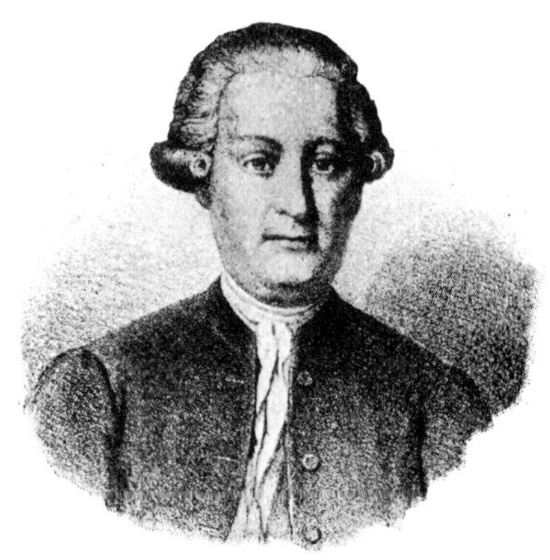

Abb. 224. LEOPOLD AUENBRUGGER. (Nach GARRISON.)

Den Leistungen dieser zwei bedeutenden Männer tritt nun ebenbürtig die Arbeit eines dritten zur Seite, der in seiner Größe nicht immer genügend gewürdigt worden ist: JOHN HUNTER (1728—1793), der durch seine anatomischen, physiologischen und pathologischen Untersuchungen die Medizin und namentlich sein eigentliches Sonderfach, die Chirurgie, in hervorragendem Maße befruchtet hat. Seine vielfachen wichtigen Ergebnisse für unsre Kenntnis vom Wesen der Entzündung und ihrer Bedeutung für die Regeneration, der Eiterbildung usw. verdankt er einer Arbeitsweise, die ihn zum Begründer der experimentellen Pathologie hat werden lassen, zu einem Vorgänger VIRCHOWS und TRAUBES.

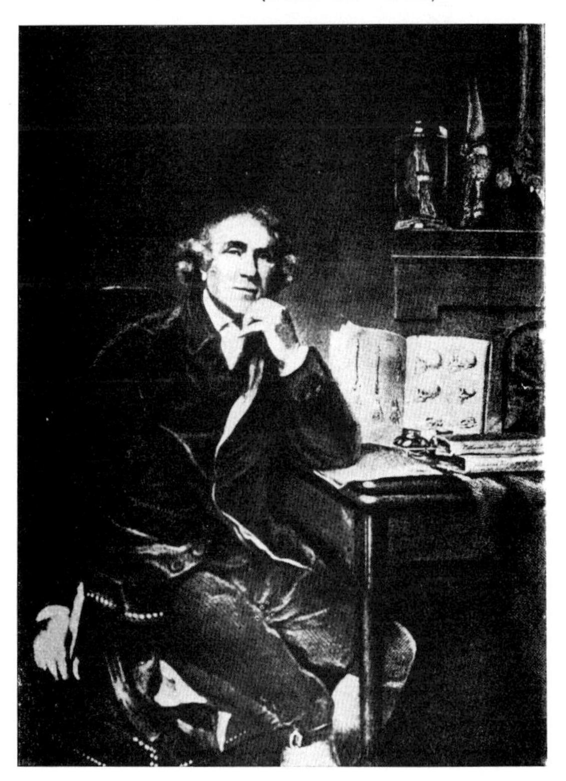

Abb. 225. JOHN HUNTER. (Inst. f. Gesch. d. Med., Leipzig.)

Ungemein zahlreich sind die beachtenswerten Einzeluntersuchungen von Krankheitsgruppen gerade im 18. Jahrhundert; von ihnen sei der Versuch des

Wiener Arztes MARCUS ANTONIUS PLENCZICZ besonders erwähnt, der 1762 den Beweis zu erbringen versuchte, daß die ansteckenden Krankheiten auf Mikroorganismen zurückzuführen seien.

Die Entdeckung des Sauerstoffs am Ausgang des Jahrhunderts ermöglichte eine erfolgreiche Forschungsarbeit in der Physiologie der Atmung und Verdauung.

Die Wasserbehandlung, seit dem Altertum immer einmal wieder aus dem Heilschatz hervorgeholt, gelangte jetzt zu besonderer Wertschätzung, zumal als Kaltwasserkur, durch die schlesischen Wasserdoktoren HAHN; ebenso stammt die Elektrotherapie in ihren ersten Anfängen aus der Mitte des 18. Jahrhunderts; sie kam mit der Entdeckung des Galvanismus zu besonderem Ansehen. Die Kinderheilkunde begann sich zur Sonderdisziplin auszuwachsen, ebenso die Geburtshilfe und die Psychiatrie, nachdem bei uns der Hallenser Theologe FRANCKE, Schüler STAHLS, und englische Philanthropen sich für diese unglücklichen Kranken eingesetzt hatten, denen in Frankreich erst die Revolution und in ihr PHILIPPE PINEL die Befreiung brachten. In der Augenheilkunde hatte das 17. Jahrhundert die Erkenntnis gebracht, daß der Star auf Trübung der Linse beruhe, das 18. Jahrhundert die operative Entfernung der Linse; auch dies Fach löste sich jetzt allmählich von der Chirurgie, desgleichen die Zahnheilkunde, deren moderne Entwicklung mit PIERRE FAUCHARD im Jahre 1728 einsetzt. Das Jahrhundert schloß mit einem gewaltigen Erfolg in der Bekämpfung und Verhütung der großen Volksseuchen, mit der Kuhpockenimpfung durch EDWARD JENNER (1749—1823), einer Kulturtat, die heute — leider — kaum noch in ihrer Größe verstanden wird, weil man ihretwegen die Seuche selbst in ihrer furchtbaren Bedeutung für die früheren Jahrhunderte kaum noch kennt. Daß bereits 5 Jahre vor JENNER, also 1791, der Lehrer PLETT zu Hasselburg im Kreise Wittenberg (Holstein) die Impfung mit Kuhblattern geübt hat, ist durch verschiedene Quellen zuverlässig verbürgt, wie zuletzt noch P. HANSSEN in der Dtsch. med. Wochenschr. 1917, Nr. 17 berichtet hat.

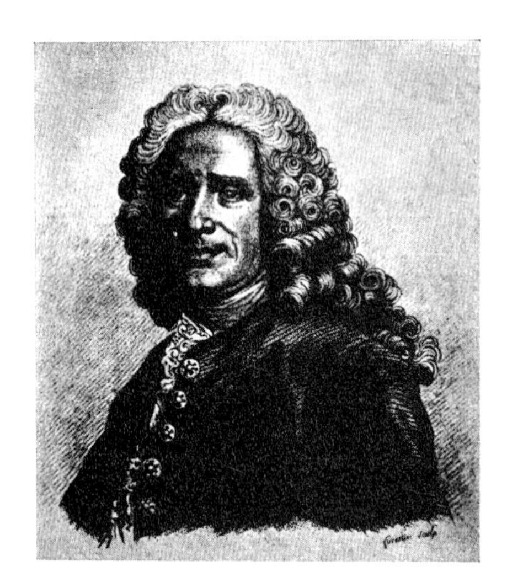

Abb. 226. LA PEYRONIE.
(Inst. f. Gesch. d. Med., Leipzig.)

Auch in diesem Jahrhundert ist der Zustand der *Chirurgie* vielfach recht mangelhaft, wenn auch hier und da deutliche Besserung zu bemerken ist. Die Wiedervereinigung von Medizin und Chirurgie stieß noch auf erhebliche Widerstände; die Chirurgie selbst, oft genug noch von Badern und Barbieren geübt, galt meist noch als minderwertig. So scheiterte sogar in *Frankreich*, wo der Chirurg seit Jahrhunderten höher bewertet worden war als in germanischen Landen, der Versuch von CHIRAC, dem Arzte LUDWIGS XV., beide Fächer zu vereinen, am Widerstand der Pariser Fakultät. Doch gelang es bereits 1724 der

Initiative von LA PEYRONIE, beim Collège de St. Côme die Anstellung von 5 Lehrern der Anatomie, Chirurgie und Geburtshilfe durchzusetzen. Sein Zeit-

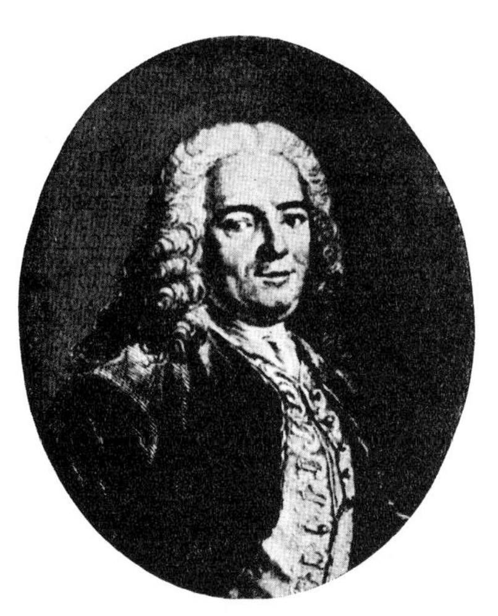

Abb. 227. JEAN LOUIS PETIT. (Inst. f. Gesch. d. Med., Leipzig.)

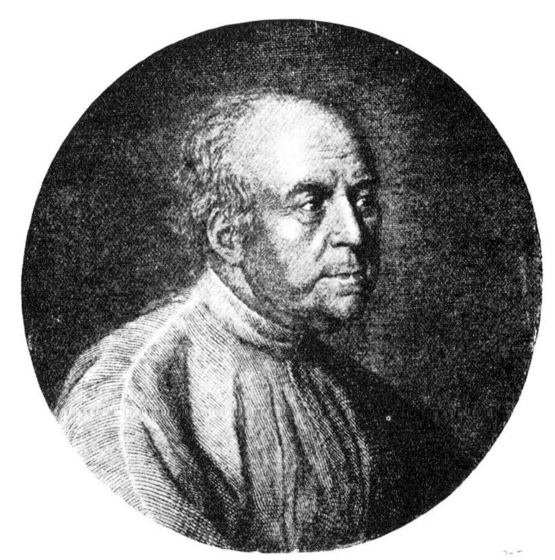

Abb. 228. FRÈRE CÔME (JEAN BASEILHAC). (Nach DESNOS.)

genosse MÉRY berichtet von ihm, daß er einer der ersten gewesen sei, der es gewagt habe, bei brandigem Darm beträchtliche Stücke wegzuschneiden oder bei Veränderungen andrer Art. Das alte Collège wurde 1731 in die Académie de chirurgie umgewandelt, die 1743 in aller Form einer Fakultät gleichgestellt wurde; damit wurde die Verbindung zwischen Chirurgie und Barbierhandwerk für immer aufgehoben. Jahrzehntelang war die Académie unbestritten höchste Instanz für die Chirurgen der Kulturwelt. Zugleich war mit dieser ganzen Entwicklung ein großer Schritt vorwärts getan: die Chirurgen hatten das wichtige Gebiet der Harnleiden den Händen der wandernden Empiriker entwunden und begannen es in wissenschaftlicher Form durchzuarbeiten; gegen diese Konkurrenz konnten die oft genug schwindelhaften Jahrmarktsoperateure nicht mehr aufkommen und mußten allmählich verschwinden; ihnen bleibt dennoch das unbestreitbare große Verdienst, diesen Teil der chirurgischen Kunst nebst

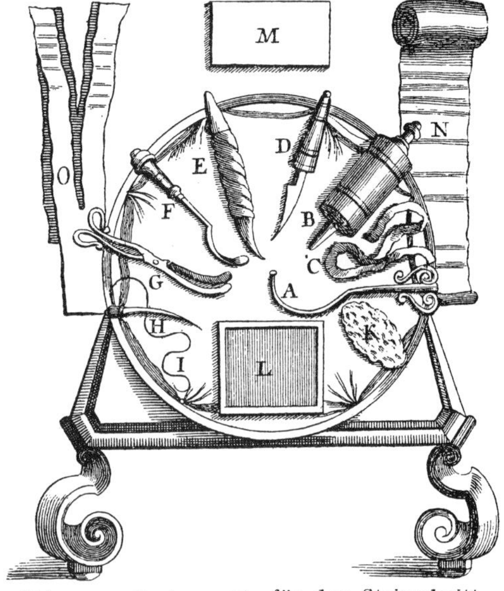

Abb. 229. Instrumente für den Steinschnitt. (Nach MORAND, 1747.)

dem Bruchschnitt jahrhundertelang gepflegt und gefördert zu haben, während die zünftige Heilkunde wenig oder nichts davon verstand und verstehen wollte. Wichtig für die Akademie wurde ihre 7 Jahre danach vollzogene Vereinigung mit der neugeschaffenen École pratique de chirurgie, an welcher Männer wie CHOPART und DESAULT als Lehrer wirkten. Um die Schöpfung der Akademie hatte sich auch MARÉSCHAL verdient gemacht, erster Chirurg des Königs und ihr erster Präsident. Im Jahre 1793 ward die Akademie mit den übrigen gelehrten Gesellschaften aufgehoben. Durch Unterricht und Erteilung von Preisen für hervorragende Leistungen hat die Akademie zunächst den chirurgischen Stand mächtig gehoben, und große Namen sind mit den ersten Jahrzehnten ihres Bestehens verknüpft: JEAN LOUIS PETIT (1674—1750) war damals ihre

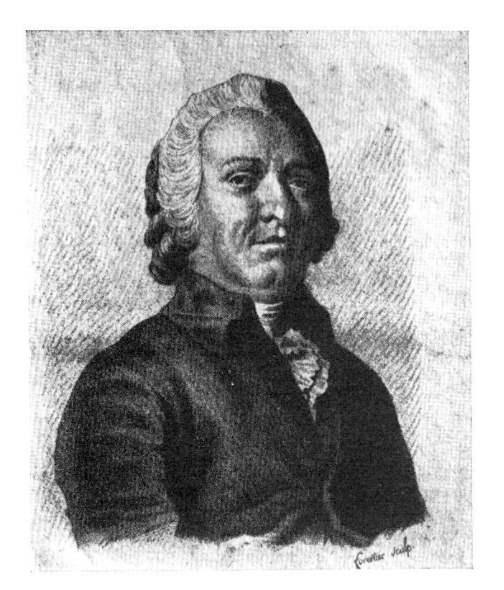

Abb. 230. DESAULT.
(Inst. f. Gesch. d. Med., Leipzig.)

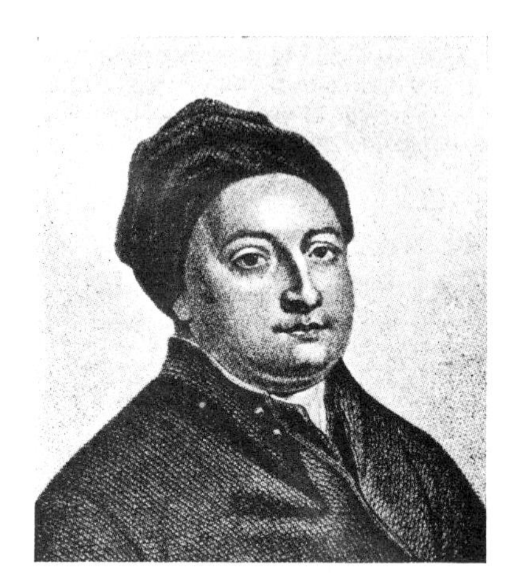

Abb. 231. WILLIAM CHESELDEN.
(Nach DESNOS.)

größte Zierde, der erste Chirurg seiner Zeit, durch den Krieg geschult; er hat die Knochenchirurgie ein tüchtiges Stück vorangebracht und war ein kühner Operateur; er hat recht eigentlich die Anatomie der Chirurgie nutzbar gemacht und dieser damit in besonderem Maße die wissenschaftliche Grundlage gegeben; 1768 trepanierte er den Proc. mastoideus wegen Abscesses; das Schraubentourniquet hat er 1719 angegeben bzw. neu erfunden. PETIT hat bereits erkannt, daß nach Entfernung des Brustkrebses meist Rezidive der Achseldrüsen auftreten; er hat darum verlangt, diese stets zu untersuchen und gegebenenfalls zugleich zu beseitigen. Eine stark geschwollene Steingallenblase eröffnete er und nahm die Steine heraus. Brüche versuchte er radikal zu heilen, ohne den Bruchsack zu eröffnen. Er amputierte grundsätzlich nicht mehr im Toten, opferte viel vom Knochen, um gute Heilung zu erzielen. Die Beinlade stammt von ihm. Zahlreiche Fürsten haben ihn konsultiert; auch FRIEDRICH DER GROSSE erbat von ihm Wundärzte für seine Armee. Ein für beinahe 100 Jahre maßgebendes Lehrbuch der Chirurgie verfaßte der hervorragende RAPHAEL BIENVENU SABATIER (1732—1811), der Lehrer DESAULTS und LARREYS. SIGAULT wagte 1768 die Symphyseotomie. In hohem Grade hat ANTOINE LOUIS (1723 bis 1792) gerade die Akademie gefördert, sie gelangte unter seiner Leitung auf den Gipfel ihrer Bedeutung; er war ein historisch geschulter kritischer Geist, ein erfahrener Praktiker und ein Meister der Form. Beachtenswert war sein Rat, die unübersehbare Fülle des Instrumentariums auf einige wenige zweckmäßige Exemplare zu beschränken. Um die Verbesserung des Steinschnitts haben sich verschiedene tüchtige Chirurgen damals verdient gemacht: RENÉ JACQUES CROISSANT DE GARENGEOT, HENRI FRANÇOIS LE DRAN und CLAUDE NICOLAS LE CAT; gerade in dieser Zeit wogte der Kampf für und wider das von

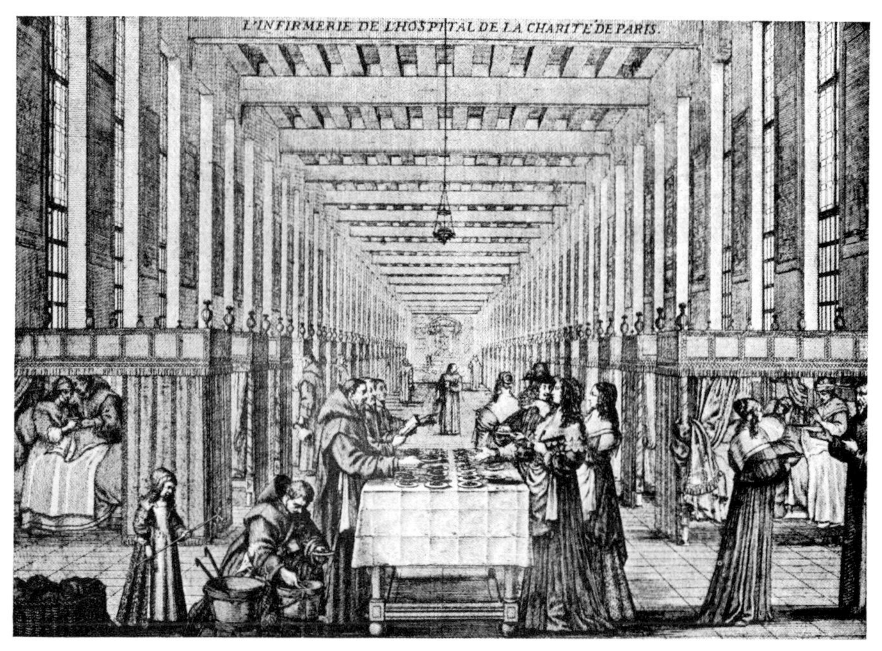

Abb. 232. Krankensaal in der Charité in Paris. 18. Jahrhundert. (Nach HOLLÄNDER.)

dem Empiriker FRÈRE CÔME (JEAN BASEILHAC) geübte neue Operationsverfahren (Abb. 229). Erwähnung verdient auch der bedeutende Armeearzt und Kriegschirurg der Armeen der Revolution und der napoleonischen Zeit, PIERRE FRANÇOIS PERCY (1754—1825). Zwei Chirurgen ersten Ranges stehen am Ausgang des Jahrhunderts, PIERRE JOSEPH DESAULT (1744—1795) und der ihm befreundete FRANÇOIS CHOPART (1743—1795). Ersterer wurde der Begründer der neueren französischen Schule und zog Schüler aus aller Welt an seine Klinik, die er wohl als erste eigentliche chirurgische Klinik begründet hat; die Gefäßunterbindung und die Lehre von den Frakturen und Luxationen erfuhr durch ihn Förderung; allein schon darum, weil er BICHAT ein väterlicher Freund und Förderer gewesen ist, verdient er höchste Beachtung. Auch CHOPARTS Name wird nicht vergessen werden, da er die partielle Fußabsetzung erfand und die Krankheiten der Harnwege in klassischer Form bearbeitet hat. — Bei aller Anerkennung für die Leistungen der französischen Chirurgie darf nicht verschwiegen werden, daß schon die

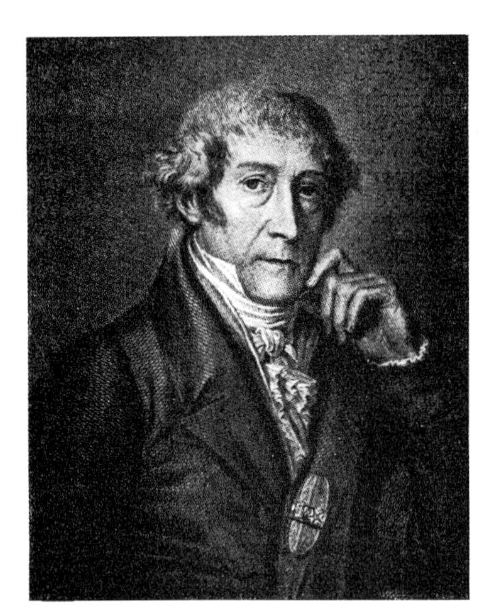

Abb. 233 ANTONIO SCARPA. (Nach GARRISON.)

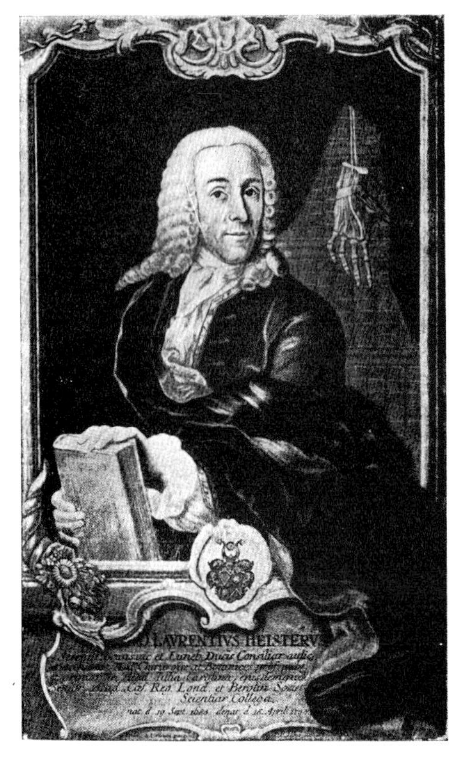

Abb. 234. LORENZ HEISTER. (Inst. f. Gesch. d. Med., Leipzig.)

Zeitgenossen sich oft beklagt haben über die Mängel des klinischen Unterrichts, wesentlich infolge der Mißstände in den Hospitälern und der hohen Sterblichkeit der dort Operierten.

England, politisch und finanziell mächtig erstarkt, hat in dieser Zeit ebenfalls die Chirurgie erheblich gefördert. Hier, wo die gesamte ärztliche Ausbildung fast durchweg auf vorzüglichen privaten Anstalten erteilt wurde wurden auch die Chirurgen großenteils auf trefflichen Privatschulen unter besonderer Berücksichtigung anatomischen Unterrichts herangebildet. Die Scheidung in „Physicians“ und „Surgeons“ besteht zwar noch heute, wenigstens dem Namen nach, aber von einer minderen Bewertung der letzteren kann man schon damals kaum noch sprechen. Neben WILLIAM CHESELDEN (1688 bis 1752), einem vorzüglich anatomisch geschulten Chirurgen, dessen Verdienst um den Steinschnitt bekannt ist, der auch z. B. die neuere Methode der Brustkrebsentfernung mit primärem Wundschluß eingeführt hat, bedarf sein Schüler SAMUEL SHARP (1700 bis 1788) der Erwähnung als Verfasser eines vortrefflichen, klaren, knapp gehaltenen Lehrbuchs der Operationslehre, ferner der hervorragende PERCIVAL POTT (1713—1788), durch das „Malum Pottii“ genugsam bekannt. BROMFIELD, der einen besonders zweckmäßigen Haken zum Fassen der blutenden Gefäße erfand, hat auch zuerst die Exartikulation im Schultergelenk ausgeführt. In der zweiten Hälfte des Jahrhunderts gehörte BENJAMIN BELL (1749—1806), ein Schüler des bedeutenden ALEXANDER MONRO in Edinburg, zu den Führern, der einen Weichteilretractor zum Zurückziehen bei Amputationen schon 1772, 30 Jahre vor PERCY, benutzt haben soll, vor allem aber die Brüder JOHN und WILLIAM HUNTER, von denen der erstere (1728—1793), 10 Jahre jünger als der Bruder, alle Zeitgenossen an wissenschaftlicher Bedeutung überragte. Sein Verdienst ist es, die Physiologie mit der Chirurgie auf das innigste verknüpft und durch zahllose Tierversuche die pathologische Physiologie begründet zu haben. Die Lehre von der Wundheilung, zumal von der Entzündung, erfuhr durch ihn gewaltige Bereicherung und Vertiefung.

Unter den *italienischen* Wundärzten ist MICHELE TROJA in Neapel (1747 bis 1827) der bekannteste in dieser Zeit; wir verdanken ihm wertvolle Untersuchungen über Regeneration und Ernährung der Knochen. Neben ihm stand mit Recht an der Wende zum 19. Jahrhundert SCARPA (1747—1832) in hohem Ansehen, der sich um die Klumpfußtherapie verdient machte sowie um die Lehre von den Knochenbrüchen, den Hernien, den Blutgefäßen und andre Gebiete der Chirurgie.

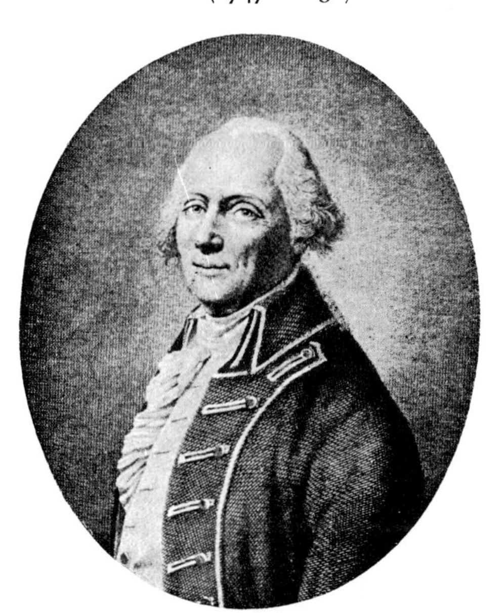

Abb. 235. JOHANN GOERCKE (1750—1822).

Der Glanz der *holländischen* Chirurgie ist mit dem 18. Jahrhundert verblichen; nach Schweden ward die moderne Chirurgie von OLOF ACREL eingeführt; in Dänemark ist HEUERMANN und der mehr wissenschaftlich als praktisch bedeutende CALLISEN der Erwähnung wert.

In *Deutschland* bestanden zwar fast überall an den Universitäten Professuren für Chirurgie, doch mehr zur theoretischen Ausbildung des gelehrten Arztes als zur Heranbildung von tüchtigen Praktikern der Wundarzneikunst. A. VON HALLER hatte in Göttingen auch die Chirurgie zu vertreten — er hat aber seinem eigenen Geständnis nach niemals im Leben eine Lanzette am kranken Menschen angewandt. Die Besserung nahm hier ihren Ausgang von den Bestrebungen des „Soldatenkönigs“ FRIEDRICH WILHELMS I., für das Heer gute Wundärzte zu gewinnen. Als 1726 die Charité gegründet worden war, wurde das seit 1719 bestehende Collegium medico-chirurgicum, das Ärztechirurgen für das Land zu schaffen bestimmt war, 1724 derartig durch den Generalchirurgus ERNST CONRAD HOLTZENDORFF erweitert, daß Anatomie, Physiologie, Therapie, Botanik, Chemie, Mathematik und Operationslehre gelehrt wurden mit entsprechender Abschlußprüfung; 1795 wurde die Anstalt unter GOERCKE zur „Pepinière“. Eine ähnliche Einrichtung hatte 1785 Österreich in seiner medizinisch-chirurgischen Josephs-Akademie getroffen, ebenso die Schweiz, Spanien und Dänemark. — Unter den deutschen Chirurgen hatte LORENZ HEISTER (1683—1785) die unbestrittene Führung; sein vorzügliches Lehrbuch hat jahrzehntelang die Grundlage des Unterrichts gebildet. Er ist ein warmer Befürworter der Tracheotomie, der er den Namen gegeben hat; sie soll nicht nur bei Fremdkörpern, sondern gerade auch bei „Anginen“ ausgeführt werden, und zwar im Gegensatz zu allen bisherigen Autoren außer PURMANN ruhig auch mit Durchschneidung der Knorpelringe; bei Amputationen empfiehlt er im Gegensatz zu vielen Zeitgenossen, nicht des Lappenschnitts sich zu bedienen, dafür aber die Gefäße unbedingt zu unterbinden, während viele damals einfache Kompression für ausreichend erklärten; bei Darmquerwunden soll man das obere Ende in die Bauchwunde einnähen; ein Anus praeternaturalis sei immer noch besser als der Tod; Hydrocelen werden mit Punktion und Haarseil behandelt; daß abgetrennte Nasen wieder anheilen können, bezweifelt er, ebenso die Ausführbarkeit der TAGLIA-

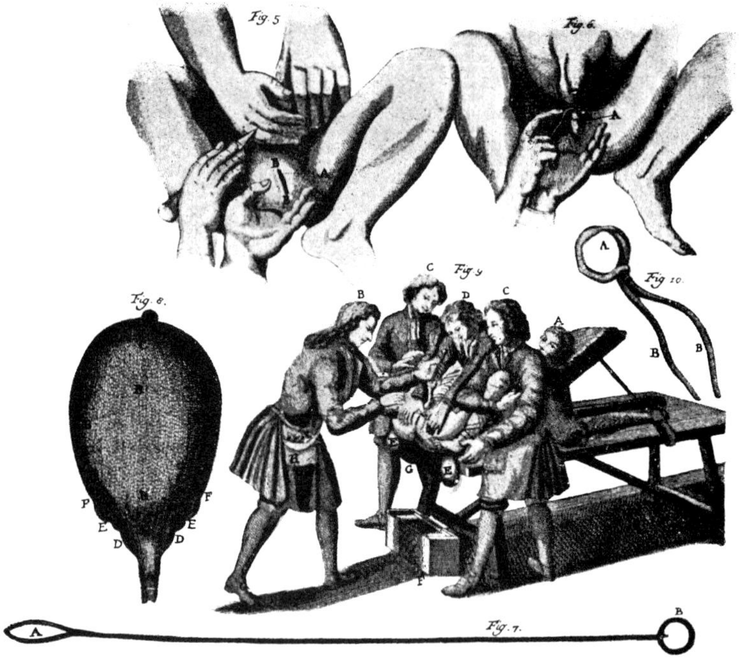

Abb. 236. Blasenstein-Operation aus L. HEISTERS „Institutiones chirurgicae". (Nach MEYER-STEINEG und SUDHOFF.)

COZZOschen Plastik, über die auch maßgebliche Vertreter der französischen Akademie die Nase rümpften. HEISTER war ein sehr belesener, feingebildeter Mann, dessen Privatbücherei 6000 Bände umfaßte. Auf sorgfältige Verbandtechnik legte er großen Wert. In den Kriegen FRIEDRICHS DES GROSSEN haben die 3 Generalchirurgen SCHMUCKER, THEDEN und BILGUER (eigentlich „BILGER", aus Chur) sich einen verdienten Namen gemacht, THEDEN durch die Einführung brauchbarer elastischer Katheter aus Kautschuk, BILGUER besonders als Vorkämpfer gegen das allzu häufige Amputieren der französischen Wundärzte. Die am Ausgang des Jahrhunderts unter JOHN HUNTER zur Führung gelangte englische Chirurgie wurde durch einen Mann zu uns herübergebracht und mit der deutschen Chirurgie zu ihrem größten Vorteil verarbeitet, der lange Jahre eine Zierde der jungen Göttinger Universität gebildet hat: AUGUST GOTTLOB RICHTER (1742—1812); ihm hat die Chirurgie unendlich viel zu verdanken, teils durch seine Bemühungen ihrer Verschmelzung mit der wissenschaftlichen Medizin und zur Hebung des Standes, teils durch sein 7bändiges Werk „Anfangsgründe der Wundarzneikunst", das die Grundlage der neueren deutschen Chirurgie und das Vorbild vieler späteren Handbücher des Faches geworden ist. In der „Bibliotheca chirurgica", die seit 1771 in 15 Bänden erschienen ist, schuf er der Chirurgie ihre erste Zeitschrift. Ähnlich wie RICHTER wirkte in Süddeutschland KARL CASPAR VON SIEBOLD (1736—1807), aus dessen Schule mancher tüchtige Chirurg hervorgegangen ist. Ein Deutscher hat auch die Achillessehne zur Behebung des Klumpfußes zuerst mit Erfolg durchschnitten, der Wundarzt LORENZ auf Veranlassung des Arztes THILENIUS im Jahre 1784. Zu Beginn des Jahrhunderts fand auch der hohe Blasenschnitt in Deutschland Eingang durch JOHANN ADAM CALMUS, unter dessen Leitung die Chirurgen BRESLAU, TEISNER und REMMER in Danzig ihn übten.

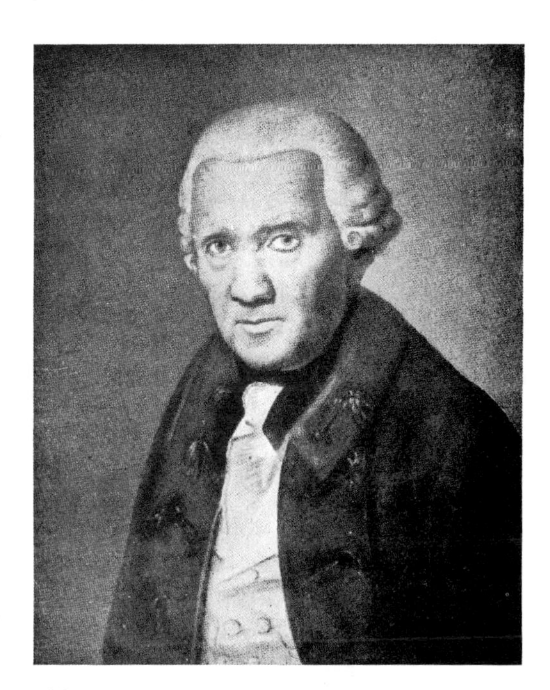
Abb. 237. JOH. ULRICH V. BILGUER (1720—1796).

In *Spanien* war der Hochstand im 16. Jahrhundert nicht von Dauer gewesen; der Grund dafür lag wesentlich in den ungünstigen Ausbildungsmöglichkeiten; die Eigenschaft als Chirurg erhielt man nur von der religiösen Brüderschaft des hl. COSMAS und DAMIAN. Erst PEDRO VIRGILI (1699—1776) war es vorbehalten, hier grundlegend Wandel zu schaffen: 1748 gelang es ihm, in Cadiz die erste Hochschule für Chirurgie, namentlich für die spanische Kriegsmarine, zu schaffen; auch die Gründung einer zweiten ähnlichen Hochschule 1764 in Barcelona war ihm zu verdanken. Von nun an waren Ausbildung und Approbation der Chirurgen ausschließlich diesen Hochschulen vorbehalten. Ihm ist es auch mit zu verdanken, daß der andre bedeutende Chirurg dieser Zeit — Katalane wie VIRGILI — Anerkennung fand: ANTONIO GIMBERNAT (1734—1800?): er hat durch feines anatomisches Arbeiten die Operation des Schenkelbruchs zu einer gefahrlosen gestaltet und damit HUNTERS Lob geerntet, dessen Schüler er eine Zeitlang gewesen ist. 1787 wurde er der Begründer des Kollegiums der Wundärzte zu San Carlos in Madrid. Diese beiden größten Meister des Faches um jene Zeit haben tüchtige Chirurgen herangebildet, die, wie die spanischen Chirurgen überhaupt, gerade durch anatomische Forschungen ihre Kunst zu besonderer Vollendung zu bringen bestrebt waren. Auch sei betont, daß damals wie heute die Chirurgen Spaniens fast durchweg zugleich als Künstler sich einen Namen zu machen verstanden, sei es als Dichter oder Maler oder Bildhauer.

Die Entwicklung der Chirurgie in Deutschland war bis zu gewissem Grade gehemmt durch die dauernd wechselnden Systeme, die in der Heilkunde auftauchten und meist mit großer Zähigkeit und Pedanterie verteidigt wurden, wenn auch zuzugeben ist, daß darunter gerade die Chirurgie von den einzelnen Sparten der Medizin verhältnismäßig wenig betroffen wurde.

Stellt man sich die Frage, inwiefern das 18. Jahrhundert die Chirurgie gefördert hat, so würde die Antwort etwa folgende sein:

Die Wundbehandlung erfuhr keine wesentliche Verbesserung; allerdings kam man gegen Ende des Jahrhunderts mehr und mehr zu der Ansicht, daß ein von außen herantretendes Etwas den Wundverlauf ungünstig zu beeinflussen vermöge, das man in der Luft vermutete. So legte man das größte Gewicht auf die weitere Ausgestaltung der Operationstechnik; durch ausgiebige Verwendung des Schraubentourniquets bemühte man sich, den Blutverlust bei Extremitätenoperationen möglichst zu vermindern; der Kampf um die Anzeigen zur Amputation wogte hin und her, man neigte unter BILGERS Einfluß zu übergroßem Konservativismus darin, den erst LARREY zu Anfang des 19. Jahrhunderts auf das rechte Maß zurückführte. Die Arbeiten von PETIT und J. HUNTER über die feineren Vorgänge bei der Blutstillung führten, falsch gedeutet, vielfach zu falschen Maßnahmen in der Praxis: PETIT und LOUIS wollten die Unterbindung durch Digitalkompression ersetzen, THEDEN und SCHMUCKER durch Tamponade, selbst bei großen Arterien; man kauterisierte noch vielfach den Amputationsstumpf, um die Ligatur zu vermeiden, welche durch die bei den Eiterungen unvermeidlichen Nachblutungen und durch die wegen Mitfassens der Nervenstämme unerträglichen Schmerzen in Mißkredit stand. So war es eine Tat, als LOUIS später die Isolierung der Nerven vom Gefäßstumpf lehrte und der Ligatur zur verdienten Würdigung verhalf; die englische Chirurgie trat nunmehr energisch für sie ein, in Frankreich sorgte DESAULT, in Italien SCARPA für ihre Verbreitung. Aderlaß und Abführmittel galten immer noch als die besten Prophylactica gegen Wundfieber.

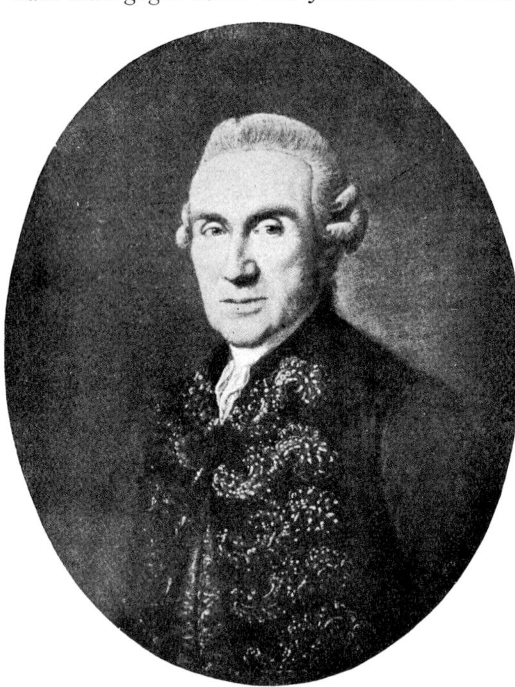

Abb. 238. JOH. ANTON THEDEN (1714—1797).

Nicht hoch genug kann der Wert der wissenschaftlichen Forschungsarbeit JOHN HUNTERS eingeschätzt werden; er lehrte die primäre Heilung unter dem Schorf kennen, die reparative Bedeutung der Entzündung, die Granulation und Narbenbildung, die Heilungsvorgänge bei verschiedenen Formen der Verletzung, die Entstehung und Heilung der Abscesse usw. Wer sich mit dieser Materie beschäftigen will, kommt an seinen fundamentalen Untersuchungen nicht vorüber.

Etwas Neues war die Resektion der Knochen und Gelenke: die englische Chirurgie hatte hier den Vorrang. WHITE resezierte 1768 den Humeruskopf, 1781 PARK das Knie-, WAINMAN 1783 das Ellbogengelenk. In den folgenden Jahren kamen Hand- und Fußgelenk und andre Gelenke daran. Doch wollte man im allgemeinen davon noch nichts wissen, so daß die Akademie trotz der Bemühungen des älteren MOREAU in Ablehnung verharrte. Erst v. GRAEFE und TEXTOR, in England SYME, OLLIER in Frankreich konnten der Methode Eingang verschaffen: die Praxis war, wie so oft, der wissenschaftlichen Begründung vorausgeeilt. — Die Lehre von den Frakturen und Luxationen erfuhr große Bereicherung durch PETIT, LOUIS und DESAULT sowie durch POTT.

So wie überhaupt in der Chirurgie die Verfeinerung der Technik größtenteils der besseren anatomischen Schulung zu verdanken war, so hat die anatomische Untersuchungsmethodik auch auf dem Gebiete der Hernien dazu geführt, weit genauer als bisher ihre verschiedenen Formen zu unterscheiden und danach grundsätzlich verschiedene Behandlungsweisen festzulegen; bei Erwähnung der Hernia obturatoria, der H. cruralis, der H. ischiadica denkt man an ARNAUD, BARBETTE, P. CAMPER, die LITTREsche Hernie erinnert an diese Zeit, der Name des Spaniers GIMBERNAT ist unvergessen.

Die Hilflosigkeit gegenüber dem brandigen Darm bei Einklemmung war gewichen, seit MÉRY, HEISTER u. a. gezeigt hatten, daß man ihn wegschneiden kann, ohne daß der Kranke zu sterben braucht; den Anus praeternaturalis mußte man in der Regel hinnehmen. RAMDOHR hat schon 1727 in Wolfenbüttel den Versuch gemacht, durch Invagination des oberen in das untere Darmende einen guten Verschluß der Resektionsstelle zu erzielen.

Eine bedeutende Rolle hat auch in dieser Zeit die Behandlung des Blasensteins gespielt. Das Verfahren, wie man es in der Antike und im Mittelalter geübt hatte, die Methode des CELSUS, hatte bei bogenförmigem Hautschnitt zwischen After und Scrotum auf der linken Seite die Blase eröffnet. Das Verfahren „mit der großen Gerätschaft" des GIOVANNI DE ROMANIS vom Anfang des 16. Jahrhunderts hatte von einem Längsschnitt seitlich der Raphe die Harnröhre hinter dem Bulbus eröffnet und vermittelst Dehnung durch Instrumente den Eingang in die Blase erzwungen. FRANCO erfand dann 1560 die Sectio alta. Der Schnitt des JACQUES BEAULIEU, auch FRÈRE JACQUES geheißen, zu Ende des 17. Jahrhunderts führte vom Anus seitlich zum linken Tuber ischii und öffnete auf eingeführter Sonde Blase mit Blasenhals; er wurde vielfach modifiziert, besonders von RAU, der einen gefurchten Katheter einführte und vorsichtiger — und erfolgreicher — mit Hilfe von stumpfen Haken vorging. Ihre höchste Leistungsfähigkeit erfuhr sie aber durch CHESELDEN, der in der englischen Chirurgie der ersten Hälfte ungefähr dieselbe Rolle spielte wie J. HUNTER später; auf Grund sorgfältiger Versuche publizierte er seine Methode des Steinschnitts. Einen andern Weg beschritt FRÈRE COSME (1779), indem er nach Eröffnung der Harnröhre von außen her ein Lithotome caché einführte und damit Blasenhals und Prostata durchtrennte. LE CAT wiederum versuchte, mit Hilfe des Einschnitts von außen her und der Dehnung zum Ziel zu gelangen. — Zu Anfang des 18. Jahrhunderts begann nun auch der hohe Blasenschnitt wieder Geltung zu gewinnen, den ROUSSET schon im 16. Jahrhundert vergeblich empfohlen hatte unter Hervorhebung dessen, daß vorherige Füllung der Blase von besonderem Vorteil sei. Man nahm jetzt statt Luft (wie SOLINGEN) Wasser dazu; M'GILL, JOHN DOUGLAS, CHESELDEN und MORAND haben dem Verfahren wieder zur Anerkennung verholfen. — Endlich wagte man zu Ende des Jahrhunderts (BERLINGHIERI) auch, am Perineum einen Medianschnitt anzuwenden, den man in allen den vorhergehenden Jahrhunderten ängstlich gemieden hatte, weil man geheimnisvolle lebenswichtige nervöse Einrichtungen hier zu treffen befürchtete; doch kam man damit nicht wesentlich weiter. — Am Schlusse des Jahrhunderts war man sich in praxi darüber ziemlich einig geworden, daß man kleinere Steine von unten her, größere von oben her entfernen solle. (Wie großes Gewicht man auf schnelles Operieren damals gelegt hat, geht z. B. daraus hervor, daß MARÉSCHAL, der Mitgründer der französischen Akademie, einmal in Gegenwart von GARENGEOT 8 Steinschnitte in einer halben Stunde ausführte.)

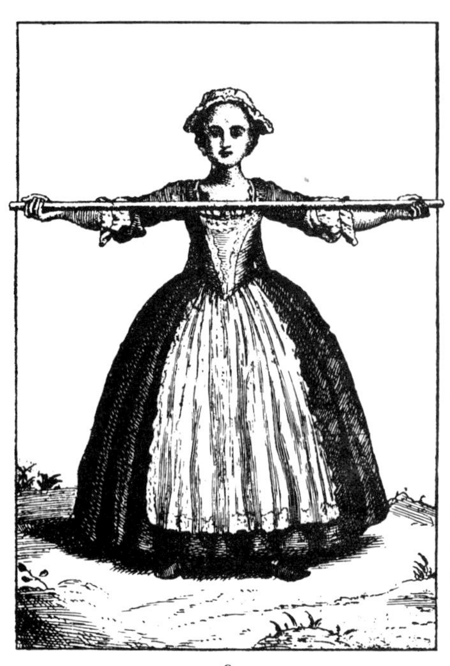

a

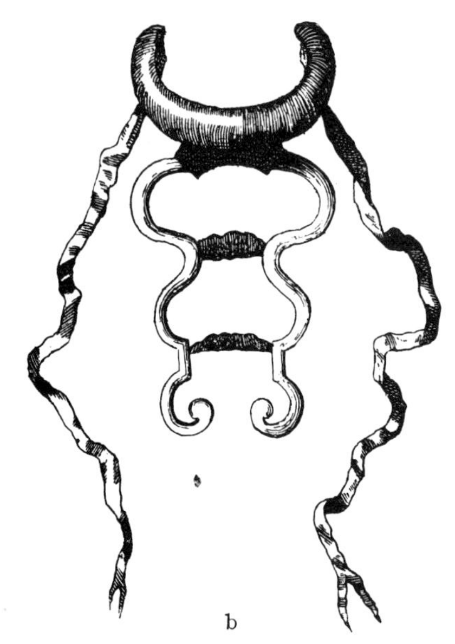

b

Abb. 239. a Stabübung. b Geradehalter. (Nach ANDRY.)

Der Krieg war auch in dieser Zeit die hohe Schule der Chirurgie. Die Flintenschußwunden häuften sich mit der allgemeinen Bewaffnung der Infanterie mit Gewehren; man ging sehr aktiv vor, entfernte regelmäßig das bei der geringen Durchschlagskraft häufig im Körper steckende Geschoß und bemühte sich, den Schußkanal durch Aufschneiden in eine offene blutige Wunde zu verwandeln, um Eiterverhaltung, Anschwellung und Schmerz nach Kräften zu verhindern („Débridement préventif"). Bis in die Mitte des 19. Jahrhunderts hat man diesem Grundsatz gehuldigt. Die Fortschritte im Amputieren, Exartikulieren und teilweise auch im Resezieren, in der Unterbindung der Schlagadern sind großenteils auf sein Konto zu buchen: so ist die Axillaris von DESAULT, die Carotis communis von WARNER und ELSE, die Iliaca externa von ABERNETHY ausgangs des Jahrhunderts zuerst unterbunden worden. Mehr und mehr legte man auch Gewicht auf saubere, gute Verbandstoffe und gutsitzende Verbände. — Von Bedeutung ist, daß man gegen die unzulässige Überfüllung der Hospitäler, wie sie gerade in diesem Jahrhundert, nicht zum wenigsten in Frankreich, schier unerträglich geworden war, öffentlich vorging; lagen doch in Paris bis zu 5 und gar 6 Menschen in einem Krankenbett! PRINGLE gebührt in erster Linie das Verdienst, auf den Wert frischer Luft in Hospitälern hingewiesen zu haben. BROCKLESBY führte zuerst 1758 Baracken in den Krankenhausbetrieb ein. Schlimm stand es oft genug immer noch mit dem Schicksal der Verwundeten, soweit sie nicht mit dem geschlagenen Heer das Schlachtfeld zu verlassen vermochten! Es sei daran erinnert, daß zum erstenmal im Jahre 1743 der GRAF STAIR einen regelrechten Vertrag mit dem Feinde abgeschlossen hat zum gegenseitigen Schutz der Verwundeten. Das Verwundetentransportwesen wurde durch JEAN COLOMBIER grundlegend verbessert.

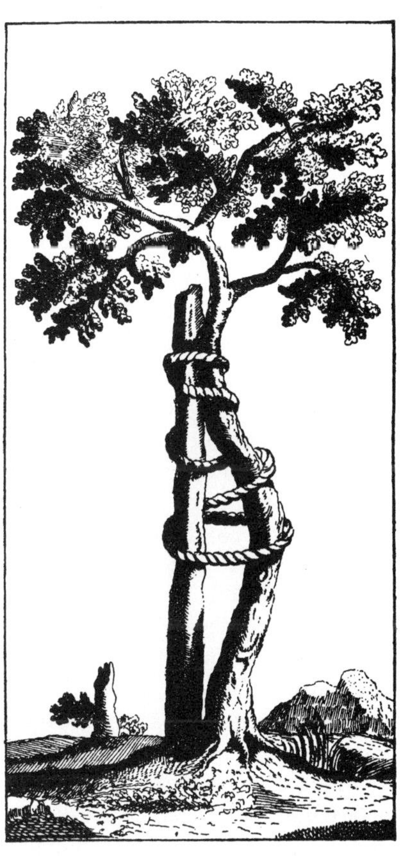

Abb. 239c. Vergleichende Darstellung der Skoliosenbehandlung. (Nach ANDRY.)

In diese Zeit fallen auch die Anfänge der orthopädischen Sonderdisziplin: NICOLAUS ANDRY, selbst nicht Chirurg, sogar abgesagter Feind der Chirurgen im Kampfe gegen die Pariser Fakultät, hat 1741 zuerst das Wort „Orthopädie" gebraucht. In Holland verhalf ihr der bekannte Geburtshelfer HENDRIK VAN DEVENTER, der oft genug vor der Frage gestanden haben mag, verkrüppelten Kindern Hilfe zu bringen, zur Anerkennung; in der Schweiz ist ANDRÉ JOSEPH VENEL in Yverdun, später in Orbe ein hervorragend tüchtiger orthopädischer Praktiker und populärer Schriftsteller gewesen.

Mit den Standesverhältnissen sah es bei der Chirurgie noch traurig genug aus, wenigstens in Deutschland; bezeichnend dafür ist, daß der Freiburger Professor MEDERER VON WUTHWEHR, als er 1774 dafür eintrat, eine Vereinigung der Chirurgie mit der Medizin anzustreben, von der Studentenschaft mit Mißhandlung bedroht wurde; der Gedanke hieran allein schien bereits unstatthaft — so tief stand die Chirurgie in Geltung! Erst die Maßnahmen der Heeresverwaltungen, für ihre angehenden Militärärzte eine gleichzeitige Schulung in der ganzen Medizin herbeizuführen, haben hier Wandel geschaffen. Immerhin mußten die „Feldschere“, wie ihr Name besagt, in jener Zeit der bartlosen Mode noch regelmäßig die Mannschaften und Offiziere rasieren, bei Verfehlungen drohte ihnen Prügelstrafe: so haben auch die großen Generalchirurgen des friderizianischen Heeres diesen Dornenweg gehen müssen. — Weit besser stand es damit in Frankreich, in England und auch in Italien.

HEISTER und A. G. RICHTER, DESAULT und JOHN HUNTER hat die Chirurgie gerade auch als Stand ihren Aufschwung zu Ende des Jahrhunderts zu verdanken.

3. Die neueste Zeit.

In das ausgehende 18. Jahrhundert fallen nun noch einige Entdeckungen, welche für die spätere Entwicklung der Medizin und auch der Chirurgie von Einfluß gewesen sind. Der Sauerstoff, von SCHEELE und PRIESTLEY entdeckt und schon von diesem zu therapeutischen Zwecken empfohlen, wurde zeitweise zum Modeheilmittel. Kurz danach wurde man auf den Äther aufmerksam, den 1795 PEARSON zur Inhalation bei Lungenkrankheiten empfahl, dessen schmerzlindernde Wirkung zur selben Zeit BEDDOES beschrieben hat. In seinem Inhalationsinstitut bei Bristol hat HUMPHRY DAVY das Stickstoffoxydul studiert, ihm den Namen „Lachgas“ gegeben und schon 1800 geraten, es bei chirurgischen Operationen anzuwenden — freilich zunächst ohne Erfolg.

Ähnlich erging es der Elektrizität. GALVANI beschrieb 1791 seine Beobachtungen und brachte sie in Beziehung zu Physiologie und Pathologie, wenn auch in oft reichlich phantastischer Form.

So ist auch die große Bewegung zu verstehen, die von der Beobachtung hypnotischer Erscheinungen ausging; sie wurden von MESMER als Erscheinungen des „tierischen Magnetismus“ erklärt. Die Heilkraft des Wodansfingers, die Heilungen durch Königshand, welche noch bis zu DUPUYTREN ihre Rolle gespielt haben, liegen auf derselben Linie.

Auch die Homöopathie HAHNEMANNS gehört in ihrer Begründung noch dem 18. Jahrhundert an; haftet ihr auch viel Verkehrtes an, so steckt doch zweifellos mancher gesunde Gedanke darin; eine ernste objektive Neuprüfung ist gerade jetzt auf Grund der Veröffentlichungen BIERS notwendig geworden.

Auch die Schädellehre oder Phrenologie GALLS, 1796 zuerst von ihm öffentlich vorgetragen, barg den richtigen Gedanken der Lokalisation im Großhirn in sich, der fast 70 Jahre danach fruchtbar werden sollte; doch wurde sie zunächst ebenfalls ein Opfer der Einseitigkeit, mit der sie verkündet und praktischer Anwendung empfohlen wurde.

Es sind dies alles mehr oder weniger Folgezustände, Auswüchse des Hanges zur *Systembildung*, wie er gerade im 18. Jahrhundert in so hohem Maße in den Vordergrund getreten war, einer Systembildung, die zu ihrer Zeit allerdings manches Gute in sich barg, die beispielsweise der Botanik das LINNÉsche SYSTEM geschenkt hat.

Der übermächtige Einfluß der Philosophie auf die gesamte Umwelt, in der zweiten Hälfte des 18. Jahrhunderts bezüglich der Naturwissenschaften sowohl in Frankreich als auch in England überwunden, hat sich bei uns in Deutschland noch bis fast in die Mitte des 19. Jahrhunderts mit Nachdruck geltend gemacht. Ausgehend von den Lehren IMMANUEL KANTS hat FRIEDRICH W. J. SCHELLING im Jahre 1799 seinen „Entwurf eines Systems der Naturphilosophie“

veröffentlicht, in welcher nicht mehr, wie bei HOHENHEIM, „experimenta ac ratio“ gleichberechtigt nebeneinander als Mittel der Naturerkenntnis heran-

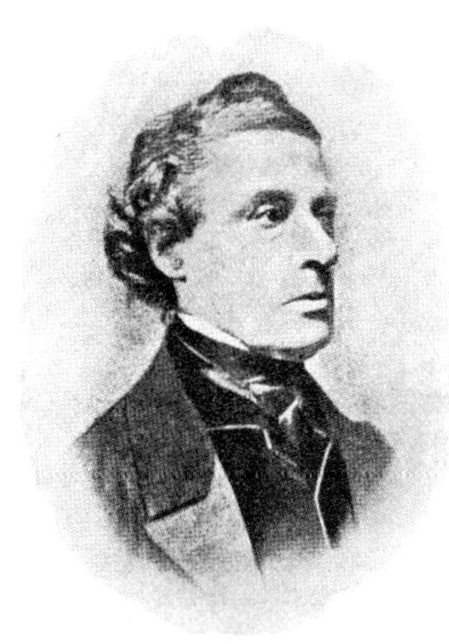

Abb. 240. JOSEF HYRTL. (Nach GARRISON.)

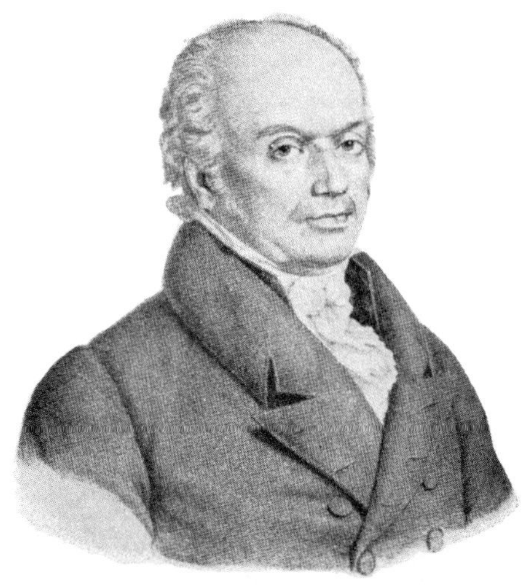

Abb. 241. FRANZ JOSEF GALL (1758—1828). (Nach MEYER-STEINEG und SUDHOFF.)

gezogen wurden, sondern in der die ratio die Herrschende geworden war. In genialster Weise hat er die Natur durchdacht; große, wertvolle, fruchtbringende

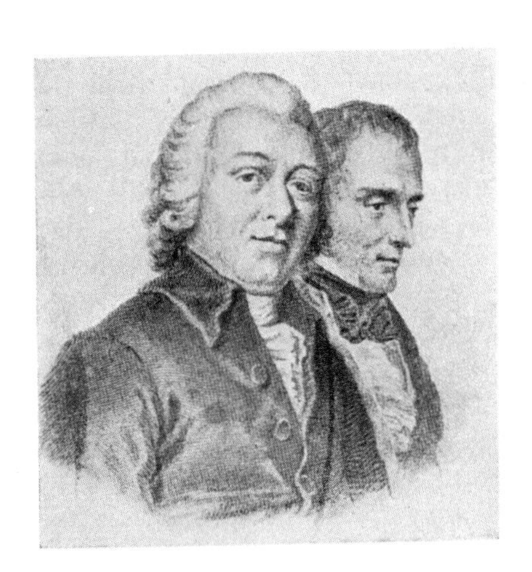

Abb. 242. DESAULT und BICHAT. (Nach GARRISON.)

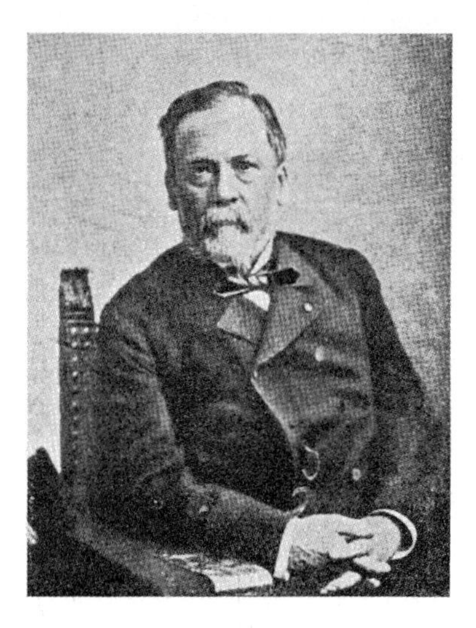

Abb. 243. LOUIS PASTEUR. (Nach GARRISON.)

Ideen sind dem Zeitalter der SCHELLINGschen Naturphilosophie entsprungen — aber vor den einfachen Erfordernissen der praktischen Notwendigkeiten mußte sie schließlich die Waffen strecken; das wurde gerade 1831 beim Einbruch der

Cholera zuerst sichtbar. Und doch darf nicht vergessen werden, daß Männer wie SCHÖNLEIN und JOHANNES MÜLLER ursprünglich von ihr ausgegangen sind.

Ganz anders ist die Entwicklung in Frankreich ihren Weg gegangen. Hier waren die Lehren der analytischen Philosophie von CONDILLAC und CABANIS in Geltung; hier konnte ein Mann wie FRANÇOIS XAVIER BICHAT (1771—1802), dem Vitalismus Montpelliers entsprossen, fußend auf den Entdeckungen HALLERS, den gewaltigen Plan fassen, ein ganz neues System der Medizin zu begründen, nicht aber auf der Basis von Hypothesen, wie bisher, sondern ausschließlich auf den Tatsachen der Anatomie und Physiologie, auf Zuständen und Erscheinungen des Lebens in gesunden und kranken Tagen: es ist das System, wenn man es so bezeichnen will, an dem wir heute noch zu bauen haben. Eine Riesenarbeit hat er selbst noch bewältigt in seiner kurzen Lebenszeit von 1771 bis 1802, ja eigentlich nur in knapp 6 Jahren. Er hat uns die Grundlagen der gesamten Gewebelehre und der allgemeinen Pathologie geschenkt in klassischer Form, und zwar fast ohne vom Mikroskop Gebrauch zu machen. Sein väterlicher Freund, der große Chirurg DESAULT, hat den anatomischen Gedanken in ihm lebendig werden lassen, dem er dann in so machtvoller Form Ausdruck gegeben hat. BICHAT bedeutet den größten Fortschritt in der Medizin seit HARVEY.

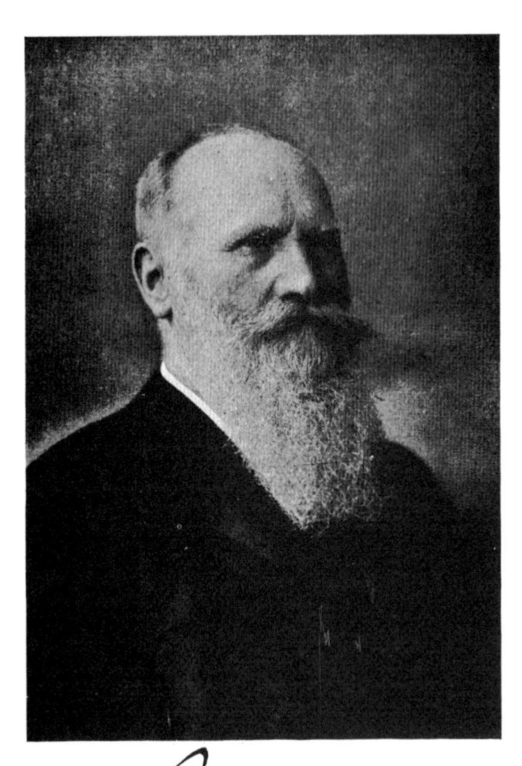

Abb. 244. WILHELM V. WALDEYER-HARTZ.

Wenn hier versucht wird, die Grundlagen kurz zu umreißen, auf denen die klinischen Ergebnisse des vergangenen Jahrhunderts erwachsen sind, so bedarf hier auch das Gesetz von der Erhaltung der Kraft (JULIUS ROBERT MAYER [1842] und HELMHOLTZ) und CHARLES DARWINS Dezcendenztheorie (1859) der Erwähnung.

Tiefgreifenden Einfluß auf das Denken in der Medizin hat LOUIS PASTEUR (1822—1895) geübt, wenn er auch ursprünglich von ganz anderen Voraussetzungen ausgegangen ist. Ihm war es vorbehalten, den Streit um die Urzeugung endgültig dadurch zu klären, daß er die ausschließliche Entstehung der Pilze aus schon vorhandenen Keimen bewies; auch die Anaerobier lehrte er kennen. Den Einfluß der Hitze auf Bakterien wies er nach und fand Methoden zur

Virulenzabschwächung pathogener Mikroorganismen, die ihn schließlich zur Schutzimpfung gegen Milzbrand, Schweinerotlauf und Hundswut führten. Das Mikroskop, das bereits 1838 CHR. G. EHRENBERG zur Erforschung der Bakterien gedient hatte, machte auch PASTEUR sich dienstbar. Auf seinen Schultern steht LISTER.

Von grundsätzlicher Bedeutung wurde auch der Ausbau der Zellenlehre. Ihre Anfänge gehen auf MALPIGHI, HOOKE und K. F. WOLFF zurück; französische Forscher, namentlich DUTROCHET, auch PURKINJE, haben für die tierischen Gewebe, der Engländer R. BROWN für die Verhältnisse bei Pflanzen Vorarbeit geleistet. MATTHIES JAKOB SCHLEIDEN aber war es vorbehalten, die Zelle 1837 als letztes Formelement bei der Pflanze, THEODOR SCHWANN aber beim Tier 1839 festzulegen.

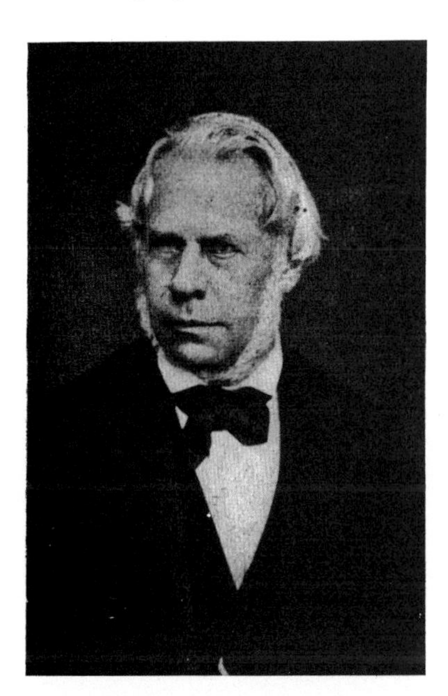

Abb. 245. JACOB HENLE.

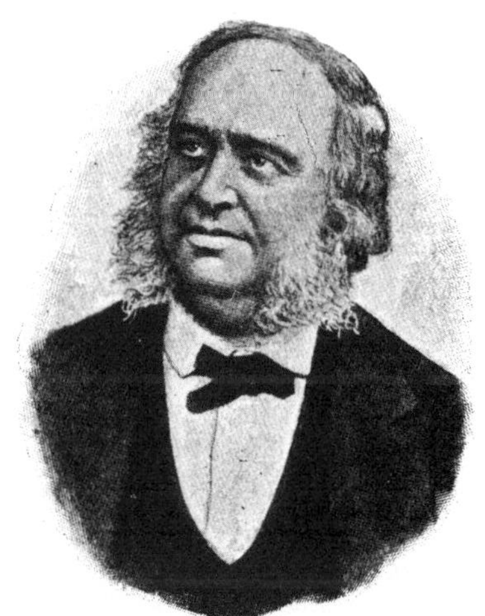

Abb. 246. PAUL BROCA (1824—1880). (Nach PAGEL.)

Von den großen Meistern der Anatomie, die gerade der Chirurgie die Wege gewiesen haben, seien nur einige wenige genannt: JAKOB HENLE (1809—1885), einer der genialsten Mediziner seiner Zeit, der, abgesehen von zahlreichen anatomischen Entdeckungen, als einer der ersten in scharfsinniger Weise das Contagium animatum als eine Notwendigkeit bezeichnet und mit seinem „Handbuch der rationellen Pathologie" das gesamte medizinische Denken stark beeinflußt hat. Neben ihm sei JOSEF HYRTLS in Wien gedacht (1811—1894) und WENZEL GRUBERS (1814—1890) in St. Petersburg. Von den Anatomen der neueren Zeit hat wohl WILHELM WALDEYER (1836—1921) als Forscher und Lehrer den nachhaltigsten Eindruck hinterlassen, neben ihm ALBERT KÖLLIKER (1817—1905).

Die Physiologie, die der experimentellen Chirurgie die Wege gewiesen hat, knüpft vor allem an französische Forschernamen an: FRANÇOIS MAGENDIE (1783—1855), M. J. P. FLOURENS (1794—1867), CLAUDE BERNARD (1813—1878) und CH. E. BROWN-SÉQUARD (1818—1894) seien in erster Linie genannt. Die

Physiologie des Nervensystems erfuhr durch sie besondere Förderung. Der Beginn der systematischen Erforschung der Hirnlokalisation durch PAUL BROCA 1861 bedeutet einen wichtigen Schritt. Neben ihnen stehen die Engländer CHARLES BELL (1774—1842), der die vorderen von den hinteren sensibeln Rückenmarkswurzeln in ihrer Funktion unterscheiden lehrte, und MARSHALL HALL (1790—1857), der die Reflexbewegungen studierte und die künstliche Atmung empfahl. Gleichwertig und zum Teil ihnen überlegen ragt die Gestalt JOHANNES MÜLLERS empor, des großen Forschers und Lehrers, des Meisters der Experimentalphysiologie. Sein Handbuch (1833—1840) hat nicht seinesgleichen, wenigen war es vergönnt, so hervorragende Schüler heranzubilden. Unter ihnen sei

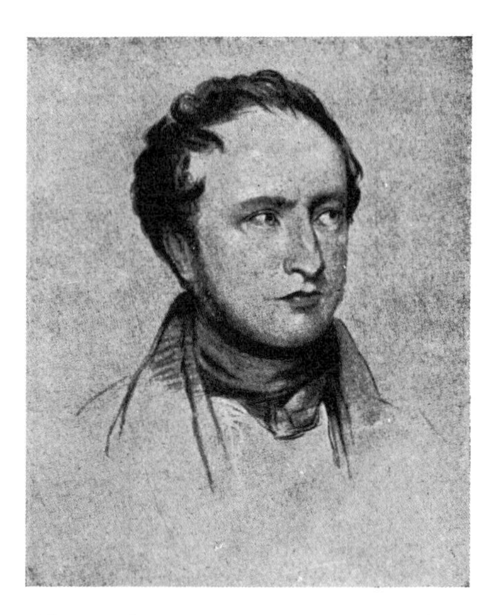

Abb. 247. JOHANNES MÜLLER (1801—1858). (Nach LAWRENCE.)

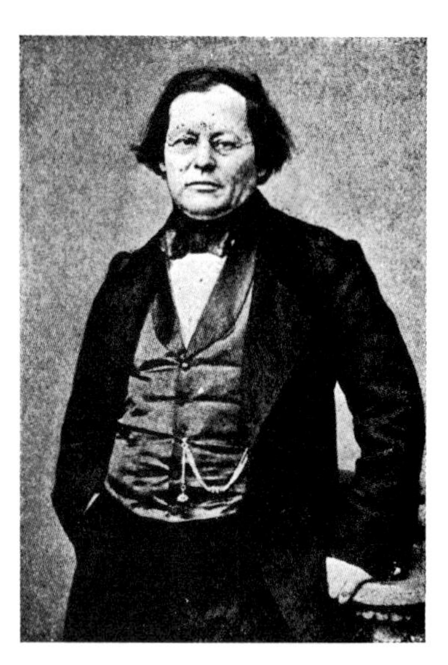

Abb. 248. JOSEF SKODA. (Nach GARRISON.)

HERMANN HELMHOLTZ (1821—1894), der Meister des Experiments, hervorgehoben, dem die Medizin und gerade auch die Chirurgie den Augenspiegel verdankt; ferner, außer SCHWANN, EMIL DU BOIS-REYMOND und E. W. V. BRÜCKE. Es sei von andern Physiologen der Brüder ERNST HEINRICH und EDUARD WILHELM WEBER (1795—1878 bzw. 1806—1871) gedacht und ihrer Verdienste um die Erforschung der Mechanik der menschlichen Gehwerkzeuge sowie CARL LUDWIGS in Leipzig und seiner Schule. In Rußland lebt heute noch der 1849 geborene IWAN PETROWITSCH PAWLOW, der Erforscher der Verdauungsphysiologie.

Versuchen wir, uns ein Bild von den Wandlungen der Pathologie dieser Zeit zu machen, so sehen wir, daß BICHATS Lehren, falsch verstanden, zunächst in Frankreich auf Abwege geführt hatten. FRANÇOIS J. V. BROUSSAIS bezog krankhafte Erscheinungen verschiedenster Art, zumal wenn sie mit Fieber verbunden waren, in Anlehnung an BROWNsche Gedankengänge auf „Irritationen", von denen er nach den Leichenveränderungen beim Sektionsbefunde den Magen-Darmkanal in besonderem Grade betroffen glaubte („Gastroentérite"); man huldigte nahezu 2 Jahrzehnte lang der von ihm inaugurierten intensivsten Blutentziehung mittelst Aderlaß und Blutegeln, obwohl die praktischen Erfolge

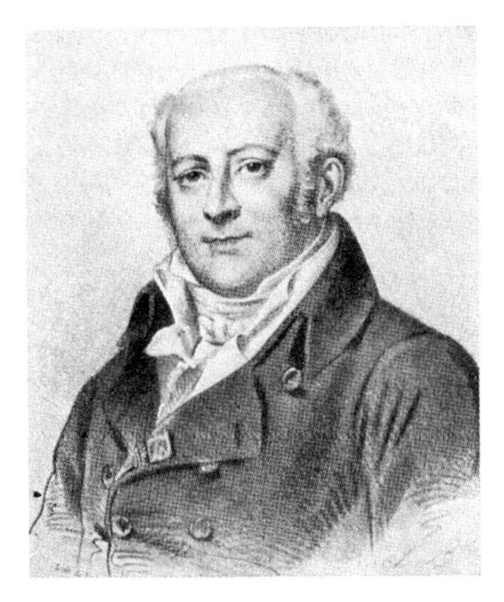

Abb. 249. JEAN-NICOLAS CORVISART (1755—1821). (Nach GARRISON.)

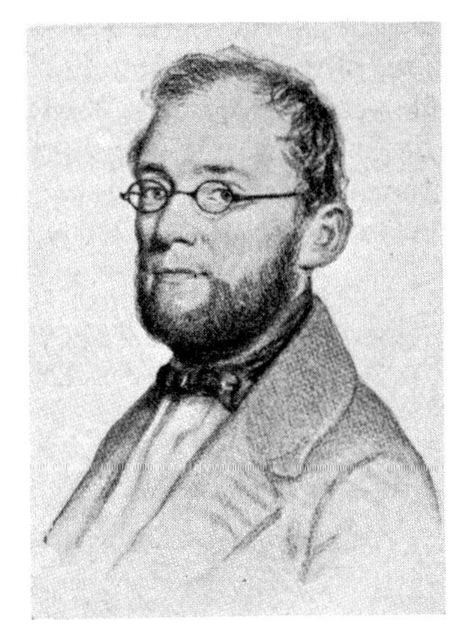

Abb. 250. KARL ROKITANSKY. (Nach GARRISON.)

außergewöhnlich schlecht waren. Dieser besonders von BOUILLAUD betriebene „Vampirismus" ist ein Hauptgrund mit gewesen dafür, daß die Homöopathie

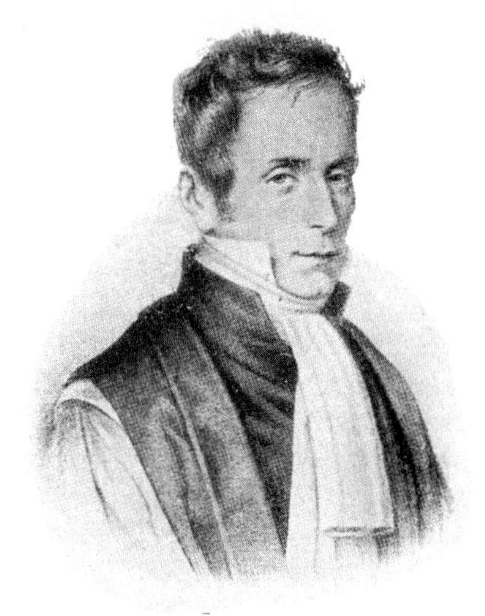

Abb. 251. RENÉ TH. H. LAENNEC. (Nach GARRISON.)

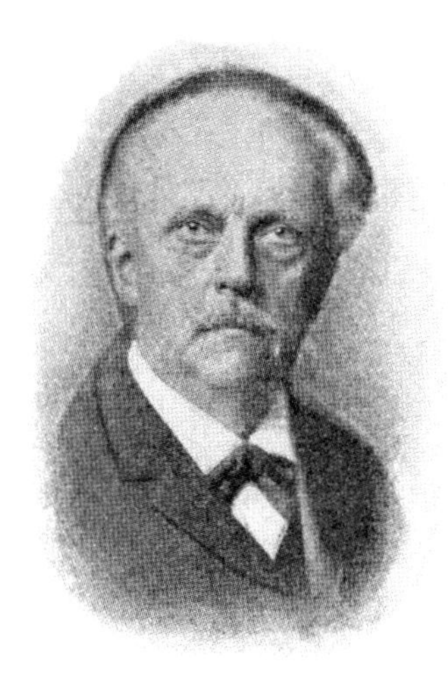

Abb. 252. HERMANN HELMHOLTZ. (Nach PAGEL.)

mit ihrem vorsichtig abwartenden Verfahren so schnell Anerkennung finden konnte.

Die französische Medizin hat im Anfang des Jahrhunderts die Welt mit wertvollen Gaben der physikalischen Diagnostik beschenkt. Unvergessen bleibt es dem Leibarzt NAPOLEONS, JEAN NICOLAS CORVISART DE MAREST (1755—1821), daß er 1808 AUENBRUGGERS „Inventum novum" der Vergessenheit entriß, die Methode der Perkussion ausbaute und für immer der Heilkunst übergeben hat. Ebenso wertvoll ist es, daß RENÉ THÉOPHILE HYACINTHE LAENNEC (1781—1826) im Jahre 1819 ein vollständig durchgearbeitetes Hilfsmittel in seinem Werk über die Auskultation dem Arzt in die Hand gab. Damit war der anatomische Gedanke in die Klinik eingeführt.

Hatten diese 2 Forscher aber geglaubt, annehmen zu dürfen, daß die von ihnen wahrgenommenen akustischen Erscheinungen ganz bestimmten Krank-

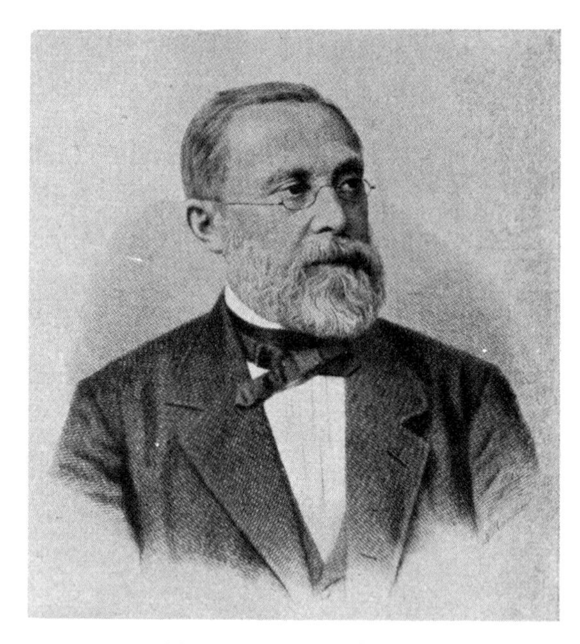

Abb. 253. RUDOLF VIRCHOW.

heitsbildern entsprächen, so gab der geniale Wiener Kliniker JOSEPH ŠKODA (1805—1881) im Jahre 1839 auf Grund sorgfältiger Untersuchungen die Aufklärung, daß man nur gewisse physikalische Zustände im Organismus damit diagnostizieren könne, deren Deutung erst mit Hilfe weiterer Überlegungen möglich sei. Neben ihm steht als hochberühmter Vertreter der zweiten oder jüngeren Wiener Schule KARL ROKITANSKY (1804—1878), der Begründer der modernen pathologischen Anatomie; auf Grund des riesigen Sektionsmaterials, wie die Kaiserstadt es ihm bot, legte er dar, daß klinische Erfahrung allein nicht imstande ist, krankhafte Vorgänge zu deuten, sondern daß jene nur zusammen mit dem Leichenbefund bestimmte Schlüsse ziehen lasse.

Hatte ROKITANSKY eher wie ein Künstler trotz aller Einzelbeobachtungen den kranken oder toten Körper mehr als Ganzes gesehen, so hat JOHANNES MÜLLERS großer Schüler RUDOLF VIRCHOW (1821—1902) seine bedeutenden Erfolge in der Erforschung der pathologischen Histologie und experimentellen Pathologie streng analytischem Vorgehen zu verdanken — wobei die „Ratio" vielleicht manches Mal ein wenig stark vor dem „Experimentum" in den Hintergrund gedrängt worden ist. Von der gewaltigen Leistung dieses Großen, die Grundlage alles Lebens im gesunden und krankhaft veränderten Zustand in der Zelle zu suchen, sind vor allem seine „Cellularpathologie" von 1858 und sein unvollendet gebliebenes Werk „Die krankhaften Geschwülste" (1863—1867) Zeuge. Unendlich vielseitig ist dieser Mann gewesen, der einem halben Jahrhundert in der Medizin das Gepräge seines Wesens gegeben hat. Neben VIRCHOW bedarf unter seinen Schülern unstreitig JULIUS COHNHEIM der Erwähnung, ebenso VIRCHOWS Nachfolger JOHANNES ORTH; unter den Lebenden ist FELIX MARCHAND (geb. 1846) der Führer unter den Pathologen.

Eine Umwälzung auf weiten Gebieten der Lehre von der Krankheitsentstehung brachte die *bakteriologische* Forschung. Schon VARRO hatte um 35 v. Chr. der Vermutung Raum gegeben, daß Sumpffieber durch kleinste Lebewesen vermittelt werde. HARVEY, WHARTON und ATHANASIUS KIRCHER hatten im 17. Jahrhundert mit Hilfe des Mikroskops winzig kleine Organismen gesehen und mit der Krankheitsätiologie in Verbindung gebracht. Daß auch im 18. Jahrhundert das Interesse daran sehr rege war, beweisen anonyme Schriften, die wahrscheinlich auf ANDRY zu beziehen sind. 1837 gelang unabhängig voneinander CAGNIARD DE LA TOUR und SCHWANN der Beweis, daß der Hefepilz der Erreger der Gärung sei, und BASSI fand den Erreger der Muskardine der Seidenraupe; SCHÖNLEIN gelang ebenfalls 1837 der Nachweis des Favuspilzes; von EHRENBERGS umfassender Darstellung der bisherigen Funde im Jahre 1838 war bereits die Rede. So kam HENLE 1840 in seinen „Pathologischen Untersuchungen" zu dem Schluß, daß ein Contagium animatum angenommen werden müsse als Krankheitserreger und sprach ihm diejenigen Eigenschaften zu, welche die objektive Forschung gerade durch seinen Schüler ROBERT KOCH dann auch erwiesen hat. POLLENDER, BRAUELL und DAVAINE gelang 1849—1860 die Erforschung der Milzbrandätiologie, OBERMEIER glückte 1873 der Nachweis der Recurrensspirille als des ersten Krankheitserregers im menschlichen Blut. Hier setzt die Arbeit ROBERT KOCHS ein (1843—1910), der als Schüler HENLES mit dessen Gedanken vertraut war. 1876 gelang ihm der Nachweis der Milzbrandsporen, und schon 1878 folgten seine berühmten „Untersuchungen über die Ätiologie der Wundinfektionskrankheiten", in denen er auf Grund von Tierversuchen beweisen konnte, daß die einzelnen akzidentellen Wundkrankheiten auf der Invasion ganz bestimmter Mikroorganismen beruhten. Das Rätsel war gelöst, der Bann gebrochen, der seit vielen Jahrhunderten auf dem Werk und Beruf der Wundärzte gelastet hatte! 1882 fand er den Erreger der Tuberkulose, Schlag auf Schlag folgte die Entdeckung weiterer Krankheitserreger. Seine Methode veröffentlichte er 1881 (Zur Untersuchung der pathogenen Mikroorganismen). KOCH verdankte diese Erfolge teils den durchsichtigen, erstarrenden Nährböden, mit deren Hilfe es leicht möglich war, Reinkulturen zu gewinnen, teils der Färbetechnik und dem ABBEschen Kondensor und der Ölimmersion. — BILLROTH hatte noch 1874 geglaubt, alle in Wunden vorkommenden Mikroorganismen als Angehörige der für die Wundheilung unwesentlichen „Coccobacteria septica" ansehen zu dürfen.

Die KOCHsche Ansicht, daß Stoffwechselprodukte der Bakterien, Toxine, für die Entstehung der Krankheiten verantwortlich zu machen seien, führte zu den Untersuchungen, welchen es gelang, Antitoxine herzustellen. Die Serumforschung von EMIL V. BEHRING (1854—1917) mit dem Diphtherie- und Tetanusantitoxin verheißungsvoll 1891 eingeleitet, die von ROUX 1888 und BUCHNER 1889 inauguriert und dann besonders von PAUL EHRLICH (1854—1915) nachhaltig gefördert worden ist, hat ihre Bedeutung gerade auch darin, daß man, nachdem man lange Zeit in Krankheitsfällen auf einzelne Teile, einzelne Organe zu schauen gewohnt gewesen war, wieder auf den Gesamtkörper als Krankheitsträger achtzugeben Veranlassung nahm. Zugleich tauchte mit der Serumforschung die

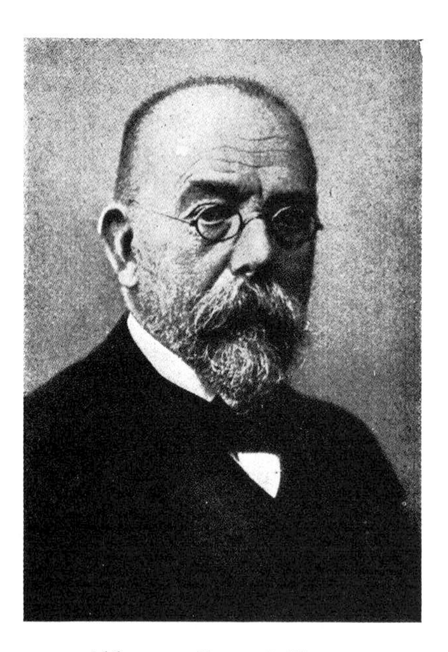

Abb. 254. ROBERT KOCH.

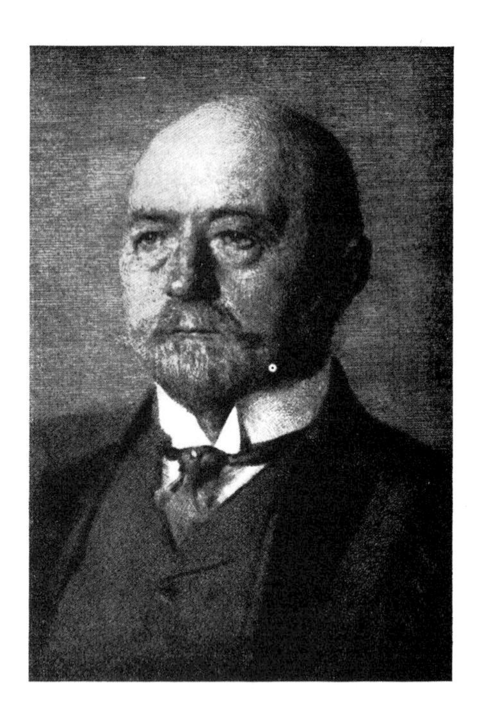

Abb. 255. E. V. BEHRING.

Humoralpathologie wieder auf, die seit VIRCHOWS Auftreten fast ganz von der Bildfläche verschwunden gewesen war.

Die Vorstellung vom Wesen der Krankheit formt sich im Laufe des Jahrhunderts in ganz bestimmter Weise. Hatte man bis dahin die Krankheit als etwas dem Organismus Fremdes betrachtet, wie DIEPGEN im einzelnen ausführt, so ist diese Auffassung seit LOTZE und HENLE überwunden. Die Krankheit wird als ein Vorgang, ein mechanisches Geschehen gewertet, denselben Gesetzen unterworfen wie das allgemeine Weltgeschehen. Unter dem Eindruck der DARWINschen Theorie bildet sich die Vorstellung heraus vom Kampfe zwischen Krankheitsursache und Mensch. So sind schon früh die Grundlagen zur Konstitutionspathologie gegeben, die dann von OTTOMAR ROSENBACH, HUEPPE, GOTTSTEIN u. a. ausgebaut werden, und zwar am Beispiel der Infektionskrankheiten. VIRCHOW und seine Schüler geben dem Ganzen das greifbare Substrat und den Lokalisationsgedanken. FRIEDRICH MARTIUS faßt endlich das Ganze zusammen und überträgt es auf die gesamte Pathologie der inneren Krankheiten überhaupt.

Die große Bedeutung des Konstitutionsgedankens auch für die Chirurgie rechtfertigt diese kurze Erörterung.

In der Praxis der Heilkunde tritt, entsprechend der naturwissenschaftlichen Einstellung in der Forschung, der gleiche Zug immer mehr zutage. Nachdem in Frankreich die BROUSSAISsche Richtung abgewirtschaftet hatte und die Gewohnheit, wie sie sich zum Teil in der jüngeren Wiener Schule herausgebildet hatte, nur zu diagnostizieren und im übrigen die Krankheit sich selbst zu überlassen, verständigeren ärztlichen Erwägungen gewichen war, befleißigte man sich allenthalben einer zwar vielseitigen und nötigenfalls eingreifenden Therapie, legte im übrigen aber Wert auf vorsichtiges Abwarten bei vernünftiger Diät, worin der „gute alte Hausarzt" Treffliches geleistet hat. Die Hilfsmittel moderner Diagnostik und Therapie hat man sich stets zunutze zu machen gewußt.

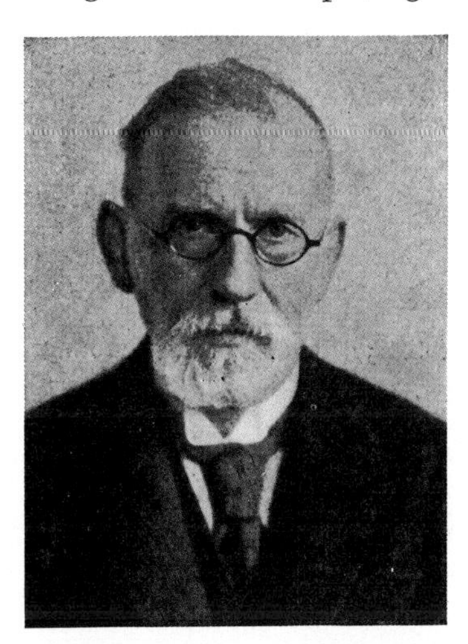

Abb. 256. PAUL EHRLICH.

Nicht ganz mit Unrecht werden in jüngster Zeit Stimmen laut, die warnend auf die Entwicklung der Heilkunde unsrer Tage hinweisen (BILLROTH vor 50 Jahren, ERNST SCHWENINGER vor 20 Jahren erhoben zuerst ihre Stimme, HONIGMANN folgte 7 Jahre später; RICHARD KOCH, KREHL, GROTE und in letzter Zeit sind es neben ERNST gerade von den Chirurgen SAUERBRUCH und LIEK gewesen, welche diesen Gedanken nicht zur Ruhe kommen lassen); die naturwissenschaftlich eingestellte Medizin habe die ihr zugewiesenen Grenzen überschritten; sie habe zwischen Arzt und Kranken ein Übermaß von wissenschaftlichem Laboratoriumsbetrieb eingeschoben und dadurch das Beste am Arzt, seine Kunst, in ihrer Wirkung auf die leidende Menschheit allzustark in den Hintergrund gedrängt; sie schiebe allzusehr „die Krankheit" in den Vordergrund und beachte zu wenig „den Kranken"; das Wort von der „Entseelung der Heilkunde" gibt zu denken. Die unselige Folge ist das Pfuschertum außerhalb und auch innerhalb des ärztlichen Standes. Wird hiervon die Chirurgie gewiß auch nicht in demselben Grade betroffen wie die übrige Medizin, so liegen auch hier entsprechende Mißstände für den Sehenden zutage.

In der ersten Hälfte des Jahrhunderts hatten die Franzosen, mehr oder weniger Schüler BICHATS, die unbestrittene Führung: PAUL BRETONNEAU gab der Diphtheritis ihren Namen und trat energisch für die Tracheotomie in die Schranken; ANDRAL studierte das Blut; PIORRY erfand das Plessimeter; LOUIS bearbeitete den Typhus und hat das Verdienst, die Statistik in die medizinische Forschung eingeführt zu haben; TROUSSEAU gilt mit Recht als einer der feinsten Diagnostiker, er sprach zuerst von „Diphtherie"; POTAINS Aspirationsapparat wird noch jetzt gern benutzt, ebenso der von DIEULAFOY; auf besonderer Höhe steht J. M. CHARCOT, nicht nur als Neurologe; VILLEMIN hat bereits 1865 die Ansteckungsfähigkeit der Tuberkulose experimentell erwiesen. — Von englischen

Ärzten seien genannt RICHARD BRIGHT, der treffliche Bearbeiter der Nierenaffektionen (1827—1831); ADDISON beschrieb 1855 den Morbus A.; GRAVES in Dublin hat zweifellos die Priorität vor BASEDOW in der Beschreibung der Krankheit, die nach ihm drüben allgemein „Graves' disease" heißt; bei den Namen CHEYNE und STOKES denken wir an den Typ der Respiration; RICHARDSON erfand den Apparat, der zur Versprühung des Äthers usw. Verwendung fand; von den Neuesten sei nur der Name WILLIAM OSLERS (1849—1919), wohl des bedeutendsten Klinikers seiner Zeit, erwähnt, eines feingebildeten, vornehmen Mannes.

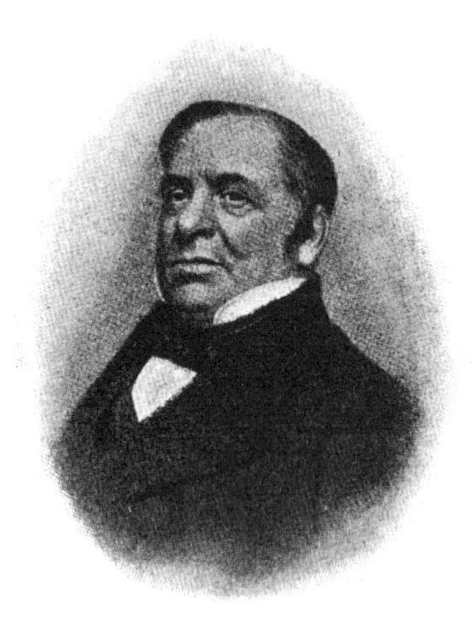

Abb. 257. JOH. LUKAS SCHÖNLEIN. (Nach PAGEL.)

Aus dem Deutschland des beginnenden 19. Jahrhunderts leuchten zwei Persönlichkeiten hervor, die in Berlin eine führende Rolle gespielt haben: HUFELAND, der Typ des vornehmen, verbindlichen, hochgebildeten und tüchtigen Praktikers, des ersten klinischen Professors an der neugegründeten Universität, und diejenige des „alten HEIM", des prächtigen, tatkräftigen, treuherzigen, aber auch draufgängerischen Lieblings der ganzen Bevölkerung. Weiterhin mögen CHR. FR. NASSE in Bonn und PETER KRUKENBERG in Halle vermerkt sein, als Praktiker und Lehrer gleich bedeutend. Die bedeutendste Gestalt aber bis in die neueste Zeit hinein ist fraglos JOHANN LUKAS SCHÖNLEIN (1793—1864) gewesen; er hat, gleichwertig als Kliniker wie JOHANNES MÜLLER als Biologe, nahezu 3 Jahrzehnte neben und mit ihm den Stolz der Berliner Fakultät gebildet; aus der Naturphilosophie und im besonderen aus ihrem Zweige, der Naturhistorik, hervorgegangen, hat er sich den Anforderungen seiner schnell aufwärts schreitenden Zeit nie verschlossen; er hatte den Mut, 1840 statt der bis dahin allgemein obligatorischen lateinischen Sprache in der Klinik des Deutschen sich zu bedienen: ein wunderbarer Lehrer, dem seine Schüler begeistert anhingen. — In Wien war zu gleicher Zeit ŠKODA der anerkannte Führer; neben ihm gehörte JOH. OPPOLZER zu den Größen der jüngeren Wiener Schule und sein Nachfolger HEINRICH V. BAMBERGER. — Zusammen mit seinem Freunde HENLE gab KARL PFEUFER (1806—1869) die Zeitschrift für rationelle Medizin heraus; neben ihnen stehen die Freunde KARL WUNDERLICH (1815—1878) und WILHELM GRIESINGER (1817—1868), klare, energische Köpfe; WUNDERLICH ist derjenige, welchem die systematische Einführung der Thermometrie in die Krankenuntersuchung zu verdanken ist; GRIESINGER war als Psychiater und Neurologe bedeutend. Ein

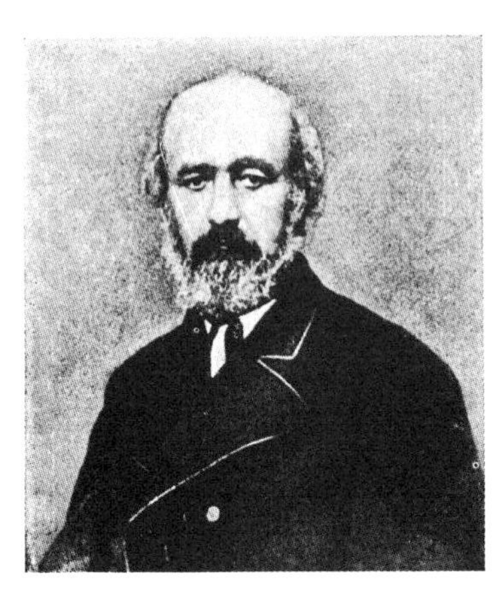

Abb. 258. KARL WUNDERLICH. (Nach GARRISON.)

hervorragender und lange Zeit nicht genügend gewürdigter Kliniker und experimenteller Pathologe ist LUDWIG TRAUBE gewesen (1818—1876) in Berlin. Neben ihm war FR. TH. FRERICHS (1809—1885) der glänzende Vertreter der inneren Medizin der Berliner Fakultät; von seinen Schülern dürfte NAUNYN der bedeutendste gewesen sein. Endlich sei ADOLF KUSSMAUL (1822—1902) genannt, der besonders um die Einführung der Magenpumpe sich hoch verdient gemacht hat. Unter den heute noch lebenden deutschen Klinikern dürfte unbestritten LUDOLF V. KREHL (geb. 1861) an erster Stelle stehen. — Mehr und mehr macht sich der Einfluß hervorragender amerikanischer, skandinavischer und holländischer Kliniker geltend; die heutigen Verkehrsmittel mit äußerst geschwinder Verbreitung alles neuen Erkennens über die ganze Welt lassen das frühere mehr nationale Moment in der Medizinentwicklung stärker in den Hintergrund treten.

Die im Laufe des Jahrhunderts in immer schnellerem Tempo zunehmende Menge der Erkenntnisse und der technischen Hilfsmittel machte eine weitgehende Spezialisierung auf allen Gebieten zur gebieterischen Notwendigkeit. So wie JOHANNES MÜLLER noch in sich den gesamten morphologisch-physiologischen Teil der Medizin in Forschung und Lehre verkörperte, Anatomie, Histologie, Embryologie, vergleichende und pathologische Anatomie, Einzelfächer, die zu und nach seiner Zeit schnell sich trennten und trennen mußten, so lösten sich seit der Jahrhundertwende zuerst die Augenheilkunde, die Geburtshilfe und Gynäkologie, Hals-, Nasen-, Ohrenchirurgie und Zahnheilkunde sowie die Haut- und Geschlechtskrankheiten mehr oder weniger schnell von der gemeinsamen Mutter, der Chirurgie, ab, zuletzt, wenn auch vielfach noch unvollständig, die Orthopädie.

Die Chirurgie des 19. Jahrhunderts scheidet sich ohne weiteres in 2 Epochen; sie sind durch eine Zeitspanne grundleglich voneinander geschieden, in welcher zuerst die *Anästhesie* und dann die *eiterlose Wundbehandlung* aufkamen und der gesamten Tätigkeit und Persönlichkeit des Wundarztes ein vollständig andres Gesicht gaben. Bei aller rückhaltlosen Anerkennung des bis dahin in der Geschichte der Chirurgie noch nie beobachteten Fortschritts, der jetzt offenbar wurde, darf doch nicht vergessen werden, daß hiermit auf der andern Seite auch manches in Fortfall gekommen ist: auf die Persönlichkeit des Arztes, dem man sich vor Einführung der Anästhesie zur Operation in die Hand gab, kam doch noch wesentlich viel mehr an wie heute; und viele, die heute Chirurgen sind und werden, würden sich ehedem ganz bestimmt nicht für diesen Beruf geeignet und selber dafür befähigt gehalten haben! Anästhesie und moderne Wundbehandlung gestatten es sehr vielen, auch bei geringer chirurgischer Befähigung mit befriedigendem Erfolg operativ tätig zu sein, die vordem sofort versagt hätten: Fehler und teilweise grobe Sünden in Diagnose und Therapie und auch mangelnde Charaktereigenschaften lassen sich oft genug jetzt unter dem Schutz der Narkose und der Aseptik verbergen, ohne schlimme Folgen zu zeitigen; vor jener Zeit aber gehörte immense Technik, ausgesprochene chirurgische und besonders menschliche Begabung dazu, um einigermaßen seinen Mann zu stehen! Mancher Operateur, der neuerdings plötzlich in örtlicher Anästhesie zu arbeiten sich entschloß, hat, gewöhnt an die Bewußtlosigkeit des Patienten, erst sehr umlernen müssen! Auch ist vielfach im Vertrauen auf die Aseptik die Technik nicht mehr sorgfältig genug beachtet worden — peinliche Erfahrungen haben auch hier zur Umkehr gezwungen und erkennen gelehrt, daß beides zusammen erst den Erfolg gewährleisten kann.

Die *erste Periode der Chirurgie* in diesem Jahrhundert bildet einfach die Fortsetzung der Entwicklung aus dem vorigen.

In *Italien* ragt allein noch aus dem 18. Jahrhundert ANTONIO SCARPA hinüber (1752—1832), dessen anatomische Forschungsergebnisse zumal im Gebiet des Nervensystems Bewunderung erregten; auch unsere Kenntnis der Blutgefäße, der Knochen, der Sinnesorgane hat er bereichert und die Klumpfußbehandlung gefördert (S. 240). Neben ihm gehörte zu den großen Chirurgen der Frühperiode des Jahrhunderts PAOLO MARIA RAFFAELLO BARONI (1799—1854) in Bologna, der sich der Lithothripsie und der plastischen Operationen besonders angenommen hat.

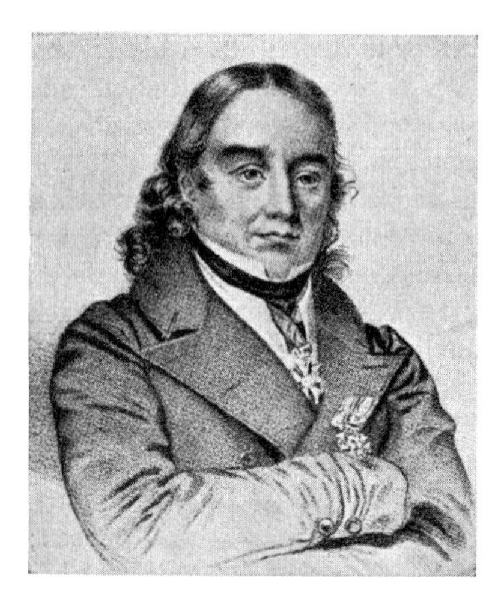

Abb. 259. JEAN DOMINIQUE LARREY. (Nach GARRISON.)

War der *französischen* Chirurgie auch die englische dank vor allem HUNTERS Wirken ebenbürtig, in mancher Hinsicht vielleicht überlegen geworden, so wahrte sie doch zunächst ihre große Tradition. Ihre wissenschaftliche Seite hat bestimmt besondere Fortschritte aufzuweisen durch die Frankreich eigentümliche Form der Besetzung vakanter Stellen durch „Concours", wobei auf Beherrschung der Fachliteratur und schriftstellerische Gestaltung besonderer Wert gelegt zu werden pflegt.

Den klinischen Unterricht in der Chirurgie hatte noch DESAULT recht eigentlich begründet; sein Nachfolger PELLETAN und BOYER spielen nur eine untergeordnete Rolle. Weit über seine Zeitgenossen hinaus ragt aber die sympathische Persönlichkeit des größten Feldarztes der napoleonischen Zeit, JEAN DOMINIQUE LARREY (1766—1842). Sein Kaiser, dem er in 25 Feldzügen, 60 Schlachten und mehr denn 400 Gefechten nahe gewesen war, hinterließ ihm testamentarisch 100000 Francs, „dem tapfersten Manne, den er je kennen gelernt". Von seiner fabelhaften Befähigung zeugt, daß er z. B. bei Borodino innerhalb von 24 Stunden 200 Amputationen ausgeführt hat; gerade der russische Feldzug lehrte ihn, daß es, wenn überhaupt Absetzung der Glieder angezeigt war, notwendig sei, innerhalb der ersten 24 Stunden zu operieren. weil sonst durch Entzündung der schweren Verletzungen ein tödlicher Ausgang beinahe immer gewiß war; darum schuf er — und das ist sein bleibendes Verdienst — Ambulanzen, mit dem nötigen Personal ausgestattet, die schon während der Schlacht die Verwundeten aufzusuchen, zu verbinden und, wenn nötig, große Eingriffe auszuführen hatten. Dies Ermöglichen schnellen Abtransports der Verwundeten hatte zugleich den Vorteil, daß sie dem Gegner nicht in die Hände fallen konnten: erst 1863 ist durch die Genfer Konvention den gegnerischen Heeren der Schutz der beiderseitigen Verwundeten zur Pflicht gemacht worden! Eine andere Großtat LARREYS wird oft nicht genügend gewürdigt: er wagte es, die soeben Operierten ohne

Verbandwechsel weithin, ja unmittelbar von Rußland bis in französische Lazarette zu transportieren. Bei Witebsk exartikulierte er einen Verwundeten im Hüftgelenk — der erste derartige Fall auf dem Schlachtfeld —, der Kranke war nach 25 Tagen geheilt; bei Lützen mußten 18 Exartikulationen im Schultergelenk ausgeführt werden, von denen 15 genasen! Und das ohne Narkose, ohne Asepsis und bei Transport auf schlechten Wegen! Zur Blutstillung bediente er sich gern der Torsion; zu feststellenden Verbänden bei Frakturen benutzte er eine Mischung von Eiweiß, Bleiweiß und Campherspiritus. — Als klinischer Chirurg steht ohne Zweifel an erster Stelle in jener Periode GUILLAUME DU-

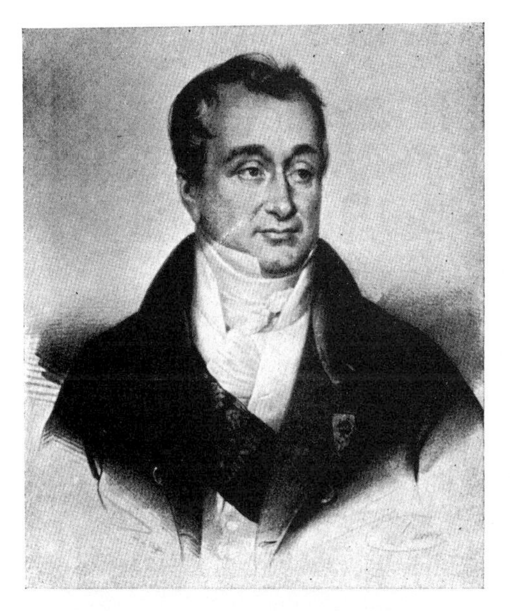

Abb. 260. GUILLAUME DUPUYTREN. (Inst. f. Gesch. d. Med., Leipzig.)

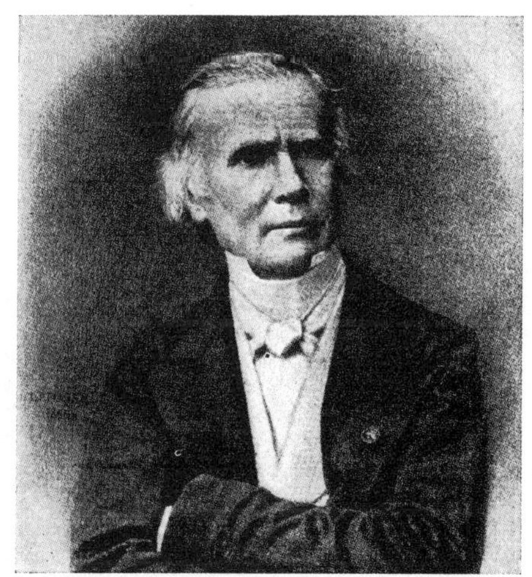

Abb. 261. ALFRED A. M. L. VELPEAU. (Nach GARRISON.)

PUYTREN (1777—1835); er hat zuerst den Unterkiefer reseziert, die subcutane Durchschneidung des Kopfnickers vorgenommen, hat die A. iliaca externa und Subclavia als erster unterbunden; leider war er von übermäßigem Ehrgeiz und versuchte mit allen Mitteln, andre niederzuhalten. LISFRANC ist durch seine Exartikulation im Fuß (1815) bekannt geworden; von ROUX ist bemerkenswert, daß er 1819 zuerst in Frankreich die Naht bei Gaumenspalte ausgeführt hat. Bedeutender ist JACQUES-MATHIEU DELPECH (1777—1832), der zum erstenmal die subcutane Achillotomie ausführte bei Klumpfuß, um dadurch die Luft von der Wunde fernzuhalten und Heilung per primam zu erzielen; er gewann auch die Erkenntnis von der tuberkulösen Natur des POTTschen Buckels. Auch ALFRED A.-L.-M. VELPEAU (1795—1867) bedarf der Erwähnung, dem BRETONNEAU ein väterlicher Freund gewesen ist; er versuchte, das Stottern durch Tenotomie zu bessern, gab ein Verfahren an, Hernien durch Jodeinspritzung zu heilen, empfahl den bekannten Verband zur Feststellung des Arms und schrieb ein vorzügliches Handbuch der chirurgischen Anatomie, das als Grundlage späterer französischer Bearbeitungen gedient hat. Die von den Amerikanern KEARNY RODGERS und VALENTINE MOTT 1825/1826 bzw. 1831/1833 zuerst angewandte Knochennaht bei Pseudarthrose führte ACHILLE FLAUBERT in Europa ein. CIVIALE gelang mit seinem noch etwas unhandlichen Instrument nach langen Versuchen 1824 zum erstenmal die Lithothripsie, deren Technik von LEROYE D'ETIOLLES und HEURTELOUP vervollkommnet wurde. JEAN ZULÉMA AMUSSAT (1796—1856) beschäftigte sich besonders mit der Therapie der Harnröhrenstrikturen; er empfahl aufs neue die Torsion der Blutgefäße und verhalf der Sectio alta zu erneuter Anerkennung und Verbreitung, bemühte sich auch sonst um die Erweiterung der chirurgischen Therapie. Die totale Resektion des Oberkiefers wurde 1826 von JOSEPH GENSOUL gewagt und in 6 Jahren acht-

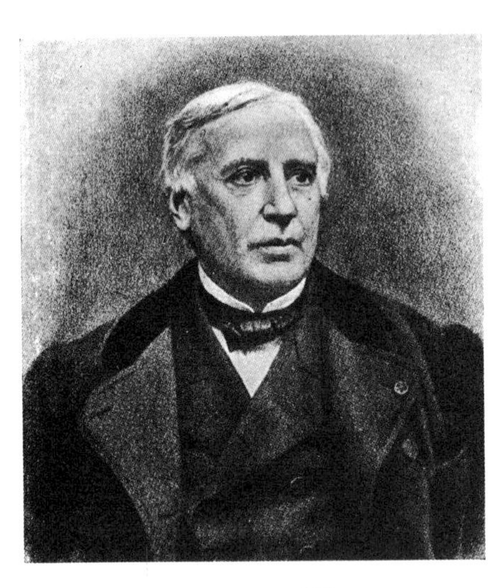

Abb. 262. AUGUSTE NÉLATON. (Nach GARRISON.)

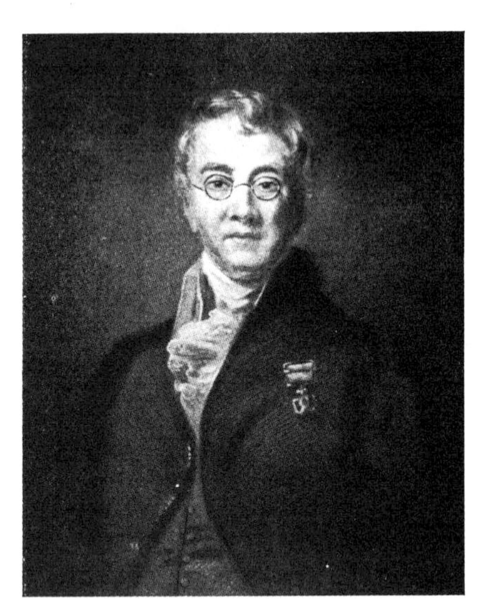

Abb. 263. SIR CHARLES BELL (1774—1842). (Nach GARRISON.)

mal ausgeführt. AMÉDÉE BONNET bereicherte die Therapie der Gelenkkrankheiten; die „Serres fines" erfand VIDAL DE CASSIS, die der Ameisennaht nachgebildet erscheinen und an die Nahthäkchen des GUY DE CHAULIAC und unsre MICHELschen Klammern erinnern. Die Drainage der Wunden, seit alters bekannt und in verschiedenster Form geübt, wurde von CHASSAIGNAC methodisch durchgearbeitet und empfohlen; das Verfahren des „Ecrasement", der allmählichen Durchschnürung, wie er es besonders durchgebildet hatte, konnte natürlich nur in jener Zeit Beachtung finden. Weit über den Durchschnitt ragte AUGUSTE NÉLATON (1807—1873) hinaus, bekannt durch den von ihm angegebenen elastischen Katheter, ein Operateur und Lehrer, DUPUYTREN vergleichbar; er förderte die Bauchchirurgie bei Frauenleiden, führte mit PÉAN die Ovariotomie in Frankreich ein und gelangte zu populärer Berühmtheit durch Erfindung einer Sonde mit rauhem Porzellanknopf, vermittelst deren er eine Kugel 1860 in GARIBALDIS Fuß nachweisen konnte. MERCIER hat das große Verdienst, die Prostatahypertrophie erforscht und den nach ihm benannten ausgezeichneten

Katheter mit kurzer Krümmung angegeben zu haben. Die Erfindung der Darmnaht durch LEMBERT 1826 bedarf ebenfalls besonderer Hervorhebung, weil hier der Grundsatz der Aneinanderlagerung der Serosa gegen Serosa planmäßig durchgeführt ist. PAUL BROCA (1824—1880) ward schon genannt, der 1861 erfolgreich die Erforschung der Hirnrinde begann und auf dessen Rat zum erstenmal bei Hirnabsceß der Schädel an der von ihm bezeichneten Stelle eröffnet wurde. Im 1. Bande der von ihm besorgten Gesamtausgabe der Werke PARÉS hat JOSEPH-FRANÇOIS MALGAIGNE (1805—1865), selbst kein Chirurg ersten Ranges, 1840 eine treffliche historische Übersicht der Entwicklung der Chirurgie

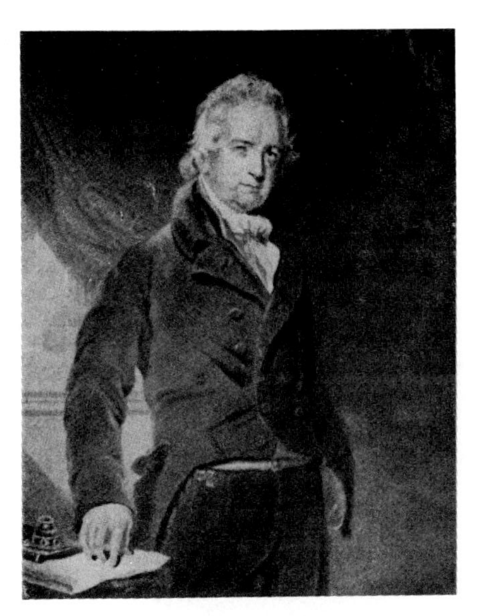

Abb. 264. JOHN ABERNETHY. (Nach GARRISON.)

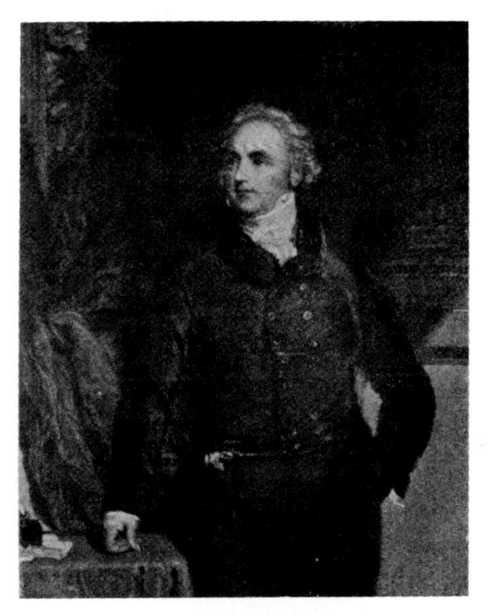

Abb. 265. SIR ASTLEY PASTON COOPER. (Nach GARRISON.)

gegeben. Es ist ein besonderes Verdienst der französischen Mediziner dieser Zeit, daß sie zum Teil recht wertvolle geschichtliche Einleitungen ihren Hand- und Lehrbüchern angefügt haben.

Die *englische* kann neben der französischen Chirurgie sehr wohl bestehen; zu dem angeborenen eminent praktischen Sinn war durch JOHN HUNTER die streng wissenschaftliche Schulung hinzugekommen.

Die Brüder CHARLES und JOHN BELL (JOHN B. 1763—1820) sind an erster Stelle zu nennen, beide waren Chirurgen; doch ist ersterer kaum noch als solcher bekannt wegen der überragenden Bedeutung seiner Entdeckung der verschiedenen funktionellen Wertigkeit der vorderen und hinteren Rückenmarkswurzeln. JOHN B. hat zuerst erfolgreich die Carotis communis unterbunden und den hinteren Ast der A. iliaca interna, als erster überhaupt die A. glutaea; er hat wertvolle Untersuchungen über die Ausbildung des Kollateralkreislaufs ausgeführt. Unmittelbarer Nachfolger JOHN HUNTERS wurde JOHN ABERNETHY (1764—1831); er hat die Unterbindung der A. iliaca externa 1796 zum erstenmal gewagt (beim drittenmal 1806 mit Erfolg) und 1798 diejenige der Carotis communis. Der bedeutendste Chirurg dieser Periode in England überhaupt war unstreitig SIR ASTLEY PASTON COOPER (1768—1841); auch er hat eine Anzahl von Unterbindungen großer Gefäße mit Glück unternommen wegen Aneurysma und hat nach 13 bzw. 18 Jahren die inzwischen Verstorbenen seziert und genau untersucht. 1817 machte er zuerst den Versuch, die Aorta abdominalis zu unterbinden. Seine Schriften über Hernien, Gelenkverletzungen Hodenerkrankungen und die Thymusdrüse sind vorzüglich, sein Lehrbuch, „The first lines of the practice of surgery" stand lange in hoher Achtung. Er führte in England die klinische Unterweisung an Hand praktischer Fälle erst

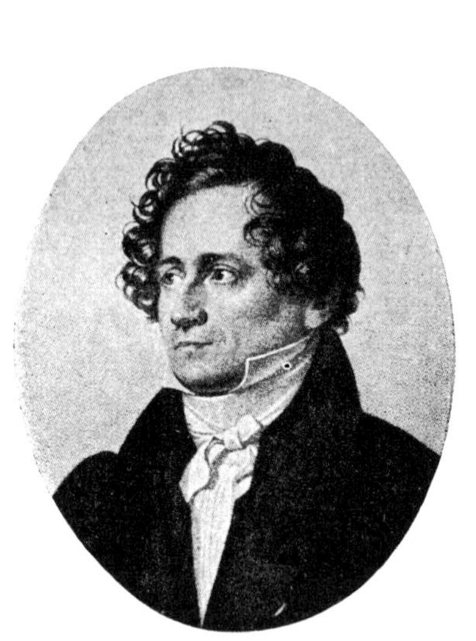

Abb. 266. JOH. FRIEDR. DIEFFENBACH. (Inst. f. Gesch. d. Med., Leipzig.)

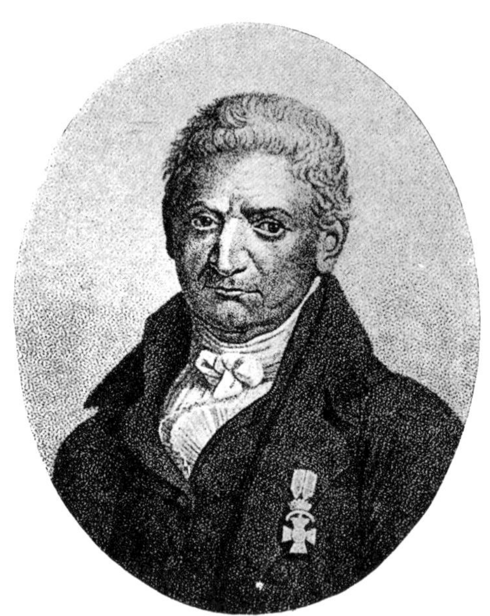

Abb. 267. VINZENZ V. KERN. (Nach NEUBURGER.)

eigentlich ein. ASTON KEY und TRAVERS waren bekannte Schüler COOPERS und haben wie er die Gefäßunterbindung gefördert. Nach ABRAHAM COLLES heißt die typische Radiusfraktur noch heute „Colles' fracture". LISTON (1794 bis 1847) hat in der Knochenchirurgie Bedeutendes geleistet, die plastischen Operationen ausgebaut und um die Technik der Laryngoskopie sich bemüht, wenn auch noch ohne den gewünschten Erfolg. Die Nasenplastik wurde zuerst nachweislich von einem europäischen Arzt in Indien 1800, und zwar von LUCAS, erfolgreich vorgenommen; 1814 kamen 2 ebenso glückliche Fälle von JOSEPH CONSTANTIN CARPUE hinzu, publiziert 1816, 2 Jahre vor GRAEFE (vgl. S. 266). SYME wurde durch die Bereicherung der Gelenk- und Knochenchirurgie bekannt. Sein Verfahren der plastischen Absetzung im Fußgelenk hat noch im letzten großen Krieg Anerkennung geerntet. Durch besondere Vorsicht und Zurückhaltung, wo es vor ihm üblich war, verstümmelnde Eingriffe vorzunehmen, zeichnete WILLIAM FERGUSSON (1808—1877) sich aus; es gelang ihm in zahlreichen Fällen, unter Vermeidung der sonst geläufigen Absetzung funk tionsfähige Glieder zu erhalten; unter 400 Operationen wegen Hasenscharte waren nur 3 Mißerfolge, unter 134 wegen Gaumenspalte deren nur 5. Aneurysmen versuchte er durch Obliteration zu heilen. Die Erkrankungen der Gelenke hatte BRODIE zum Gegenstand seiner Studien gemacht und hat wertvolle Mitteilungen über die Gelenkneurosen 1818 publiziert; er hat auch zuerst nach dem Amerikaner SMITH Röhrenknochen wegen Eiterung angebohrt. WARDROPS Name ist auch den heutigen Chirurgen noch geläufig, weil er das von BRASDOR in Paris angegebene Verfahren, Aneurysmen durch Unterbindung der Arterie unterhalb des Tumors zu behandeln, ausgebaut hat. Der englische Kriegschirurg der Befreiungskriege ist GEORGE JAMES GUTHRIE gewesen (1785—1856), ein tüchtiger

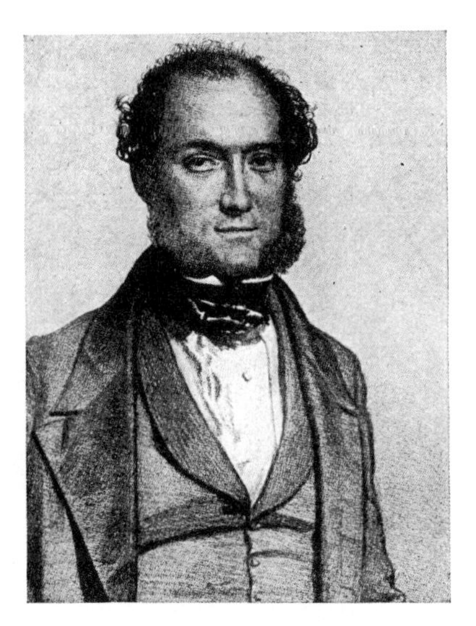

Abb. 268. SIR WILLIAM FERGUSSON. (Nach GARRISON.)

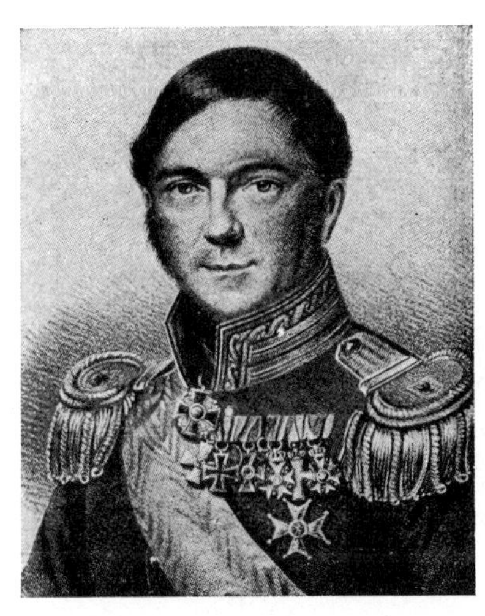

Abb. 269. CARL FERDINAND V. GRAEFE. (Inst. f. Gesch. d. Med., Leipzig.)

Praktiker, der seine reichen Erfahrungen veröffentlicht hat. Die Erfindung der Subcutanspritze ist nicht ursprünglich das Verdienst von PRAVAZ, nach dem sie benannt ist, sondern dasjenige des Deutschen NEUNER (1827), dem neben dem Schotten ALEXANDER WARREN (1853) die Priorität zukommt. Ein berühmter Meister des Steinschnitts war GEORGE SOUTHAM (1815—1876), der unter 120 Lithotomien nur einen Todesfall erlebte und um die Ovariotomie in vorantiseptischer Zeit sich verdient gemacht hat.

Von den Chirurgen *deutscher* Zunge sei zunächst der Wiener VINZENZ VON KERN (1760—1829) vorweg erwähnt; berühmt sind seine Erfolge mit der einfachen Wasserbehandlung der Wunden geworden anstatt der Verwendung von Salben und Pflastern, wie es sonst vor und neben ihm von alters her noch Mode war — genau so wie es schon MAGATI 1616 empfohlen hatte. Guten Namen hatte auch der ältere LANGENBECK, CONRAD JOHANN MARTIN (1766—1851), Nachfolger AUGUST GOTTLOB RICHTERS in Göttingen; von ihm wird berichtet, daß er außerordentlich schnell operiert habe; so sei ein Chirurg aus Amerika herübergekommen, ganz besonders um LANGENBECK operieren zu sehen; während der Vorbereitungen zu einer Schulterexartikulation konnte der fremde Gast nicht umhin, geschwind eine Prise zu nehmen — als er wieder aufschaute, war der Eingriff bereits vollzogen!

Von Lehrbüchern war das „Handbuch" des Heidelbergers MAX JOSEPH VON CHELIUS in Deutschland sehr verbreitet. Der führende Chirurg Preußens in den Freiheitskriegen ist der jugendliche CARL FERDINAND V. GRAEFE (1787—1840) gewesen, der mit 23 Jahren bereits Professor der Chirurgie in Berlin war. 1816 erfand er als erster die Naht bei der Gaumenspalte, 1818 gab er seine Erfolge mit der Rhinoplastik nach TAGLIACOZZO bekannt; er hat auch als erster in Deutsch-

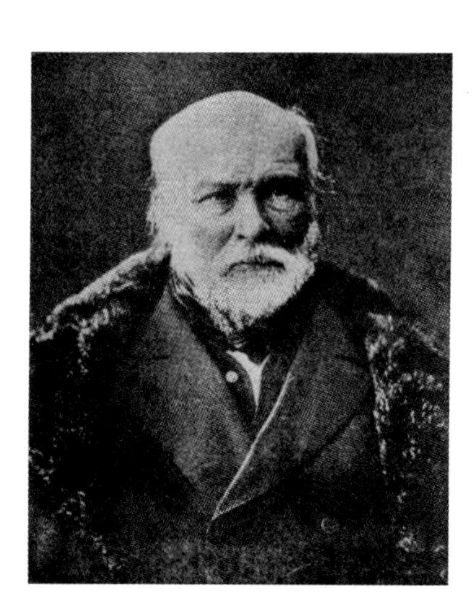

Abb. 270. NIKOLAI IWANOWITSCH PIROGOFF. (Nach GARRISON.)

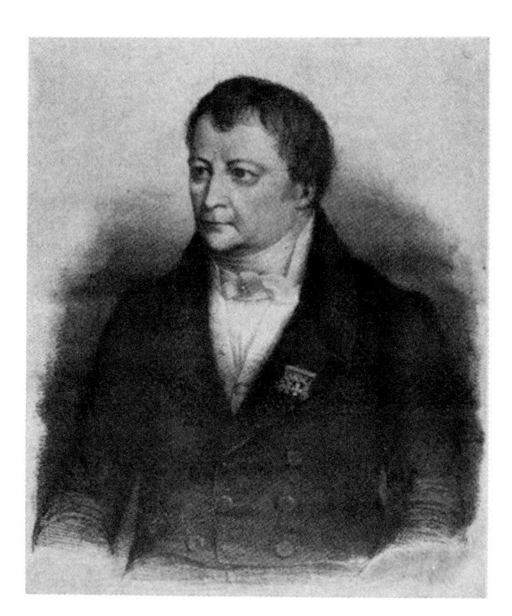

Abb. 271. PHILIPP FRANZ V. WALTHER (Inst. f. Gesch. d. Med., Leipzig.)

land die Unterkieferresektion und die Ligatur der A. innominata erfolgreich ausgeführt. Sein Nachfolger, JOHANN FRIEDRICH DIEFFENBACH (1792—1847) war ein Chirurg ganz großen Formats, ähnlich wie DUPUYTREN oder noch besser ASTLEY COOPER, ein hervorragender Lehrer, ein vornehmer, in allen Volkskreisen ungemein beliebter Mann. Die plastische Chirurgie beherrschte er in ungewöhnlichem Maße, auch im Tierversuch; subcutane Tenotomie, Hautverpflanzungen, Gesichtsplastiken und orthopädische Eingriffe waren sein Hauptarbeitsgebiet; der Transfusion hat er erneut nach langer Zeit zur Anerkennung verholfen. Er starb während der Klinik in seinem Hörsaal. Besondere Verdienste um die Chirurgie erwarb sich PHILIPP FRANZ V. WALTHER (1781—1849) dadurch, daß er für die Vereinigung der Chirurgie mit der Medizin nachdrücklich sich einsetzte, deren Verbindung in der Militärmedizin in Deutschland bereits in ihren günstigen Folgen zutage trat; das von ihm mit GRAEFE gemeinsam herausgegebene Journal für Chirurgie und Augenheilkunde hat bedeutenden Einfluß auf das in Deutschland aufstrebende Fach geübt. Neben ihm ist CAJETAN V. TEXTORS (1782—1860) zu gedenken; das von BERNHARD HEINE erfundene und im Tierversuch erprobte Osteotom, das heute noch in Würzburg pietätvoll bewahrt wird, diente ihm dazu, 1837 die erste subperiostale Resektion am Menschen auszuführen. BERNHARD HEINE (1800—1846) hat 30 Jahre vor OLLIER, wie dieser selbst zugibt, unsere Kenntnis von der Bedeutung des Periosts, des Markes und des parossalen Gewebes für die Knochenheilung begründet. Ein hervorragend tüchtiger Chirurg und ein achtens- und liebenswerter Mensch, wie er uns aus seinen „Erinnerungen" hervorleuchtet, ist GEORG FRIEDRICH LOUIS STROMEYER gewesen (1804—1876), zugleich der Begründer der modernen Kriegschirurgie in Deutschland. Er pflegte seinen Hörern immer wieder einzuprägen: „Laß die Sonne nicht unter- (bzw. auf-) gehen, ohne die Einklemmung eines Bruches beseitigt zu haben." Die konservative Chirurgie der Gelenke und die subcutane Chirurgie sind sein Hauptarbeitsfeld gewesen. Hatte DELPECH 1816 die subcutane Achillotomie bei Klumpfuß zuerst ausgeführt, so hat STROMEYER ihr zweifellos erst die Anerkennung erkämpft: gerade dadurch, daß der bekannte englische Chirurg und Orthopäde LITTLE, der infolge Kinderlähmung selbst an Klumpfuß litt, von STROMEYER sich operieren ließ, und zwar mit ausgezeichnetem Erfolge, wurde dies Verfahren überall schnell bekannt.

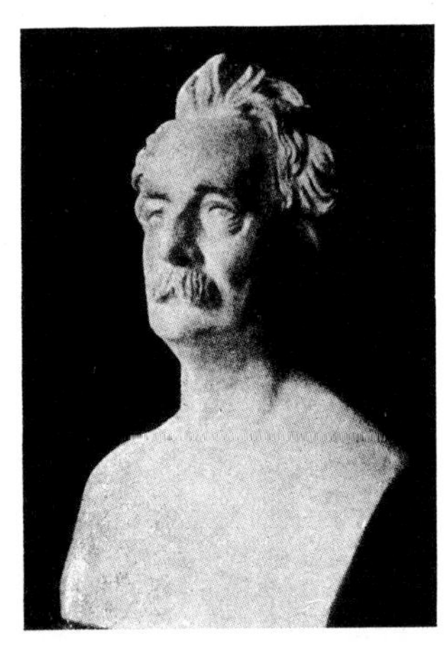

Abb. 272. GEORG F. L. STROMEYER. (Nach GARRISON.)

Seine Maximen der Kriegsheilkunst haben bahnbrechend in Deutschland gewirkt. Die erste erfolgreiche Nierenexstirpation im Jahre 1869 hat GUSTAV SIMON (1824—1876) bekannt gemacht, der in Rostock und Heidelberg wirkte und einer der genialsten Operateure der neueren Zeit gewesen ist. ALBRECHT TH. V. MIDDELDORPF (1824—1868) legte die erste Magenfistel 1859 an und ist besonders bekannt durch die Ausbildung der galvanokaustischen Chirurgie. An der Schwelle der neuen Zeit, aber noch ganz ein Chirurg der alten Schule im besten Sinne des Worts stand BERNHARD V. LANGENBECK (1810—1887), DIEFFENBACHS Nachfolger. So mancher aus der älteren Generation weiß heute noch voller Begeisterung zu berichten von diesem vornehmen, stets takt- und rücksichtsvollen und warmherzigen Menschen, diesem fabelhaft eleganten Operateur und unübertrefflichen Lehrer. 21 Operationen tragen seinen Namen: die Resektion der Gelenke, die subperiostale Knochenresektion und die plastische Chirurgie des Gesichts waren sein wichtigstes Forschungs- und Arbeitsgebiet. Die von ihm angegebenen Blutgefäßklemmen

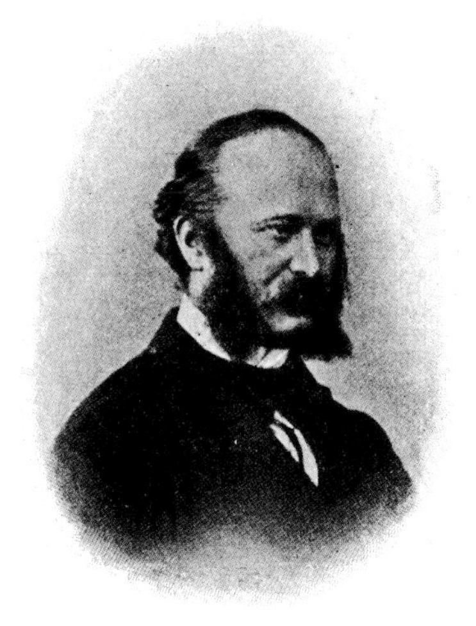

Abb. 273. GUSTAV SIMON. (Nach PAGEL.)

werden noch heute gern benutzt. Das von ihm 1861 geschaffene Archiv für klinische Chirurgie wird immer die Erinnerung an diesen seltenen Mann wahren.

Nach glücklich beendetem Kriege und der Einigung Deutschlands hat LANGENBECK zusammen mit SIMON und VOLKMANN im Herbst 1871 den Aufruf zur Gründung der Deutschen Gesellschaft für Chirurgie hinausgehen lassen, der am 10. April 1872 zum Ziele geführt hat. Unsre Gesellschaft steht heute groß und machtvoll da wie nur je; sie ist zum Muster für die Neugründungen bei andern Völkern geworden.

Der größte Chirurg Rußlands in der älteren Ära und einer der bedeutendsten Kriegschirurgen aller Zeiten ist NIKOLAI IWANOWITSCH PIROGOFF gewesen (1810—1881). Er war besonders aus der Schule des älteren LANGENBECK hervorgegangen, hat in 45 Dienstjahren als Professor der Medizin-Chirurgischen Akademie in St. Petersburg der russischen Heimat die Errungenschaften des Westens zugänglich gemacht und auf Grund enormer eigener Erfahrungen die Chirurgie in vieler Hinsicht bereichert. Die plastische Fußexartikulation trägt seinen Namen. Die gesamte Verwundeten- und Krankenpflege in Rußland hat er von Grund auf reformiert.

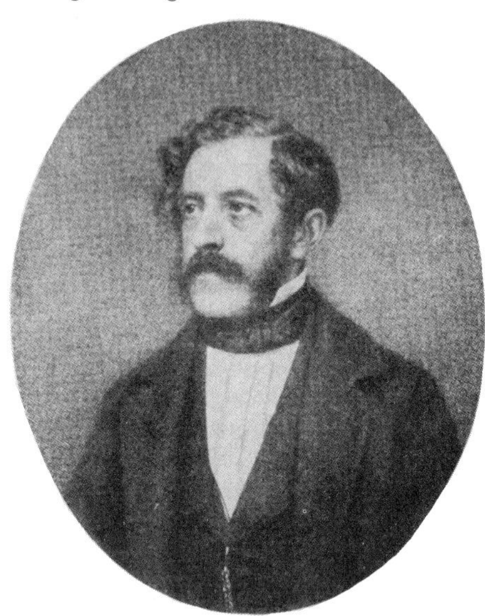

Abb. 274. BERNHARD V. LANGENBECK. (Nach GARRISON.)

Der „Vater der nordamerikanischen Chirurgie" ist ein Schüler JOHN HUNTERS geworden, PHILIPP SYNG PHYSICK (1786—1837); er hat wenig von Bedeutung veröffentlicht, war aber ein ausgezeichneter Lehrer und ausübender Chirurg, der zuerst 1802 eine Magenspülung bei Vergiftung vorgenommen hat, in der Behandlung der Frakturen, der Anlegung des Anus praeternaturalis neue Wege wies, die Ruhigstellung bei Hüftleiden lehrte. — Die junge amerikanische Chirurgie beschäftigte sich begreiflicherweise entsprechend ihrer englischen Abstammung vornehmlich mit Gefäß- und Knochenoperationen; es kam hinzu die gynäkologische Bauchchirurgie, die dort in der Welt führend wurde, und dann vor allem die Einführung der Narkose.

Zu den Tüchtigsten gehörten die WARREN Vater und Sohn (JOHN W. 1753 bis 1815, und JOHN COLLINS W. 1778—1856); ihr Arbeitsgebiet waren vor allem Gelenk- und Knochenoperationen; der jüngere W. führte die Staphylorrhaphie drüben ein, führte zuerst eine Parazentese des Herzbeutels aus und machte die erste Herniotomie in Amerika bei Einklemmung; er ist auch derjenige, welcher auf JACKSONS Rat den ersten chirurgischen Eingriff unter Äthernarkose 1847 ausgeführt hat (s. S. 272). Auch NATHAN SMITH (1762—1829) war ein Schüler der englischen Chirurgie; er hat schon vor BRODIE lange Röhrenknochen wegen Eiterung trepaniert, war ein tüchtiger Lithotom und hat bereits 1821 nach EPHRAIM

Mc Dowell (1772—1830), der diesen Eingriff 1809 als erster gewagt und mit bestem Erfolg beendet hatte, die Ovariotomie gemacht, ohne von seinem Vorgänger zu wissen. Wright Post (1766—1822) hat sich durch eine Reihe Arterienunterbindungen bekannt gemacht, meist wegen Aneurysma, so z. B. der A. femoralis, der Iliaca externa; 1813 unterband er mit Erfolg die Carotis communis und 1817 die Subclavia außerhalb der Scaleni. Die überhaupt erste Ligatur der Innominata geschah durch Valentine Mott (1785—1865) im Jahr 1818; erst 1864 war Smyth in New Orleans dabei der erste Erfolg beschieden; Mott gelang übrigens 1827 die erste Unterbindung der Iliaca communis; er hat jahrzehntelang zu den führenden Männern der amerikanischen Chirurgie gehört.

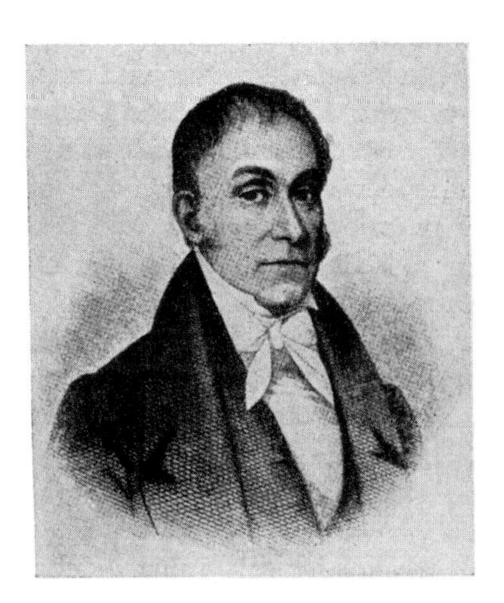

Abb. 275. Ephraim Mc Dowell. (Nach Garrison.)

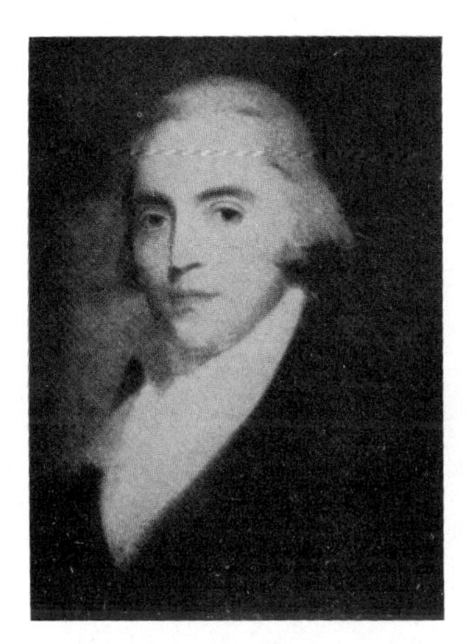

Abb. 276. Philip Syng Physick. (Nach Garrison.)

Überschaut man das Gesamtergebnis dieser Leistungen der Chirurgie vor Einführung der Anästhesie und vor der Erkenntnis von der Bekämpfung und Verhütung der Wundinfektion, so muß man immer aufs neue staunen über die hervorragende Technik und den heutzutage schier unbegreiflichen Heldenmut, mit dem man wagte, den Feinden der menschlichen Gesundheit mit dem Messer entgegenzutreten.

Die *Allgemeinnarkose* hat eine sehr lange Vorgeschichte.

Von den Ägyptern und Chinesen wissen wir, daß sie bei operativen Eingriffen den Schmerz zu verhüten versuchten durch Trinkenlassen berauschender Mittel, die Opium und Hanf enthielten. Auch die Mandragora, die bis in die Neuzeit hinein von mystischem Zauber umgebene Alraune, hat nach des Dioskurides Bericht in der Antike diesem Zweck gedient; ebenso sind auch die berühmten „Schlafschwämme", ehedem den Salernitanern zugeschrieben, antikes Gut; schon die Alexandriner dürften in ihrer hochentwickelten Chirurgie ihrer sich bedient haben; es waren Schwämme, mit dem Saft narkotischer Pflanzen getränkt, dann getrocknet und zum Gebrauch mit Wasser angefeuchtet; nach des Theoderich Bericht scheint sein Vater, der hochbedeutende Bologneser Wundarzt HUGO VON LUCCA, ihre Anwendung erneut empfohlen zu haben um 1200; doch ist es ganz gewiß ein Irrtum, wenn davon die Rede ist, die Schwämme seien den zu Operierenden aufs Gesicht gelegt worden und hätten durch Inhalation gewirkt; es ist nicht anders denkbar, als daß sie den Patienten in den Mund gegeben worden und von ihnen der Saft verschluckt worden ist! Um 1130 spricht eine Glosse ABAELARDS davon, daß man in künstlich herbeigeführtem Schlaf chirurgische Operationen auszuführen vermöge. Mehrfach tauchen diese Schlafschwämme in der mittelalterlichen Literatur wieder auf, so bei GILBERTUS ANGLICUS, bei GUY DE CHAULIAC; später tut ihrer der Deutschritter HEINRICH VON PFOLSPEUNDT Erwähnung, ebenso JOHANNES DE VIGO und HANNS VON GERSDORFF im 16. Jahrhundert; doch warnt letzterer vor ihnen, man könne „schellig und unsinnig" davon werden! Die mangelnde Dosierungsmöglichkeit hat sicher manchen Todesfall mit abschreckender Wirkung zur Folge gehabt.

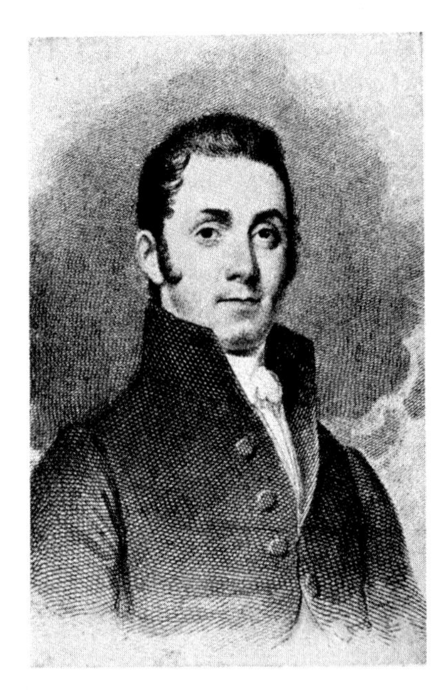

Abb. 277. VALENTINE MOTT. (Nach GARRISON.)

Daß rektale Applikation dieser Mittel sowie ihr Geruch betäubend wirken können, weiß DIOSKURIDES ebenfalls schon, doch sagt er nicht, daß man sich dessen zur Schmerzbetäubung bedienen könne. Von ätherischen Substanzen, die nach Einatmung tiefen Schlaf erzeugen, spricht der 1616 verstorbene PORTA in seiner Magia naturalis (1584).

Der Alkohol ist seit Jahrhunderten ein beliebtes Betäubungsmittel, auch vor operativen Eingriffen, gewesen.

Aber erst gegen Ende des 18. Jahrhunderts, als die Erforschung der gasförmigen Substanzen tatkräftig aufgenommen ward, wurde die Grundlage geschaffen, auf der die Inhalationsnarkose erstehen konnte. PRIESTLEY hatte bereits 1765 den Sauerstoff zu therapeutischen Einatmungen empfohlen; PEARSON berichtete über günstigen Erfolg von Ätherinhalationen bei Lungenkranken, BEDDOES beschrieb um die gleiche Zeit ihre schmerzstillende Wirkung (der Schwefeläther war übrigens bereits dem PARACELSUS bekannt); an BEDDOES' Inhalationsinstitut nahe Bristol arbeitete der damals 20jährige HUMPHRY DAVY, er studierte hier das Stickstoffoxydul, benannte es nach seiner Wirkung „Lachgas" und gab 1800 in einer Publikation den Rat, sich seiner bei chirurgischen Eingriffen zur Schmerzbetäubung zu bedienen, doch ohne Gehör zu finden. Wir wissen aus zahlreichen Berichten, daß zur selben Zeit die berauschende und betäubende Wirkung der Äthereinatmung wohlbekannt war; die Studenten in den Laboratorien machten sich den Spaß, diese Wirkung an sich zu erproben — sonderbar, daß kein Mensch zunächst auf den Gedanken kam, diese Erfahrung für die Chirurgie nutzbar zu machen! Ja, man sträubte sich sogar energisch gegen diesen Gedanken! Im Jahre 1828 schrieb der englische Arzt HENRY HILL

HICKMAN einen Brief an König KARL X. mit der Bitte, am Menschen nachprüfen zu lassen, was ihm bei Hunden vielfach gelungen sei, Operationen durch Inhalation von Lachgas und andern Substanzen schmerzfrei auszuführen. Die Académie française, welcher dieser Brief vorgelegt wurde, lehnte den Vorschlag als lächerlich ab — nur der große LARREY setzte sich dafür ein, aber vergeblich. HICKMAN ist im Jahr danach gestorben. Noch 10 Jahre später erklärte VELPEAU die Sache für Unsinn! 17 Jahre danach aber mußte er selbst ihre Bedeutung anerkennen.

Mit der erste, der mit Hilfe anästhesierender Dämpfe bei einem operativen Eingriff am Menschen bewußt Allgemeinnarkose anwandte, ist der Zahnarzt HORACE WELLS gewesen; nachdem er zuerst 1844 bei sich in Lachgasnarkose hatte einen Zahn ziehen lassen, erprobte er das Verfahren etwa an einem Dutzend andrer Patienten; als er nun aber 1845 den Versuch machte, einem größeren Ärztekreise in Boston das neue Verfahren zu demonstrieren, erlebte er unerwarteterweise einen Mißerfolg und kümmerte sich nun merkwürdigerweise nicht mehr darum. Aus Gram darüber, daß bald danach andre die Lorbeeren ernteten, die so leicht ihm hätten zufallen können, nahm er sich das Leben. Diese Versuche waren JACKSON bekannt geworden; vielleicht haben sie ihn veranlaßt, mit Äther neue Versuche vorzunehmen. Schon 1842 hat zweifellos der amerikanische Arzt WILLIAMSON CRAWFORD LONG in Athens in Äthernarkose chirurgische Eingriffe ausgeführt; die Narkosen scheinen aber unvollkommen gewesen zu sein, so daß er sich scheute, davon Mitteilung zu machen.

Das Ergebnis sorgfältiger Prüfung, wer denn nun eigentlich in dem lange und erbittert geführten Prioritätsstreit Sieger sei, ist, daß man ohne Zweifel die Palme dem amerikanischen Arzt und Chemiker CHARLES T. JACKSON zuerkennen muß. Durch DAVYS Versuche angeregt, hat er an sich und andern Äthernarkosen ausgeführt; dabei hat er den vollständigen Verlust des Schmerzgefühls festgestellt, und zwar in den Jahren 1841—1842; als nun 1846 der ihm bekannte Zahnarzt WILLIAM MORTON ihn aufsuchte und ihn bat, ihm ein Mittel anzugeben, vermittelst dessen es ihm möglich sei, eine besonders empfindliche Patientin irgendwie zu beruhigen, um ihr den Entschluß zu einer Zahnextraktion abzuringen, gab er ihm eine WULFFsche Flasche mit Äther mit, fügte aber hinzu, daß man mit diesem Mittel richtige Betäubung herstellen könne. MORTON erprobte die Sache an sich und andern mit promptem Erfolg; als er voll Dankes zu JACKSON zurückkehrte, veranlaßte dieser ihn, nunmehr den Professor WARREN in der chirurgischen Klinik aufzusuchen und ihn zu bitten, des Mittels sich bei größeren Operationen zu bedienen. Am 16. Oktober 1846 hat WARREN einen Tumor am Halse in tadelloser Äthernarkose exstirpiert, MORTON leitete dabei die Narkose; ein Erfolg reihte sich an den andern; bereits nach 3 Wochen vollzog BIGELOW eine Oberschenkelamputation, ohne daß der Kranke etwas davon spürte; am gleichen Tage berichtete er darüber der Bostoner medizinischen Gesellschaft. MORTON schrieb darüber an einen Freund in London; schon am 17. Dezember 1846 führte BOOT mit dem neuen Verfahren eine zahnärztliche Operation aus, und am 19. Dezember bediente LISTON sich des Verfahrens bei einer Amputation. Schnell war die Kunde in Paris; bereits am 22. Dezember versuchte JOBERT die Methode, die aber erst nach 2 Tagen glückte. VELPEAUS Autorität war es zuzuschreiben, daß schon am 12. Januar 1847 die Akademie für die vor wenigen Jahren abgelehnte Methode sich einsetzte. HEYFELDER in Erlangen war am 24. Januar der erste in Deutschland, am folgenden Tage folgten ROTHMUND in München und v. BRUNS in Tübingen, SCHUH in Wien operierte zuerst am 27. Januar 1847 mit ihrer Hilfe.

JACKSON und MORTON wurde der Monthyonpreis der Pariser Akademie zu gleichen Teilen zugesprochen; er brachte auch ihnen, nachdem WELLS von eigener Hand gestorben war, keinen Segen: JACKSON verfiel in Geisteskrankheit, MORTON ist 1868 im Elend zugrunde gegangen.

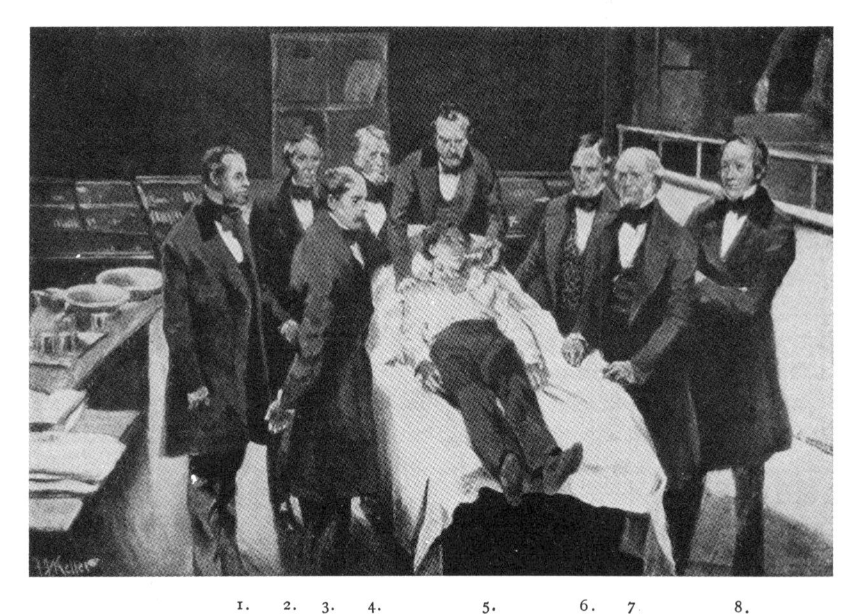

1. 2. 3. 4. 5. 6. 7 8.

Abb. 278. Die erste Narkose mit Äther zu chirurgischen Zwecken am 16. Oktober 1846.

1. H. J. BIGELOW. 2. A. A. GOULD. 3. J. MASON WARREN. 4. J. C. WARREN. 5. W. T. G. MORTON. 6. SAMUEL PARKMAN. 7. S. D. TOWNSEND. 8. GEORGE HAYWARD.

Die Alleinherrschaft des Äthers dauerte aber kaum ein Jahr; SOUBEIRAN hatte 1831 das Chloroform entdeckt, LIEBIG es 1832 dargestellt; ersterer empfahl es bereits zur Behandlung von Neuralgien, Lungenleiden, Asthma u. dgl. FLOURENS hatte im Tierversuch festgestellt, daß die einschläfernde Wirkung weit rascher und angenehmer erfolge als beim Äther; am 8. März 1847 teilte er dies der Akademie mit. Zusammen mit LONGET konnte er im gleichen Jahr die Feststellung machen, daß bei ätherisierten und chloroformierten Tieren die verschiedenen Teile des Zentralnervensystems in ganz bestimmter Reihenfolge beeinflußt werden. Es ist bekannt geworden, daß ein Arzt namens BELL in London (welcher Arzt dieses Namens, konnte ich nicht sicher feststellen — vielleicht CHARLES BELL, M. D. Glasgow 1836?) im Laufe dieses Jahres verschiedentlich Chloroformnarkosen bei chirurgischen Eingriffen ausgeführt hat; doch ließ er darüber nichts weiter verlauten. Ebenso scheint FLOURENS sich um die Frage der praktischen Anwendung des Mittels nicht weiter gekümmert zu haben.

In aller Stille hatte der berühmte Geburtshelfer JAMES YOUNG SIMPSON, der zuerst begeistert für den Äther eingetreten war, allmählich 80 Beobachtungen an Gebärenden und chirurgisch Operierten mit der Chloroformnarkose gesammelt; am 10. November 1847 legte er das Ergebnis der medizinisch-chirurgischen Gesellschaft in Edinburg vor mit dem Erfolge, daß man fast allgemein vom Äther zum Chloroform überging.

Doch blieb man dem Äther drüben in Boston immer treu; auch in Lyon hielten RODET und vor allem PÉTREQUIN an ihm fest, und in Deutschland hat die BRUNSsche Schule stets ihn dem Chloroform vorgezogen. Schließlich wurde auf KAPPELERS Empfehlung hin GURLT 1897 um ein Werturteil auf Grund der Statistik gebeten, das dahin lautete, daß bei Chloroformanwendung über die doppelte Zahl von Narkosetodesfällen vorgekommen sei als beim Äther. Trotz abweichender Ergebnisse der MIKULICZschen Statistik vom Jahre 1901 ist diese Frage durch die Untersuchungen NEUBERS 1908 endgültig zugunsten des Äthers entschieden worden.

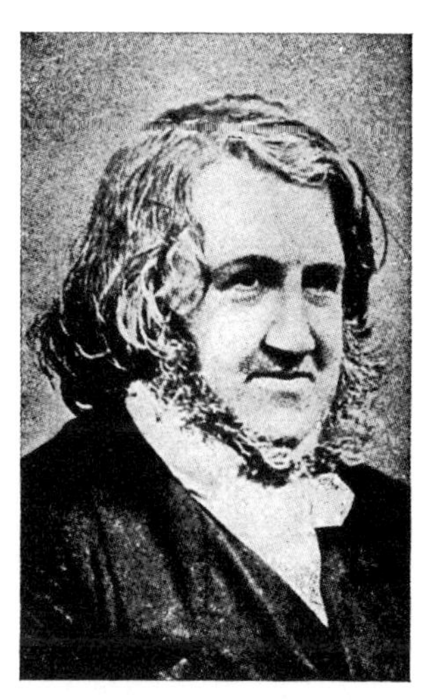

Abb. 279. JAMES YOUNG SIMPSON (1811—1870). (Nach GARRISON.)

Wesentlich hat dazu beigetragen, daß die Anwendungsform des Narkoticums eine angenehmere und ungefährlichere geworden war. Von der einfachsten und auch heute noch besten Methode, den Äther auf ein mehrfach zusammengelegtes und vor das Gesicht gelegtes Taschentuch zu träufeln, wie JACKSON dies selbst geübt und MORTON ausdrücklich angeraten hatte, war man zur „geschlossenen" oder „Erstickungs"methode übergegangen mit den noch teilweise bis vor ganz kurzer Zeit gebräuchlichen Masken von JULLIARD, WANSCHER-GROSSMANN, CLOVER und ORMSBY; Versuche, Luft oder Sauerstoff mit dem Äther zu mischen, haben sich trotz vielfältiger Modifikationen des Verfahrens nicht recht eingebürgert: die „Taschentuchmethode" ist heute wieder vielfach die Methode der Wahl; den Anfang machte WITZELS Vorschlag der Äthertropfmethode im Jahre 1902. Erhebliche Verdienste hat SUDECK um die Einführung des „Ätherrausches" seit 1901 sich erworben, der schon 1872 von P. PACKARD in Amerika systematisch zur Vornahme kleinerer Eingriffe ausgenutzt worden war.

Daneben hat aber das Chloroform als Betäubungsmittel, zumal in der Geburtshilfe und Gynäkologie, seinen Platz sich gewahrt; auch hier war die zu allererst von SIMPSON angewandte Methode, ununterbrochen tropfenweise davon zu geben, die beste; alle späteren mehr oder weniger komplizierten Apparate und Verfahren haben damit nicht auf die Dauer konkurrieren können. Seit DUCROY (1850) hat man gelegentlich Sauerstoff zugleich mit Chloroform appliziert, neuerdings mittelst der recht zweckmäßigen ROTH-DRÄGERschen Apparate. — Die „offene" Methode ist z. B. von LISTER regelmäßig verwandt worden.

Der allererste Fall SIMPSONS wäre beinahe verhängnisvoll für das Chloroform geworden: durch eine Ungeschicklichkeit ging der ganze Vorrat, der bei der Operation einer eingeklemmten Hernie benutzt werden sollte, verloren; als S.

ohne Narkose die Operation begann, sank die Patientin tot zurück infolge Versagens des Herzens. Hätte sie vorher auch nur wenige Tropfen Chloroform erhalten, wären weitere Versuche zunächst höchstwahrscheinlich unterblieben!

Einige andere Narkosemittel bedürfen hier noch der Erwähnung, zumal da ihre erste Anwendung aus gleich früher Zeit stammt.

Daß *Chloräthyl* sich zu diesem Zweck eigne, hatten bereits 1831 MÉRAT und DE LENS bemerkt; FLOURENS experimentierte in den vierziger Jahren damit. HEYFELDER, der überhaupt als erster in Deutschland Narkosen gemacht hat, hat schon 1848 über 3 mit diesem Mittel narkotisierte und operierte Kranke berichtet. Zahnärzte, die sich des Mittels gern zur Lokalanästhesie bedienten, machten gelegentlich die Erfahrung, daß ihre Patienten bei dieser Gelegenheit in narkotischen Schlaf verfielen. Der v. HACKERschen Klinik ist es zu verdanken, daß das Chloräthyl als ein sehr gutes Mittel für chirurgische Narkosen in gewissen Fällen anerkannt worden ist; LOTHEISSEN, LUDWIG und PETERKA haben aus dieser Klinik im günstigen Sinne berichtet. KULENKAMPFF hat dem Chloräthylrausch nach wertvoller Vorarbeit ausländischer Autoren Geltung verschafft.

Das *Bromäthyl* hatte NUNNELEY in Leeds 1849 als Narkosemittel erprobt, doch sind seine Erfahrungen wie diejenigen zahlreicher andrer Autoren ohne Eindruck geblieben. THEODOR KOCHER hat es in den neunziger Jahren auf Rat von HAFFTER zur Einleitung der Äthernarkose benutzt, doch konnte man auf das Mittel verzichten seit Bekanntwerden des Ätherrausches.

Stickoxydul hatte in seiner einschläfernden Wirkung bereits HUMPHRY DAVY erkannt und 1800 zu chirurgischen Narkosen empfohlen. Es wurde lange Zeit zu Schaustellungen benutzt als „Lachgas“; als jemand sich unter seiner Wirkung verletzte, ohne es zu fühlen, zog der zufällig anwesende Zahnarzt HORACE WELLS 1844 daraus den richtigen Schluß. Es eignete sich indessen nur zu ganz kurzen Narkosen; allerdings hat 1878 BERT ein Verfahren ersonnen, längerdauernde Eingriffe damit auszuführen, doch trat das Mittel zunächst hinter dem Äther und Chloroform ganz in den Hintergrund. Erst in neuerer Zeit haben MENGE und 1927 SUDECK sich darum bemüht, dies Mittel ihrer operativen Kunst wieder dienstbar zu machen.

Mischnarkosen (unter Vermischung verschiedener narkotisch wirkender Mittel) und kombinierte Narkosen (wobei subcutan eingeführte Präparate — Morphium, Scopolamin usw. — mit Inhalationsnarkose vereinigt werden) sind in mannigfacher Weise versucht und teilweise als erprobt beibehalten worden. Die rectale, intravenöse, die intratracheale und die rein subcutane Narkose haben ihr eigenes, zumeist eng begrenztes Anwendungsgebiet oder sind ganz wieder verlassen.

Die Hauptsache bei den Narkosen bleibt stets nicht so sehr das verwendete Mittel als gerade derjenige, welchem seine Anwendung übertragen ist, der Narkotiseur! Bei den nüchtern-praktischen angelsächsischen Vettern werden die Narkosen seit Jahrzehnten von besonderen Spezialisten ausgeführt zum Besten der Kranken und der Operateure.

Endlich sei nicht vergessen, daß in geeigneten Fällen die *Hypnose* sich ausgezeichnet zur völligen Einschläferung und Unempfindlichmachung der Patienten, in der Regel weiblichen Geschlechts, verwenden läßt. CLOQUET hat bereits 1829 im „magnetischen Schlaf" ein Mammacarcinom entfernt, verschiedene ähnliche Fälle sind aus der Literatur — und auch aus Erfahrungen neuester Zeit bekannt.

Frühzeitig hat man auch sich bestrebt, *Schmerzen* durch *örtliche Maßnahmen* zu beheben oder zu vermindern. PLINIUS empfiehlt dazu den „Stein von Memphis", von dem wir aber trotz aller Erklärungsversuche nicht wissen, was es eigentlich gewesen ist. Daß die Umschnürung der Gliedmaßen vor Ausführung der als besonders schmerzhaft bekannten Amputationen der Schmerzbekämpfung diente, betont HEINRICH VON MONDEVILLE bereits im Beginn des 14. Jahrhunderts; die Kompression der großen Nervenstämme ist auch später und bis zur Erfindung der Narkose in mancherlei Form zu diesem Zweck geübt worden. Auch der Kälte hat man sich bewußt hierfür bedient, zuerst anscheinend in Italien wird sie von MARC AURELIO SEVERINO im 16. Jahrhundert herangezogen; JOHN HUNTER weist empfehlend auf sie hin, und LARREY berichtet, daß er bei Deutsch-Eylau 1807 bei — 19 Grad Amputationen schmerzlos ausgeführt habe. ARNOTT und andre haben seit 1848 ihre Anwendung für die Chirurgie befördert, seit 1866 hat man Äther vermittelst des RICHARDSONschen Zerstäubers verwendet und das zuerst 1867 von ROTTENSTEIN hierfür verwendete Chloräthyl seit 1891 anstatt des Äthers mehr und mehr benutzt.

Die Erfindung der Subcutanspritze durch NEUNER 1827 und ALEXANDER WOOD 1853, die durch PRAVAZ bald allgemeine Verbreitung gefunden hat, und die Einführung des Cocains durch den Wiener Arzt C. KOLLER 1884 haben die moderne Entwicklung ermöglicht. KARL LUDWIG SCHLEICH gebührt unstreitig hier das größte Verdienst, der seit 1891 trotz erbittertster Anfeindung das Gebiet der Allgemeinnarkose zugunsten der weit ungefährlicheren Lokalanästhesie eingeengt hat; RECLUS und seine Schüler sind als seine Vorläufer anzusehen.

Die heutige praktische Bewertung des Verfahrens ist vom Namen HEINRICH BRAUNS (1905) nicht zu trennen, der durch Kombination der ungefährlicheren Ersatzpräparate des Cocains, namentlich des Novocains, mit dem Suprarenin ganz neue Voraussetzungen schuf und das Verfahren für den ganzen menschlichen Körper im einzelnen ausarbeitete.

Neben dieser Infiltrationsanästhesie mit Hilfe schwacher Lösungen wurde die Leitungsanästhesie herausgebildet, von HALSTED 1885 begründet, von OBERST seit 1888 erweitert und ebenfalls von BRAUN zur heutigen Bedeutung erhoben.

Die Lumbalanästhesie ist die Schöpfung von AUGUST BIER, der durch die QUINCKEsche Lumbalpunktion auf den Gedanken hingeführt wurde, durch Cocainisierung des Rückenmarks große Teile des Körpers gefühllos zu machen. Er experimentierte zunächst an sich selbst und seinem Assistenten HILDEBRANDT und hat seine Methode 1899 publiziert. Prioritätsansprüche von CORNING sind zurückgewiesen worden, auch durch RECLUS. CORNING hatte seit 1888 tatsächlich paravertebrale Anästhesie getrieben. Die neueren weniger gefährlichen Ersatzpräparate des Cocains nebst dem Suprarenin haben der Verbreitung des Verfahrens die Wege geebnet. Allerdings hat vielfältige Erfahrung bewiesen, daß es nur dort berechtigt ist, wo die örtliche Anästhesie nicht genügt und die Allgemeinnarkose nicht indiziert ist.

Genau in dem gleichen Jahre 1847, in welchem die Allgemeinnarkose ihren Siegeszug durch die Welt antrat, ist durch den Ungarn SEMMELWEIS die Grundlage der *modernen Wundbehandlung* gelegt worden.

Die Sehnsucht der Ärzte, ihre verwundeten oder operierten Kranken vor den Wundkrankheiten zu schützen, ist so alt wie unsre Kunde von der Chirurgie überhaupt. Nachweislich seit HIPPOKRATES wird der Alkohol als vorzügliches Mittel zur Wundheilung immer aufs neue empfohlen, und zwar gerade von denen, die als Kriegschirurgen über besonders große Erfahrung verfügten. So kennt und lobt ihn HUGO VON LUCCA, der in der ersten Hälfte des 13. Jahrhunderts in und um Bologna für mehrere Jahrzehnte die eiterlose Wundheilung geübt, ihre Vorzüge gekannt und durch seinen Sohn THEODERICH in dessen verbreitetem Werk der Öffentlichkeit zugänglich gemacht hat. Voll edler Begeisterung schloß sich ihm der französische Wundarzt HEINRICH VON MONDEVILLE zu Anfang des 14. Jahrhunderts an und pries in seinem leider nicht vollendeten chirurgischen Buche die vielfältigen Vorzüge, welche dies neue Verfahren vor der sonst üblichen Methode habe, die Eiterung in die Wunden dringen zu lassen, ja, sie sogar zu befördern! Vergebens: diese Worte verhallten, alles dies wurde vollständig vergessen.

Die leidige Polypragmasie des Mittelalters in der Wundbehandlung hielt noch lange an, obwohl gegen Ende des 16. Jahrhunderts BARTOLOMÉ DE AGÜERO in Spanien ein schonendes Vorgehen anriet, CESARE MAGATI einige Zeit danach zur Vereinfachung mahnte unter Fortlassung der Tamponaden mannigfachster Art und der Salbenschmiererei; auch hat BELLOSTE um 1700 erneut mit größtem Nachdruck sich zu dieser Lehre bekannt. Der gute Wille war ganz gewiß bei vielen vorhanden, aber die Wundkrankheiten, die so heimtückisch trotz sorgfältigster Kunst den Chirurgen um den Erfolg betrogen, drängten immer aufs neue dazu, alles nur Erdenkliche anzuwenden, um dennoch dem Kranken zu helfen. Es ist so verständlich, daß klare Köpfe wie PURMANN und sogar HEISTER noch „Wundtränke" und „Waffensalben" verordneten!

Wenn Wunden, an deren Sauberkeit kein Zweifel sein konnte, sich entzündeten, so gab man seit HIPPOKRATES der Luft die Schuld; bei MAGATI und BELLOSTE ist schon von „schlechter" Luft die Rede.

PARACELSUS und WIRTZ sprechen von der „Bräune" der Wunden, sie kennen die Wundkrankheiten sehr genau, PARÉ beschreibt zuerst eindeutig den Hospitalbrand, den erst die neueste Zeit hat verschwinden lassen. Die großen Kriege des 17. und 18. Jahrhunderts füllten und überfüllten die neu errichteten großen Hospitäler in erschreckendem Maße und leisteten dem epidemieartigen Auftreten der Wundseuchen Vorschub. Die bedeutenden militärchirurgischen Schriftsteller wissen davon mehr als genug zu berichten, so auch G. FISCHER in seiner „Chirurgie vor 100 Jahren".

Davon, daß Kleinlebewesen Krankheit hervorrufen könnten, war seit Beginn der mikroskopischen Ära die Rede; LEEUWENHOEK und ATHANASIUS KIRCHER und andre hatten schon im 17. Jahrhundert davon gesprochen auf Grund dessen, was ihnen das noch recht unvollkommene Mikroskop gezeigt hatte; im 18. Jahrhundert erhielt sich dasselbe Interesse lebendig, der Glaube an das Contagium animatum, für welches 1762 MARCUS ANTONIUS PLENCZICZ den Beweis zu erbringen sich bemühte.

Man glaubte immer noch fest an den schädlichen Einfluß der Luft, den man durch strengen Okklusionsverband und Vermeidung von Lüftung der Krankenzimmer verhüten zu können gedachte. Allerdings hat JOHN HUNTER dem energisch widersprochen; seine Studien über Wunden und Wundheilung haben auf die weitere Gestaltung der Wundbehandlung wesentlich eingewirkt.

Man sprach auch mehr und mehr von der „Kontagiosität" vieler Krankheiten und verstand darunter, daß diese *als solche* von einem auf den andern Menschen übertragen würden, wie Scharlach, Pocken, Masern u. dgl. In diesem Sinne begann man gegen Ende des 18. Jahrhunderts auch von der Kontagiosität des Kindbettfiebers zu sprechen, namentlich in England und dann in Amerika. So — und nur so! — ist es zu verstehen, wenn OLIVER W. HOLMES (1809—1894) in Boston in ähnlichem Sinne sich äußerte und den Ärzten geeignete Vorsichtsmaßregeln zur Pflicht machte, wie Chlorwaschung und Kleiderwechsel, wenn sie vorher Frauen mit Kindbettfieber untersucht oder Sektionen gemacht hatten.

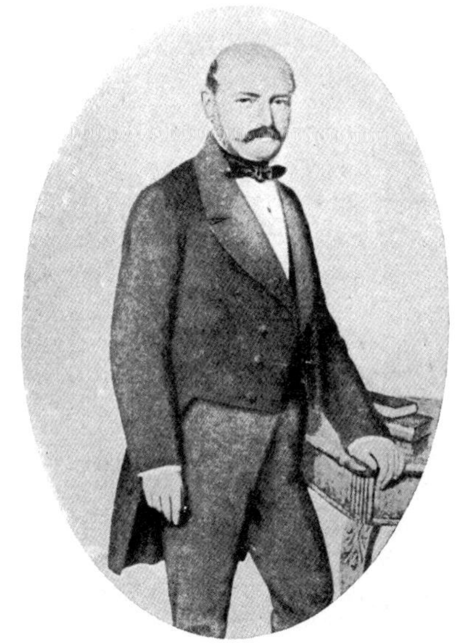

Abb. 280. IGNAZ PHILIPP SEMMELWEIS. (Nach GARRISON.)

Grundsätzlich anders ist die gesamte Einstellung desjenigen Mannes gewesen, dem der große Schritt in die neue Zeit zu verdanken ist, welcher der Geburtshilfe und der Chirurgie die Pforte freigemacht hat zum Eintritt in eine ganz neue Welt: IGNAZ PHILIPP SEMMELWEIS (1818—1865)! Die an sich vortreffliche Neuschöpfung großer Krankenanstalten hatte, wie wir sahen, bedenkliche Folgen bezüglich der Verbreitung der Wundkrankheiten gezeitigt. Um die Wende zum 19. Jahrhundert fiel es auf, daß auch in den neu erstehenden Gebärkliniken zum Teil eine erschreckende Häufung der Kindbettfieberkranken sich zeigte. SEMMELWEIS als Assistent an einer der 2 Wiener geburtshilflichen Abteilungen konnte zur Evidenz erweisen, daß diese Häufung an derjenigen Klinik sich zeigte, an der die Ärzte ausgebildet wurden, nicht aber an der andern, die dem Unterricht der Hebammen diente. Den zahlreichen Sektionsbefunden, die er an den Toten seiner Abteilung immer wieder erheben konnte, glich nun auffallenderweise vollständig der Befund an der Leiche des ihm befreundeten KOLLETSCHKA, der als Professor der Staatsarzneikunde an den Folgen einer Obduktionswunde verstorben war. Wie ein Blitz ging SEMMELWEIS die Erkenntnis auf, daß beide Krankheitsbilder grundsätzlich gleich und gleicher Ätiologie sein müßten. Er führte an seiner Abteilung die gründliche Säuberung der Hände der besuchenden Ärzte mit Seifenwasser und Chlor durch mit dem Erfolge, daß die Ziffer der Kindbettfieberfälle von 9,92 vH auf 3,8 vH und im folgenden Jahr auf 1,27 vH sank. Schon 1847 verkündete er öffentlich, daß die Kontaktinfektion die Ursache sei, und ferner, daß derselbe Stoff, der bei Gebärenden Kindbettfieber verursache, bei chirurgischen Verletzungen Entzündung und Eiterung hervorrufe und umgekehrt. Er lehrte den Wert der Fernhaltung von Schmutz und Eiter für die Verhütung der Wundinfektion. Es ist durchaus verkehrt, wenn immer noch behauptet wird, daß SEMMELWEIS ausschließlich um die Verhütung des Kindbettfiebers sich verdient gemacht habe — er hat im Gegenteil von vornherein die Bedeutung seiner Erkenntnis für das gesamte Gebiet der Wundinfektionen voll erkannt und der Mitwelt schon gleich zu Beginn seiner segensreichen Entdeckung durch Vermittlung von HEBRA, ŠKODA und HALLER in der weitverbreiteten „Zeitschrift der K. K. Gesellschaft der Ärzte zu Wien" in deren 4. und 5. Jahrgang zu erschließen sich bemüht. Er hat selbst Ovariotomien unter diesem Wundschutz ausgeführt; er hat den Chirurgen v. BALASSA in Budapest bei diesen Operationen assistieren lassen, und dieser hat wiederum in der chirurgischen Klinik die neue Methode von SEMMELWEIS vorgetragen und bei seinen Operationen befolgt. In einem großen Fluge hat sich so SEMMELWEIS zum Begründer der Aseptik emporgeschwungen, auch in der Chirurgie! Er hat hart zu kämpfen gehabt um seine neue Lehre, sein Nervensystem ist schließlich in diesem ungleichen Streit gegen eine Welt von Widersachern unter den engeren Fachleuten unterlegen; aber es ist nicht richtig, ihn etwa nur zum Vorläufer LISTERS stempeln zu wollen; SEMMELWEIS ist von vornherein in seiner Erkenntnis weiter gewesen, als LISTER je gekommen ist; er hat sich in erbittertem Kampfe durchgesetzt, wenn auch nur in kleinerem Kreise — das lag zum guten Teil daran, daß er zu früh verschied. Fast überall in der Welt hatte man ihn zuerst zu erdrosseln und später dann totzuschweigen versucht — leider mit allzu großem Erfolg! Wer sein 1861 erschienenes Werk wirklich liest, weiß, was die Chirurgie SEMMELWEIS verdankt.

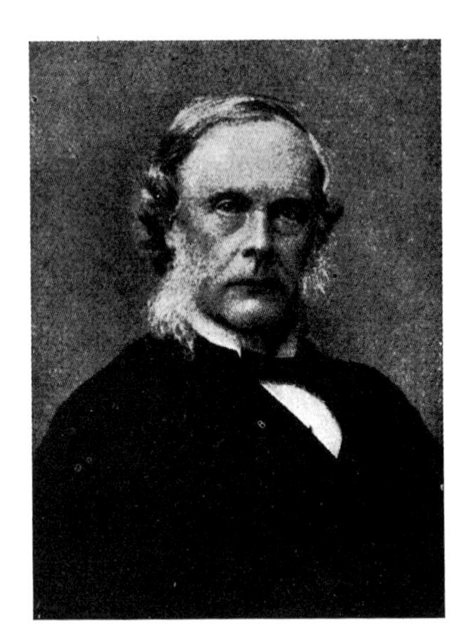

Abb. 281. LORD JOSEPH LISTER. (Nach GARRISON.)

Auf einer völlig andern Grundlage ist das für die Chirurgie ebenso bedeutsame Werk LISTERS erwachsen. JOSEPH LISTER (1827—1912) hat, wie er selbst erklärt, auf PASTEURS Schultern gestanden. Ihm schwebte die Idee der vergangenen Jahrhunderte vor, daß die Luft an der Verderbnis der Wunden schuldig sei. Der klassische Versuch PASTEURS, gärfähige Substanzen vor der Gärung durch Fernhaltung der in der Luft enthaltenen Keime zu bewahren, wies ihm den Weg, vermittelst eines hermetisch abschließenden und für Bakterien undurchgängigen Verbandes sowie durch Abtötung der in die Wunden gelangten Mikroorganismen ihre Entzündung zu verhindern. Durch Versprühung bakterientötender Lösungen in der Luft des Operationsraumes sollten die entzündungverursachenden Luftkeime getötet und an der Invasion der Wunde beim blutigen Eingriff und Verbandwechsel gehindert werden. Auf der Suche nach einem geeigneten keimtötenden Mittel verfiel er auf die Carbolsäure, und zwar infolge des Umstandes, daß man diese erfolgreich zur Bekämpfung der üblen Gerüche in den Abwässern benutzt und dabei die Erfahrung gemacht hatte, daß zugleich die den Weidetieren gefährlichen Entozoen vernichtet worden waren. — Die

Carbolsäure war übrigens in der Wundbehandlung durchaus nicht mehr unbekannt: auf der Suche nach fäulniswidrigen Substanzen hatten CORNE und DESORMEAUX 1859 im Steinkohlenteer, der schon seit Jahrhunderten als Wundheilmittel eine Rolle gespielt hatte, ein geeignetes Mittel gefunden und auch für die Wundbehandlung praktisch erwiesen. Als wesentlichen Bestandteil desselben erkannte man bald eben die Carbolsäure, die von LEMAIRE, einem Pariser Hospitalapotheker, gründlich untersucht wurde; 1860 und 1863 veröffentlichte er seine Ergebnisse, aus denen hervorging, daß Mikroorganismen durch sie vernichtet würden und in ihrer Gegenwart sich nicht zu entwickeln vermöchten. Er zog aber aus seinen Versuchen die wichtige Folgerung, daß die infektiösen Krankheiten durch Mikroorganismen verursacht würden und daß vor allem dies Mittel sich zur Verhütung der Wundkrankheiten eigne. — 7 bzw. 4 Jahre danach trat LISTER zum erstenmal 1867 mit seiner Methode an die Öffentlichkeit; von LEMAIRES Arbeiten scheint er, wenigstens in den ersten Jahren, nicht gewußt zu haben. Er konnte bei komplizierten Knochenbrüchen, die vermöge ihrer schlechten Prognose in bedeutender Zahl der primären Amputation zu verfallen pflegten, über eine außerordentlich günstige Heilungsziffer berichten; die Wirkung gerade der Carbolsäure erwies sich nebenher auch darum sehr günstig, als sie sehr schnell einen Blutschorf anregte, dessen hohen Wert für die Heilung HUNTER kennen gelehrt hatte. Die Gefahr der Kontaktinfektion trat für ihn zunächst noch ganz in den Hintergrund. Zwar teilt sein Neffe, früherer Assistent und Biograph GODLEE mit, daß LISTER sich vor allen Operationen mit 5proz. Carbolsäure die Hände zu waschen pflegte; doch sah mein Lehrer, Herr Geheimrat KÖRNER, noch 1885, wie LISTER nach dem Verlassen seines Wagens unter beträchtlichem Aufwand von Carbolsäure 3 Operationen ausführte, ohne sich vorher oder zwischendurch die Hände zu waschen. Von der Händewaschung steht auch in seinem grundlegenden Werke 1867 kein Wort — im Gegensatz zu SEMMELWEIS, der gerade hierauf den größten Wert legte. Doch waren seine Erfolge weiterhin ausgezeichnet. Von SEMMELWEIS und seiner Lehre war nur dunkle Kunde hinausgedrungen; in praxi waren die chirurgischen Ergebnisse nur selten so, daß es ohne Eiterung abging. So ist es verständlich, daß das neue Verfahren wie eine Erlösung überall dort wirkte, wo man sich zu seiner Anwendung entschloß — nicht so bald im eigenen Vaterland, wie draußen in der übrigen Welt. Alles, was nur irgend mit den Wunden in Berührung kommen konnte, wurde der Carbolwirkung ausgesetzt, Verband-, Naht- und Unterbindungsmaterial. Endlich brauchte man die Ligaturfäden nicht mehr, wie bislang, aus der Wunde heraushängen zu lassen, um sie nach ihrer Lösung durch Eiterung herauszuziehen, sondern konnte sie kurz abschneiden und einheilen lassen: ein gewaltiger Fortschritt in der Beherrschung der Blutungen, zumal der Nachblutungen, wie sie bei septischem Verlauf jedem Chirurgen, der im großen Kriege an verantwortlicher Stelle tätig gewesen ist, in fürchterlicher Erinnerung sind. Der entsetzliche Hospitalbrand verschwand, so daß ihn nur noch einige heute lebende Chirurgen persönlich kennen gelernt haben; ein Riesengebiet in der ganzen Chirurgie war plötzlich mit Aussicht auf Erfolg zu bebauen, an dessen Bestellung man bisher nicht oder doch nur mit geringer Hoffnung auf Ernte hatte herangehen können. Man bedenke, daß man vorher in den Pariser Hospitälern bei den Amputationen mit 60 vH Sterblichkeit zu rechnen gewohnt war, in der Kriegschirurgie gar mit 75—90 vH, wie GODLEE berichtet. Im Jahre 1871 brachte der preußische Stabsarzt SCHULTZE (der erst 1925 in Freiburg hochbetagt gestorben ist) das neue Verfahren nach Deutschland, das besonders von THIERSCH, VOLKMANN, NUSSBAUM u. a. begeistert aufgenommen wurde, in Frankreich in erster Linie von LUCAS-CHAMPIONNIÈRE. Daß die Methode stark verbesserungsbedürftig sei, sprach LISTER *selbst* schon 1871 aus; der Gewebsreizung und ferner der den Operierten und den Chirurgen bedrohenden Carbolintoxikation wegen sah man sich nach geeigneteren Mitteln um, schaffte den Carbolspray ab und modifizierte das Verfahren derartig, daß bald von ihm kaum noch etwas übrig war. Und doch war LISTERS Werk eine gewaltige Tat!

Man sträubte sich indessen vielfach noch gegen das neue Verfahren, z. B. in der BILLROTHschen Klinik; hatte man doch in der „offenen Wundbehandlung", wie sie VINZENZ v. KERN bereits um die Jahrhundertwende angewandt hatte, eine Methode, die in hohem Maße befriedigte. BUROW hatte z. B. 1859 dabei unter 62 Amputierten nur 3 verloren!

SEMMELWEIS war sowohl in der Erkenntnis wie in den praktischen Folgerungen auf richtigem Wege; hätte er lange genug gelebt, um seiner Idee weitere Kreise der operativen Medizin zu gewinnen, so wäre LISTER gewiß kaum zu Wort gekommen. Dieser war nicht auf dem richtigen Weg der Erkenntnis und ging unzweckmäßige Wege in der Praxis; aber er hat dennoch den großen Erfolg für sich gehabt, der SEMMELWEIS in diesem Umfang nicht gegönnt gewesen ist. — FORNET teilte in Nr. 9 der Münchener medizinischen Wochenschrift von 1923 mit, daß WALLICH am 26. 12. 1922 in der Pariser Akademie einen Vortrag gehalten habe, in dem er berichtete: SIMPSON habe seinerzeit, wie so viele Geburtshelfer, in der Praxis SEMMELWEIS' Lehre angenommen, aber, wie die meisten seiner Fachkollegen, es vermieden, sich öffentlich zu dem in Wien und anderswo verketzerten SEMMELWEIS zu bekennen; zu den Hörern SIMPSONS aber hat LISTER gehört und möglicherweise, ohne sich dessen bewußt zu werden, durch SIMPSON die Idee in sich aufgenommen. LISTER selbst hat später erklärt, daß er noch 1883 von SEMMELWEIS und seinen Leistungen nichts gewußt hat — und das ist ihm unbedingt zu glauben. — Daß bei einem Versuch der vergleichenden Wertung SEMMELWEIS danach als der Größere anzusprechen sein dürfte, bedarf kaum des Hinweises. Verkehrt wäre es darum aber, LISTERS Verdienst verkleinern zu wollen: es darf nicht heißen „SEMMELWEIS *oder* LISTER?", sondern vielmehr „SEMMELWEIS *und* LISTER!"

Bedeutsam wurden die Untersuchungen von HANS BUCHNER mit W. NÄGELI im Jahre 1878, in denen sie nachzuweisen vermochten, daß auch bei ungestörter prima intentio zahlreiche, als pathogen bekannte Bakterien in den Wunden sich zu finden pflegen; sie erzeugen aber oft genug keine Entzündung, wenn sie nur gering virulent waren oder aber wenn das Gewebe geschont wurde. Der hohe Wert vorsichtigen chirurgischen Vorgehens für die Wundinfektion wurde damit klar gelegt.

Es setzt jetzt die Forschungsarbeit ROBERT KOCHS ein: er hat mit seinen Schülern in kürzester Zeit, wie früher angedeutet, das große Gebiet der Wundinfektionen bakteriologisch erschlossen und teilweise die Wege zu spezifischer Therapie geebnet. Zur chemischen Antiseptik kam die physikalische hinzu:

PASTEUR hatte bereits den Wert der Trockensterilisation für Watte, Schwämme und Instrumente aufgewiesen, BUCHNER empfahl 1878 schon das Auskochen der Instrumente. Auf Grund dieser Vorarbeiten bildete die v. BERGMANNsche Klinik seit 1886 die im wesentlichen heute noch gültigen Maßnahmen zur praktischen Durchführung der Wundbehandlung aus (zur Händedesinfektion bediente man sich des Sublimats); der früh verstorbene Assistent der Klinik, SCHIMMELBUSCH, hat daran das Hauptverdienst; 1891 gab er das Verfahren bekannt, sein Buch darüber erschien 1892. Schon 1890 hatte aber VINAY in ähnlichem Sinne das in Frankreich ausgebildete Verfahren beschrieben. Vor ihnen aber — und es gehörte Mut dazu! — hatte GUSTAV NEUBER (geb. 1850) in Kiel 1883 die Antiseptica durch physiologische Kochsalzlösung ersetzt mit ausgezeichneten Erfolgen. Er propagierte auch zuerst den austrocknenden Dauerverband. Auf die vielfältigen Bemühungen der folgenden Jahrzehnte, wirksame, aber möglichst wenig gewebsschädigende Antiseptica zu finden, kann hier nicht eingegangen werden; CONRAD BRUNNER, der soeben Verblichene, dessen bedeutendes Handbuch der Wundbehandlung im Beginn eine ganz hervorragende Darstellung der Geschichte gibt, hat an diesen Bestrebungen maßgebenden Anteil. Der langdauernde Streit: „Hie Antiseptik — hie Aseptik" hat, genau betrachtet, wenig Sinn gehabt; Antiseptik betrieben sie doch alle, die einen mehr mit chemischen, die andern mehr mit physikalischen Mitteln. Der letzte große Krieg, bei dessen Beginn viele — darunter ich selbst als alter BERGMANNscher Assistent — chemisch-antiseptische Mittel glaubten vermeiden zu können, belehrte uns bald eines besseren, als an die Stelle der fast ausschließlichen Gewehrschußverletzungen des Bewegungskrieges die Granat- und Minenverletzungen in ungeahnter Fülle und Schwere traten. Bedeutungsvoll ist das Vorgehen von FRIEDRICHS (1898) geworden, bei rechtzeitigem Eingreifen primär die Wundränder auszuschneiden und damit prima intentio zu erzielen. Ob der Tiefendesinfektion eine Zukunft beschert sein wird, muß die Zukunft lehren; nach den Erfahrungen mit den deutschen Mitteln und der DAKIN-CARRELschen Lösung im Weltkriege möchte man daran glauben.

Die Hand des Chirurgen war lange Jahre ein mühselig beackertes Gebiet der Forschung: KÜMMELL und FÜRBRINGER haben dort 1886 bzw. 1888 bahnbrechend gewirkt; der Gummihandschuh (HALSTED 1890) und das „fingerfreie" Operieren nach dem Vorschlag von TRENDELENBURG (1873), KÖRTE und KÖNIG brachten die Lösung.

Hoffentlich beschenkt uns die Serumforschung noch mit wirksamen Mitteln, vergleichbar dem Tetanusantitoxin!

Die Erfindung des Augenspiegels durch HELMHOLTZ 1850 und der gewaltige Aufschwung der Augenheilkunde mit Hilfe dieses diagnostischen Mittels hauptsächlich durch ALBRECHT V. GRÄFE (1828—1870), den Sohn des Chirurgen, dem die Chirurgie u. a. die Erkennung der Stauungspapille und ihrer Bedeutung für die Diagnose der Hirngeschwülste verdankt, gab den seit einiger Zeit in der Entwicklung begriffenen *endoskopischen* Untersuchungsmethoden einen mächtigen Auftrieb.

Sie waren der Antike nicht unbekannt; die *Hippokratiker* bedienten sich ihrer und später SORAN zur Erkennung von Erkrankungen des weiblichen Genitales; ganz modern anmutende zwei- und dreiblättrige Specula hat man vielfach bei Ausgrabungen in antiken Funden erhalten; die hochstehende spätalexandrinische operative Kunst hat sich ihrer gern bedient (s. S. 69, 87). Die arabischen Autoren sprechen zwar von diesen Instrumenten, aber aus ihren beigefügten Abbildungen ist ersichtlich, daß sie ihre Verwendung nicht mehr kannten; das europäische Mittelalter wahrt die literarische Tradition — mehr dürfen wir aber hier nicht annehmen. Um 1500 ist aber HANNS VON GERSDORFF wieder damit vertraut; wieder erlischt jede Kunde, bis 1805 RÉCAMIER der Methode offenbar zuerst erneut zum Leben verhilft. Auf die weitere Entwicklung des Speculum vaginale et anale darf hier verzichtet werden. — Die Ausbildung der endoskopischen Methodik im modernen Sinne ist anscheinend einer genialen Idee eines Frankfurter Arztes, PHILIPP BOZZINI, zu verdanken; er hat 1807 bereits ein Instrument hergestellt, das vermittelst eines Hohlspiegels und eines röhrenförmigen, dilatierbaren „Lichtleiters" die Möglichkeit schuf, die Harnröhre, den Rachenraum usw. zu besichtigen. Nach verschiedenen Bemühungen von Ärzten der einzelnen Kulturvölker wurde dies Verfahren zu höchster Entfaltung gebracht durch DESORMEAUX im Jahre 1853, mit dessen Originalinstrument noch KILLIAN recht gute Resultate erhalten konnte. Den großen Schritt, die Lichtquelle in die Tiefe der zu untersuchenden Hohlräume zu verlegen, hat MAX NITZE mit Unterstützung des Konstrukteurs JOSEF LEITER 1876 in Wien getan; der von ihnen verwendete Platindraht wurde 1879 durch das von EDISON erfundene Mignonlämpchen ersetzt. Nun konnte man die Blase übersehen und die Ureteren katheterisieren und damit die Nierendiagnose auf sichere Füße stellen (1888 BRENNER und nach ihm NITZE, CASPAR u. a.) — Dem Augenspiegel folgte 1857 nach genialen Vorstudien MANUEL GARCIAS der Kehlkopfspiegel durch CZERMAK, für dessen Verbreitung besonders TÜRCK erfolgreich sich eingesetzt hat; indessen hatte bereits 1829 BABINGTON in London ein ähnliches Instrument in der HUNTERschen Gesellschaft demonstriert, und LISTON hat es 1840 in seiner „Practical SURGERY" beschrieben. — VOLTOLINI hat die Speiseröhre der Besichtigung erschlossen; seit 1870 wurde ihre unmittelbare Betrachtung vermittelst direkter Beleuchtung durch STÖRK in Wien ermöglicht, an deren Ausbildung seit 1868 KUSSMAUL mit Hilfe starrer Rohre tätig gewesen ist; 1881 ist es v. MIKULICZ vergönnt gewesen, das bisher nicht genügend beachtete Verfahren an seiner Klinik zur Methode zu gestalten. Auch die Gastroskopie nahm er seit 1882 in Angriff; sie hat, so groß die entgegenstehenden Schwierigkeiten waren, im Laufe der letzten Jahre erfolgversprechende Fortschritte zu verzeichnen gehabt. Seit

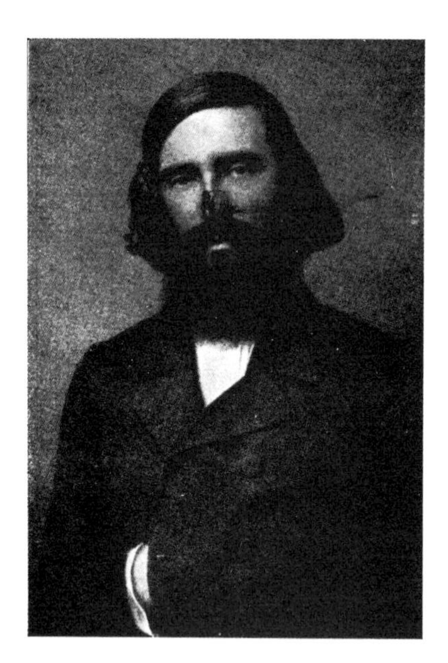

Abb. 282. ALBRECHT V. GRAEFE. (Nach GARRISON.)

Mitte der siebenziger Jahre hat VOLTOLINI das Innere der Trachea vom Luftröhrenschnitt aus endoskopisch untersucht; die moderne direkte Tracheo-Bronchoskopie wurde 1895 durch KIRSTEIN ausgearbeitet und von KILLIAN und seiner Schule vervollkommnet. Den Gehörgang hat man schon im 14. Jahrhundert im Speculum untersucht, wenn wir GUY DE CHAULIAC Glauben schenken dürfen; FABRIZIO AB AQUAPENDENTE bediente sich dazu bereits der künstlichen Beleuchtung; die Verwendung des zentral durchbohrten Hohlspiegels ist die Erfindung von FRIEDRICH HOFFMANN in Burgsteinfurt im Jahre 1841; TRÖLTSCH hat sie allgemein bekannt gemacht. CZERMAK lehrte 1859 das Naseninnere von hinten her betrachten; erst in den siebenziger Jahren kam die Rhinoscopia anterior durch FRAENKEL und andre in Übung. Auch die Rektoskopie ist jungen Datums abgesehen von der Betrachtung der untersten Schleimhautpartien, der man schon früher Aufmerksamkeit zuwandte.

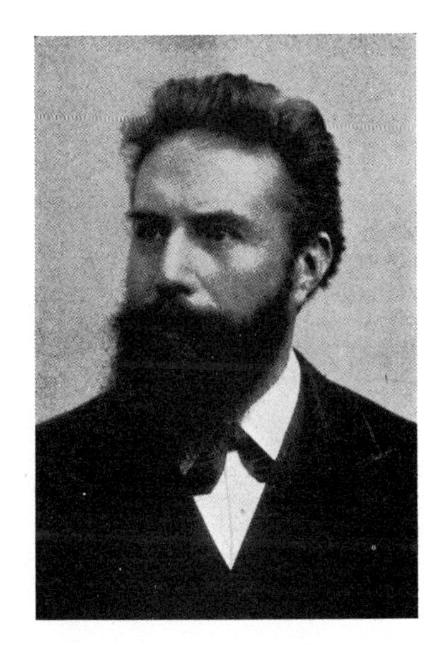
Abb. 283. WILHELM KONRAD RÖNTGEN. (Nach KÖHLER.)

Es möge an dieser Stelle gleich ein andres diagnostisches Hilfsmittel der Chirurgie Erwähnung finden, das seit der Jahrhundertwende allmählich fast deren ganzes Gebiet erweitert und unsre Erkenntnis erheblich vertieft hat: das *Röntgenverfahren!*

Ein Zufall beim Experimentieren und die geniale Erkenntnis des Meisters für die Bedeutung des Fundes ließen WILHELM KONRAD RÖNTGEN (1845—1923), den großen Physiker in Würzburg, dann in München, zu einem Bahnbrecher der Chirurgie werden. Ende 1895 machte er seine erste Beobachtung; wenige Wochen später bediente man sich des Verfahrens zur Diagnostik der Knochenbrüche; es begann schon im Februar 1896 ein allzu eifriges Suchen nach Fremdkörpern im Menschen, so daß Warnrufe erschallten. Im Weltkrieg hat die Methode sich gerade nach dieser Richtung glänzend bewährt, zumal in Form der stereoskopischen Aufnahme. Bereits 1897 lernte man, Sekundenaufnahmen zu machen. 1897 sah man Nierensteine auf der Platte, und 1901 war man in der Lage, vermittelst Ureterenkatheterismus eingeführte Metallsonden zu photographieren und die Harnwege damit deutlich zu machen. 1906 kam die Collargolfüllung als vielseitig verwendbares Hilfsmittel hinzu. KÜMMELL in Hamburg, dessen Klinik auf diesem Gebiet vielfach führend gewesen ist, hat um den Ausbau der Nierendiagnostik besondere Verdienste. Bald sah man die Umrisse der Organe selbst auf der Platte; immer mehr verfeinerte sich die Methodik durch Einführung der Kontrastmittel, zumal für den ganzen Magen-Darmkanal. In neuester Zeit gelingt es sogar, die Gallensteine auf die Platte zu bringen, die sich so lange der wirklich zuverlässigen Diagnostik entzogen hatten. Die Einführung von Luft bzw. Sauerstoff oder Stickstoff in Körperhöhlen (Gelenke, Bauch- und Brusthöhle, Hirnventrikel) hat weiterhin die Anwendbarkeit des Verfahrens erheblich erweitert.

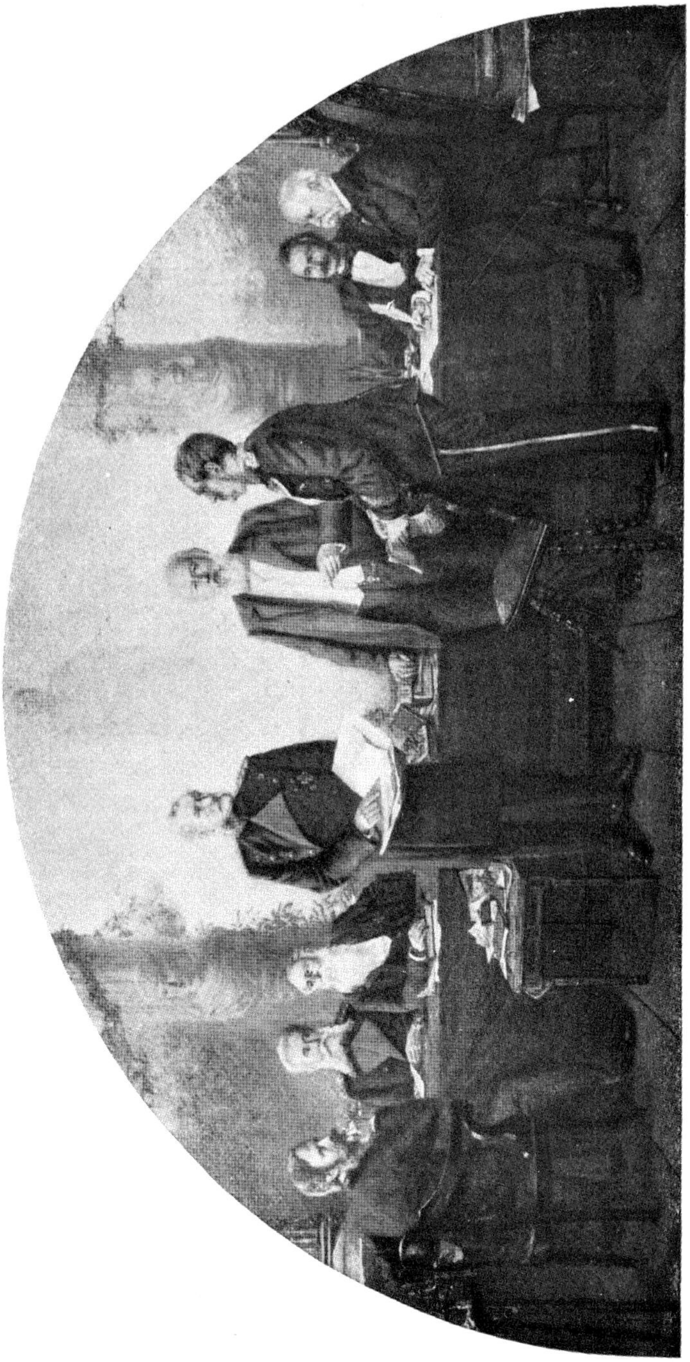

VOLKMANN ESMARCH BARDELEBEN LANGENBECK BILLROTH BRUNS SIMON GURLT

Abb. 284. Die Gründer der Deutschen Gesellschaft für Chirurgie. Gemälde im Langenbeck-Haus in Berlin. (Nach KÖHLER.)

Mit dem Beginn des achten Jahrzehnts des 19. Jahrhunderts hatten die Grundsätze der modernen Wundbehandlung in der gesamten Kulturwelt Anerkennung gefunden. Jetzt erst war es möglich, daß auch die Narkose in ihrem ganzen Segen für die leidende Menschheit sich zu bewähren vermochte und daß auch die blutsparende Methode, wie ESMARCH sie in neuer, vervollkommneter Form 1873 wieder hatte aufleben lassen, der operativen Kunst weitere Erfolgsmöglichkeiten erschloß.

Zu gleicher Zeit geschah nach den glücklichen Kämpfen gegen seine Widersacher die Einigung des deutschen Volkes zu einem mächtigen, überraschend schnell — vielleicht allzu schnell — aufblühenden Reiche! Diesem Umstande verdankt es ganz gewiß zum guten Teil auch die deutsche Heilkunde und mit ihr die deutsche Chirurgie, daß sie für mehrere Jahrzehnte die unstreitige Führung in der Welt an sich reißen konnte.

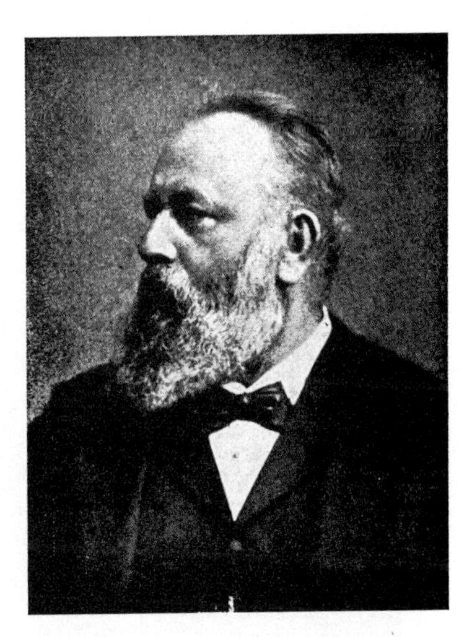

Abb. 285. THEODOR BILLROTH. (Nach GARRISON.)

Die Gründung der Deutschen Gesellschaft für Chirurgie war der Auftakt im Jahre 1872. Auf dem großen Gemälde, das jahrzehntelang das alte Langenbeckhaus in der Ziegelstraße schmückte, sehen wir neben LANGENBECK den genialsten Chirurgen seiner Zeit, BILLROTH, stehen und BRUNS, links VOLKMANN, ESMARCH und BARDELEBEN, rechts SIMON und GURLT. Sie sind als Gründer unsrer Gesellschaft für immer unvergeßlich.

Als Größter unter ihnen allen, welche die neue Zeit heraufgeführt haben in der Chirurgie, ist wohl neidlos THEODOR BILLROTH (1829—1894) anerkannt worden, der lebensfrohe und liebenswürdige Künstler, sowohl in der Chirurgie wie in der Musik ein Meister, ein Mann von umfassendem Wissen, von feinstem Humor, kühn als Operateur, von zartfühlendem, weichem Herzen gegen seine Kranken, genial als Forscher und Lehrer, ein vornehmer, gütiger Mensch. Er war auf Rügen geboren, ein Schüler LANGENBECKS, zuerst in Zürich, dann in Wien. Seine „Briefe" gehören zu dem Schönsten, was die letzten Jahrzehnte uns beschert haben; den Chirurgen berühren sie aufs tiefste. Die anatomisch-mikroskopische Richtung seines Forschens und die Pflege der pathologischen Anatomie haben ihn Lorbeeren pflücken lassen, noch bevor er sich, zunächst zögernd, entschloß, die mit großen Erfolgen bewährte offene Wundbehandlung gegen das LISTERsche Verfahren einzutauschen. Neben grundleglichen Untersuchungen über die Wundkrankheiten ist es seine Pionierarbeit für die Eingeweidechirurgie gewesen, die ihn zum ersten Meister der Welt in seinem Fach werden ließ. 1874 hat er zuerst die vollständige Entfernung des Kehlkopfs ausgeführt, 1881 mit langjährigem Dauererfolg den carcinomatösen Pylorus reseziert, nachdem zuerst 1810 C. TH. MERREM diesen Eingriff am Tier versucht und BILLROTHS Assistenten GUSSENBAUER und WINIWARTER am Hund 1874—1876 mit Erfolg diese Operation vollzogen hatten. Im gleichen Jahr 1881 hatte BILLROTHS Assistent WÖLFLER zuerst die Gastroenterostomie gewagt. Ein andrer Assistent seiner Klinik, VINZENZ CZERNY (1842—1916), in Freiburg und Heidelberg, resezierte 1877 den Halsteil der Speiseröhre wegen Carcinoms. Die Magen-Darmchirurgie, die Hernienradikaloperation und die operative Gynäkologie verdankt ihm außerordentlich viel. Zahlreiche Resektionen und andre Eingriffe an Magen und Darm kamen hinzu; BILLROTHS Wirken hatte eine neue Blüte der alten Wiener Fakultät zur Folge. Um die Geschichte der

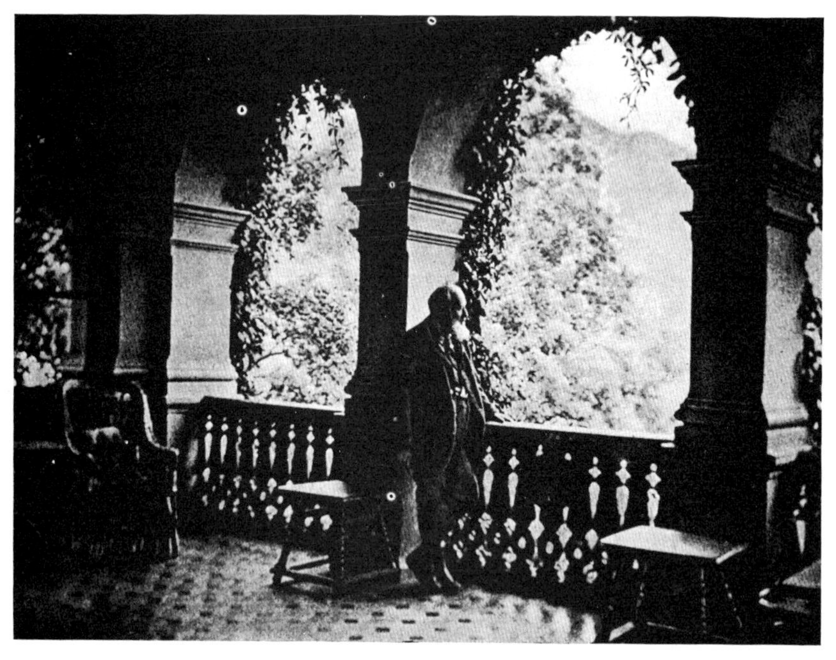

Abb. 286. BILLROTH in St. Gilgen, Sept. 1892 (aus seinen „Briefen").

Chirurgie hat er bleibende Verdienste; seine „Allgemeine chirurgische Pathologie und Therapie in 50 Vorlesungen" hat seit 1863 in 11 Auflagen der deutschen Ärzteschaft für mehr denn 2 Jahrzehnte die Grundlagen chirurgischen Wissens gegeben. — Außer den hervorragenden Schülern BILLROTHscher Schule, die schon Erwähnung fanden, bedürfen noch MIKULICZ und EISELSBERG besonderer Hervorhebung. JOHANN V. MIKULICZ-RADECKI (1850—1905) hat vor allem grundlegliche Verdienste um die Verbesserung der Wundbehandlung; er hat die Verhütung der Wundinfektion durch Fernhaltung bakterieller Verunreinigung methodisch zu höchster Vollendung erhoben. Die Einführung der Ösophagoskopie in die Klinik ist sein Verdienst, die Abdominalchirurgie verdankt ihm manche wesentliche Förderung. Die von ihm empfohlenen Operationshandschuhe von Baumwolle wurden seit 1890 von HALSTED durch solche von Gummi ersetzt. —

Unter den Schülern der MIKULICZschen Klinik ist ERNST F. SAUERBRUCH (geb. 1875) am bekanntesten geworden; er hat durch seine pneumatische Kammer seit 1903 der Thoraxchirurgie neue Möglichkeiten eröffnet und während des Krieges nach VANGHETTIS Vorgang ein wirksames Verfahren erdacht und geübt, die Muskelstümpfe der Armamputierten der Prothesenbewegung dienstbar zu machen. Er war zunächst in Zürich, dann in München, nun in Berlin. — Ein BILLROTH-Schüler ist auch ANTON FREIHERR V. EISELSBERG, geb. 1860, der noch heute in Wien die Tradition seines Meisters wahrt; die Schilddrüsenchirurgie ist das Hauptgebiet seines Forschens gewesen; die Tetanie im Zusammenhang mit der Exstirpation des Organs hat er zuerst experimentell aufgehellt; neuer-

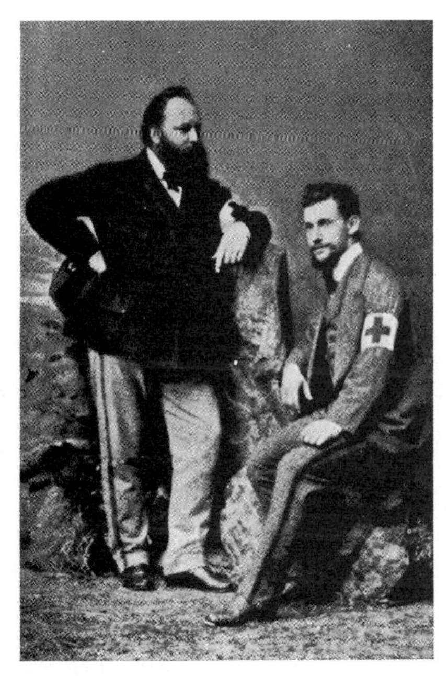

Abb. 287. BILLROTH u. CZERNY 1870. (Nach KÖHLER.)

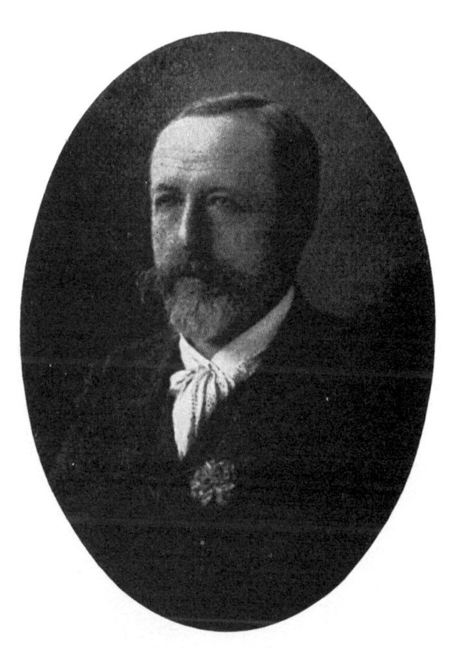

Abb. 288. JOHANN v. MIKULICZ-RADECKI.

dings hat er besondere Verdienste um die Chirurgie der Zirbeldrüse sich erworben.

Neben LANGENBECK und seinem großen Schüler BILLROTH gehört RICHARD v. VOLKMANN (1830—1889) in Halle zu den hervorragendsten Chirurgen dieser Zeit. Ein genialer Chirurg von großem Scharfblick, hatte er sofort die Bedeutung des LISTERschen Gedankens erkannt und ihm mit den Ersten in Deutschland zur Geltung verholfen. Unter dem Einfluß der neuen Methoden hat er vor allem die Gelenkchirurgie zu einer hohen Stufe der Leistungsfähigkeit erhoben und in seiner berühmten „Sammlung klinischer Vorträge“ selbst zahlreiche Gebiete seines Faches bearbeitet. Seine Künstlernatur hat uns auch in Poesie und Prosa köstliche Gaben beschert. Von VOLKMANNS Schülern ist FEDOR KRAUSE (geb. 1857) in Altona und Berlin wohl der bekannteste; auf dem Gebiet der Schädelchirurgie, zumal der Behandlung der Trigeminusneuralgie, hat er Bedeutendes geleistet. Mit VOLKMANN hat KARL THIERSCH in Erlangen und Leipzig (1822 bis 1895) unvergängliche Verdienste um die Einführung der modernen Wundbehandlung; die Lehre von der Entstehung des Krebses erhielt durch ihn wesent-

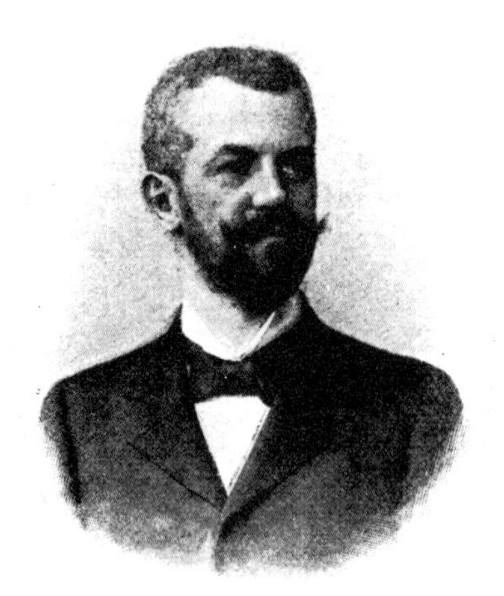

Abb. 289. ANTON FREIHERR VON EISELSBERG. (Nach PAGEL.)

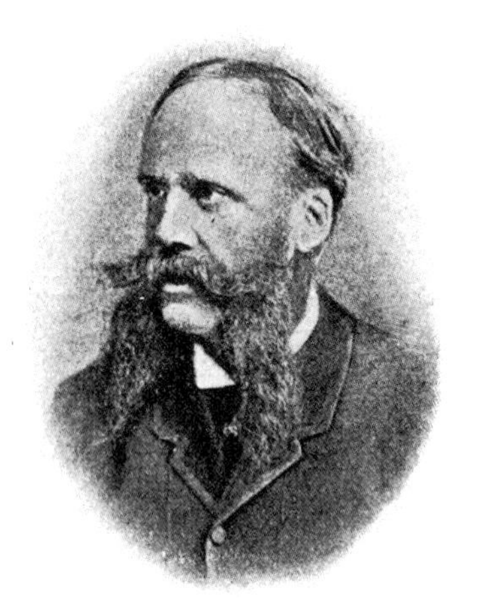

Abb. 290. RICHARD V. VOLKMANN. (Nach PAGEL.)

liche Förderung; die von REVERDIN in Genf angegebene Methode der Hautüberpflanzung trägt zu Recht auch seinen Namen, weil er sie beträchtlich verbessert hat. Er war ein hochgeachteter Lehrer voll Humor und Menschenfreundlichkeit. — Zu den Häuptern der deutschen Chirurgie rechnet man auch FRIEDRICH V. ESMARCH in Kiel (1823—1908); in allen großen Kriegen seiner Zeit an hervorragender Stelle tätig, hat er die Kriegschirurgie durch Ausarbeitung praktischer, wohldurchdachter Methoden des ersten Wundverbandes erheblich gefördert. Die elastische Umschnürung der Gliedmaßen zum Zweck der Blutsparung (1873) hat seinen Namen unsterblich gemacht. Zwar hat man schon seit Jahrhunderten bei Amputationen die Glieder mit Binden abgeschnürt, um den Blutverlust möglichst zu beschränken, doch hat ESMARCH dies Verfahren auf alle Operationen an den Extremitäten anzuwenden gelehrt und hat durch Einwicklung des zu operierenden Gliedes und seine elastische Abschnürung das Verfahren beträchtlich vervollkommnet. Ist diese Methode auch, wie glaubhaft berichtet wird, vor ESMARCH beispielsweise von SILVESTRI-VICENZA erdacht worden, so ist sie doch bestimmt von neuem ESMARCHS Genie entsprungen und erst durch ihn zum Allgemeingut geworden. Sein Verdienst um das Samariterwesen ist bekannt. — Unter den

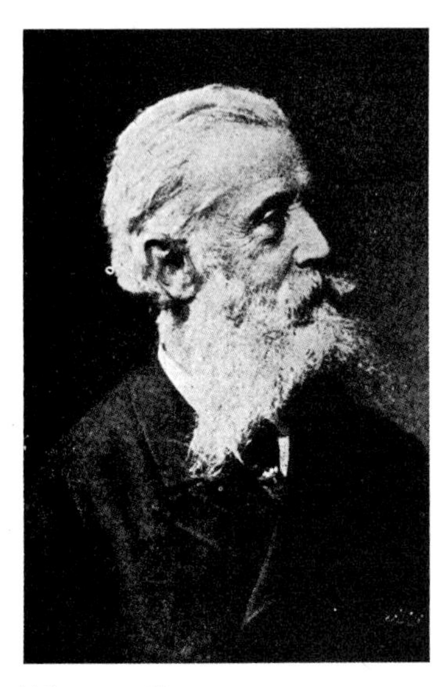

Abb. 291. FRIEDRICH V. ESMARCH. (Nach GARRISON.)

Schülern ESMARCHS ist weitaus der bedeutendste AUGUST BIER (geb. 1861), BERGMANNS Nachfolger, vorher in Greifswald und Bonn; ihm verdanken wir die Einführung der Lumbalanästhesie (1899) und diejenige der aktiven und passiven Hyperämie in die Chirurgie, in letzter Zeit wichtige Erkenntnisse in der Heilung und Regeneration von Wunden.

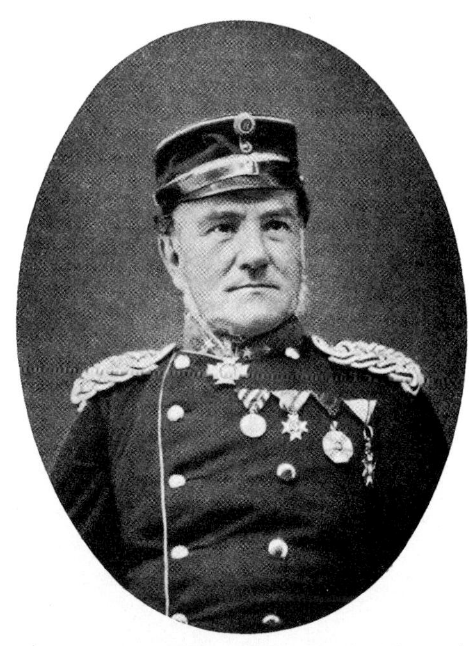

Abb. 292. VICTOR V. BRUNS. (Nach KÖHLER.)

Neben LANGENBECK und BILLROTH steht in der Mitte des großen Bildes (s. S. 284). VICTOR V. BRUNS, seit 1843 in Tübingen (1812—1883). Er hat die intralaryngeale Chirurgie uns geschenkt, die Galvanokaustik zu hoher Vollendung gebracht und auch auf andern Gebieten der Chirurgie Hervorragendes geleistet. Das von ihm geschaffene große Handbuch der Chirurgie, für das Hunderte prächtiger Tafeln fertiggestellt waren, konnte leider wegen Mangels an Mitteln damals nicht herausgebracht werden. — Sein Sohn und Nachfolger PAUL V. BRUNS (1846—1916) ist besonders bekannt geworden durch seine Untersuchungen über Geschoßwirkungen und als Gründer der nach ihm benannten „Beiträge zur klinischen Chirurgie"; neben wissenschaftlicher Forschung auf vielen Gebieten des Faches ist er aber vor allem ein klinischer Lehrer allerersten Ranges ge-

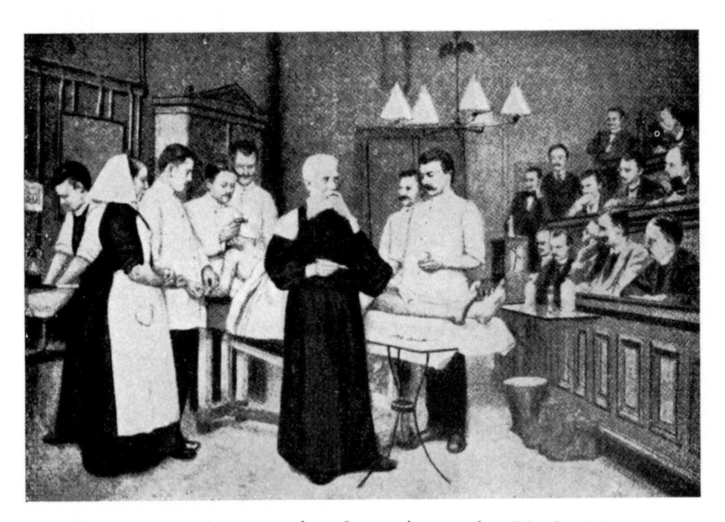

Abb. 293. v. ESMARCH im Operationssaal. (Nach KÖHLER.)

wesen und hat eine Reihe hervorragender Chirurgen aus seiner Schule hervorgehen lassen. — Von den Schülern der BRUNSschen Schule ist KARL GARRÈ (geb. 1857), vordem SOCINS Assistent in Basel, noch in Bonn in Tätigkeit; er hat sich selbst Osteomyelitiseiter in die Haut des Arms eingerieben, dort Furunkulose bekommen und damit festgestellt, daß beide der gleichen bakteriellen Quelle entstammen; wenige Gebiete der Chirurgie dürfte es geben, die von ihm nicht irgendwie gefördert worden wären. Als Lehrer ist er wohl nicht übertroffen. — In Breslau wirkt HERMANN KÜTTNER (geb. 1870), ein andrer hervorragender BRUNSscher Assistent; er ist, wie GARRÈ, ungemein vielseitig und fruchtbar gewesen und hat schon als Assistent auf Grund seiner Erfahrungen im griechisch-türkischen und im Burenkrieg wertvolle Vorarbeit geleistet für das, was der deutschen Chirurgie im Weltkrieg an Anforderungen bevorstand. — Zu den bedeutendsten Chirurgen seiner Zeit gehörte WILHELM ROSER (1817—1888) in Marburg, der intime Freund WUNDERLICHS und GRIESINGERS, ein tüchtiger Praktiker und ausgezeichneter Lehrer, dessen Hand- und Lehrbücher lange Jahre ungemein beliebt gewesen sind. — Mit VOLKMANN und THIERSCH haben wir ADOLF V. BARDELEBEN (1819—1895) in erster Linie die Einführung der LISTERschen Methodik zu verdanken. Aus der Anatomie hervorgegangen, ist er erst um das 50. Lebensjahr herum in Greifswald in seiner Bedeutung als Chirurg gewürdigt worden und hat dann lange den chirurgischen Lehrstuhl der Charité in Berlin verwaltet, ein vorzüglicher Lehrer und Herausgeber eines hochgeschätzten Lehrbuches. — In Freiburg und Karlsruhe hat BERNHARD V. BECK (1821—1894) gewirkt; ein Schüler STROMEYERS; die Feldzüge 1848/49 hatten ihn veranlaßt, den Wundverlauf im Tierexperiment zu studieren, ähnlich LANGENBECK, er hat seine umfangreichen kriegschirurgischen Erfahrungen in den späteren Feldzügen in

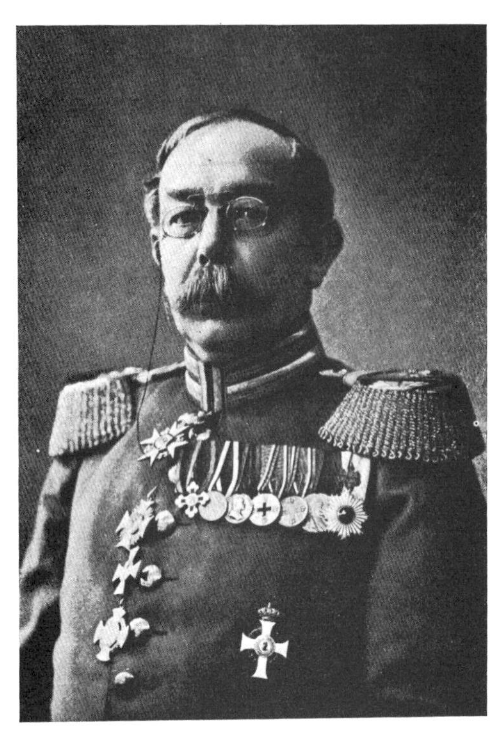

Abb. 294. PAUL V. BRUNS.

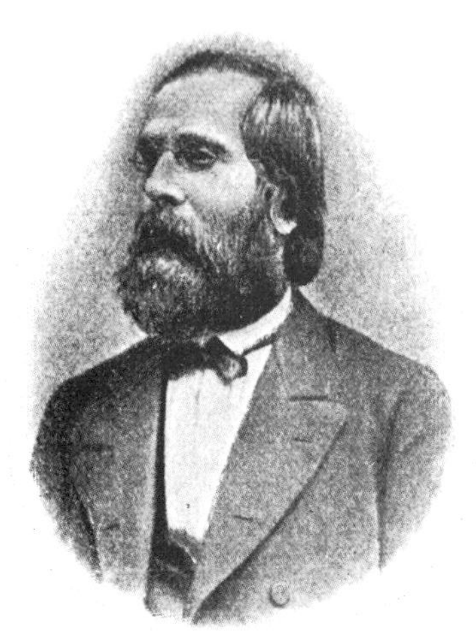

Abb. 295. WILHELM ROSER.
(Nach PAGEL.)

meisterhafter Form der Förderung der Chirurgie dienstbar gemacht. — Ein Schüler JOHANNES MÜLLERS bedarf als Chirurg besonderer Erwähnung: ROBERT WILMS (1824—1880) in Berlin, der zwar sehr wenig veröffentlichte, aber als praktischer Chirurg hohen Ruhm genoß und ausgezeichnete Schüler herangebildet hat; sein Krankenhaus Bethanien stand zu seiner Zeit in höchstem Ansehen. — Auch WILHELM BUSCH (1826—1881) in Bonn, aus der Klinik LANGENBECKS hervorgegangen, war vorher JOHANNES MÜLLERS Schüler gewesen. Mit außergewöhnlichem Fleiß hat er die verschiedensten Gebiete der Chirurgie wissenschaftlich durchforscht und in Bonn eine glanzvolle Lehrtätig-

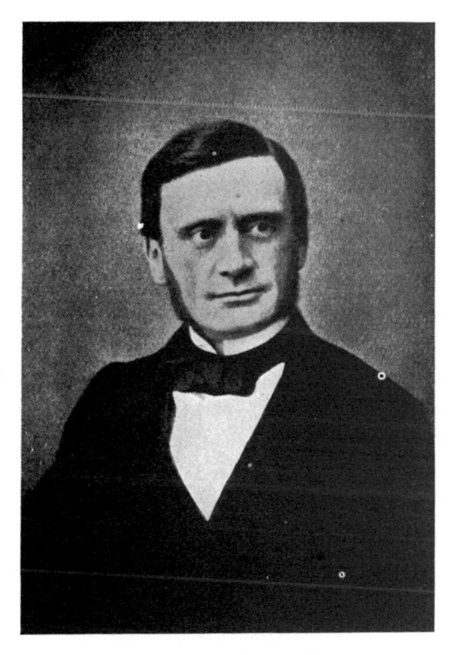

Abb. 296. WILHELM BUSCH. (Nach KÖHLER.)

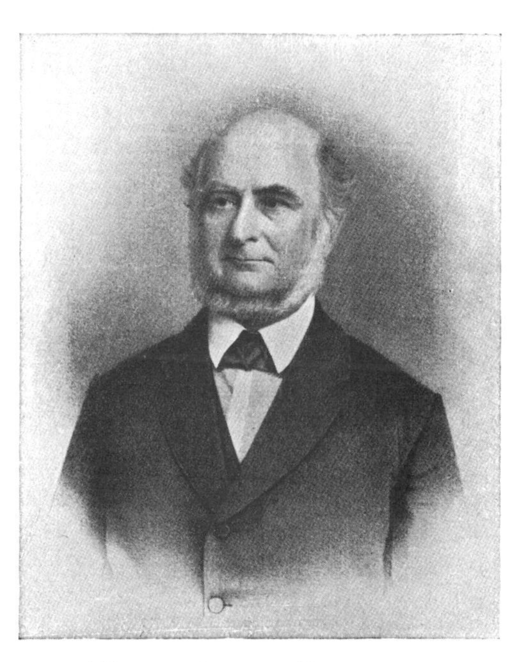

Abb. 297. ADOLF V. BARDELEBEN.

keit entwickelt. — Einer der Männer aus der großen Zeit deutscher Chirurgie, ein Assistent LANGENBECKS, ist erst vor kurzer Zeit von uns gegangen: FRIEDRICH TRENDELENBURG (1844—1924); er hat uns vorher noch seine lebendigen Erinnerungen an diese Zeit und die Wandlungen, die er miterlebt, in packender Weise geschildert. Er hat mit unter den ersten die „aseptische" Wundbehandlung vorbereitet und überall tatkräftig und originell den Aufstieg unsrer Wissenschaft und Kunst gefördert. Was die nach ihm benannte Lagerung der Patienten während vieler Eingriffe bedeutet, bedarf keiner Hervorhebung; war die Methode auch in früheren Zeiten nicht unbekannt, bereits in Salerno (s. S. 145), so war es doch hier eine Methode, die, völlig vergessen, neu gefunden und in die praktische Chirurgie eingeführt wurde. Er hat 1908 vorgeschlagen, bei Embolien die Lungenschlagader zu öffnen und den embolischen Pfropf zu entfernen; KIRSCHNER war es vorbehalten, im Jahre 1924 zum erstenmal diesen Eingriff mit Erfolg zu vollenden. Gerade die Geschichte der Chirurgie hat ihm zu danken Veranlassung. Er wirkte in Rostock, Bonn und Leipzig. — Ein großer Meister des Vortrags ist JOHANN NEPOMUK V. NUSSBAUM (1829—1890) in München gewesen. Auch er gehört zu den erfolgreichsten Vorkämpfern der Antiseptik in Deutschland und war ein kühner Operateur; allein 600 Ovariotomien hat er vorgenommen, in wissenschaftlicher Forschung und praktischer Ausübung ungemein vielseitig und fruchtbar. — Besonderen Rufes erfreute sich auch ALBERT LÜCKE (1829—1894) in Straßburg; kriegschirurgische Arbeiten von ihm sind bedeutungsvoll geworden, aber auch auf vielen andern Gebieten hat er Wichtiges geleistet und ist einer der Mitarbeiter des großen PITHA-BILLROTHschen Handbuchs gewesen. — Als erfahrener, tüchtiger Chirurg hat ERNST JULIUS GURLT (1825—1899) in Berlin gewirkt, langjähriger Schriftführer und Mitgründer der Deutschen Gesellschaft für Chirurgie, ein Mann von hoher Gelehrsamkeit. Ihm verdanken wir außer anderem das gewaltige Werk über die Geschichte unsers Faches, das in 3 mächtigen Bänden leider nur bis zur Entdeckung des Blutkreislaufes fortgeführt werden konnte, dessen Fortsetzung aber zu den wichtigsten Aufgaben der nächsten Zeit gehört. Es steht in der Geschichtsschreibung der Medizin in seiner Art einzig da neben der HIRSCHBERGschen Geschichte der Augenheilkunde. — Der glänzendste Vertreter der Chirurgie im Deutschland der Vorkriegszeit war ERNST V. BERGMANN (1836—1907), ein Balte von Geburt; geschult in den Kriegen von 1866 und von 1870/71 sowie besonders im russisch-türkischen Feldzug 1877/78, war er zunächst in Dorpat und Würzburg, dann als LANGENBECKS Nachfolger in Berlin der Führer der deutschen Chirurgie. Die Hirnchirurgie dankt ihm mächtige Förderung, auf vielen Gebieten war er bahnbrechend, so z. B. in der Kriegschirurgie; sein größtes Werk ist die Ausbildung derjenigen Form der Wundbehandlung gewesen, die wir als „aseptische" zu bezeichnen

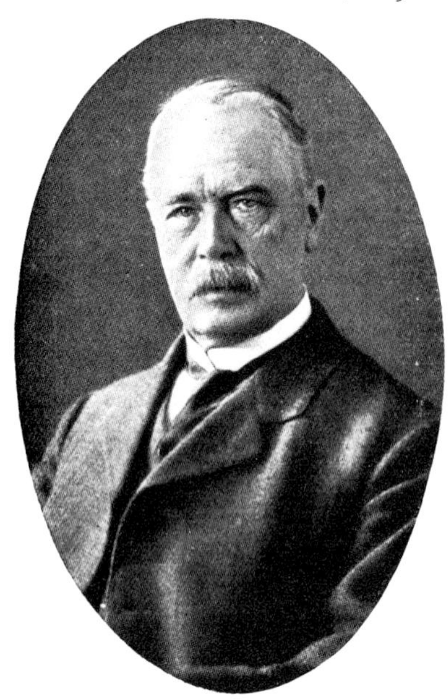

Abb. 298. F. TRENDELENBURG.

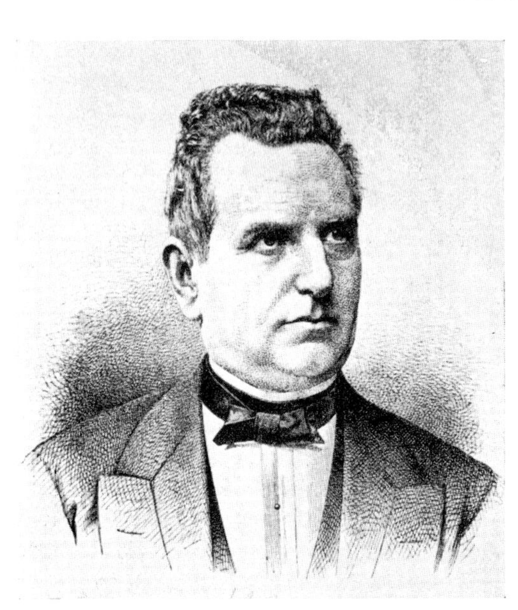

Abb. 299. ROBERT WILMS. (Nach KÖHLER.)

gewöhnt sind; nachdem NEUBER 1882 das Austrocknen der Wunde als bedeutungsvoll erkannt hatte, hat neben der TRENDELENBURGschen ganz besonders die BERGMANNsche Klinik den Wundschutz mit physikalischen Mitteln ausgebildet und seit Mitte der achtziger Jahre zur Methode erhoben; BERGMANNS frühverstorbenem genialem Assistenten SCHIMMELBUSCH gebührt dabei das Hauptverdienst (1891 bzw. 1892); inzwischen war man durch TERRIERS Bemühungen zu ähnlichen Ergebnissen gelangt (VINAYS „Manuel d'asepsie" erschien bereits 1890). BERGMANN war eine Persönlichkeit von machtvoller Wirkung; er war

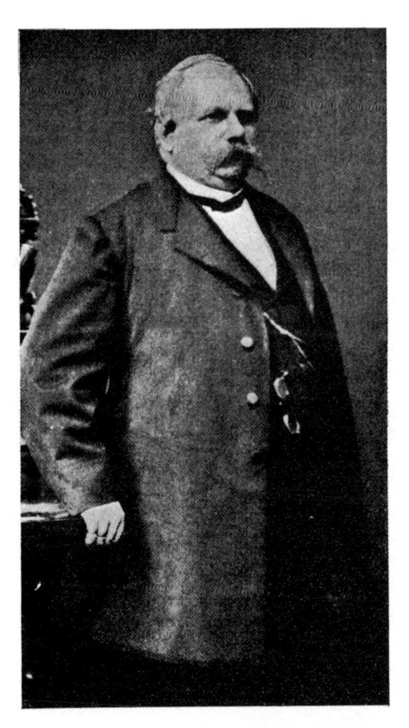

Abb. 300. ERNST JULIUS GURLT. (Nach GARRISON.)

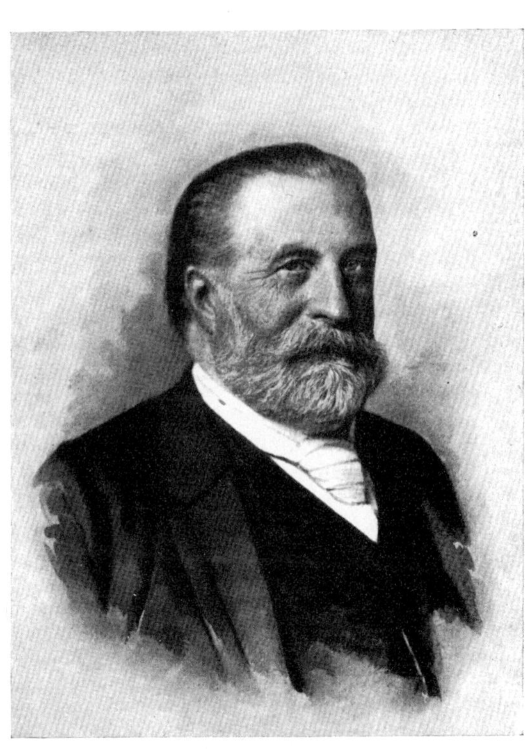

Abb. 301. ERNST V. BERGMANN.

ein Meister des Worts. — Von seinen Schülern war als Operateur wohl SCHLANGE in Hannover der bedeutendste (1856—1922); ERICH LEXER (geb. 1867) hat sich einen Namen gemacht durch Forschungen im Gebiet der Wundinfektion, durch plastische Operationen im Gesicht und an den Gelenken. — Lange Zeit hat neben BERGMANN FRANZ KÖNIG (1832—1910), vordem in Göttingen, erfolgreich als Nachfolger BARDELEBENS gewirkt; die Chirurgie der Knochen- und Gelenktuberkulose war sein Hauptforschungsgebiet, sein Lehrbuch diente vielen als Wegweiser. — Ein ausgezeichneter Chirurg aus LANGENBECKS Schule, JAMES ISRAEL (1848—1926) ist durch die Erforschung der Aktinomykose des Menschen und später als bedeutender Meister in der Diagnostik und Therapie der Nierenkrankheiten weltbekannt geworden — THEMISTOCLES GLUCK (1853), der letzte Schüler LANGENBECKS, konnte bereits 1890 über günstige Ergebnisse seidenen

Sehnenersatzes und des Ersatzes knöcherner Defekte durch Elfenbein berichten, die, zunächst heftig bestritten, später voller Anerkennung gewürdigt worden

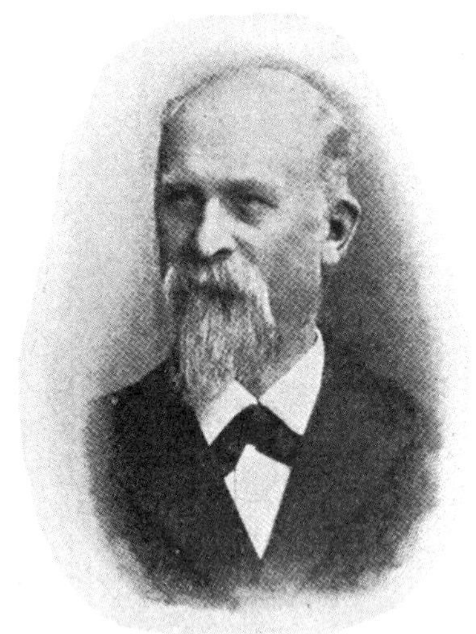

Abb. 302. FRANZ KÖNIG. (Nach PAGEL.)

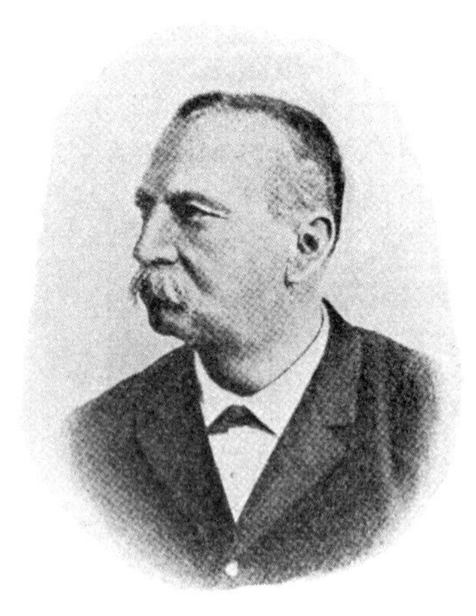

Abb. 303. ALBERT LÜCKE. (Nach PAGEL.)

sind, ebenso seine Förderung der Nervennaht und -plastik und der Blutgefäßchirurgie; auf fast sämtlichen Gebieten des Faches ist er schon sehr früh eigene, bedeutsame Wege gegangen. — WERNER KÖRTE (geb. 1853) in Berlin ist ein

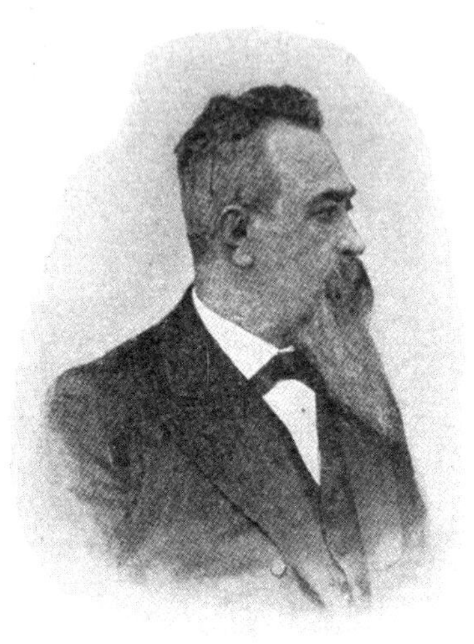

Abb. 304 EDUARD ALBERT. (Nach PAGEL.)

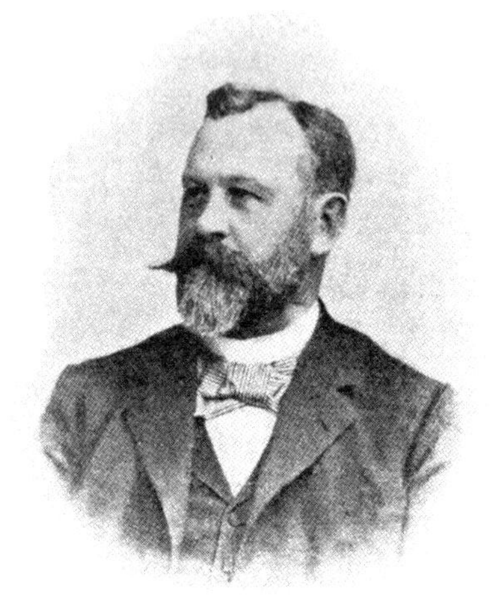

Abb. 305. ERNST KÜSTER. (Nach PAGEL.)

Meister der Abdominalchirurgie und hier wiederum im Bereich der Gallen- und Pankreaschirurgie. — ERNST KÜSTER (geb. 1839) in Berlin und Marburg war eine Zeitlang führend in der Chirurgie der Nieren; er hat 1915 eine Geschichte der neueren deutschen Chirurgie erscheinen lassen. — KARL HUETER (1838—1882) in Marburg war ein Meister in der Knochen- und Gelenkchirurgie; in seiner 1873 erschienenen „Allgemeinen Chirurgie" weist er bereits nachdrücklich auf die Bakterien als die Ursache der Wundkrankheiten hin. — HERMANN KÜMMELL (geb. 1852) in Hamburg, dessen bereits mehrfach gedacht wurde, hat durch grundlegende Arbeiten die Wundbehandlung, die Bauchchirurgie und in besonderem Maße die Chirurgie des Harnsystems gefördert. — OTTO MADELUNG (1846—1926) in Rostock und Straßburg vermochte zuerst an dem umfangreichen mecklenburgischen Material die Echinokokkenkrankheit in ihrer chirurgischen Bedeutung in vorbildlicher Form darzustellen und hat uns noch zum Schlusse seines langen Lebens eine bedeutende Monographie der chirurgischen Typhuskomplikationen geschenkt. — Die erste erfolggekrönte Herznaht hat 1896 LUDWIG REHN in Frankfurt a. M. (geb. 1849) ausgeführt, dem wir wichtige Fortschritte in der Chirurgie der Schilddrüse, des Rektumcarcinoms und der Organe der Leibeshöhle verdanken. — Weltruf genoß HANS KEHR (1862—1916) als Gallenchirurg. — Ein ausgezeichneter Vertreter der Chirurgie in Wien ist EDUARD ALBERT (1851 bis 1900) gewesen, zugleich ein hervorragender Kenner der Geschichte seines Faches, wie auch sein vierbändiges Lehrbuch der Chirurgie dartut. — Mit dem Namen von ALBERTS Schüler ADOLF LORENZ sind die wichtigsten Errungenschaften der modernen orthopädischen Chirurgie verknüpft (geb. 1854); Fußdeformitäten und Skoliose, Knochen- und Gelenkveränderungen tuberkulöser und andrer Genese hat er erfolgreich bearbeitet; die unblutige Einrichtung der angeborenen Hüftgelenksverrenkung, wie sie heute geübt wird, wird immer in der Welt wesentlich als Meisterwerk LORENZscher Kunst anerkannt bleiben. — In Deutschland waren es JULIUS WOLFF (1836—1902) in Berlin (der „Knochen-Wolff") und ALBERT HOFFA (1859—1907) in Würzburg und Berlin, denen die orthopädische Chirurgie die wichtigsten Fortschritte zu danken hat. — Ein Schüler von ALBERT und von dem bedeutenden Grazer Chirurgen und Meister der Plastik NICOLADONI ist ERWIN PAYR (geb. 1871), in Greifswald, Königsberg und Leipzig, der zuerst die Erscheinungen bei mangelnder Schilddrüse durch Einpflanzung von Organteilen in die Milz erfolgreich behandelte und durch seine wertvollen

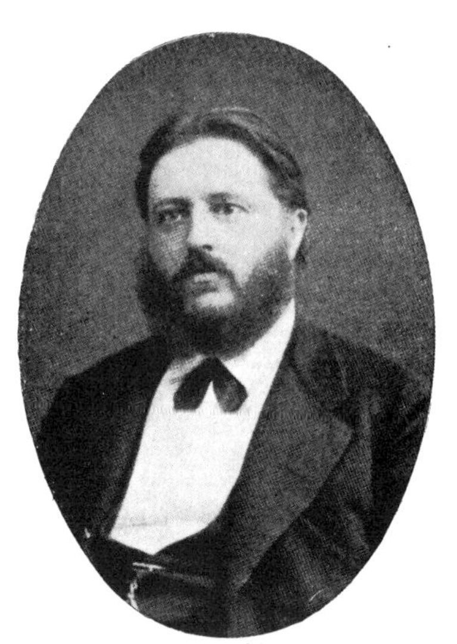

Abb. 306. CARL HUETER. (Nach KÖHLER.)

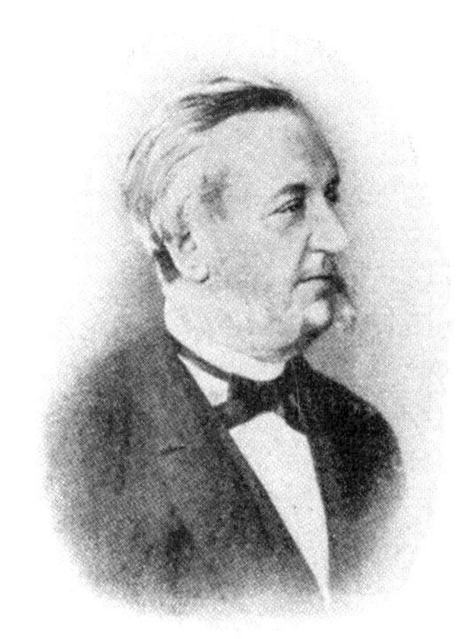

Abb. 307. HEINRICH HAESER. (Nach PAGEL.)

Bereicherungen in der plastischen Chirurgie der Gelenke bekannt geworden ist. — Es sei hier auch zweier deutscher Männer gedacht, welche der Geschichte der Chirurgie in hervorragendem Maße gedient haben: HEINRICH HAESER (1811 bis 1884) in Jena, Greifswald und Breslau, selbst nicht Chirurg, welcher der Medizingeschichte das seinerzeit maßgebende und noch heute wertvolle Handbuch gab und auch um die Geschichte unseres Sonderfaches sich große Verdienste erwarb; und ALBERT KÖHLER (geb. 1850), jetzt Generalarzt a. D., in Berlin, der das ganze Gebiet der Kriegschirurgie in hohem Maße bereichert hat.

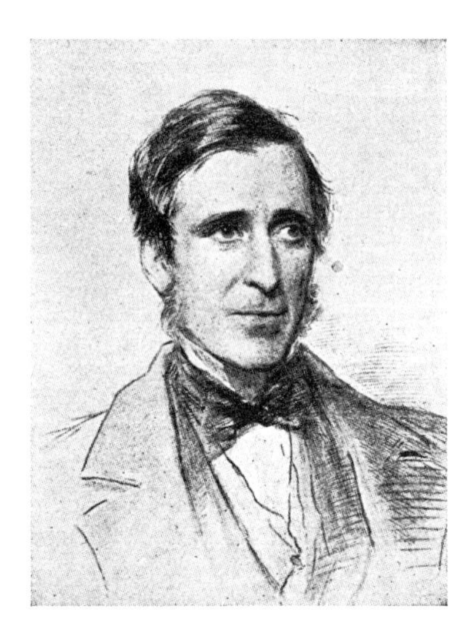

Abb. 308. SIR JAMES PAGET. (Nach GARRISON.)

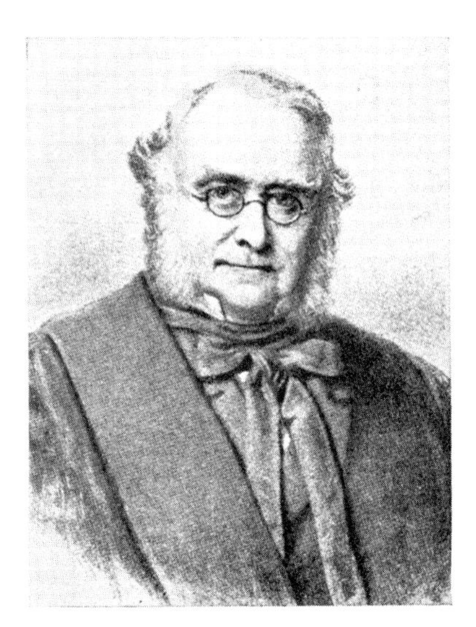

Abb. 309. SIR THOMAS SPENCER WELLS. (Nach GARRISON.)

Hier ist auch JULIUS PAGELS (1851—1912) zu gedenken, der außer andern hervorragenden Verdiensten dasjenige sich erworben hat, den Torso der Handschrift des MONDEVILLE 1892 zuerst herausgegeben zu haben. In Leipzig wirkt und lehrt noch KARL SUDHOFF (geb. 1853), durch dessen Forscherarbeit die Medizin, zumal die Chirurgie im Mittelalter, erst Leben und Farbe gewonnen hat.

Unter den Chirurgen der *Schweiz* ist JACQUES-LOUIS REVERDIN (geb. 1842) in Genf durch seine Methode der Hautpfropfung bekannt geworden (1872) und durch tatkräftige Förderung der Hernienradikaloperation. — Ein hervorragender Lehrer, Forscher und Operateur war AUGUST SOCIN (1837—1899) in Basel, wo er bereits als einer der allerersten überhaupt das antiseptische Verfahren eingeführt hat; er hat neben zahlreichen andern Gebieten besonders die Chirurgie der Prostata zum Gegenstand seiner Forschung gemacht und ist ein wichtiges Bindeglied der deutschen und französischen Chirurgie gewesen. — In aller Erinnerung steht lebhaft noch das Gedächtnis des großen Schweizers THEODOR KOCHER (1841—1917), Schülers von LANGENBECK und BILLROTH. Sein Name bleibt unverlöschlich in den Annalen der Chirurgie verzeichnet als des bedeutendsten Kenners der Schilddrüsenaffektionen und ihres besten Operateurs; ihm verdanken wir die geläufige Methode der Schultereinrenkung, die ausgezeichnete

Hernienradikaloperation und manch andre Bereicherung. — Ein Schweizer ist auch CONRAD BRUNNER (1859—1927), soeben in Zürich dahingegangen; er war einer der Männer, denen wir den jetzigen Stand des Wundschutzes mit zu verdanken haben, zugleich derjenige, welcher mit der Geschichte der Bestrebungen zum Besten der Erkennung und Verhütung der Wundkrankheiten hervorragend vertraut war.

Auch die *englische* Chirurgie hat die große Tradition zu wahren verstanden. SIR JAMES PAGET (1814—1899), ein treuer Freund und Anhänger VIRCHOWS, hat, ausgerüstet mit hervorragenden pathologisch-anatomischen Kenntnissen,

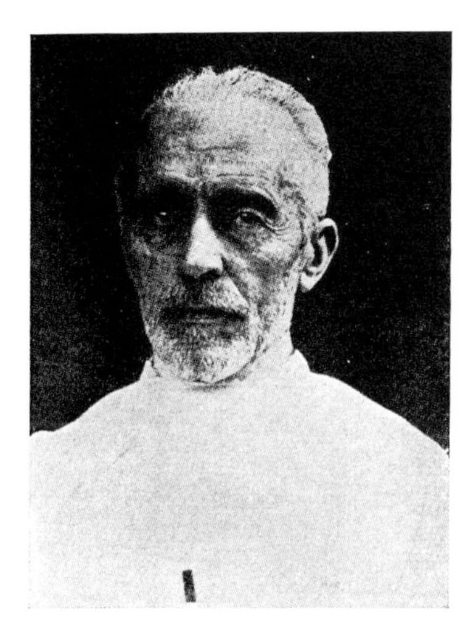

Abb. 310. THEODOR KOCHER. (Nach GARRISON.)

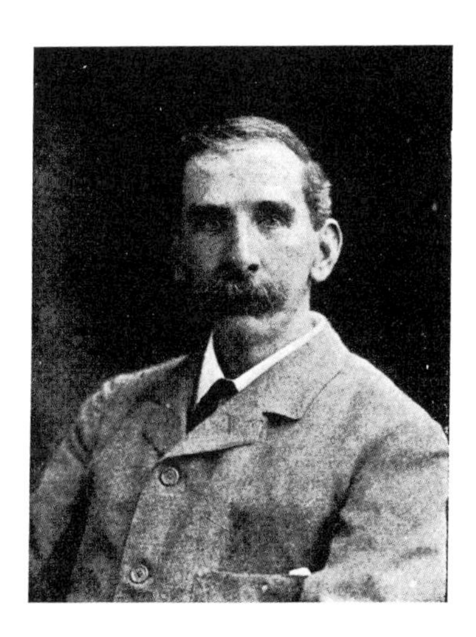

Abb. 311. SIR VICTOR HORSLEY. (Nach GARRISON.)

in mancher Hinsicht das Fach vorwärtsgebracht: sein Name lebt in der Bezeichnung gewisser trophischer Knochenstörungen und der vom Carcinom gefolgten Brustwarzenerkrankung fort. — Die eigenartigen Allgemeinerscheinungen nach schweren Unglücksfällen, wie die neue Zeit sie mit sich gebracht hat, zumal durch Unfälle im Eisenbahnbetrieb, haben durch JOHN ERIC ERICHSEN (1818 bis 1896) im Jahre 1866 zuerst eine gründliche Bearbeitung gefunden. — Ein tüchtiger Chirurg war SIR JONATHAN HUTCHINSON (1828—1913), bekannter noch als Pathologe; die Veränderung der Schneidezähne bei der Erbsyphilis trägt nach ihm den Namen; die Ätiologie mancher Hautleiden hat er klären helfen. — HUGH OWEN THOMAS (1834—1891) förderte besonders die Behandlung der Knochenbrüche und war ein tüchtiger Orthopäde; er hat vor BIER die Vereinigung schwer heilender Frakturen durch venöse Hyperämie geübt. — Durch seine Osteotomie bei Genu valgum machte SIR WILLIAM MAC EWEN (1848—1924) sich bekannt, auch durch Förderung der Radikaloperation der Hernien, ferner besonders durch ausgezeichnete Arbeiten zur Hirn- und Rückenmarkschirurgie. — Dies war auch das bevorzugte Arbeitsgebiet von SIR VICTOR HORSLEY (1857 bis 1916); 1888 hat er einen durch GOWERS diagnostizierten Rückenmarkstumor glücklich entfernt: der erste Erfolg auf diesem Gebiet überhaupt; große Verdienste hat er um die Chirurgie der Drüsen mit innerer Sekretion; ein äußerst energischer eigenwilliger, hervorragender Mann. — Von den Chirurgen neuester Zeit verdient SIR FREDERICK TREVES (1853—1923) besonderer Hervorhebung wegen seines wertvollen Handbuchs und seiner Förderung der Bauchchirurgie. — Ein Kriegschirurg ersten Ranges war SIR WILLIAM MAC CORMAC (1836—1901), im deutsch-französischen und späteren Feldzügen geschult; früh hat er Erfolge errungen mit Hilfe des Listerverfahrens in der Gelenk- und Abdominalchirurgie. — Nicht vergessen werden darf SIR THOMAS SPENCER WELLS (1818—1897); er hat schon in der vorantiseptischen Zeit nur durch größte Sauberkeit die Ovariotomie zu Erfolgen geführt, die man in der Welt staunend erfuhr; 1858 vollzog er zum erstenmal mit Erfolg diesen Eingriff. Er verlangte von seinen Zuschauern, wie

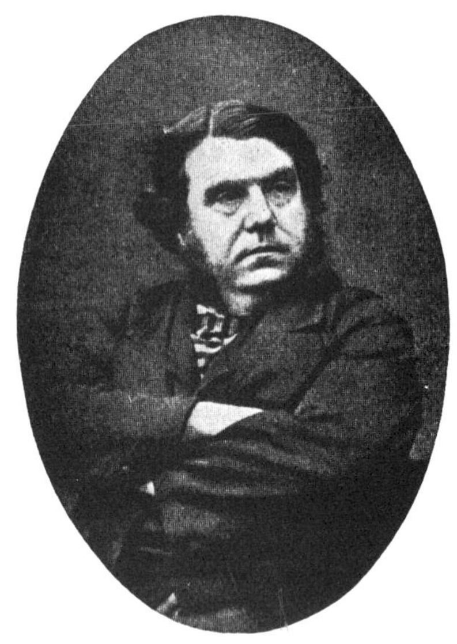

Abb. 312. ROBERT LAWSON TAIT. (Nach GARRISON.)

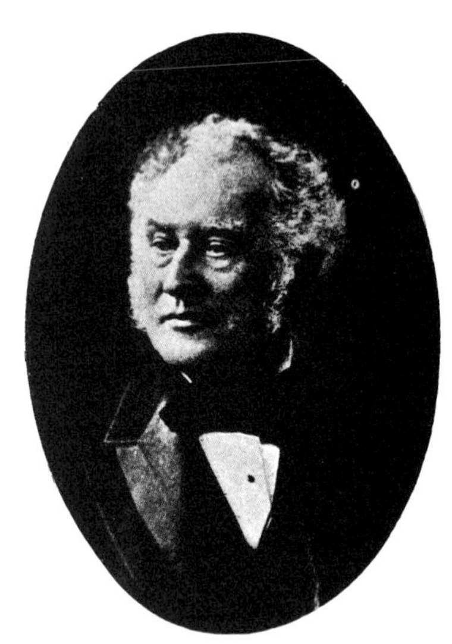

Abb. 313. SAMUEL DAVID GROSS. (Nach GARRISON.)

FEHLING in seinen Erinnerungen berichtet, die ehrenwörtliche Erklärung, daß sie in den letzten 24 Stunden nicht mit septischem Material in Berührung gekommen seien; er hatte unter weit über 1000 Ovariotomien über 75 vH Erfolg; erst nachdem SCHRÖDER unter dem Schutz der Antisepsis 80 vH Heilungen veröffentlicht hatte, entschloß sich SPENCER WELLS dazu, die Antisepsis anzunehmen und hatte nun 90 vH Erfolge. — Neben ihm steht ROBERT LAWSON TAIT (1845—1899) als hochberühmter Ovariotomist da, ein Gegner LISTERS, der allein mit peinlichster Sauberkeit Erfolge erzielte, wie man sie heute, wo man mit dem gewaltigen Apparat modernen Wundschutzes zu arbeiten pflegt, nicht für möglich halten möchte. — Den berühmten angelsächsischen Ovariotomisten verdankt die moderne Bauchchirurgie zum erheblichen Teil ihren Aufschwung. — Von den Chirurgen der neuesten Zeit hat unstreitig SIR BERKELEY MOYNIHAN (geb. 1865) den größten Ruf; die Bauchchirurgie dankt ihm erhebliche Förderung, das Gebiet der Gallenleiden, der Milz- und Pankreaskrankheiten und die Therapie des Duodenalgeschwürs; auch für die Kriegschirurgie hat er Bedeutendes geleistet. — Letztere ist auch von SIR GEORGE HENRY MAKINS (geb.

1853) wesentlich gehoben worden. — SIR ANTHONY ALFRED BOWLBY (geb. 1855) ist besonders durch seine anatomisch-pathologischen Studien zur Chirurgie in den Vordergrund getreten. — Die orthopädische Chirurgie hat JONES, TUBBY und LANE Hervorragendes zu danken. SIR ROBERT JONES (geb. 1855) hat mit besonderer Berücksichtigung seiner Kriegserfahrungen berichtet, ähnlich ALFRED HERBERT TUBBY (geb. 1862). SIR WILLIAM ARBUTHNOT LANE (ge.b 1856) war schon früher durch seine Methode der blutigen Frakturbehandlung vermittelst Metallplattenverschraubung hervorgetreten und durch sein kühnes Eingreifen bei hartnäckiger Obstipation.

Das jugendlich draufgängerische, tatkräftige, kluge Volk der Vereinigten Staaten von *Nordamerika* hat, wie wir sahen, der Chirurgie die Allgemeinnarkose geschenkt; die erste glückliche Ovariotomie in Amerika durch MAC DOWELL im Jahre 1809, nachdem ROBERT HOUSTON in Glasgow ihm 1701 bereits ebenso erfolgreich vorangegangen war, beweist den Mut und die hervorragende Tüchtigkeit der jungen amerikanischen Chirurgie. Das überraschend schnelle Erstarken des mächtigen und jetzt finanzkräftigsten Volkes der Erde ist auf die Entwicklung der Medizin und gerade ihrer operativen Sonderfächer von gewaltigem Einfluß gewesen. Aus früherer Zeit bedarf der Erwähnung HENRY JAKOB BIGELOW (1816—1890), den wir auf dem Bild der ersten Narkose erblicken (s. S. 272); die Lehre von den Frakturen und Luxationen erfuhr durch ihn wertvolle Förderung, ebenso hat er die Steinzertrümmerung in der Blase zu hoher Vollendung gebracht und 1852 die erste Hüftgelenkresektion in Amerika vorgenommen. — Der bedeutendste amerikanische Chirurg seiner Zeit war nach GARRISONS, des bedeutenden amerikanischen Medizinhistorikers, Bericht SAMUEL DAVID GROSS (1805—1884); er war ein ausgezeichneter pathologischer Anatom, gab ein zweibändiges Werk über Chirurgie heraus und machte sich um die Erforschung der Harnleiden, um die Lehre von den Hernien und durch experimentelle Untersuchungen im Gebiete der Bauchchirurgie verdient; er hat durch zahlreiche treffliche Biographien der Medizingeschichte wertvolle Dienste geleistet. — Als Orthopäde errang LOUIS ALBERT SAYRE (1820—1900) hohe Wertschätzung, insonderheit durch seine Gipskorsettbehandlung der Wirbeltuberkulose. — Die chirurgischen Komplikationen des Typhus fanden durch WILLIAM WILLIAMS KEEN (geb. 1837) ausgezeichnete Bearbeitung; die Hirnchirurgie hat er wesentlich bereichert; seine Lehrbücher waren sehr beliebt, auch hat er Verdienste um die Medizingeschichte. — Auf manchem Gebiet der Chirurgie hat CHRISTIAN FENGER (1840—1902) Erfolge erzielt; er ging neue Wege zur Eröffnung der Hirnabscesse und verbesserte die Operationsmethoden an den Harn- und Gallengängen; seine Forschungen betreffen auch den Magenkrebs. — Führend war zu seiner Zeit

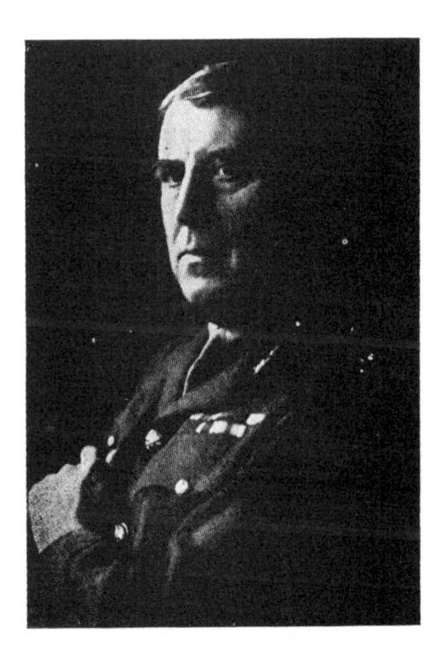

Abb. 314. SIR BERKELEY MOYNIHAN. (Nach GARRISON.)

NICHOLAS SENN, ein Schweizer von Geburt (1844—1909); er hat durch experimentelle Untersuchungen die Kenntnis von der Luftembolie, die Chirurgie des Pankreas, der Schußverletzungen, ganz besonders aber die Darmchirurgie bereichert und 1903 zuerst die Leukämie mit Röntgentherapie behandelt. Die Geschichte der Chirurgie dankt ihm wichtige Aufschlüsse. — Von andern Chirurgen sei noch CHARLES MAC BURNEY (1845—1913) genannt, der für die Anzeige und Behandlung der Appendicitis 1889 wichtige Feststellungen gemacht hat. — GEORGE MICHAEL EDEBOHLS (1853—1908) gab 1901 die Entkapselung der Niere bei chronischer Nephritis und puerperaler Eklampsie an. — FRANK HARTLEY (1856—1913) führte 1892 die intrakranielle Neurektomie des 2. und 3. Trigeminusastes aus. — Zu den bedeutendsten Vertretern der Chirurgie in der neueren Zeit überhaupt gehört WILLIAM STUART HALSTED (1852—1922); 1884 hat er bereits die Eigenblutinfusion nach Defibrination ausgeführt; er schuf 1885 die Cocainanästhesie, gab 1889 zugleich mit BASSINI eine treffliche Methode der Hernienradikaloperation an und hat durch experimentelle Arbeiten die Blutgefäß- und Darmchirurgie sowie die Chirurgie der Drüsen mit innerer Sekretion erheblich gefördert. 1890 führte er die Gummihandschuhe in die Operationstechnik ein. — Blutung, Blutstillung, Blutdruck und Transfusion sind das besondere Arbeitsgebiet von GEORGE W. CRILE (geb. 1864), der durch seine originellen Maßnahmen, die zum Ziele haben, die Kräfte des Kranken gerade in psychischer Beziehung zu schonen, die Erfolge der chirurgischen Eingriffe beträchtlich zu verbessern gelehrt hat. — HARVEY CUSHING (geb. 1869) kennen wir als den Meister der Kopfchirurgie, zumal derjenigen der Zirbeldrüse; die Therapie der Lähmungen durch Nervenanastomose und die Bauchchirurgie hat er beträchtlich verbessert. — JOHN BENJAMIN MURPHY (1857—1916) ist bekannt durch seine in die Praxis erfolgreich übertragenen Arterien- und Venenresektionen und durch seine Methode der Darmvereinigung vermittelst Metallknopfes. — Die in früheren Jahrzehnten bereits zu hoher Vollendung gebrachte Therapie der Aneurysmen wurde durch die Arbeiten von RUDOLPH MATAS (geb. 1860) in origineller Weise verbessert. — In Rochester, weit entfernt von den großen Kulturzentren der Vereinigten Staaten, haben die Brüder CHARLES HORACE und WILLIAM JAMES MAYO aus eigener Kraft ein gewaltiges klinisches Institut von Weltruf geschaffen, das aus verständlichen Gründen in erster Linie von chronisch chirurgisch Kranken aufgesucht wird; durch raffinierte Arbeitsteilung ist man dort in der Diagnose und operativen Technik zu staunenswerter Vollendung gelangt.

Auch die *französische* Chirurgie hat in dieser Periode beachtliche Leistungen aufzuweisen. Hier steht an erster Stelle ARISTIDE-AUGUSTE VERNEUIL (1823 bis 1895); zur Blutstillung empfahl er das Quetschen der Gefäßlumina mit besonderen Zangen, er bildete die Methode des trocknen Watteverbands aus und die Jodoformtherapie der Abscesse. Vor allem verstand er es, tüchtige Schüler heranzubilden und ihnen die Liebe zur Geschichte ihres Faches einzuflößen. — Zu ihnen gehört EDOUARD NICAISE (1838—1896), der auf seine Anregung hin den PIERRE FRANCO und GUY DE CHAULIAC herausgab. — Die „Forcipressure" der Blutgefäße wurde im gleichen Jahr 1875 von JULES PÉAN (1839—1898) bekanntgegeben, der es besonders geschickt verstanden hat, nach dieser Richtung hin seinen Namen populär zu machen. Er ist ein bedeutender Meister zumal der Bauchchirurgie gewesen und der gynäkologischen Operationskunst. —

Der bedeutendste Vorkämpfer der LISTERschen Idee in Frankreich ist JUST LUCAS-CHAMPIONNIÈRE gewesen (1843—1913); er setzte sich für die Massagebehandlung der Knochenbrüche ein und vervollkommnete als Schüler BROCAS die Trepanation; auch mit der Auffindung und Deutung der zahlreichen prähistorischen trepanierten Schädel in Frankreich ist sein Name verknüpft. — LOUIS X.-E.-L. OLLIER (1825—1900) in Lyon lieferte wichtige experimentelle Erkenntnis über die Bedeutung des Periosts für die Knochenheilung; im Anschluß an die 30 Jahre älteren Arbeiten BERNHARD HEINES hat er die subperiostale Resektion ausgebaut und zum Allgemeingut gemacht. — CHARLES SÉDILLOT (1804—1883) führte (nach EGEBERG 1837) 1849 die erste Gastrostomie

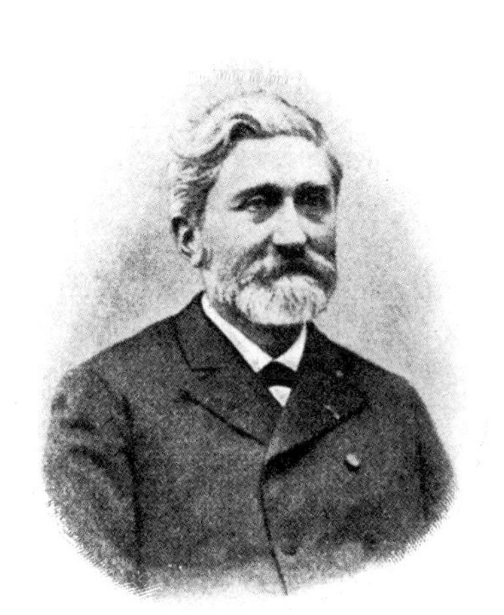

Abb. 315. EDOUARD NICAISE. (Nach PAGEL.)

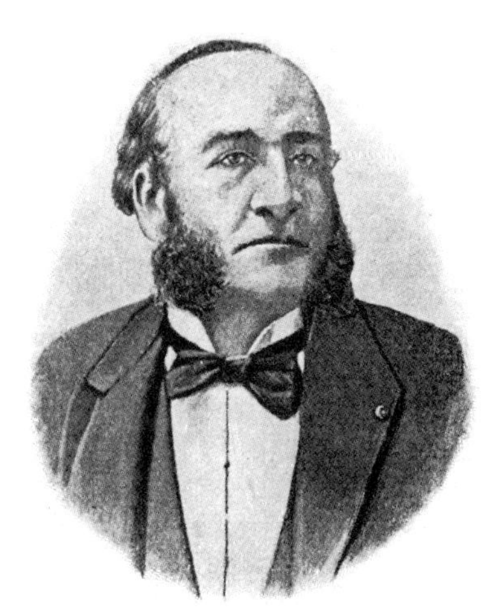

Abb. 316. JULES PÉAN. (Nach PAGEL.)

aus. — Von MATHIEU JABOULAY stammt 1900 eine vorzügliche Monographie über die Chirurgie des sympathischen Systems und der Schilddrüse, gemeinsam mit ANTONIN PONCET (1849—1913) geschaffen. — EDMOND DELORME (geb. 1847) wagte es, die durch Empyemschwarten komprimierte Lunge durch Ablösung der narbigen Massen ausdehnungsfähig zu machen. — Die Knochenerkrankungen, zumal tuberkulöser Natur, fanden durch ODILON MARC LANNELONGUE (geb. 1841) eine ausgezeichnete Darstellung. — Mit dem Gebiete der Knochen- und Gelenkkrankheiten sowie dem der Unterleibsbrüche hat sich PAUL BERGER (1845—1908) in besonderem Maße beschäftigt. — Starke Förderung erfuhr die Knochen- und Gelenkchirurgie sowie diejenige der Blutgefäße durch LÉON CLÉMENT LE FORT (1829—1893). — Dasjenige Gebiet der Chirurgie, auf dem seit Jahrhunderten französische Meister Lorbeeren gepflücht hatten, nämlich das des uropoetischen Systems, erfuhr eine erhebliche Erweiterung und Vertiefung durch FÉLIX GUYON. aus Réunion gebürtig, und seinen Schüler ALBARRAN. Ersterer (1831—1920) schwang sich zum anerkannten Meister seines Sonderfaches in der Welt auf. JOAQUIN ALBARRAN (1860—1912), aus Cuba stammend, übertraf beinahe noch den Meister; seine Werke über die Untersuchung der Nierenfunktion und über die Chirurgie der Harnwege sind als die besten seiner Zeit bekannt. — Unter den derzeitigen Chirurgen Frankreichs steht an erster Stelle MARIN-THÉODORE TUFFIER (geb. 1857); seine experimentellen Untersuchungen über die Nierenfunktion, seine Monographie über die Chirurgie der Lungentuberkulose, seine Arbeiten zur Einführung der Lumbalanästhesie (1899ff.), seine Untersuchungen über das Verhalten des Blutes bei chirurgischen Erkrankungen und über die Magenchirurgie fanden überall berechtigte Beachtung. — Ein ausgezeichneter Operateur war auch HIPPOLYTE MORESTIN (1869—1919); die Chirurgie der Darmgleitbrüche machte er zum Gegenstande besonderer Studien, er förderte die Nervenanastomosen und die Chirurgie der Gelenke.

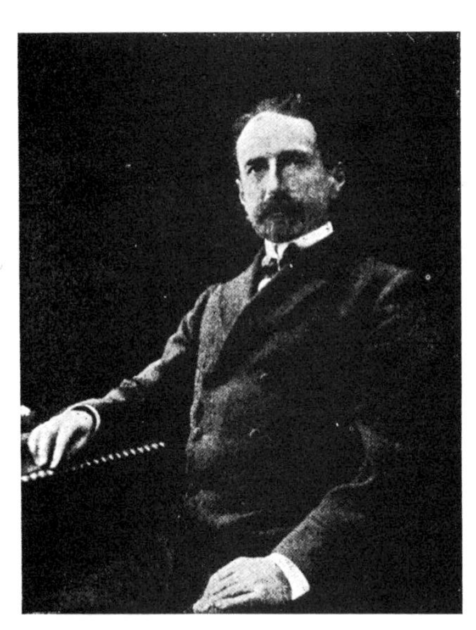

Abb. 317. MARIN-THÉODORE TUFFIER. (Nach GARRISON.)

In *Italien* nahm die Chirurgie in dieser Zeit ebenfalls einen tüchtigen Aufschwung. FRANCESCO RIZZOLI (1809 bis 1880) beschäftigte sich vornehmlich mit der Orthopädie. Er hat auch zu gleicher Zeit mit SIMPSON die Acupressur als Blutstillungsmittel empfohlen. — TITO VANZETTI (1809—1888) bemühte sich, bei Aneurysmen die Digitalkompression methodisch auszubauen. — Die Absetzung im Kniegelenk mit osteoplastischem Stumpf trägt nach ROCCO GRITTI (1857) ihren Namen. — Jahrelang wurde bei Prostatahypertrophie in mannigfachen Modifikationen das galvanokaustische Verfahren nach ENRICO BOTTINI geübt. — Die Radikaloperation der Hernien pflegt im allgemeinen nach EDOARDO BASSINI (1889) ausgeführt zu werden, wenn man nicht CZERNYS oder KOCHERS Methode den Vorzug gibt. — VANGHETTIS Vorarbeit für die SAUERBRUCHsche Stumpfplastik wurde bereits hervorgehoben.

Die *niederländische* bzw. *belgische* Chirurgie hat uns in dieser Zeit höchst wertvolle Hilfsmittel zur Frakturenbehandlung gebracht, welche auch der Orthopädie ihre großen Erfolge in hohem Maße haben erringen helfen. LOUIS JOSEPH BARON SEUTIN (1793—1862) in Brüssel erfand 1834 den Kleisterverband und hat diese vorzügliche Methode mit großem Erfolg verbreitet. — Der Gipsverband war zwar bereits seit längerer Zeit bekannt, aber nur in der Form der Umgießung des Gliedes mit Gipsbrei, den man erhärten ließ; DIEFFENBACH bediente sich seiner und vor ihm KLUGE und RUST seit den zwanziger Jahren. Der belgische Militärarzt ANTONIUS MATHYSEN (1805—1878) hatte nun den genialen Gedanken, Binden mit Gips zu imprägnieren und in dieser Form zu verwenden (1852); in kurzer Zeit wurden fast alle andern ähnlichen Methoden hierdurch überflüssig, zumal da M.s Freund VAN DE LOO in überaus wirksamer Form für das Verfahren auf Reisen im Auslande zu werben verstand. — Von andern Chirurgen wäre in erster Linie JACQUES FRANÇOIS JOSEPH BOSCH (1794 bis 1874) in Brüssel zu nennen, der die Rhinoplastik und Lithothripsie dort einführte und zuerst in seiner Heimat die Äthernarkose angewandt hat.

In *Skandinavien* hat die Chirurgie mit dem übrigen Europa seit dem 19. Jahrhundert Schritt gehalten; die einzelnen nordischen Reiche nähern sich einander immer mehr, gerade in kultureller Hinsicht, und bilden jetzt bezüglich Forschung und Lehre in Naturwissenschaften und Medizin nahezu eine Einheit.

Von dänischen Chirurgen ist zunächst SÖREN ESKILD LARSEN zu nennen (1802—1890), der in Kopenhagen vorwiegend der plastischen Chirurgie nach DIEFFENBACHS Muster sich gewidmet hat. PETER ANDREAS PLUM'S (1829—1915) besonderes Arbeitsgebiet war die Brucheinklemmung; er veröffentlichte einen Bericht über 512 derartige Fälle. OSCAR BLOCH (1847—1926) hat um die Einführung der modernen Wundbehandlung in seiner Heimat hervorragende Verdienste; die Resektion des Dickdarms hat er gut ausgebildet. AXEL IVERSEN (1844—1892) widmete sich vorwiegend der Chirurgie der Harnorgane und Eingeweide überhaupt; es war dies auch das Arbeitsgebiet des kürzlich verstorbenen THORKILD ROVSING (1862—1927). Die Heilgymnastik und Orthopädie erfuhren besondere Förderung durch ANDERS GEORG DRACHMANN (1810—1892).

In *Norwegen* steht CHRISTIAN AUGUST EGEBERG (1809—1874) an erster Stelle; er praktizierte in Baerum; er hat 1837 zur Ernährung eines Kranken mit Speiseröhrenstriktur eine Magenfistel angelegt, 1843 die erste Ovariotomie in Norwegen ausgeführt und hat 1839 die erste skandinavische Versammlung der Naturforscher und Ärzte in Gotenburg zustande gebracht. JULIUS NICOLAYSEN (1831—1909) hat zuerst 1866 mit Erfolg in seiner Heimat die Ovariotomie ausgeführt, auch die Darmresektion.

Von *schwedischen* Chirurgen ist in erster Linie OLAF AV ACRELL (1717—1806) von Bedeutung, in den Ländern Europas ausgebildet und praktisch geschult, Schöpfer des berühmten Serafimerlazaretts in Stockholm, des noch heute ersten Unterrichtskrankenhauses in Schweden. Seine Schrift „Über die Eigenschaften frischer Wunden" leitete 1745 die wissenschaftliche chirurgische Literatur des Landes ein. Namen tüchtiger Chirurgen der neueren Zeit sind die von MESTERTON in Uppsala, ASK in Lund und SANTESSON und ROSSANDER in Stockholm. Neben ihnen ist KARL HERMANN SVETHERBERG (1812—1897) zu nennen, der Bahnbrecher der schwedischen Heilgymnastik, auch ein hervorragender Dichter und Schriftsteller. Weltruf gewann gerade auf diesem Gebiet JONAS WILHELM GUSTAV ZANDER (1835—1920). Mit dem Aufstieg der Bauchchirurgie eng verbunden bleibt der Name von KARL GUSTAV LENNANDER (1857—1908), der die Schmerzempfindlichkeit des Bauchfells studierte, und von JOHN BERG (geb. 1851), dessen Forschungen über die Gallenwege bekannt sind. Von führenden Chirurgen der neueren Zeit mögen hier noch genannt sein BORELIUS in Lund, der Begründer moderner Chirurgie in Schweden überhaupt und des modernen Unterrichts, ferner DAHLGREN in Gotenburg, tüchtig in der Hirn- und Bauchchirurgie, AKERMAN in Stockholm mit seinen Werken zur Versicherungschirurgie und endlich EKEHORN, der in der Chirurgie der Nieren und Harnwege Großes geleistet hat.

Finnland besaß einen bedeutenden Meister in JAKOB AUGUST ESTLANDER (1831—1881); wir kennen ihn durch sein Verfahren der Thorakoplastik; auch um die Lippenplastik machte er sich verdient. Die Galvanokaustik wurde zu hoher Entwicklungsstufe gebracht, ja vielleicht erfunden durch GUSTAV SAMUEL CRUSELL in Kecksholm (1818—1858), der bereits 1848 seine Ergebnisse publiziert hat. Die Einführung der antiseptischen Wundbehandlung in der Heimat ist FREDRIK SALTZMANN (1839—1914) zu danken. Die Hirndruckforschung und Plastiken an Knochen und Lippe waren Sondergebiete von MAXIMUS WIDEKIND AF SCHULTÉN (1847—1899). Mannigfache Förderung unsrer Kenntnisse auf dem Gebiete der Harninfektionen, der Appendicitis und Peritonitis haben wir ALI KROGIUS (geb. 1864) zu verdanken.

In der *ungarischen* Chirurgie war jahrzehntelang führend JOHAN V. BALASSA (1814—1868); er ist es, der von seinem Kollegen SEMMELWEIS dessen neues Verfahren lernte, den Wundverlauf durch Fernhaltung schädigender Einflüsse grundsätzlich umzugestalten, der die neue Methode an seiner Klinik einführte und seinen Schülern vortrug. Seine wissenschaftlichen Arbeiten betrafen das Gesamtgebiet der Chirurgie; die Fixationsbehandlung der Gelenke bei Tuberkulose ist sein Verdienst. — Sein bedeutendster Schüler wurde JOSEF KOVÁCS (1832—1897), Nachfolger seines Meisters in Budapest; mitten in der LISTERschen Ära wirkend, blieb er der „aseptischen" Methode SEMMELWEIS' treu, operierte ausschließlich mit ausgekochten Instrumenten und duldete weder den Carbolspray noch überhaupt chemisch-antiseptische Mittel bei der Wundbehandlung. — Unter seinen Schülern obenan steht JULIUS DOLLINGER (geb. 1849), seit 1919 im Ruhestand; durch eine unendlich vielseitige umfassende literarische Tätigkeit, durch sein Lehrtalent und seine ganze Persönlichkeit hat er das Ansehen der ungarischen Chirurgie in besonderem Grade gehoben; 1907 gründete er mit seinen Schülern die ungarische Gesellschaft für Chirurgie. Die orthopädische Chirurgie verdankt ihm erhebliche Förderung. — Seiner Schule entstammen wiederum zwei heute führende ungarische Chirurgen, V. BAKAY und V. ILLYÉS. LUDVIG V. BAKAY (geb. 1880) hat auf dem Gebiete der Blutgefäß-, Knochen- und der Eingeweidechirurgie Tüchtiges geleistet; GÉZA V. ILLYÉS (geb. 1870) ist weltbekannt durch seine Verdienste um die urologische Chirurgie und Diagnostik überhaupt; die Gründung der urologischen Klinik in Budapest ist sein Werk. — Ein hervorragender Schüler von KOVÁCS ist auch der Primärarzt in Budapest HÜMÉR HÜLTL (geb. 1868), dem die Bauchchirurgie wichtige Fortschritte verdankt; er hat schon vor GROSSICH die Jodtinktur zur Vorbereitung der Operationen empfohlen. — Neben diesen Vertretern der bedeutendsten chirurgischen Schule ist von Chirurgen älterer Zeit zu erwähnen ALEXANDER LUMNICZER (1821—1892), Sanitätschef im ungarischen Freiheitskampf 1848/49, seit 1880 erster Direktor der 2. chirurgischen Klinik in Budapest; Urologie, Gelenk- und Bauchchirurgie waren seine Spezialarbeitsgebiete. — Von den Schülern EMERICH RÉCZEYS (1848—1913), dem Gelenk- und Knochenchirurgie tüchtige Arbeiten verdanken, ist vor allen TIBERIUS V. VEREBÉLY (geb. 1875) zu nennen, dessen Forschungen namentlich den Tumoren der verschiedenen Körperregionen gelten und dessen mit W. MANNINGER herausgegebenes Lehrbuch von Wert ist. — Einzelne hervorragende Chirurgen neuerer Zeit seien weiter erwähnt: PAUL V. KUZMIK (1864—1925), ein Mann voll eigener Gedanken in der operativen Technik, wissenschaftlich sehr fruchtbar; ferner ARNOLD WINTERNITZ (geb. 1872), sehr vielseitig, ein tüchtiger Kenner der Hirn- und Rückenmarkschirurgie.

Die *spanische* Chirurgie des vorigen Jahrhunderts steckte bis vor etwa 40 Jahren, wie der derzeitige Professor der Chirurgie in Barcelona, CORACHAN, berichtet, noch ganz in den Kinderschuhen: bis zum Beginn der achtziger Jahre wurden im allgemeinen nur Amputationen, Exstirpationen äußerer Geschwülste, hier und da Gesichtsplastiken ausgeführt. Dem heute noch lebenden bedeutendsten Vertreter des Faches, SALVADOR CARDENAL in Barcelona, gebührt das Verdienst, die antiseptische Wundbehandlung in seine Heimat eingeführt und sie dort der Chirurgie dienstbar gemacht zu haben; 1881 hat er zuerst eine Laparotomie in Spanien gewagt und mit Erfolg beendet; er hat eine umfangreiche Schar tüchtiger Praktiker herangebildet und ist der führende Chirurg Spaniens seit langem; den englischen Ehrentitel, den ihm im Jahre 1870 die Königin VIKTORIA verliehen hatte, hat man ihm im Weltkriege wieder absprechen zu dürfen geglaubt wegen seiner Zuneigung zu Deutschland. Aus seiner Klinik sind Männer wie ESQUERDO, RUSCA, RUIG Y RAVENTÓS, SEBASTIAN RECASENS und RIBAS Y RIBAS hervorgegangen. — In Madrid lehrte bis vor kurzem noch GOYANES, ein vorzüglicher Kliniker und Forscher auf dem Gebiete der Gefäßchirurgie und des Krebses. Neben ihm in der Hauptstadt am Instituto FEDERICO RUBIO, benannt nach dem Mitarbeiter und Freunde des großen CARDENAL, wirkt der als Praktiker und als Forscher auf dem Gebiete der orthopädischen Chirurgie bekannte LÓPEZ DURÁN. In Barcelona stehen jetzt an Stelle von CARDENAL die beiden Professoren MORALES und ESQUERDO, deren letzterer um die Neugestaltung der Knochenchirurgie in jüngster Zeit besondere Verdienste hat; hier wirken auch A. RAVENTÓS und RIBAS Y RIBAS. In San Sebastian ist der um die Verdauungspathologie so sehr verdiente URRUTIA tätig, in Zaragoza LOZANO, der die Thoraxchirurgie erheblich gefördert hat und ein vorzügliches Lehrbuch verfaßte, in Valencia LÓPEZ SANCHO, ein hochgeachteter klinischer Lehrer, und in Sevilla CORTÉS LLADÓ. Die spanische Chirurgie darf sich rühmen, in wenigen Jahrzehnten den Vorsprung der übrigen europäischen Länder eingeholt zu haben.

In den letzten Jahrzehnten, namentlich im Anschluß an den Weltkrieg, regt es sich überall in der Welt, gerade auch in unserm Fache; es sei nur an Südamerika, an Kanada, an Australien und Japan erinnert. Es wird nicht lange währen, bis auch aus diesen Ländern der Chirurgie wichtige Anregungen und Fortschritte zugehen werden!

Versuchen wir uns ein Bild zu machen von der Entwicklung der Chirurgie im 19. und 20. Jahrhundert, so sehen wir, daß sie zunächst noch wesentlich in denselben Geleisen sich bewegt wie im 18. Jahrhundert; es sind besonders die Eingriffe an den Knochen, die Unterbindungen großer Gefäße, der Steinschnitt und die Steinzertrümmerung, plastische Operationen im Gesicht, welche erfolgreich fortgebildet werden konnten; ferner sehen wir Fortschritte in der Verbandkunst und einen großen Aufschwung in der physikalischen Diagnostik mit beachtlichen Anfängen endoskopischer Untersuchungsmethodik.

Es folgt die große Periode völliger Umgestaltung unter dem Einfluß der Narkose; man darf jetzt, anstatt in höchster Eile operieren zu müssen, in aller Ruhe Schritt für Schritt sein Vorgehen erwägen und gestalten; die große Chirurgie, vordem einzelnen wenigen begnadeten Meistern vorbehalten, wird mehr und mehr Gemeingut der Ärzte; die Abdominalchirurgie, bisher etwas unerhört Gewagtes und sehr selten Erfolgreiches, beschränkt auf unabweisbare Fälle dringendster Not, beginnt unter dem Einfluß der Narkose, wenn auch zunächst in bescheidenem Ausmaß, ihren Siegeszug und befreit zahlreiche, von großen Eierstockgeschwülsten geplagte und infolgedessen bisher der Erstickungsgefahr ausgesetzte Frauen von ihrem Leiden, noch in vorantiseptischer Zeit. Die Chirurgie und mit ihr der Chirurg selbst erhalten mit der Narkose ein andres Gesicht, gerade auch im klinischen Unterricht. Und genau zur selben Zeit wird der Traum aller Wundärzte seit den ältesten Zeiten endlich Wirklichkeit: es gelingt, das grausige Rätsel zu lösen, warum bisher auch bei größter Sorgfalt so oft alle Mühe der besten Chirurgen vergebens geblieben war! SEMMELWEIS und LISTER, PASTEUR und KOCH und ihre Helfer erbringen den Beweis für die Ursache der Wundstörungen und zeigen den Weg zu ihrer Verhütung: der größte Schritt aufwärts, den die Chirurgie in vieltausendjähriger Wanderung je getan hat!

Von diesem Augenblick an beginnt ein ganz neues Zeitalter für unsre Kunst; die ersten 60 Jahre dieser neuen großen Periode liegen hinter uns; die Methoden des Wundschutzes, vielfach umstritten, liegen jetzt völlig klar und sind längst Allgemeingut; ebenso ist die Frage der Narkosetechnik im großen ganzen geklärt, auch die Abgrenzung der Allgemeinnarkose gegen die mächtig aufkommende örtliche Anästhesie mit ihren gewaltigen Vorzügen. Die Beherrschung der Blutung hat eine hohe Stufe der Vollkommenheit erklommen. Auch die Vorbereitung und Nachbehandlung der zu Operierenden ist sorgfältigster Aufmerksamkeit sicher. Der Einfluß nichtoperativer Maßnahmen auf unsre Operierten ist gewissenhaft studiert und wird zu ihrem Besten ausgewertet.

Die physikalischen Untersuchungsmethoden haben einen gewaltigen Aufschwung genommen, zumal in der Endoskopie und vor allem in dem Röntgenverfahren.

Nicht nur die Universitätskliniken erfreuen sich einer vorzüglichen Ausstattung mit bester Apparatur und vor allem hervoragendem Personal, sondern überall wetteifern Länder und Städte darin, in den operativen Abteilungen ihrer Krankenhäuser das Beste zu leisten, was irgend zu erwarten ist. Die Heeresverwaltungen aller Länder der Erde stehen darin nicht zurück.

So ist in diesen wenigen Jahrzehnten die Chirurgie auf allen Gebieten mit Riesenschritten vorwärts geeilt wie nie annähernd zuvor. Die innere Medizin hat überall mehr oder weniger ihres Gebietes an die Chirurgie abtreten müssen.

Die Trepanation des Schädels, unter dem Eindruck der üblen Resultate fast ganz verlassen, gewann wieder Kredit; hinzu kamen gerade hier die reichen Funde prähistorischer trepanierter Schädel in Frankreich, deren ehemalige Besitzer den Eingriff zum Teil lange überlebt haben mußten. Die großen, einstmals durch Blutung und folgende Wundeiterung abschreckenden Eingriffe, wie die Absetzung der krebsigen Brust oder der Extremitäten, verloren großenteils ihre Gefahren. Endlich konnte man jetzt wirkliche Radikaloperationen der Brüche erfinden und erfolgreich ausführen, da die Nähte ruhig versenkt und der Einheilung überlassen werden konnten. Die Bauchchirurgie, bis dahin in engem Bezirk eine Domäne einzelner großer Genies, wurde nun sozusagen erst erfunden; was sie heute leistet, ist uns so selbstverständlich, daß kaum jemand noch daran denkt, wie dies erst ein Geschenk allerjüngster Zeit ist! Das gleiche gilt großenteils für die Chirurgie des uropoetischen Systems. Nie hätte die plastische Chirurgie über das Gebiet des Gesichts hinausgelangen können, wenn die Sicherheit der prima intentio ihr nicht den Erfolg verbürgt hätte. Die totale Veränderung alles Geschehens in der Kriegschirurgie unter dem segensreichen Banner von Narkose und Wundschutz hat der große Krieg erwiesen; möchten alle die, welche in diesen Jahren da draußen der neuen Methoden als selbstverständlichen „Handwerkszeugs" sich bedienten, die lebensvollen Berichte aus früheren Feldzügen lesen, damit sie das Gefühl der Dankbarkeit und des Stolzes voll auskosten können dafür, daß sie das Glück gehabt haben, unter so günstigen Voraussetzungen ihren Beruf üben zu dürfen.

Die großen genialen Männer um die Mitte des 19. Jahrhunderts haben die ganze Chirurgie mit einem Ruck in die Höhe gerissen; Tausende und Abertausende haben in 6 Jahrzehnten auf der neugewonnenen Höhe daran gearbeitet, die Grenzen der Chirurgie allenthalben vorzuschieben und alle Gebiete chirurgischen Könnens bis in ihre Winkel hinein zu vervollkommnen. Unser Stand, ehedem mit Herablassung betrachtet, ist in kurzer Zeit zu höchsten Ehren berufen worden.

Abschluß.

Wir haben wohl alle das Empfinden, nach den Zeiten rastloser Erfolge des Ausbaues jetzt bis zu gewissem Grade zur Ruhe gekommen zu sein; es ist erreicht, was mit den neuen Methoden zu erreichen war; die neuen Verkehrsmittel sorgen dafür, daß jeder Fortschritt an einem Ende der Erde ohne weiteres überall bekannt wird.

Der ungeheure Reichtum, den die letzten 2 Menschenalter über die Chirurgie ergossen haben, verpflichtet ihre Vertreter zu äußerster Anspannung, um die erreichten Fortschritte zum Besten der Menschheit auszuwerten. Auch darf nie vergessen werden, wieviel trotz aller dieser Fortschritte an Erkenntnis der Krankheiten und an Möglichkeiten zur Hilfe noch im Dunkel liegt!

Aber nicht nur das wirklich Neue ist es, was uns vorwärts zu bringen vermag, was uns tatsächlich vorangebracht hat: oft genug ist es so gewesen, daß man verschüttete Quellen wieder zum Springen gebracht, daß man einen längst verstummten Mund wieder reden gelehrt, daß man altes Handwerkszeug, in früherer Zeit verächtlich beiseite geworfen, wieder hervorgeholt, aufs neue geprüft und unter neugewonnenen Voraussetzungen als wertvoll, ja wohl unersetzlich hat anerkennen müssen! Es ist so manches Gut im Laufe der Jahrhunderte verschollen oder verworfen worden, das man, von Vorurteilen befangen, voreilig abgelehnt oder gar ernst zu prüfen absichtlich unterlassen hat: da ist es eine bedeutsame, für den modernen Arzt praktisch hochwichtige Aufgabe, sich mit der *Geschichte* seiner eigenen Kunst und Wissenschaft vertraut zu machen, inmitten all des Alten und für den oberflächlich Schauenden wohl staubig Erscheinenden das pulsierende Leben zu erkennen, das aus all diesen Erinnerungen sprießt und das auf Schritt und Tritt lebendige Beziehungen zu ärztlichem Tun, ärztlichem Berufs- und Standesleben von heute aufweist. Denn Medizingeschichte ist nichts Totes, nichts Gewesenes allein — sie ist Kampf, Ringen, Streben derer, die vor uns waren, um Erkenntnis, um neue Gedanken, um neue Möglichkeiten, ihrer Aufgabe gerecht zu werden, den Kranken zu helfen! Die großen Gedanken, denen wir dort begegnen, die teils nur angedeutet, teilweise aber tief durchgearbeitet in den Schriften alter und neuerer Zeit vor uns liegen, sie kehren immer wieder im Lauf der Geschichte; sie entspringen immer aufs neue dem unwiderstehlichen Drängen der Menschheit nach Vervollkommnung, dem Sehnen der Ärzte, ihrem Ziele, dem Kranken zu helfen, näher zu kommen. Je nach dem Stande der Vervollkommnung, der Reife der gesamten Kulturentwicklung kommt dann dieser oder jener Gedanke schließlich früher oder später zur Erfüllung.

Der Arzt, der sich dieser Erkenntnis verschließt, der sich nur um das Heute kümmern will, dem am Alten nichts liegt, weil es ihm in seiner Unkenntnis, seiner Unbildung angeblich nichts zu sagen habe, erkennt früher oder später, allermeist zu spät, zu seinem Schmerz, daß er etwas versäumte, was kaum nachzuholen ist, meist aber endgültig verpaßt ist. Er hat in dem heutzutage mehr und mehr mechanisierten Heilbetrieb mit seiner oft genug trostlosen Öde und Nüchternheit ganz übersehen, daß rechts und links am Wege unendlich viel Köstliches und Erfreuliches, ja Wertvolles zum Greifen nahe sich seiner Hand geboten hat, was ihm sein ganzes Berufsleben hätte zieren können und ihm früh einen Begriff davon hätte verschaffen können, daß der Beruf nicht nur Kraft und Können fordert und Lohn dafür gibt, nein, daß er etwas im Laufe von Jahrtausenden Gewordenes ist, ein starker, durch tausendfältige Erfahrungen geläuterter und gereifter Organismus — daß er eine *Seele* besitzt!

Literaturverzeichnis.

Allgemeine Literatur.

Geschichte der Chirurgie.

ALBERT, ED.: Beiträge zur Gesch. der Chirurgie. 2 Tle. 1877.
— Lehrbuch der Chirurgie. 1881—1883.
BENEDICT, T. W. G.: Lehrbuch der allg. Chirurgie u. Operationslehre. Breslau: Ferd. Hirt 1842.
BERNSTEIN, J. G.: Gesch. der Chirurgie. 2 Tle. 1822—1823.
BRUNN, W. V.: Geschichtliche Einführung in die Chirurgie. Die Chirurgie, herausgegeben von KIRSCHNER u. NORDMANN, Lief. 1. 1924.
BRUNNER, C.: Geschichte der Wundbehandlung. In seinem Handbuch der Wundbehandlung. Neue deutsche Chirurgie 20. Bd. 2. Aufl. Stuttgart 1926.
CORACHAN (Barcelona): Chirurgie und Chirurgen in Spanien. Zeitschr. f. ärztl. Fortbildung 1926, S. 640—645.
EWER, LEOP.: Geschichte der Orthopädie. PUSCHMANNS Handbuch, S. 307—326.
— Geschichte der Massage. Ebenda, S. 327—340.
— Geschichte der Gymnastik. Ebenda, S. 341—354.
FISCHER, H.: Chirurgie vor 100 Jahren 1876.
GOELICKE, A. O.: Historia Chirurgiae antiqua et recentior. Hal. Magd. 1713.
GRÜNDER, J. W.: Geschichte der Chirurgie. 2. Aufl. 1865.
GURLT, E.: Geschichte der Chirurgie u. ihrer Ausübung. 3 Bde. Berlin: Hirschwald 1898.
HAESER, H.: Übersicht der Geschichte der Chirurgie. Deutsche Chirurgie. Lief. 1. 1879.
HECKER, J. F. K.: Gesch. der Chirurgie, in RUST: Theoret.-prakt. Handbuch der Chir. Bd. 4, S. 613—677. 1831.
HELFREICH: Geschichte der Chirurgie in PUSCHMANNS Handbuch, Bd. 3, S. 1—304. 1905.
KÖHLER, A.: Geschichte des Militärsanitätswesens u. der Kriegschirurgie vom 16. bis zum 20. Jahrhundert. PUSCHMANNS Handbuch, S. 853—864.
— Die Kriegschirurgen u. Feldärzte Preußens und andrer deutscher Staaten; zum Teil unter Mitarbeit von BOCK und HASENKNOPF. Veröff. a. d. Gebiete des Mil.-San.-Wesens. 4 Tle. Berlin 1899—1904.
KÜSTER, E.: Geschichte der neueren deutschen Chirurgie. Neue deutsche Chirurgie Bd. 15. 1915.
MALGAIGNE, J. F.: Œuvres complètes d'AMBROISE PARÉ. 3 Bde. 1840—1841. Bd. 1. Introduction; S. I—CCCLI.
PEYRILHE, BERNARD P.: Histoire de la chirurgie depuis son origine jusqu'à nos jours. 2 Tle. Paris 1780.
PORTAL, M.: Histoire de l'anatomie et de la chirurgie. 6 Bde. 1770—1773.
ROCHARD, J.: Historie de la chirurgie française au 19e siècle. 1875.
ROHLFS, H.: Die chirurg. Klassiker Deutschlands. 2 Tle. 1883—1885.
SPRENGEL, KURT und WILHELM: Gesch. der Chirurgie. 2 Bde. 1805—1819.
SPRENGEL, K.: Versuch einer pragmat. Geschichte der Arzneikunde. 5 Tle. 1800—1803.

Es sei an dieser Stelle auch darauf hingewiesen, daß die seit dem Jahre 1902 regelmäßig erschienenen „Mitteilungen zur Geschichte der Medizin u. der Naturwissenschaften" (Leipzig: J. A. Barth) alles, was seither in der Weltliteratur erschienen ist, sachlich und alphabetisch geordnet in Referaten gebracht haben.

Geschichte der Medizin.

BAAS, H.: Grundriß der Gesch. der Med. u. des heilenden Standes. Stuttgart 1876.
— Die geschichtl. Entwicklung des ärztl. Standes u. der med. Wissenschaften. Berlin 1896.
BILLROTH, TH.: Über das Lehren u. Lernen der med. Wissenschaften. Wien 1876.
Biograph. Lexikon der hervorragenden Ärzte aller Zeiten u. Völker von WERNICH, HIRSCH u. GURLT. 1884—1888.
DIEPGEN, P.: Geschichte der Medizin. 4 Bde. Sammlung Göschen 1913—1924.

FREIND, JOHN: The history of physic from the time of GALEN to the beginning of the 16th century. 1725—1726.
GARRISON, F. A.: An introduction to the history of medicine. 3. Aufl. Philadelphia und London 1924.
HAESER, H.: Lehrbuch der Gesch. der Medizin. 3. Aufl. Jena 1875—1881.
HECKER, J. F. K.: Geschichte der Heilkunde. 2 Bde. 1822—1829.
HIRSCH, AUG.: Handbuch der hist.-geograph. Pathologie. 3 Bde. Stuttgart 1881—1883.
— Gesch. der med. Wissenschaften in Deutschland. München u. Leipzig 1883.
HOLLÄNDER, E., Plastik und Medizin. Stuttgart: Enke 1912.
— Die Medizin in der klassischen Malerei. 2. Aufl. Stuttgart: Enke 1913.
ISENSEE, E.: Geschichte der Medicin, Chirurgie und Geburtshülfe. 6 Bücher. Berlin 1840—1845. (Bd. 5 enthält eine gute Darstellung der Chirurgie.)
LE CLERC: Histoire de la médecine (bis GALEN). Genève 1696.
MEYER, H. F.: Gesch. der Botanik. 4 Bde. 1854—1857.
MEYER-STEINEG und SUDHOFF: Geschichte der Medizin im Überblick mit Abbildungen. 2. Aufl. Jena 1922.
NEUBURGER, MAX: Geschichte der Medizin. 2 Bde. 1906—1911 (bis einschl. Mittelalter).
PAGEL, J.: Biograph. Lexikon hervorragender Ärzte des 19. Jahrhunderts. Berlin u. Wien 1901.
PUSCHMANN, TH.: Geschichte des medizin. Unterrichts. Leipzig 1889.
PUSCHMANNS Handbuch d. Gesch. d. Med., herausgegeben von NEUBURGER und PAGEL. 3 Bde. 1902—1905.
REAL, GARCIA DEL: Historia de la medicina en España. Bibl. méd. de Autores españoles y extranjeros. Bd. 23. Madrid 1921.
SCHWALBE, E.: Vorlesungen über Geschichte der Medizin. 3. Aufl. Jena: Fischer 1920.
SUDHOFF, K.: Kurzes Handbuch der Gesch. der Medizin. 3. u. 4. Aufl. von PAGELS Einführung in die Gesch. der Med. Berlin 1922.
VIERORDT, H.: Med.-gesch. Hilfsbuch. Tübingen 1916.

Bibliographie.

CHOULANT, L.: Tafeln zur Gesch. der Medizin nach der Ordnung ihrer Doctrinen. 1882.
— Handbuch der Bücherkunde für die ältere Medizin. 1841.
HALLER, A. v.: Bibliotheca chirurgica. T. 1, 2. Basileae 1774—1775.
PAGEL, J.: Histor.-medic. Bibliographie für die Jahre 1875—1896. Berlin 1898.
PAULY, A.: Bibliographie des sciences médicales. Paris 1874.
ROSENBAUM, J.: Additamenta zu CHOULANTS Handbuch. 1842—1847.
VIGILIIS V. CREUTZENFELD, STEPHAN: Bibliotheca chirurgica. 2. Bde. Wien 1781.
SUDHOFF, K.: Das medizinische Zeitschriftenwesen in Deutschland bis zur Mitte des 19. Jahrhunderts. Münch. med. Woch. 1903, Nr. 11.
v. BRUNN, W.: Das deutsche medizinische Zeitschriftenwesen seit der Mitte des 19. Jahrhunderts. Riedel-Archiv 1925 (Sonderheft). Idra-Verlagsanstalt, Berlin-Britz.

Vorgeschichtliche Chirurgie.

BARTELS, MAX: Die Medicin der Naturvölker. Leipzig: Th. Grieben's Verlag (L. Fernau) 1893.
BAUDOUIN, MARCEL: Les affections osseuses dans l'ossuair néolithique de Bazoges. Arch. prov. de chir. Bd. 23, S. 23—29.
BOUCHINET: Des états primitifs de la Médecine. Dijon 1891.
BOULE, MARCELLIN: Les hommes fossiles. 2. Edition. Masson & Co. 1923. (Fig. 212 und 201.)
BREHMS Tierleben. 3. Aufl., Bd. 1, S. 132.
BREUIL, H., et CABRÉ-AGUILA, JUAN: Les peintures rupestres du bassin inférieur de l'Ebre. L'Anthropologie Bd. 20, S. 1—21. 1912.
BREUIL, H., et OBERMAIER, H.: Les premiers travaux de l'Institut de Paléontologie humaine. Ebda. Bd. 18, S. 1—27. 1909.
BURKITT: Prehistory. 2. Edition, 1921.
CARTAILHAC, E., et BREUIL, H.: La Caverne d'Altamira à Santillane près Santander (Espagne). Monaco 1906. (Das am schönsten ausgestattete dieser Werke.)
DIEPGEN, PAUL: Geschichte der Medizin. 1. Altertum. Sammlung Göschen 1913.

LE DOUBLE: La médecine et la chirurgie dans les temps préhistoriques. La France méd. 1911.
FLETCHER, ROBERT: On prehist. trephining and cranial amulets. Washington 1882.
FÜRST, C. M.: Trepan. svenska kranier från älder Tid. Lunds Univ. årskrift. N. F. Bd. 9, S. 4. 1913, sowie verschiedene andre Mitteilungen.
GURLT, E.: Geschichte der Chirurgie und ihrer Ausübung. 3. Bände. Berlin: Hirschwald 1898.
HOERNES, M.: Urgeschichte der bildenden Kunst in Europa von den Anfängen bis um 500 v. Chr. 2. Aufl. Wien: Anton Schroll & Co. Ges. m. b. H. 1915.
HOFSCHLAEGER, R.: Über den Ursprung der Heilmethoden. Festschrift zum 50jähr. Bestehen des Naturwissenschaftlichen Vereins zu Krefeld. 1908.
— Die Entstehung der primitiven Heilmethoden und ihre organische Weiterentwicklung. Arch. für Gesch. der Medizin, Bd. 3, H. 2. 1909.
HOLLÄNDER, E.: Die chirurgische Säge. Arch. f. klin. Chirurg. Bd. 106, S. 316ff. 1914.
V. HOVORKA, O., und KRONFELD, A.: Vergleichende Volksmedizin. 2. Bde. Stuttgart: Strecker & Schröder 1908—1909.
JAGER, KARL: Beiträge zur frühzeitlichen Chirurgie. Mit Atlas von 13 Tafeln in Lichtdruck. Wiesbaden: C. W. Kreidel's Verlag 1907.
— Beiträge zur prähist. Chirurgie. Dtsch. Zeitschr. f. Chirurg. Bd. 103, S. 109—141.
KLEBS, ARNOLD C.: Palaeopathology. The John Hopkins Hospital Bull. Bd. 28, Nr. 318. Aug. 1917.
LEHMANN-NITSCHE, R.: Beiträge zur prähist. Medizin nach Funden aus deutscher Vorzeit. Diss., München 1898; und Arch. f. klin. Chirurg. Bd. 51, H. 4. 1896.
LUCAS-CHAMPONNIÈRE: Les origines de la trépanation décompressive. Trépan. néolithique, S. 131. Paris: Steinheil 1912.
MACCURDY, G. G.: Prehist. surgery. Amer. Anthropologist. N. S. Bd. 7, Nr. 1. 1905.
MANOUVRIER: Le T-sincipital. Bull. de la soc. d'Anthrop. de Paris 1895, S. 357; 1902, S. 601; 1903, S. 494; 1904, S. 67.
MOODIE, ROY L.: Studies in Palaeopathology. Annals of med. history 1917.
— Palaeopathology. Univ. of Illinois Press 1923.
NEUBURGER, MAX: Geschichte der Medizin, Bd. 1. Stuttgart: Enke 1906.
NICOLAS, C.: La trépanation néolithique chez les Canaques actuels. L'Homme préhistorique, Bd. 11, Nr. 1, S. 62—64. 1913.
NIELSEN, H. A.: Yderlige Bidrag til Danmarks stenalderfolks anthropologi. Kopenhagen 1911.
FRHR. V. OEFELE: Vorhippokratische Medizin Westasiens, Ägyptens und der mediterranen Vorarier. Handbuch der Gesch. der Med. Bd. 1. Jena 1902.
— Keilschriftmedizin in Parallelen; in: Der alte Orient, S. 10f. Leipzig 1902.
— Prähistorische Parasitologie nach Tierbeobachtungen. Arch. d. Parasitologie 1902, S. 117ff.
PARKINSON, H.: Dreißig Jahre in der Südsee. Stuttgart: Strecker u. Schröder 1907.
A. PETERMANNS Mitteilungen, Bd. 21, S. 174. 1875.
PRUNIÈRES: Sur les crânes artificiellement perforés à l'époque des dolmens. Bull. de la soc. d'Anthropologie de Paris, Bd. 9, 2. Serie, S. 185—205. 1874.
RETZIUS, GUSTAF: Crania Suecia Antiqua und Ein neuer Fund von Schädeln aus dem Eisenzeitalter in Östergötland, trepanierte Schädel. Stockholm 1900.
RUFFER, MAC ARMAND: Studies in Palaeopathology. Mitteil. z. Gesch. der Med. u. der Nat.-Wiss. Bd. 13, S. 453—460. 1914 und an vielen andern Orten.
SMITH, G. ELLIOT: The most ancient splints. The Brit. med. Journ. 28th March 1908, S. 732—734.
SMITH, ELLIOT, und F. JONES, WOOD: Egypt. Ministry of Finance. Survey Department. The Archaeological Survey of Nubia, 1907—1911. (Zähne, Knochenbrüche.)
— — The archeological Survey of Nubia, Bd. 2. Cairo 1910.
SPRENGEL, KURT: Versuch einer pragmatischen Geschichte der Arzneykunde. 5 Teile. Halle 1792—1803.
STIEDA, L.: Über alte trepanierte Schädel. Wien. med. Woch. 1911, Nr. 26.
STIEGELMANN, ADOLF: Altamira. Naturwiss. Zeitfragen, H. 10. Godesberg-Bonn: Naturwiss. Verlag (Abt. des Keplerbundes) 1910.
SUDHOFF, KARL: Kurzes Handbuch der Geschichte der Medizin, 3. u. 4. Aufl. Berlin: Karger 1922.

SUDHOFF, KARL: T-sincipital néolithique. La France méd. 1908, Nr. 12 und Zeitschr. f. ärztl. Fortbildung, Bd. 6, S. 6. 1909.
— Reallexikon der Vorgeschichte, hrsg. von MAX EBERT, 1925, unter „Ausbrennen".
TILLMANNS, H.: Über prähistor. Chir. Arch. f. klin. Chirurg. Bd. 28, S. 775—800. 1883.
Trepanation: Mitt. 24, S. 59. Proc. of the roy. soc. of med. Section of the Hist. of Med. Bd. 14—17. 1921—1924.
WILSER, L.: Vorgeschichtl. Chirurgie. Verh. des Naturhist.-med. Vereins zu Heidelberg. N. F. Bd. 7, H. 2. 1902.
WILSON, PARRY: The trephined skulls of GreatBritain. 7 Fälle aus England — davon nur 2 sichere vor- bzw. frühzeitliche Trepanationsfälle, 1 Fall unvollendet; ein Knochenkranker, an dem trepaniert ist.
WÖLFEL, D. J.: Die Trepanation. Anthropos, Bd. 20. 1925.
WUNDT, WILHELM: Völkerpsychologie, eine Untersuchung. Leipzig 1905—1912.
— Elemente der Völkerpsychologie. 2. Aufl. 1913.
ZDEKAUER, ALFRED: Über Schädeltrepanationen im Bismarckarchipel. Mitt. der Anthrop. Ges. in Wien Bd. 30, S. 116—117. 1900.

Chirurgie im Zweistromlande.

EBELING, ERICH: Keilschrifttafeln medizin. Inhalts. Arch. f. Gesch. der Med. Bd. 13, H. 1, 2, 5 u. 6. 1921.
EHELOLF, HANS: Ein altassyr. Rechtsbuch übersetzt. Mitt. a. d. Vorderasiat. Abtlg. d. Staatl. Museen z. Berlin 1922.
FRIEDRICH und ZIMMERN: Hethitische Gesetze aus dem Staatsarchiv von Boghazköi. Hinrichs 1922.
HILPRECHT, H. V.: The earliest Version of the Babylonian deluge story and the temple library of Nippur. The Bab. exped. of the univ. of Pennsylvania, Bd. 5, H. 1. Philadelphia 1910.
HROZNÝ, FRIEDRICH: Die Lösung des hethitischen Problems. Mitt. der deutschen Orient-Gesellschaft Nr. 56. 1915.
JASTROW, MORRIS: The Medicine of the Babylonians and Assyrians. Proc. of the roy. soc. of med. Bd. 7. 1914.
LUTZ, H. F.: A contribution to the knowledge of Assyro-Babylonian Medicine. The Amer. Journal of Sem. Lang, Bd. 36, Nr. 1. 1919.
KÜCHLER, FRIEDRICH: Beiträge zur Kenntnis der Assyrisch-Babylonischen Medizin. Leipzig: Hinrichs 1904.
MEYER-STEINEG und SUDHOFF: Gesch. der Med. im Überblick 1922.
V. OEFELE: Vorhippokratische Medizin Westasiens, Ägyptens und der mediterranen Vorarier. In PUSCHMANNS Handbuch der Gesch. der Med. Bd. 1. 1902.
— Keilschriftmedizin. Einleitendes zur Medizin der Koujunjik-Collection. Abhandlungen zur Gesch. der Med. H. 3. 1902.
— Keilschriftmedizin in Parallelen. Der Alte Orient, H. 2. 1902.
— Strafrechtliches aus dem alten Orient. Arch. f. Kriminal-Anthrop. u. Kriminalistik. Bd. 9. 1902.
PENSUTI, V.: Babylone et la médecine Hippocratique. Bull. de la soc. franç. d'hist. de la méd. Bd. 12, S. 491—495. 1913.
SUDHOFF, KARL: Im Reallexikon der Vorgeschichte von MAX EBERT 1924.
— Kurzes Handbuch der Gesch. d. Med. Karger 1922.
THOMPSON, R. CAMPBELL: Assyrian Medical Texts from the Originals in the British Museum 1923.
WINKLER, HUGO: Die Gesetze CHAMMURABIS. Der alte Orient. Jg. 4, H. 4. Leipzig 1903.
ZERVOS, S. G.: Beitrag zur vorhippokrat. Geburtshilfe-Gynäkologie der Babylonier und Assyrer. Arch. f. Gesch. d. Med. Bd. 6, H. 6. 1913.

Altägypten.

BREASTED, JAMES HENRY: The EDWIN SMITH Papyrus. The New York Hist. Soc. Quarterly Bull., April 1922.
COMRIE, JOHN D.: Medecine among the Assyrians and Egyptians in 1500. B. C. Edinburgh Med. Journ. 1909.

GRIFFITH: The Petrie Papyri. Hieratic Papyri from Kahun and Gurob. London 1898, auch a. a. O.
GURLT: Gesch. der Chirurgie Bd. 1. 1898.
JOACHIM (LIEBLEIN): Papyros EBERS. Berlin 1890.
v. OEFELE, FELIX FREIHERR: Vorhippokrat. Medizin Westasiens, Ägyptens u. der mediterranen Vorarier. PUSCHMANNS Handbuch der Gesch. d. Med. Bd. 1. 1902.
— Keilschriftmedizin in Parallelen. Der alte Orient, Jg. 4, H. 2. 1902.
— Zur altägypt. Medizin. Prager med. Wochenschr. Bd. 30. März 1905.
REISSNER, G. A., SMITH, G. ELLIOT, und JONES F. WOOD: The Archeological of Nubia, 1907—1908. Cairo; National Printing department 1908, 1909, 1910.
RUFFER, MARC ARMAND: Remarks on the Histology and Pathological Anatomy of Egyptian Mummies. The Cairo Scientific Journal, Bd. 4, Nr. 40. 1910.
SMITH, G. ELLIOT: The most ancient splints. The Brit. med. journ. 1908, S. 732—734.
SUDHOFF, KARL: MAX EBERTS Reallexikon der Vorgeschichte 1924.
— Kurzes Handbuch der Gesch. d. Med. 1922.
— und MEYER-STEINEG: Gesch. d. Med. im Überblick 1922.
WRESZINSKI, WALTER: Der große med. Papyrus des Berliner Museums. Hinrichs 1909.
— Der Londoner med. Papyrus und der Pap. HEARST. Hinrichs 1912.
— Der Papyrus Ebers. Hinrichs 1913.
— Die Medizin der alten Ägypter. Med. Klinik 1911, S. 798—800, 836, 870 u. 871.

Israel.

ALMKVIST, JOHAN: Zur Geschichte der Circumcision. Janus, Jg. 30, S. 86—104. 1926.
PREUSS, JULIUS: Biblisch-talmudische Medizin. 2. Aufl. Berlin: S. Karger 1921.
— Die Medizin der Juden. PUSCHMANNS Handbuch, Bd. 1. 1902.
SCHAPIRO, D.: La Péritomie. Janus, Jg. 29, S. 71—97 und 113—139. 1925.
SMITH, G. ELLIOT: The most ancient splints. Brit. med. journ., 28. März 1908, S. 732—734.
SPIVACK, CHARLES D.: In the Jewish Encyclopedia, New York 1904.
SUDHOFF, KARL: Im Reallexikon der Vorgeschichte von EBERT 1925.
— Kurzes Handbuch der Gesch. d. Med. 1922.

China und Japan.

FUJIKAWA, Y.: Geschichte der Medizin in Japan. Tokio 1911.
HÜBOTTER, FRANZ: 3000 Jahre Medizin. Berlin 1920.
— A Guide through the Labyrinth of Chinese Medical Writers and Medical Writings. Kumamoto 1924.
PFIZMAIER, AUGUST: Sitzungsberichte (LI—LX) und Denkschriften (XVI, 1869) der Wiener Akademie (Phil.-hist. Klasse). 7. Jahrzehnt des 19. Jahrhunderts.
SCHEUBE, B.: Die Geschichte der Medizin bei den ostasiatischen Völkern. In PUSCHMANNS Handbuch, Bd. 1. 1902.
TEE HAN KEE, M. D.: Chinese Medicine. Americ. med., Bd. 10, Nr. 21. 1905.
ZAREMBA, R. W. VON: Die Heilkunst in China. Janus, Jg. 9, 3.—6. Lieferung. 1904.

Die heutigen Naturvölker.

ALMKVIST, JOHAN: Zur Geschichte der Circumcision. Janus, Jg. 30, S. 86—104. März-April 1926.
BARTELS, MAX: Die Medizin der Naturvölker. Leipzig: Th. Griebens Verlag (L. Fernau) 1893.
GURLT, E.: Gesch. der Chirurgie Bd. 1, S. 96—235. 1898.
HOVORKA, O. v., und KRONFELD, A.: Vergleichende Volksmedizin. 2. Bde. 1908. Stuttgart: Strecker & Schröder 1908 u. 1909.

Persien.

FICHTNER, HORST: Die Medizin im Avesta. Leipzig: Eduard Pfeiffer 1924.
JAYNE, W.: The Med. Gods of Ancient Iran. Ann. of Med. History, Bd. 2. 1919.

Altamerika.

BARTELS, M.: Die Ausführung der geradlinigen präkolumbischen Trepanation, m. 3. Abb. Dtsch. med. Wochenschr. 1913, S. 2311.
Codex Borgia, eine altmexikanische Bilderschrift der Bibliothek der Congregatio de Propaganda Fide, erläutert von ED. SELER, 3. Bde. mit 76 Taf. 1904, 1906, 1909.
FLORES, FRANCISCO A.: Historia de la Medicina en México, 3 Bde. México 1886—1888.
FREEMAN, LEONARD: Surgery of the Ancient Inhabitants of the Americas. Art and Archeology, Bd. 18, S. 21—35. Washington, Juli-August 1924.
HOLLÄNDER, E.: Plastik und Medizin. S. 391—439. Stuttgart 1912.
HRDLIČKA, A.: Some results of recent anthropological explorations in Peru. Smithsonian Misc. Collections Bd. 56, Nr. 16. Washington 1911.
LEHMANN-NITSCHE, R.: Pathologisches aus Alt-Peru. Janus, Jg. 7. 1902.
— Las constelaciones del Orión y de las Hiadas. Revista del Museo de La Plata, Bd. 26, S. 17—69. 1921.
NEUBURGER, MAX: Über die Medizin der alten Mexikaner. Wien. med. Presse, Bd. 44, Nr. 40. 1905.
SAFFORD, W. E.: An Aztec Narcotic (Lophophora Williamsii). Journ. of Heredity Bd. 6, Nr. 7. 1915.
WEIDNER, ERNST F.: Zum Kampfe um die altorientalische Weltanschauung. Orient. Lit.-Zeitung, Bd. 16, Nr. 1 u. 2. 1913.

Indien.

ABINASH CHUNDER KABIRATNYA: Ausgabe des SUŠRUTA. Part I, T. 34. Calcutta 1885.
HIRSCHBERG, J.: Der Starstich der Inder. Zentralbl. f. prakt. Augenheilkunde. Jena 1908.
JOLLY, JULIUS: Medizin. In Grundriß der indo-arischen Philologie und Altertumskunde Bd. 3, H. 10. 1901.
MITRA, S. M.: Hindu Medicine. Internat. Kongreß f. Gesch. d. Med. in London 1914, S. 363—371.
The SUŠRUTA-SAMHITA the Hindu systeme of medicine according to SUŠRUTA translated from the original Sanskrit by UDOY CHAND DUTT, civil med. officer. Bibl. Ind. New Series Nr. 490, 500, 802. Calcutta 1883, 1891.
TRENDELENBURG, FRIEDR.: De ceterum Indorum chirurgia. Inaug.-Diss., Berlin 1866.
WINTERNITZ, M.: Geschichte der indischen Literatur, Bd. 3, S. 541—554. Leipzig: C. F. Amelangs Verlag 1922.

Hellas (bis zu Hippokrates).

DAREMBERG, CH.: La Médecine dans HOMÈRE ou Etudes d'Archéologie sur les Médecins, l'Anatomie, la Physiologie, la Chirurgie et la Médecine dans les poèmes Homériques. Paris 1865.
— Etat de la méd. entre HOMÈRE et HIPPOCRATE. Paris 1869.
DEUBNER, LUDWIG: De incubatione. Lipsiae 1900.
— Cosmas u. Damian. Leipzig u. Berlin 1907.
DIELS, HERMANN: Die Fragmente der Vorsokratiker 2. Aufl., 2. Bde. 1906—1910.
FRÖLICH, H.: Die Militärmedizin HOMERS. Stuttgart 1879.
FUCHS, ROBERT: Geschichte der Heilkunde bei den Griechen. PUSCHMANNS Handbuch, Bd. 1. 1902.
FULD, E.: Prähomerische Sektionen? Münch. med. Wochenschr. 1922, Nr. 50.
GOMPERZ, TH.: Griechische Denker. 3. Bde. Leipzig 1896—1909.
HOPF, LUDWIG: Die Heilgötter und Heilstätten des Altertums. Tübingen 1904.
ILBERG, JOH.: ASKLEPIOS. Neue Jahrb. f. klass. Altertumskunde Bd. 4, H. 7/8.
KÖRNER, O.: Wesen und Wert der Homerischen Heilkunde. Wiesbaden 1904.
— Wie entstanden die anatomischen Kenntnisse in Ilias und Odyssee? Münch. med. Wochenschr. 1922, Nr. 42.
— Der Eid des HIPPOKRATES. München: J. F. Bergmann 1921.
— Geist u. Methode der Natur- u. Krankheitsbeobachtung im griech. Altertume. Rostock 1914.
MALGAIGNE: Anatomie et physiologie d'HOMÈRE. Acad. Roy. de méd. Séance du 19. 7. 42.

MEYER-STEINEG, TH.: Krankenanstalten im griech.-röm. Altertum. Jenaer med.-hist. Beiträge 1912, H. 33.
PENSUTI, V.: Babylone et la médecine Hippocratique. Bull. de la soc. franç. d'hist. de la méd. Bd. 12. 1913.
SCHWENN, FR.: Die Menschenopfer bei den Griechen und Römern. Religionsgesch. Versuche, Bd. 15, S. 3. 1915.
SIGERIST, H. E.: Die historische Betrachtung der Medizin. Arch. f. Gesch. d. Med. Bd. 18, H. 1. 1926.
— Antike Heilkunde. E. Heimeran 1927.
SUDHOFF, K.: Ärztliches aus griechischen Papyrusurkunden. Studien z. Gesch. d. Med. 1909, H. 5/6.
WEINREICH, OTTO: Antike Heilungswunder. Gießen 1909.

Hippokrates und die nachhippokratische Zeit.

APELT, O.: PLATONS Dialoge Timaios und Kritias übers. u. erläutert. Philos. Bibl. Bd. 179. Leipzig 1919.
BECKH und SPÄTH: Anonymus Londinensis, dtsch. Ausgabe. Berlin 1896.
BEKKER, J.: Gesamtausgabe der Schriften des ARISTOTELES. Berliner Akad. d. Wiss. 5 Bde. 1831—1870.
Corpus med. Graecorum 2.
FUCHS, ROB.: HIPPOKRATES, sämtliche Werke. Deutsche Übersetzung. 3 Bde. München 1895—1900.
HERZOG, RUDOLF: Berichte über die Expeditionen auf der Insel Kos 1902 und 1904. Archäol. Anzeiger, Beiblatt z. Jahrb. des Arch. Instituts 1902, 1905 u. a. a. O.
Hippocratis opera quae feruntur omnia. Vol. II ex cod. Ital. edidit HUGO KUEHLEWEIN. Lipsiae in aed. B. G. Teubneri MCMII. 1902.
KÜHLEWEIN, HUGO: Die chirurgischen Schriften des HIPPOKRATES. Jahresbericht der kgl. Klosterschule zu Ilfeld 1897/1898.
LITTRÉ, EMILE: Œuvres d'HIPPOCRATE. Paris 1839—1861.
LURJE, SAWELLI: Studien über Chirurgie der Hippokratiker. Diss., Dorpat 1890.
MELCHIOR, ED.: Studien zur antiken Chirurgie HIPPOKRATES. BRUNS' Beitr. z. klin. Chir. Bd. 127, H. 3. 1922.
MEYER-STEINEG, TH.: Krankenanstalten im griech. u. röm. Altertum. Jenaer med.-hist. Beiträge 1912, H. 3.
PÉTREQUIN, J. E.: Chirurgie d'HIPPOCRATE. 2 Bde. Paris 1877/78.
SCHÖNE, HERMANN: APOLLONIUS von Kitium, ill. Kommentar zu der hipp. Schrift *Περὶ ἄρθρων*. Leipzig: Teubner 1896.
SCHRICKER, HANS: Die hipp. Geräte zur Einrichtung von Frakturen u. Luxationen. Diss., Jena 1911.
SIGERIST, H. E.: Beiträge z. Geschichte der griech. Medizin. Schweizer med. Wochenschr. Jg. 55, Nr. 9. 1925.
WELLMANN, MAX: Die Fragmente der sikelischen Ärzte AKRON, PHILISTION und des DIOKLES von Karystos. Berlin 1901.

Alexandreia.

CLIFFORD, ALLBUTT, SIR: Greek medicine in Rome. London: Macmillan & Co. 1921.
DAREMBERG, CH.: Anatomie et physiol. d'HÉROPHILE. Revue scientifique Bd. 27. 1881.
FUCHS, ROB.: ERASISTRATEA, quae in librorum memoria latent, congesta enarrantur. Leipzig 1892.
— Die Plethora bei ERASISTRATOS. FLECKEISENS Jahrb. 1892, S. 679ff.
— De ERASISTRATO capita selecta. Hermes 29 (1894).
KALBFLEISCH, KARL: Philolog. Wochenschr., Jg. 44, Nr. 42. 1924.
MARX: HEROPHILUS. Ein Beitrag z. Gesch. d. Med. Karlsruhe u. Baden 1838.
— De HEROPHILI celeberrimi medici vita, scriptis etc. Gottingae 1842.
MEYER-STEINEG, TH.: Die Vivisektion in der antiken Medizin. Internat. Monatsschr. 1912, Nr. 12.
NICOLE, J.: Un questionnaire de chirurgie. Arch. f. Papyrusforschung, Bd. 2, S. 1. 1902.

PAGEL: Über den Versuch am lebenden Menschen. Dtsch. Ärztezeitung 1905, H. 9.
PREUSS, Jul.: Biblisch-talmudische Medizin, S. 243. 1921.
SUSEMIHL: Gesch. der griech. Literatur in der Alexandrinerzeit. 2 Bde. Leipzig 1891/92.
WELLMANN, M.: Realenzyklopädie von PAULI-WISSOWA, Bd. 6, S. 323—350. ERASTRATOS.
— Ibidem 1905, 10. Halbband, Sp. 2516ff. über die Empiriker.

Alt-Italien, Einführung der Griechenmedizin in Rom, Asklepiades und Methodische Schule, Celcus.

FUCHS, R.: Anonymus Parisinus. Rhein. Museum, Bd. 49. 1894. Dtsch. med. Wochenschr. 1899, Nr. 7. Festschrift f. JOH. VAHLEN 1900.
GUMPERT, CH. G.: ASCLEPIADIS Bithyni Fragmenta. Vimar 1794.
ILBERG, J.: A. CORN. CELSUS u. die Med. in Rom. N. Jahrb. f. d. klass. Altertum, Bd. 19. 1907.
MARX, FR.: A. CORN. CELSUS. Corpus Med. Latin. 1915.
MEYER-STEINEG, TH.: In der Einleitung zur Übersetzung des THEOD. PRISCIANUS. Jena 1909.
— C. CELSUS über d. Grundfragen der Medizin. Leipzig 1912.
— Das med. System der Methodiker, eine Vorstudie zu CAELIUS AURELIANUS: De morbis acutis et chronicis. Jenaer med.-hist. Beiträge 1916, H. 7/8.
MORRIS-JASTROW: The medicine of the Babylonians and Assyrians. London 1914.
SAALFELD, G. A. E. A.: Wie kamen die ersten Vertreter der Medizin nach Rom? VIRCHOWS Arch. f. pathol. Anat. u. Physiol. 1889.
SCHELLER-FRIEBOES: AULUS CORNELIUS CELSUS über die Arzneiwissenschaft. Braunschweig 1906.
STUMPF, R.: Die Gesch. des Ehelebens, der Geburtshilfe . . . der alten Römer. Dtsch. Medizinalzeitung 1895.
SUDHOFF: Etruskische Medizin. Reallexikon der Vorgeschichte 1925.
— Gesch. der Zahnheilkunde. Barth 1921.
THRÄMER, ED.: CATO censorius u. d. Griechenmedizin. Mitt. z. Gesch. d. Med. u. d. Naturwiss. Bd. 14. 1895.
v. VILAS, HANS: Der Arzt u. Philosoph ASKLEPIADES von Bithynien. Wien u. Leipzig 1903.
WELLMANN, MAX: ASKLEPIADES von Bithynien von einem herrschenden Vorurteil befreit. N. Jahrb. f. d. klass. Altertum, Bd. 21. 1910.
— XENOKRATES aus Aphrodisias. Hermes, Bd. 13. 1907 (PLINIUS).

Pneumatiker und Eklektiker.

ARETAIOS, ed. K. G. KÜHN, Leipzig 1828. Deutsche Übersetzung von A. MANN. Halle 1858.
CLIFFORD, ALLBUTT, SIR: Greek medicine in Rome. London: Macmillan & Co. 1921.
COCCHIUS, ANTON: Graecorum chir. libri Sorani-Oribasii . . . e collectione Nicetae. Florenz 1754.
DAREMBERG, CH., et RUELLE, EMILE: Œuvres de RUFUS D'EPHÈSE. Paris 1879.
GESNER, ANDREAS: Chirurgia. De chirurgia scriptores optimi quique veteres. Tiguri 1555.
IDELER: Physici et medici graeci minores. Lips. 1841.
KALBFLEISCH: Pap. graec. Mus. Brit. et Mus. Berol. Index Lect. Rostock 1902.
NICOLE, J.: Fragment d'un traité de chirurgie. Arch. f. Pap.-Forschung, Bd. 4, H. 3/4. 1907.
Ped. Dioscuridis Anazarbei De materia medica libri quinque, ed. M. WELLMANN. 3 Bde. 1907—1914.
SIGERIST, H. E.: Die „Chirurgia ELIODORI". Arch. f. Gesch. d. Med. Bd. 12, H. 1. u. 2. 1920.
— Die „Lecciones HELIODORI". Ibid. Bd. 13, H. 1 u. 2. 1921.
SORANI Gynaeciorum vetus translatio latina . . . recogn. a VAL. ROSE. Lips. 1882. Deutsche Übersetzung von LÜNEBURG und J. CH. HUBER. München 1894.
— Gynaeciorum libri IV de signis fracturarum. de fasciis. vita Hippocratis secundum Soranum. edidit J. Ilberg. Corp. med. graec. IV. 1927.
TÖPLY, ROB., RITTER V.: Die Anatomie des RUPHOS. Anatom. Hefte, Bd. 1, H. 76. 1904.
WELLMANN, M.: Die pneumatische Schule bis auf ARCHIGENES. Berlin 1895.
— Zur Gesch. der Med. im Altertum. Hermes Bd. 47, S. 1—18.

Galenos.

ACKERMANN, JOH. CHRIST. GOTTLIEB: Historia iteraria GALENI. FABRICIUS' Bibliotheca graeca, Bd. 5, S. 377ff.
Corpus med. graecorum, soweit erschienen. Weiter eine Reihe grundlegender Arbeiten von J. MÜLLER, G. HELMREICH, DIELS, WENCKEBACH und SCHÖNE.
DAREMBERG, CH.: Œuvres anatomiques, physiologiques et médicales de GALEN, précedés d'une introduction. 2 Bde. Paris 1854, 1857.
Editio princeps. Aldus. 5 Bde. 1525.
HARNACK, ADOLF: Medizinisches a. d. ältesten Kirchengeschichte. Leipzig 1892.
ILBERG, J.: Aus GALENS Praxis. N. Jahrb. f. d. klass. Altertum, Bd. 15. 1905.
— Verbände in der griech. und röm. Heilkunde. Zeitschr. f. Samariter- u. Rettungswesen 1911, Nr. 24. 15 S.
KÜHN, KARL GOTTLOB: Gesamtausgabe 1821—1833. 22 Bde. Im 1. Bande: Eine Reihe der Werke in Teubnerscher Ausgabe.
MEYER-STEINEG, TH.: Ein Tag im Leben des GALEN. Jena 1913.
— Studien z. Physiol. des GALENOS. Arch. f. Gesch. d. Med. Bd. 5 und 6. 1912 u. 1913.
SIMON, MAX: Sieben Bücher Anatomie des GALEN. 2 Bde. Leipzig: Hinrichs 1906.
ULLRICH, FRIEDRICH: Die anatom. u. vivisektorische Tätigkeit des GALENOS. Diss., Leipzig 1919.

Griechisch-römische Instrumente.

BALLU, A.: L'arsenal chir. ancien. Thèse. Paris 1905.
BAUDOUIN, M.: Instruments de chir. gallo-romains, trouvés en Loire inférieure. Arch. prov. de chir. Bd. 21, 1912.
BAYARDI, O. A.: Catalogo degli antichi monumenti dissotterati dalla discoperta città di Ercolano. Napoli 1755.
v. BRUNN, W.: Der Stelzfuß v. Capua und die antiken Prothesen. Arch. f. Gesch. d. Med. Bd. 18. 1926.
BRUNNER, C.: Die Spuren der röm. Ärzte a. d. Boden der Schweiz. 4 Tafeln, 7 Abbildungen. Zürich: Müller 1894.
BUCKLER, W. H., and CATON, R.: Account of a group of med. and surg. instr. found at Kolophon. Proc. of the roy. soc. of med. Bd. 7, Nr. 6. 1914. 4 Fig.
CARUS, C. G.: Über die in Pompeji gefundenen Instrumente. 1829.
CATON, RICH.: Notes on a group of med. and surg. instruments found near Colophon. The Journ. of Hellenic studies, Bd. 34, Teil 1. 3 Taf. mit 42 Abb. 1914.
CHOULANT, LUDOV.: De locis Pompejanis ad rem medicam facientibus c. tab. IV. Lips. 1823.
COMO: Das Grab eines römischen Arztes in Bingen. „Germania", Korrespondenzblatt der röm.-germ. Kommission des Deutschen Arch. Instituts 1925, H. 3.
DENEFFE, V.: Chirurgie antique. Etude sur la trousse d'un chirurgien gallo-romain du 3e siècle. 3 Tafeln. Anvers 1893.
— Le speculum de la matrice à travers les âges. 5 Tafeln. Anvers 1902.
— Chirurgie antique. Les bandages herniaires à l'époque Mérovingienne. Anvers 1900.
FREY, F.: Die Funde ärztlicher Gerätschaften in Augusta Raurica (Basel- und Kaiser-Augst.) Korr.-Bl. d. Gesamtver. der dtsch. Gesch. u. Altertumsvereine 1904, Nr. 9. 50 Instrumente.
FRÖHLICH, L.: Grabungen der Ges. Pro Vindonissa im Jahre 1909 (u. eine von 1907). Bericht über d. Grabungen. Anzeiger f. Schweizer Altertumskunde, Bd. 12, H. 2. 1910.
GURLT, E.: Gesch. der Chirurgie. 3 Bde. Bd. 1. S. 313—314 und S. 505—519. Taf. 1 bis 3. Berlin 1898.
HOLLÄNDER, E.: Die chir. Säge. Arch. f. klin. Chirurg. Bd. 106, H. 2. 15 Abb.
— Plastik u. Medizin. Enke 1912.
HOLTH, S.: Greco-Roman and Arabic Bronze Instruments and their Med.-Surg. use. Kristiania: Dybwad 1919.
JÜNGKEN: Journal der Chirurgie von GRAEFE u. v. WALTHER. Bd. 21. 1821.
KÜHN, C. G.: Progn. I u. II de instrumentis chirurgicis veteribus cognitis et nuper effosis 1823. (Opuscula acad. med. et path. coll. II. 1828.)

MEYER-STEINEG, TH.: Chir. Instrumente des Altertums. Jenaer med.-hist. Beiträge 1912, H. 1. 1912. 8 Taf. mit 67 Abb.
MILNE, J. ST.: Surgical instruments in Greek and Roman times. 54 Taf. mit 219 Abb. Oxford 1907.
NEUGEBAUER, LUDWIK ADOLF: Über die in den Ruinen der röm. Städte ... gefundenen Instrumente. Gedenkbuch des Vereins Warschauer Ärzte (Pamiętnik Towarzystwa Lekarskiego Warszawskiego). T. 78. 1882. (Abb.)
REGNAULT, F.: Instr. provenants de la Smyrne Grecque. Bull. et Mém. de la soc. d'Anthr. 5. Ser., Bd. 10, H. 6. 1909. 95 Instrumente.
RIVIERE, EMILE: Prothèse chirurgicale chez les anciens. Ass. française pour l'avancement des sciences, 11. Sept. 1882.
SAVENKO, P.: Revue méd. hist. et philosoph. Bd. 6. 1822. — v. FRORIEPS Notizen 1822, Nr. 26.
SENN, N.: Pompeian surgery and surgical instruments in Med. News, Bd. 67, Nr. 26. 1895. 2 Taf.
SKORPIL, K.: Grabfund in Balčik. Jahreshefte des Österr. Arch. Inst. Bd. 4, H. 1. 1912.
SUDHOFF, K.: Das Veroneser Grab eines Arztes aus altröm. Zeit. Frankfurter Ztg. 18. Mai 1910, Nr. 135.
— Die eiserne Hand des MARCUS SERGIUS aus dem Ende des 3. Jahrhunderts vor Christo. Mitt. zur Gesch. d. Med. u. d. Naturwiss. Bd. 15. 1916.
— Der Stelzfuß aus Capua. Ebenda Bd. 15, 76/77, 1916; Bd. 16, 291/293, 1917; Bd. 19, 305, 1920.
— Der Binger Sammelfund chirurgischer Instrumente. Frankfurter Ztg. 11. Februar 1926, Nr. 110 und Germania, Korrespondenzblatt der röm.-germ. Kommission des Dtsch. Arch. Instituts 1925, H. 3.
— Mutterrohr und Verwandtes im medizin. Instrumentarium der Antike. Arch. f. Gesch. d. Med. Bd. 18, H. 1. 1926.
— Eine Bronzespritze a. d. Altertum. Arch. f. Gesch. d. Med. Bd. 1. 1908. 32 Abb.
THOMAS, E.: Les instrum. de chir. dans l'antiquité. Chrom. méd. 1910.
TÖPLY, R. v.: Antike Zahnzangen u. chir. Hebel. Jahreshefte des Österr. Arch. Inst. in Wien, Bd. 15, H. 1.
VÉDRÈNES, A.: Traité de médecine de A. C. CELSE. Paris 1876.
VULPES, BENEDETTO: Illustraziones di tutti gli strumenti chirurgici scavati in Ercolano e in Pompei e che ora conservansi nel R. Museo Borbonico di Napoli. 4 (c. 7 tavv.). 40 Bilder. Napoli 1847.

Stand und Beruf des Arztes im kaiserlichen Rom.

BLOCH, IWAN: Übersicht über die ärztlichen Standesverhältnisse in der west- und oströmischen Kaiserzeit. PUSCHMANNS Handbuch, Bd. 1. 1902.
BRIAU, RENÉ: Introduction de la méd. dans le Latium et à Rome. Rev. archéologique 3. Ser., Bd. 5. 1885.
— L'assistance méd. chez les Romains. Paris: Imprim. Impér. 1870.
— L'Archiatrie Romaine. Paris: Masson 1877.
— Du service de santé militaire chez les Romains. Paris 1866.
FRIEDLÄNDER, LUDWIG: Darstellungen a. d. Sittengeschichte Roms in d. Zeit von August bis zum Ausgang der Antonine. Leipzig 1873; Berlin. klin. Wochenschr. 1873.
FRÖLICH, H.: Geschichtliches der Militair-Medicinal-Verfassung. Eulenburgs Vjschr. f. ger. Med. N. F. Bd. 20. 1874.
— Über d. Kriegschir. d. alten Römer. Arch. f. klin. Chirurg. Bd. 25. 1880.
GAUPP, W.: Das Sanitätswesen in den Heeren der Alten. Nachr. über d. evang.-theol. Seminar in Blaubeuren 1869.
HABERLING, W.: Die altrömischen Militärärzte. Veröff. a. d. Gebiete des Militär-Sanitätswesens, H. 42. Hirschwald 1910.
— Die Militärlazarette im alten Rom. Berlin 1909.
KÜHN, C. G.: De medicinae militaris apud veteres Graecos Romanosque conditione. Programmata Lips. 1824—1827.
MARQUARDT, JOACH.: Das Privatleben der Römer. In MARQUARDT u. MOMMSEN, Handbuch der röm. Altertümer, 2. Aufl., Bd. 7, Tl. 2. 1886.

MEYER-STEINEG, TH.: Krankenanstalten im griech.-röm. Altertum. Jenaer med.-hist. Beiträge 1912, H. 3.
PERCY et WILLAUME: Etablissements publics des anciens en faveur des indigents, des enfants orphelins ou abandonnés, des malades ou militaires blessés. Paris 1813.
PINTO, GIUSEPPE: Storia della medicina in Roma al tempo dei re e della republica. Roma 1879.
REVILLOUT, VICTOR: De la profession méd. dans l'empire romain. Gaz. des hôpitaux 1866.
SIGERIST, H. E.: Beiträge z. Gesch. der griech. Medizin. Schweiz. med. Wochenschr. Jg. 55, Nr. 9. 1925.

Spätrom, Spätalexandreia, Byzanz.

Aetii medici . . . libri universales quatuor . . . per JANUM CORNARIUM. Lugduni MDXLIX.
BLOCH, IWAN: Griech. Ärzte des 3. u. 4. (nachchristl.) Jahrhunderts und Byzantinische Medizin in PUSCHMANNS Handbuch, Bd. 1.
BURCKHARDT, JAKOB: Die Zeit Konstantis des Großen, 2. Aufl. Basel 1880.
Chirurgie de PAUL D'EGINE par H. BRIAU. Paris 1855.
CORLIEU, H.: Les médecins grecs depuis la mort de GALIEN jusqu'à la chute de l'empire d'orient. Paris 1885.
DAREMBERG, CH., et BUSSEMAKER: Les œuvres d'ORIBASE. 6 Bde. Paris 1851—1876.
FRIEDLÄNDER, RICHARD: Die wichtigsten Leistungen der Chirurgie in der byzantinischen Periode. Diss., Breslau 1883.
KRUMBACHER, KARL: Geschichte der byzant. Literatur von JUSTINIAN bis zum Ende des oström. Reiches 2. Aufl. München 1897.
The seven books of PAULUS AEGINETA by FRANCIS ADAMS. London 1846.

Araber.

ABULQÂSIM: ALBUCASIS, Methodus medendi. Basileae 1541.
ALBUCASIS de Chirurgia. Cura JOH. CHANNING. Oxonii 1778.
AR-RÂZÎ: Continens (al Hawî). Venet. 1500.
— Liber med. Almansoris. Lugd. Batav. 1511.
BERGSTRÄSSER, G.: HUNAIN IBN ISHAK und seine Schule. Leiden 1913.
BROCKELMANN, CARL: Gesch. d. arab. Literatur. 2 Bde. Weimar 1898, 1902.
FONAHN, ADOLF: Zur Quellenkunde der persischen Medizin. Leipzig 1910.
IBN SÎNÂ. Qanûn.
DE KONING: Traité sur le calcul dans les reins et dans la vessie par AL-RÂZÎ. Leyde 1895.
LECLERC, LUCIEN: Hist. de la Méd. arabe. 2 Bde. Paris 1876.
Octaviani Horatiani . . . ALBUCASIS Chirurgia. Argent. JOH. SCHOTT 1542.
OPITZ, KARL: Die Medizin im Koran. Stuttgart 1906.
SANDLER, ARON: Medizin. Bibliographie für Syrien, Palästina u. Cypern. Zeitschr. des Dtsch. Palästina-Vereins, Bd. 28, S. 131ff. 1905.
STEINSCHNEIDER, M.: Die griech. Ärzte in arab. Übersetzungen. VIRCHOWS Arch. f. pathol. Anat. u. Physiol. Bd. 124, S. 115ff., 268ff., 455ff.
SUDHOFF, K.: Beitr. z. Chir. im Mittelalter, Bd. 2, S. 16—75 und Taf. II—XXIII. 1918.
— Eine anat. Sechsbilderserie in zwei pers. Handschriften. Stud. d. Gesch. d. Med., H. 4. Leipzig 1908.
— mit SEIDEL: Drei weitere anat. Fünfbilderserien aus Abend- u. Morgenland. Arch. f. Gesch. d. Med. Bd. 3. 1909.
— Aus der Gesch. des Krankenhauswesens im früheren Mittelalter, im Morgenland und Abendland. Ergebn. d. Fortschr. des Krankenhauswesens, Bd. 2, S. 11—13. 1913.
WÜSTENFELD, FERD.: Gesch. d. arab. Ärzte u. Naturforscher. Göttingen 1840.

Die ersten Anfänge des Eindringens antiker Medizin in das Abendland.

BAAS, K.: Mittelalterl. Gesundheitspflege im heutigen Baden. Neujahrsblätter der Bad. Hist. Komm. 1919 und Arch. f. Kulturgesch. Bd. 4, S. 129—158. 1907.
BRUNNER, CONRAD: Über Medizin und Krankenpflege im Mittelalter in Schweizerischen Landen. Zürich 1922.
CARBONELLI, GIOV.: Il „brachiale herniarum" nell' alto medio evo. Nota. Atti d. R. acc. d. scienze di Torino, Bd. 43. 1907—1908.

DENEFFE, V.: Chirurgie antique. Les Bandages herniaires à l'époque Mérovingienne. Anvers 1900.
DEUBNER, L.: Kosmas und Damian. Leipzig: Teubner 1907.
HAESER, HCH.: Gesch. der christl. Krankenpflege u. Pflegerschaften. Berlin 1857.
HÖFLER, MAX: Volksmed. Botanik der Kelten. 1912.
— Organotherapie der Gallo-Kelten u. Germanen. Janus, Bd. 17. 1902 und Arch. f. Religionswiss. Bd. 18. 1913.
MANITIUS, MAX: Gesch. der lat. Literatur des Mittelalters. 1. Teil. München 1911.
OVERBECK, FRANZ: Vorgesch. u. Jugend der mittelalterl. Scholastik. Basel 1917.
PAYNES, JOSEPH FRANK: English Medicine in the Anglo-Saxon times. Oxford 1904.
RATZINGER, GEORG: Gesch. der kirchl. Armenpflege. 2. Aufl. Freiburg 1884.
SCHMIDT, ARTHUR B.: Medizinisches aus deutschen Rechtsquellen. Jena: Fischer 1896.
SEECK, O.: Gesch. des Untergangs der antiken Welt. 3. Aufl. Bd. 1. Berlin 1910. Bd. 6, Stuttgart 1920.
SUDHOFF, K.: Eine Verteidigung der Heilkunde aus den Zeiten der Mönchsmedizin. Arch. f. Gesch. d. Med. Bd. 7, S. 223—237. 1913.
SUDHOFFS Beiträge in HOOPS Reallexikon 1911—1919.
STEMPLINGER, EDUARD: Antike u. moderne Volksmedizin. Das Erbe der Alten, 2. Reihe, 1925, H. 10.
TRAUBE: Einleitung in d. lat. Philologie des Mittelalters. Hrsg. von P. LEHMANN. München 1911.
UHLHORN, G.: Die christl. Liebestätigkeit in der alten Kirche. Stuttgart 1882—1890.

Salerno.

Die *Bamberger* Chirurgie, die Chirurgie des ROGER, die Glosse des WILLEHELMUS VON BOURG sind im Text in SUDHOFFS Beiträgen zur Chir. des Mittelalters, Stud. z. Gesch. d. Med. 11/12, Leipzig 1918, abgedruckt.
BÄUMER, ALFR.: Die Ärztegesetzgebung Kaiser FRIEDRICHS II. Diss., Leipzig 1911.
v. BRUNN, WALTER: Die Bedeutung Salernos für d. Med. Neue Jahrb. f. klass. Altertumskunde, 1. Abt., Bd. 45, H. 9. 1920.
Chirurgia ROGERII in Collectio chir. Veneta 1546 (Ars chir. apud Juntas).
Collectio Salernitana ossia documenti inediti et trattati di medicina appartementi alla scuola medici Salernitana, raccolti ed illustrati da G. E. T. HENSCHEL, C. DAREMBERG, DE RENZI. 5 Bde. Napoli 1852—1859.
CORRADI, ALF.: Dell' antica autoplast. italiana. R. Ist. lombardo 1874, S. 225—273.
Dissertationen SUDHOFFscher Schüler.
FABBRI, G. B.: Della litotomia antica e dei litotomi ed oculisti Norcini e Preciani. Mem. dell' acc. della sc. d. ist. di Bologna. 2. Ser., Bd. 9, S. 239ff. 1869.
GARUFI, C. G.: Necrologio del Liber Confratrum di S. Matteo di Salerno a Cura di Tipografia del Senato Roma, 1922. Fonti per la Storia d'Italia pubbl. dall' Istituto Storico Italiano. Antichità. Secoli X—XVI.
GIACOSA, PIERO: Magistri Salernitani nondum editi. Torino 1901.
HARTWIG: Die Übersetzungsliteratur Unteritaliens in der normann.-stauf. Periode. Zentralbl. f. Bibl.-Wesen, Bd. 3, S. 161—190. 1886.
HENSCHEL, A. W. E. TH.: Die Salernitan. Handschrift. Janus, Bd. 1. 1846.
Historiae des RICHER VON RHEIMS. Mon. Germ. hist. Scriptores, Bd. 3. Hannover 1877.
JAYLE, F.: La position declive. Presse méd., 25. Juni 1902, S. 603—606.
LINGE, WALD.: Die Bologneser Rogerglosse des Rolando. Diss., Leipzig 1919.
PAGEL, J.: Eine bisher unveröffentlichte Version der Chirurgie der Pantegni nach einer Handschrift der Kgl. Bibl. zu Berl. Arch. f. klin. Chir. Bd. 81, I, S. 735—786. 1906.
PALMIERI, A.: L'esercizio dell' arte medico nell' antico Apennino bolognese. Atti e mem. d. R. deput. di stor. patria p. l. prov. di Romagna, Ser. 4, Bd. 1, S. 224—266. 1911.
PITRÉ, GIUS.: Medici, Chirurgi ... in Sicilia. Palermo 1910.
DE RENZI, S.: Storia documentata d. scuola med. di Salerno. Ed. seconda. Napoli 1857.
SIGERIST, H. E.: Studien u. Texte zur frühmittelalterlichen Rezeptliteratur. Stud. z. Gesch. d. Med. H. 13. Leipzig 1923.
STEINSCHNEIDER, M.: Constantinus Africanus u. seine arab. Quellen. VIRCHOWS Arch. f. pathol. Anat. u Physiol. Bd. 37 u. 39. 1866.

SUDHOFF, K., Salerno, eine mittelalterliche Heil- und Lehrstelle am Tyrrhen. Meere. Prometheus, Bd. 32, S. 253—260. 1921.
— Der griech. Text der Medizinalverordnung Kaiser FRIEDRICHS II. Mitt. z. Gesch. d. Med. Bd. 13, S. 180ff.
— Die Salernitaner Handschrift in Breslau, ein Corpus medicinae Salerni. Arch. f. Gesch. d. Med. Bd. 12. 1920.
— Zum Regimen Sanitatis Salernum. Arch. f. Gesch. d. Med. Bd. 7 bis 12.

Mittelalter vom Eindringen arabischer Medizin an.

BAUER, JOS.: Gesch. der Aderlässe. München, Gummi, 1870.
BAUMGARTNER, MATTHIAS: Grundriß der Gesch. d. Philosophie der patrist. u. scholast. Zeit (Überweg 10. Aufl.). Berlin 1915.
BAEUMKER, CLEMENS: R. BACONS Naturphilosophie. Franziskanerstudien, Bd. 3. Münster 1916.
v. BRUNN, W.: Die Stellung des GUY DE CHAULIAC in der Chirurgie des Mittelalters. Arch. f. Gesch. d. Med. Bd. 12 und 13. 1920 und 1921.
— Von den Gilden der Barbiere und Chirurgen in den Hansestädten. Leipzig: Barth 1921.
BRUNNER, C.: Die Verwundeten i. d. Kriegen der alten Eidgenossenschaft. Tübingen: Laupp 1903.
BRUNSCHWIG, HIERONYMUS: Buch der Chirurgia. Straßburg: Joh. Grüninger 1497. (Neudruck mit Begleittext von G. KLEIN durch C. KUHN. München 1911.)
DIEPGEN, P.: Die Bedeutung des Mittelalters für d. Fortschritt in d. Medizin. Essays on the hist. of med. presented to SUDHOFF. Zürich 1923.
— Die Theologie u. d. ärztl. Stand. Studien z. Gesch. d. Beziehungen zw. Theol. u. Med. im Mittelalter. Berlin 1922.
— ARNALD V. VILLANOVA als Politiker u. Laientheologe. Abh. z. mittl. u. neueren Gesch. 1909, H. 9.
— Studien zu A. v. VILLANOVA. Arch. f. Gesch. d. Med. Bd. 3, 5, 6. 1910, 1912, 1913.
FABRI, G. B.: Della litotomia antica dei litotomi ed oculisti Norcini e Preciani. Mem. d. acc. d. scienz. d. Ist. di Bologna. Ser. 6, Bd. 9. Bologna 1870 (1869).
FACIUS, BARTHOL.: De viris illustribus liber, Bd. 4, S 38. Florent 1745.
FOSSEL, V.: Bruchschneider, Lithotomen und Oculisten in früherer Zeit. Janus, Bd. 12. 1902
FRÖLICH: Geschichtliches über die Militärmedizin der Deutschen im Altertum und und Mittelalter. ROHLFS' Archiv f. Gesch. d. Med. Bd. 3. 1880.
GERSDORFF, HANNS VON: Feldtbuch der Wundartzney. Straßburg: Schott 1517.
GORDON, BERNHARD: Lilium medicinae. Lugd. 1574.
GYERGYAI, A.: Krit. Bemerkungen zur Gesch. der Lehre von den Brüchen. ROHLFS' Arch. f. Gesch. d. Med. Bd. 3. 1880.
HAESER u. MIDDELDORPFF: Buch der Bündth-Ertzney. Von HEINRICH VON PFOLSPRUNDT, 1460. Berlin 1868.
HERTLING, G. FRHR. V.: ALBERTUS MAGNUS. Köln 1880. 2. Aufl. Münster 1914.
HERZBRUNN, ADOLF: Beiträge z. Gesch. d. Tracheotomie. Diss., Rostock 1910.
HUSEMANN, TH.: Die Schlafschwämme u. andre Methoden d. Anästhesie im Mittelalter. Dtsch. Zeitschr. f. Chirurg. Bd. 42. 1896.
JANUENSIS, SIMON: Clavis sanationis. Venet. 1514.
JURIE: Der Steinschnitt in der Gesch. d. Med. Zeitschr. f. prakt. Heilkunde 1872.
KLEIN, G.: Über Bilsenkrautextrakt als Narkoticum. Münch. med. Wochenschr. 1907, Nr. 22.
VAN LEERSUM, E. C.: De Cyrurgie: van Meester JAN YPERMAN. Leiden: Sijthoff, o. J. (1913).
NEUGEBAUER, HANS GEORG: Die chir.-klin. Kasuistik in d. beiden Bearbeitungen der Chirurgia des W. v. SALICETO. Diss., Breslau 1924.
PAGEL, J.: Die Anatomie des HEINRICH V. MONDEVILLE. Berlin 1889.
— Die Chirurgie des HEINRICH V. MONDEVILLE. Berlin 1892. Dtsch. med. Ztg. Nr. 14 bis 17. — Auch in 23 Dissertationen.
— Wundbehandlung im Altertum u. Mittelalter. Dtsch. Med.-Ztg. 1891, Nr. 91.
— Die angebl. Chirurgie des JOH. MESUE JUN. Berlin 1893.
PALMIERI, ARTURO: L'esercizio dell' arte Medica nell' antico Apennino Bolognese. Atti e. Mem. della R. deput. di Storia atria per le Provincie di Romagna. Ser. 4, Bd. 1, H. 1—3, S 224—266. 1911.

PANSIER, PAUL: Les maîtres de la Faculté de Méd. de Montpellier au moyen âge. Janus, Bd. 9, 10. 1904, 1905.
— Les Médecins des Papes d'Avignon. Janus, Bd. 13. 1909.
PERRENON, E.: Die Chirurgie des HUGO V. LUCCA. Diss., Berlin 1899.
— The lesser writings of JOHN ARDERNE. Internat. Med. Congr. London 1914.
D'ARCY POWER: Treatise of Fistula in ano ... of JOHN ARDERNE. London and Oxford Univ. Press 1910.
SCHAARSCHMIDT, FR. O.: Die Anatomie des WILHELM V. SALICETO. Diss., Leipzig 1919.
SIGERIST, H. E.: Die Geburt der abendländischen Medizin. Essays on the hist. of med. presented to Sudhoff 1923.
STADLER: ALBERTUS MAGNUS als selbst. Naturforscher. Forsch. z. Gesch. Bayerns, Bd. 14, S. 95—114.
SUDHOFF, K.: Beiträge zur Gesch. d. Chir. im Mittelalter. Studien zur Gesch. d. Med. 1907—1918, H. 1, 4, 8, 10, 11 und 12.
— Zur Schriftstellerei BERNHARD V. GORDONS u. deren zeitl. Folge, e. Handschriftenstudie. Arch. f. Gesch. d. Med. Bd. 10, S. 162—188. 1917.
— Zu den Schlafschwämmen der Borgognoni. Arch. f. Gesch. d. Med. Bd. 13. 1921.
VALESCUS DE TARANTA: Philonium. Francofurti 1599.
V. TÖPLY: Studien z. Gesch. d. Anatomie im Mittelalter. Leipzig u. Wien 1898 und in PUSCHMANNS Handbuch.
Collectio Veneta (Ars chirurgica) 1546, apud Juntas.

Aufschwung der Chirurgie im 16. Jahrhundert.

V. BRUNN, W.: Zur Geschichte der Entdeckung des Kreislaufes vor HARVEY. Münch. med. Wochenschr. 1923, Nr. 8.
BRUNNER, CONRAD: Die Verwundeten in den Kriegen der alten Eidgenossenschaft. Tübingen: Laupp 1903.
— Die Zunft der Schärer ... des 16. Jahrhunderts. Zürich: A. Müller 1891.
CHOULANT, LUDWIG: Geschichte u. Bibliographie der anatom. Abbildung. Leipzig: Weigel 1852.
FOSSEL, V.: Bruchschneider, Lithotomen u. Oculisten in früherer Zeit. Janus, Jg. 6. 1902.
— Feldchirurgie im 16. Jahrhundert. Mitt. des Vereins d. Ärzte in Steiermark 1904, Nr. 6.
Ausgewählte Observationes WILHELM FABRYS VON HILDEN (FABRICIUS HILDANUS). Herausgegeben von R. J. SCHAEFER u. K. SUDHOFF. Klassiker der Med. Bd. 22. 1914.
GUSSENBAUER, K., BILLROTH und LÜCKE: Deutsche Chirurgie, 4, 1882. (PARACELSUS.)
HOHENHEIM, gen. PARACELSUS, THEOPHRAST VON: Sämtliche Werke. Herausg. von K. SUDHOFF und W. MATTHIESEN. Bd. 6. München: O. W. Barth 1922.
HOPSTOCK, H.: Anatomen LEONARDO. Christiania 1919.
LEJEUNE, F.: Die Chirurgie des „Goldnen Zeitalters" in Spanien. Zentralbl. f. Chirurg. 1926, Nr. 7.
MANKIEWICZ, OTTO: Kunstbuch derinnen ist der gantze gründliche ... bericht ... des ... Peinlichen Blasen Steines ... durch GEORGIUM BARTISCH von Königsbrück. Im Altenn Dressden 1575. Berlin: O. Coblentz 1904.
NEUBURGER, M.: Einleitung zum 2. Bande des PUSCHMANNschen Handbuches der Gesch. d. Med. 1903.
NICAISE, E.: Chirurgie de PIERRE FRANCO DE TURRIERS en Province composée en 1561. Paris 1895.
PARÉ, AMBROISE: Die Behandlung der Schußwunden (1545), herausgegeben von H. E. SIGERIST. Klassiker der Med. Bd. 29. Leipzig: Barth 1923.
Œuvres complètes D'AMBROISE PARÉ par J.-F. MALGAIGNE. 3 Bde. Paris: Baillière 1840—1841.
Petit Traité concernant une des parties principales de la chirurgie de PIERRE FRANCO. Neu herausgegeben von E. ALBERT. ROHLFS' Archiv, Jg. 4 u. 5. 1881/82.
ROTH, M.: ANDREAS VESALIUS-Bruxellensis. Berlin 1892.
SCHÄFER, R. J.: W. FABR. V. HILDEN, Sein Leben u. seine Verdienste um d. Chir. Abh. z. Gesch. d. Med. 1903, H. 13.

SCHEER, H.: Meister PETER VOLCK aus Holstein, Wundarztes zu Delft, Vorrede zur Übersetzung des ersten Buches der Gr. Wundarznei des TH. v. HOHENHEIM. Diss., Leipzig 1925.
SUDHOFF, K.: Ein Beitrag zur Gesch. der Anatomie im Mittelalter. Stud. z. Gesch. d. Med., H. 4. Leipzig 1908.
— Tradition und Naturbeobachtung. Stud. z. Gesch. d. Med., H. 1. Leipzig 1907.
— HOHENHEIMS Bedeutung als Wundarzt. Med. Woche 1902, Nr. 1.
— Vom Alter des Gaumenobturators. Janus, Jg. 28. 1924.
TALIACOTIUS, CASP.: De chirurgia curtorum. Libri II. Venet. 1597.
VESALIUS, A.: De humani corporis fabrica libri septem. 1. Ausgabe 1543; 2. Ausgabe 1555.
Über LEONARDO DA VINCI:
De l'anatomie Feuillets A, herausg. von TH. SABACHNIKOFF, Paris 1898;
De l'anatomie Feuillets B, herausg. von GIOV. PIUMATI. Turin u. Rom 1901;
Quaderni d'Anatomia, publ. da O. C. L. VANGENSTEN, A. FONAHN, H. HOPSTOCK. 6 Bde. Christianaia 1911—1916.
VOIGT, GEORG: Die Wiederbelebung des klass. Altertums. 2 Bde. 3. Aufl. Berlin 1893.
WOLZENDORFF: Über die akzidentellen Wundkrankheiten im 16. und 17. Jahrhundert. ROHLFS' Archiv, Bd. 2. 1879.

Das 17. Jahrhundert.

VAN ANDEL: ARNOLDUS BOOT (1606—1653), en de eerste beschrijving der rachitis. Nederlandsch tijdschr. v. geneesk. 1926, Nr. 23.
BACON, FRANCIS: Novum Organon scientiarum. 1620.
BARBETTE, P.: Chirurgia s. Heelkonst na den hedendaagsche practijk beschreven. Amsterdam 1657.
BELLOSTE, AUG.: Chirurgien de l'hôpital. Paris 1695.
CARTESIUS, R.: Principia philosophiae. Amstel 1644.
DIONIS, P.: Cours d'opérations de chir. Paris 1707.
HAGENS: Zur Geschichte der Gastrotomie. Berlin. klin. Wochenschr. 1883, Nr. 7.
HARVEY, W.: Exercitatio anatomica de motu cordis et sanguinis in animalibus. Francofurti 1628, und in SUDHOFFS Klassikern, Bd. 1, von TÖPLY. 1910.
KÖHLER, ALBERT: Die Kriegschirurgen und Feldärzte Preußens und anderer deutscher Staaten. Berlin 1899—1904. Veröff. a. d. Geb. d. Mil.-San.-Wesens.
MAGATUS, CAES.: De rara medicatione vulnerum. Venet. 1616.
MÉRY, J.: Observations sur la manière de tailler, . . . par l'extraction de la pierre pratiqué par FRÈRE JACQUES. Paris 1700.
PICK, FR.: JOH. JESSENIUS de magna Jessen. Stud. z. Gesch. d. Med. 1926, H. 15.
PURMANN, MATTH. GOTTFR.: Der rechte und wahrhafftige Feldscher. Halberstadt 1680.
— Neu herausgegebener chir. Lorbeerkrantz oder Wund-Artzney. Halberstadt 1684.
SALOMON, MAX: GIORGIO BAGLIVI und seine Zeit. Berlin 1889.
SCULTETUS, JOH.: Χειροπλοθήκη seu armamentarium chirurgicum. Um 1645.
SEVERINUS, MARC. AUREL.: De efficaci med. libri III. Francof. 1646.
SINGER, CH.: Notes on the early history of Microscopy. Proc. of the roy. soc. of med. 1914, Bd. 7 u. a. a. O.
SYDENHAM, TH.: Abhandlung über die Gicht (1681) von J. L. PAGEL in SUDHOFFS Klassikern, Bd. 6. 1910.
WOHLWILL, EMIL: JOACH. JUNGIUS und die Erneuerung atomistischer Lehren im 17. Jahrhundert. Festschrift z. Feier des 50j. Bestehens des Naturwiss. Vereins zu Hamburg 1887.

Das 18. Jahrhundert.

ANDRY, N.: L'orthopédie ou l'art de prévenir et de corriger dans les enfants les difformités du corps. Paris 1741.
AUENBRUGGER, L.: Inventum novum ex percussione thoracis humani ut signo abstrusos interni pectoris morbos detegendi. 1761.
— Neue Erfindung, verborgene Brustkrankheiten zu entdecken (1761). Von F. FOSSEL. SUDHOFFS Klassiker, Bd. 15. 1912.
BELL, B.: A treatise on the theory and management of ulcers. 1778.
BILGUER, J. U.: Diss. de membrorum amputatione rarissime administranda. 1761.

BROWN, J.: Elementa medicinae. 1778.
CHESELDEN, W.: Treatise on the high operation of the stone. 1723.
CULLEN, W.: First lines of the practice of physic for the use of students. 1776—1783.
DIONIS, PIERRE: Cours d'opérations de chirurgie. 1707.
LE DRAN: Parallèles des différentes manières de tirer la pierre hors de la vessie. 1730.
FALK, FRIEDRICH: Spezielle Pathologie u. Therapie der Systematiker des 18. Jahrhunderts. Zeitschr. f. klin. Med. Bd. 17, 19, 20. 1890—1892.
FISCHER, GEORG: Chirurgie vor 100 Jahren. Leipzig 1876.
v. HALLER: Elementa physiologiae corporis humani. 1757.
— Bibliotheca chirurgica. 1774—1775.
HEISTER, LAUR.: Chirurgie, in welcher Alles, was zur Wundarznei gehört . . . Nürnberg 1718.
HUNTER, JOHN: A treatise on the blood, inflammation and gun-shot wounds. London 1794. Deutsch von HEBENSTREIT. Leipzig 1797—1800.
KÖHLER, A.: Die Kriegschirurgen u. Feldärzte. 1899—1904. Veröff. a. d. Gebiete des Mil.-San.-Wesens.
Mémoires de l'académie de chirurgie. 1743—1774.
MORGAGNI, GIOV. BATT.: De sedibus et causis morborum per anatomen indagatis libri quinque. Venet. 1761.
PETERSEN, JULIUS: Hauptmomente in d. älteren Gesch. der medizin. Klinik. Kopenhagen 1890.
— Kliniker der älteren Wiener Schule. Zeitschr. f. klin. Med. Bd. 16. 1889.
PUSCHMANN, TH.: Die Medizin in Wien während der letzten 100 Jahre. Wien 1889.
RICHTER, AUGUST GOTTLOB: Anfangsgründe der Wundarzneikunst. Gött. 1782—1804.
SCHMUCKER, J. L.: Chirurg. Wahrnehmungen. 1774—1789.
THEDEN, J. CH. A.: Neue Bemerkungen u. Erfahrungen z. Bereicherung der Wundarzneykunst. 1771—1795.
TROJA, M.: De novorum ossium reparatione experimenta. Paris 1775.
WERNHER: Die Académie royale de Chirurgie. ROHLFS' Archiv, Bd. 1, S. 267ff. 1878.
WOLZENDORFF: Die lokale Behandlung frischer Wunden im 15., 16. und 17. Jahrhundert. Deutsch. Zeitschr. f. Chirurg. Bd. 8. 1877.

Die neueste Zeit.

ALBERT, E.: Lehrbuch der Chirurgie u. Operationslehre. 2. Aufl. 4. Bde. 1881—1883.
AUGUSTIN, FR. L.: CHR. W. HUFELANDS Leben u. Wirken für Wiss., Staat u. Menschheit. Potsdam 1837.
BELL, CHARLES: Idee einer neuen Hirnanatomie (1811). Text u. Übersetzung von E. EBSTEIN. SUDHOFFS Klassiker, Bd. 13. 1911.
BERGELL, P., und KLITSCHER, K.: LARREY, der Chefchirurg NAPOLEONS I. 1812/1813. Berlin 1913.
BICHAT, FR. X.: Recherches physiologiques sur la vie et la mort. Paris 1801. — Der 2. Teil der Schrift gesondert herausgegeben:
— Physiologische Untersuchungen über den Tod (1800). Ins Deutsche übersetzt und eingeleitet von RUDOLF BOEHM. SUDHOFFS Klassiker, Bd. 16. 1912.
BIER, AUG.: Hyperämie als Heilmittel. 1905.
BILLROTH, TH.: Untersuchungen über d. Vegetationsformen von Coccobacteria septica. 1874.
— Lehren u. Lernen der med. Wissenschaften. Wien 1876.
Briefe von THEODOR BILLROTH. Hannover u. Leipzig 1896.
BOTTINI, ENRICO: Radikal-Behandlung der auf Hypertrophie der Prostata beruhenden Ischurie. Arch. f. klin. Chirurg. Bd. 21.
BRAUN, H.: Die Lokalanästhesie, ihre wiss. Grundlage u. prakt. Anwendung. 6. Aufl. 1921.
BRUCK, FRANZ: SEMMELWEIS, der Begründer der Anti- und Aseptik. Ein Mahnruf an d. Chirurgen Deutschlands. Berlin 1921.
v. BRUNN, M.: Die Allgemeinnarkose. Neue deutsche Chirurgie 1913, S. 5.
— Die Lumbalanästhesie. Neue deutsche Chirurgie 1922, S. 29.
BRUNNER, C.: Handbuch d. Wundbehandlung. Neue deutsche Chirurgie 1926, S. 20.
— Die Entwicklungsphasen u. Entwicklungstendenzen der Wundbehandlung i. d. letzten 50 Jahren. Zentralbl. f. Chirurg. 1924.

BRUNS, PAUL V.: Die Geschoßwirkung der neuen Kleinkalibergewehre. Tübingen 1889.
BUCHHOLTZ, AREND: ERNST V. BERGMANN. Leipzig 1911.
BUCHNER, HANS: Über d. Theorie der antisept. Wundbehandlung. Dtsch. Zeitschr. f. Chirurg. Bd. 10. 1878.
COOPER, BRANSBY B.: The life of SIR ASTLEY COOPER. 2 Bde. London 1843.
COROCHAN (Barcelona): Chirurgie und Chirurgen in Spanien. Zeitschr. f. ärztl. Fortbildung 1926, S. 640—645.
CUSHING, H.: The pituary body and its disorders. Phil. 1912.
DARWIN, CHARLES: On the origin of species by means of natural selection 1859.
DIEFFENBACH, JOHANN FRIEDRICH: Chirurg. Erfahrungen, besonders über die Wiederherstellung zerstörter Teile des menschl. Körpers nach neuen Methoden. 4 Abteilungen. Berlin 1829—1834.
DIEPGEN, P.: Krankheitswesen u. Krankheitsursache in der spekulativen Pathologie des 19. Jahrhunderts. Arch. f. Gesch. d. Med. Bd. 18, H. 4. 1926.
DUPUYTREN, GUILLAUME: Leçons orales de clinique chirurgicale faites à l'Hôtel-Dieu de Paris; rec. et publ. par une soc. de médecins. 4 Bde. Paris 1830—1834. Mehrfach deutsch übersetzt.
EHRENBERG, CHR. GOTTFR.: Die Infusionstierchen als vollkommene Organismen. 1838.
ERICHSEN, JOHN ERIC: Railway injuries of the nervous system. London 1866.
ESMARCH, FRIEDR. V.: Über künstl. Blutleere bei Operationen. VOLKMANNS Sammlung klin. Vortr. Bd. 58. 1873.
FISCHER, GEORG: Chirurgie vor 100 Jahren. 1876.
FRORIEP, AUG.: Die Lehren F. J. GALLS, beurteilt nach dem Stand der heutigen Kenntnisse. Leipzig 1911.
GARRÈ, KARL: Osteomyelitis. Festschr. f. KOCHER. 1891.
GODLEE, RICKMAN JOHN: LORD LISTER. London 1917. Deutsche Übersetzung 1925 durch E. WEISSCHEDEL.
GROSS, SAM. DAV.: Autobiography. Philadelphia 1887.
GUSSENBAUER, CARL: Septhämie, Pyohämie u. Pyo-Septhämie. Deutsche Chirurgie. Bd. 4. 1882.
GUYON, JOSEPH: Leçons cliniques sur les maladies des voies urinaires. 1881.
v. GYÖRY, TIB.: SEMMELWEIS' gesammelte Werke. Jena 1905.
HELMHOLTZ, H.: Über die Erhaltung der Kraft. OSTWALDS Klassiker der exakt. Wiss. 1915 (1847), Nr. 1.
HENLE, JAKOB: Von den Miasmen und Kontagien (1840). — 1. Abschnitt der „Pathol. Untersuchungen". — Eingeleitet von F. MARCHAND. SUDHOFFS Klassiker, Bd. 3. 1910.
HORSLEY: Life by STEPHEN PAGET. London 1919.
HUBER, ARNOLD: TH. BILLROTH in Zürich. Züricher med.-gesch. Abh. Bd. 1. 1924.
KESSLER, G. W.: „Der alte Heim". Berlin 1835.
KOCH, ROBERT: Die Ätiologie der Milzbrand-Krankheit (1876). Eingeleitet von M. FICKER. SUDHOFFS Klassiker, Bd. 9. 1910.
— Untersuchungen über d. Ätiologie der Wundinfektionskrankheiten. 1878.
— Die Ätiologie u. die Bekämpfung der Tuberkulose (1887—1889). Eingeleitet von M. KIRCHNER. SUDHOFFS Klassiker, Bd. 19. 1912. — DERSELBE über KOCH auch in Meister d. Heilkunde, Bd. 5. 1924.
KÖNIG, FRANZ: Lebenserinnerungen. Mit Gedächtnisrede von O. HILDEBRAND. Berlin 1912.
KUSSMAUL, AD.: Jugenderinnerungen eines alten Arztes. 10. Aufl. Stuttgart 1919.
— Aus meiner Dozentenzeit. Stuttgart 1908.
KÜSTER, E.: Gesch. der neueren deutschen Chirurgie. Neue deutsche Chirurgie, Bd. 15. 1915.
LAENNEC, RENÉ, TH. H.: De l'auscultation médiate ou traité du diagnostic des maladies des poumons et du cœur. 1819.
LANGENBECK, BERNHARD RUD. C.: Die subcutane Osteotomie. Deutsche Klinik 1854.
Über LANGENBECK und viele andere s. das Werk von KÖHLER und KIMMLE: Die Kriegschirurgen und Feldärzte Preußens und anderer deutschen Staaten. 4 Teile. Berlin 1899—1904.
LARREY, DOMINIQUE-JEAN: Mémoires de médecine militaire et campagnes. 4 Bde. Paris 1812—1817. — Deutsche Übersetzung. 2 Bde. Leipzig 1813—1819.

KÜMMELL, HERMANN: Die Medizin d. Gegenwart in Selbstdarstellungen, hrsg. von L. R. GROTE. 1923. — Dort auch die Autobiographien von REHN, ROSENBACH, PAYR, LORENZ und GLUCK (1923—1927).
LISTER, J.: On a new method of treating compound fractures, abscesses etc. Lancet 1867.
— On the antiseptic principle in the practice of surgery. Lancet 1867.
LÖFFLER, FRIEDRICH: Vorlesungen über die geschichtliche Entwicklung der Lehre von den Bakterien. Leipzig 1887 (gerade auch über PASTEUR).
LUCAS-CHAMPIONNIÈRE, JUST M.: Etude sur la trépanation du crâne. Trépanation guidée par les localisations célébrales. 1878.
MAC CORMAC, WILLIAM: Notes and recollections of an ambulance surgeon. 1871 (vielfach in andre Sprachen übersetzt).
MADELUNG, OTTO: Verbreitung d. Echinokokkenkrankheit in Mecklenburg. Stuttgart 1885.
MAGENDIE, FR.: Leçons sur la physiologie expérimentales. 1856.
MALGAIGNE, J.-F.: Œuvres complètes d'AMBROISE PARÉ. 3 Bde. Paris 1840 — 1841 (351 S. histor. Einleitung).
MANNINGER, V.: Der Entwicklungsgang der Antiseptik u. Aseptik. Abh. z. Gesch d. Med. Bd. 12. 1904.
MARCHAND, F.: Der Prozeß der Wundheilung. Deutsche Chirurgie, Bd. 16. 1901.
MATHYSEN, ANTONIUS: Nieuwe wyze van aanwending van het gypsverband by beenbreuken. Haarlem 1852.
MAYER, JUL. ROB.: Bemerkungen über die Kräfte der unbelebten Natur. Annalen der Chemie 1842. Über ihn s. ROHLFS' Archiv, Bd. 2. 1879.
MOYNIHAN, BERKELEY: Pathology of the Living. 1910.
MÜLLER, JOHANNES: Handbuch der Physiologie des Menschen in 2 Bdn. 1833—1840.
JOHANNES MÜLLER. Das Leben des rheinischen Naturforschers. Von WILHELM HABERLING. Leipzig 1924.
NAUNYN, BERNHARD: Erinnerungen, Gedanken und Meinungen. München 1925.
NEUBURGER, MAX: Die Wiener medizinische Schule im Vormärz. Wien 1921.
NUSSBAUM, NEPOMUK V.: Leitfaden zur antisept. Wundbehandlung. 1877.
OLLIER, AUGUSTE-A.: Traité des résections et des opérations conservatrices. Paris 1885.
PAGET: Memoirs and letters by STEPHEN PAGET. London 1901.
PASTEUR, LOUIS: Die Hühnercholera, ihr Erreger, ihr Schutzimpfstoff (1860). Übersetzt und eingeleitet von GEORG STOCKER. SUDHOFFS Klassiker, Bd. 30. 1923.
PAYR, E.: Über TH. KOCHER in den Ergebnissen der Chirurg. u. Orth. Bd. 10. 1918.
PETRÉN, GUSTAF: Kurze Übersicht über die Entwicklung der Chirurgie in Schweden. Acta chir. scandinav. 1928.
NB! PETRÉNs Arbeit kommt erst 1928 heraus; er hat mir aber sein Manuskript zur Benutzung gegeben.
PIROGOW, NICOLAI IWANOWITSCH: Lebensfragen. Übersetzt von AUG. FISCHER. Stuttgart 1894. — Bibl. russischer Denkwürdigkeiten, Bd. 3.
PUSCHMANN, TH.: Geschichte des medizin. Unterrichts. Leipzig 1889.
REVERDIN, J.-L.: Mém. sur la greffe épidermique. Arch. gen. 1872.
RIZZOLI, FRANCESCO: Memorie chirurgiche ed ostetriche. 2 Bde. Bologna 1869.
SAYRE, LEWIS A.: Report on POTT's disease with a new method of treatment by suspension and retention by plaster of Paris bandage. Journ. of the Americ. med. assoc. 1876.
SCARPA, ANTONIO: Opuscoli di chirurgia. 3 Bde. Pavia 1825—1832. — Deutsch von E. THIEME. 2 Bde. Leipzig 1828—1832.
SCHELLING, FR. W. JOS.: Entwurf eines Systems der Naturphilosophie 1799.
SCHIMMELBUSCH, CURT: Die Durchführung der Asepsis in der Klinik des Herrn Geheimrat v. BERGMANN in Berlin 1891.
SCHLEICH, C. L.: Besonnte Vergangenheit 1859—1919. Berlin o. J.
SCHLEIDEN, MATTH. JAK.: Einige Blicke auf die Entwicklungsgeschichte des vegetabilischen Organismus bei den Phanerogamen. WIEGMANNS Arch. f. Naturgesch. 1837.
SCHWANN, TH.: Mikroskop. Untersuchungen über d. Übereinstimmung in der Struktur und d. Wachstum der Tiere u. Pflanzen. 1839.
V. SEEMEN: Zur Kenntnis der Medizinhistorie in der deutschen Romantik. Beitr. z. Gesch. d. Med. Zürich 1926.

SEUTIN, LOUIS-JOSEPH: Du traitement des fractures par l'appareil inamovible. Bruxelles 1835.
SKODA, JOSEPH: Abhandlung über Perkussion u. Auskultation. Wien 1839.
STROMEYER, GEORG FR. L.: Erinnerungen eines deutschen Arztes. 2 Bde. Hannover 1875.
TAIT, LAWSON: Pathology and treatment of diseases of the ovaries. 1873.
THIERSCH, JUSTUS: CARL THIERSCH. Sein Leben. 1922.
TRENDELENBURG, FRIEDR.: JOSEF LISTERs erste Veröffentlichungen über antisept. Wundbehandlung (1867—1869). SUDHOFFs Klassiker, Bd. 17. 1912.
— Die ersten 25 Jahre der Deutschen Ges. f. Chirurgie. 1923.
— Aus heiteren Jugendtagen. 1924.
VANZETTI, TITO: La main seul dans le traitement des anévrismes externes. Padua 1869.
VERNEUIL, ARISTIDE-AUGUSTE: Mémoires de chirurgie. 6 Bde. 1877—1888.
VIRCHOW, RUDOLF: Die Cellularpathologie in ihrer Begründung auf physiol. u. pathol. Gewebelehre. 1858.
— Thrombose u. Embolie (1846—1856). Eingeleitet von RUD. BENEKE. SUDHOFFs Klassiker, Bd. 7—8. 1910.
— von Karl POSNER. Meister d. Heilkunde Bd. 1. 1921.
— Gedächtnisrede auf JOH. LUK. SCHÖNLEIN: Berlin 1865.
VOGELER, REDENZ, WALTER, MARTIN: BERNHARD HEINEs Versuche über Knochenregeneration. Sein Leben u. seine Zeit. Berlin 1926.
VOLKMANN, RICHARD V.: Sammlung klinischer Vorträge. — Darin zahlreiche wertvolle Arbeiten von ihm selbst.
Die Vorsitzenden der Deutschen Gesellsch. f. Chirurg. in Bildern. Zur 50. Tagung. 1926.
v. WALDEYER, WILH.: Lebenserinnerungen. Bonn 1921.
WEBER, EDUARD: Über d. Mechanik der menschlichen Gehwerkzeuge. 1836.
WELLS, SPENCER: Lectures on diagnoses and surgical treatment of abdominal tumours. Med. Times and Gazette 1878.
WERNER, H.: J.-D. LARREY: Ein Lebensbild aus der Gesch. d. Chirurgie. Stuttgart 1885.
WUNDERLICH, C. A.: Geschichte d. Medicin. Stuttgart 1859.
ZWEIFEL, P.: IGN. PH. SEMMELWEIS, Ätiologie, Begriff u. Prophylaxis des Kindbettfiebers (1861). SUDHOFFs Klassiker, Bd. 18. 1912.

Namenverzeichnis.

Sachverzeichnis.

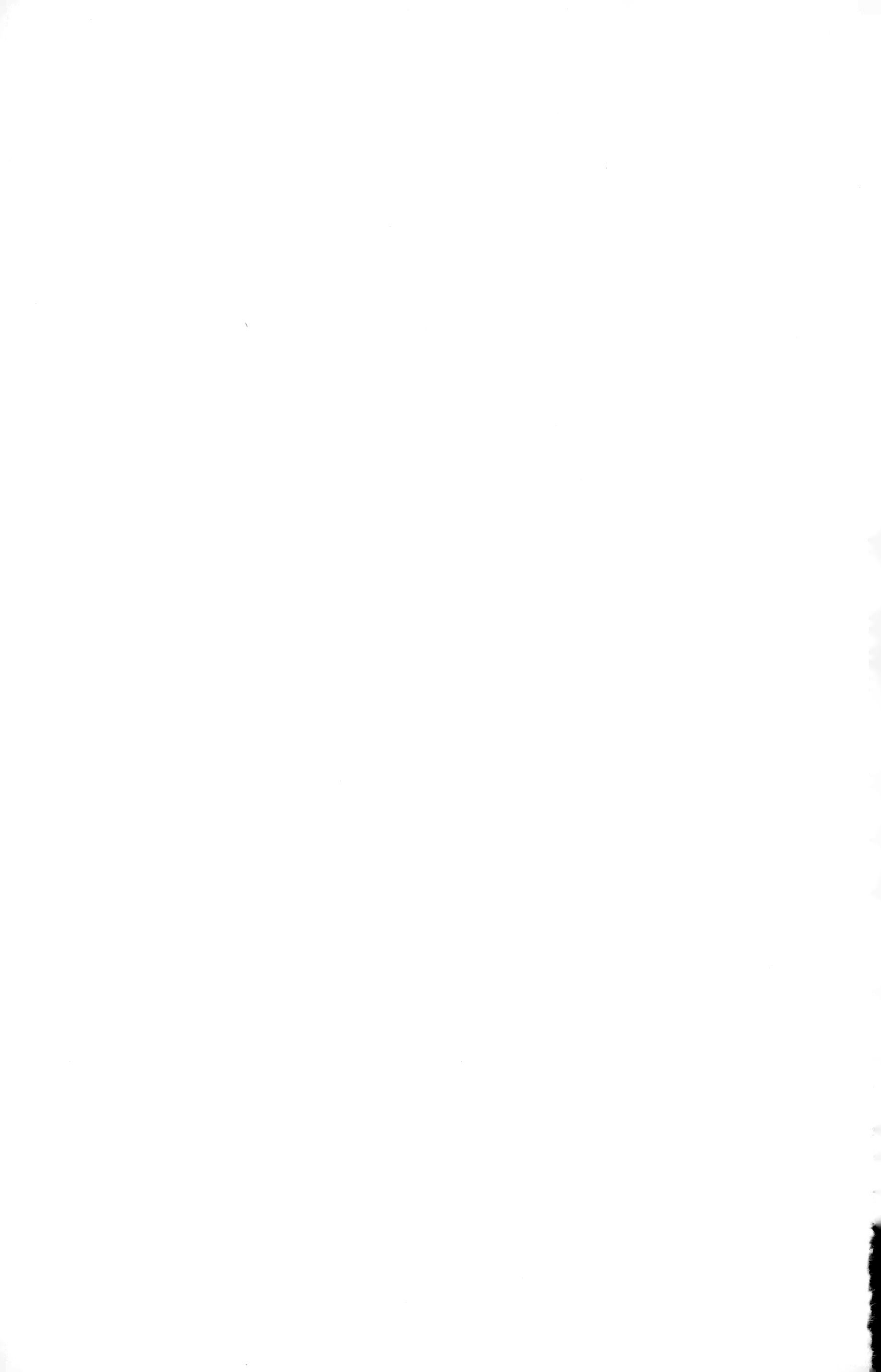